オランザピン 100 の報告

― ひとりひとりの治療ゴールへ ―

編 集

上 島 国 利

昭和大学医学部精神医学教室　教授

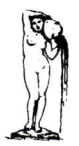

星 和 書 店

オランザピン 100 の報告——ひとりひとりの治療ゴールへ

は じ め に

　わが国の多くの精神科医の関心と期待のもとにオランザピンが臨床現場に登場したのは，2001年6月のことである．以来2年有余が経過し，初期の評判通りの効果に臨床医の評価が高まりつつあった最中に，耐糖能異常惹起の問題が浮上し，糖尿病患者への使用禁忌にまで波及するにおよんで，その使用にブレーキがかかった．そのため我々はオランザピンの薬物作用の特徴や真の薬効を十分見極めぬ以前に，その処方を躊躇するといった事態が生じたのは残念なことであった．

　一方抗精神病薬の使用に際しては，身体面の検索，検査を投与前に行い，その後も身体面への影響を常に監視するといった1950年初頭の抗精神病薬導入時の原点に戻り，慎重かつ細心の薬物療法が行われるようになったのは歓迎すべき傾向といえよう．

　オランザピンは，陽性症状や陰性症状に対する効果，認知機能の改善，錐体外路症状や遅発性ジスキネジア・高プロラクチン血症や無顆粒球症をきたしにくいことなど，ユニークなプロフィールを持ち，反面，体重増加などの留意すべき副作用もある新規の非定型抗精神病薬である．この薬物の持つさまざまな側面が認知され，理解を得て適正使用されるよう本書を企画した．

　本書は2部構成になっており，第1部は，オランザピンの薬理学的特徴から，臨床効果，副作用，患者および家族への説明の仕方などが，Q&A形式で読みやすく解説されている．第2部は，オランザピン使用106例の症例報告である．実地に用いた際の効果，問題点などが，経験豊かな医師により書き下ろされ，標的症状別からQOLに与える影響まで整理され呈示されている．

　それらには，多くの医師がオランザピンによってもたらされた一定の効果のみでは満足せず，さらなる方策として，その単剤化に向けて不要の抗パーキンソン病薬や他の抗精神病薬，さらに睡眠薬などの中止を試み，成功し，結果として処方の単純化，減量に結びついている．その過程は，患者に与える影響を極力避けるため慎重かつ細心に運ばれている．

　多数例を対象とし，統制された用法用量で一定の評価尺度を用いた比較試験は，それなりに重要な情報を提供してくれる．一方，本書のように練り上げられた1例1例の報告は，多数例の統計分析では窺うことができないオランザピンの持つ微妙な臨床効果を反映しており，その

特徴を知るのに最適といえよう。
　本書がオランザピンの適切かつ合理的な使用法を示すガイドラインの役割を果たすことを祈念している。

2003 年 8 月 1 日

上 島 国 利

オランザピン100の報告——ひとりひとりの治療ゴールへ

目　　次

はじめに ………………………………………………………………………上　島　国　利……ⅲ
執筆者一覧 ……………………………………………………………………………………………ⅹ

第1部　OLANZAPINE　Q & A

1. オランザピンはどのようにして創られたのですか？ ……………………木　内　祐　二…… 3
2. オランザピンがMARTAといわれるのはなぜですか？ …………………木　内　祐　二…… 5
3. 受容体の占拠率からみたオランザピンの特徴は？ ………………………山　田　光　彦…… 8
4. 非定型抗精神病薬のなかでオランザピンの占める位置は？ ……………山　田　光　彦……10
5. オランザピンの用量は？ ……………………………………………………野　崎　昭　子……12
6. 急性期陽性症状に対する効果は？ …………………………………………野　崎　昭　子……14
7. 慢性期陽性症状に対する効果は？ …………………………………………太　田　有　光……16
8. 陰性症状に対する効果は？ …………………………………………………稲　本　淳　子……19
9. 治療抵抗性への効果は？ ……………………………………………………三　澤　史　斉……21
10. 認知障害に対する効果は？ …………………………………………………村　松　　　大……24
11. 他の非定型薬との薬理的な違いはなんですか？ …………………………渡　辺　雅　幸……26
12. 他の非定型薬との効果に違いはありますか？ ……………………………渡　辺　雅　幸……30
13. オランザピンの処方上注意すべき点は？ ………………渡　邊　衡一郎，永　田　晶　子……33
14. 患者や家族にオランザピンの特徴を説明するには？ ……………………渡　邊　衡一郎……36
15. どのようなときにオランザピンへのスイッチングをするのですか？ ………宮　地　伸　吾，藤　井　康　男……41
16. 定型抗精神病薬から非定型抗精神病薬へのスイッチングのテクニックは？ ………市　江　亮　一……44
17. 非定型抗精神病薬から非定型抗精神病薬へのスイッチングのテクニックは？ ……市　江　亮　一……46
18. スイッチング時に予想される問題と対処法は？ …………………………内　田　裕　之……48
19. 推薦されている併用療法はありますか？ …………………………………内　田　裕　之……50
20. オランザピンは統合失調症以外にも使えますか？ ………………………冨　田　真　幸……52
21. 統合失調症のうつに対するオランザピンの効果は？ ……………………冨　田　真　幸……54
22. どんな副作用がありますか？ ………………………………………………篠　田　淳　子……56
23. 糖尿病の人に使えないわけはなんですか？ ………………………………岩　崎　弘　子……58
24. 糖尿病についてどのように患者さんに説明すればよいですか？ ………岡　田　　　俊……60
25. 糖代謝を測定しながら投与しなければならないのですか？ ……………古　賀　聖名子……62
26. 血糖が上昇しやすい患者さんはいますか？ ………………………………古　賀　聖名子……64
27. 糖尿病の発症機序は？ ………………………………………………………岡　田　　　俊……66

28.	体重増加について患者さんにどのように説明すればよいですか？	松丸 憲太郎	68
29.	体重増加への対処はありますか？	松丸 憲太郎	70
30.	錐体外路症状（EPS）の発現率は？	小田 健一	73
31.	プロラクチンに及ぼす影響は？	嶋田 博之	75
32.	遅発性ジスキネジア（TD）の発現率は？	小田 健一	77
33.	心血管系への影響は？	小林 美穂子	79
34.	オランザピンは多飲水，水中毒に有効か？	菊地 俊暁，稲垣 中	81
35.	再発率は？	吉益 晴夫	84
36.	効果判定期間は？	吉益 晴夫	87
37.	長期維持療法における使い方は？	尾鷲 登志美	89
38.	オランザピンはSSTに影響を及ぼしますか？	水野 雅文	91
39.	QOLに及ぼす影響は？	尾鷲 登志美	93
40.	コンプライアンスに及ぼす影響は？	宍倉 久里江	96
41.	アドヒアランスの観点からオランザピンの効果はどうか？	尾鷲 登志美	99

第2部　OLANZAPINE CASE REPORT

1．陽性症状への効果／急性期

初発急性期統合失調症に対するオランザピンの使用経験	岩崎 斉，衛藤 俊邦	103
統合失調症の急性期治療にオランザピンが有効であった1例	戸澤 琢磨	106
オランザピンによりアルバイトに行けるようになった1例	船山 道隆	108
統合失調症・急性期陽性症状にオランザピンが有用であった1症例	宮澤 仁朗	111
興奮・拒絶の強い初発統合失調症患者に対するオランザピン著効例	安部 公朗	115
副作用のために薬物治療に抵抗を示していた精神運動興奮を伴う患者に 　オランザピンが有効であった1例	高橋 幸成	117
オランザピンにより急性増悪した妄想型統合失調症が改善した1例	秋本 多香子	120
統合失調症の初回エピソードに対してオランザピンが著効した1例	森 和彦	122
オランザピンが著効した東京都二次救急入院例	金川 英雄	124
オランザピン投与により性的逸脱行為が改善された統合失調症の1例	森 隆徳	127
妄想が主症状の統合失調症にオランザピンが著効した1例	植木 健	130
幻覚・妄想が認められた初発統合失調症患者におけるオランザピンの著効例	小路 純央	132
統合失調症の急性症状にオランザピン単剤が著効した1例	竹尾 重紀	135
皮膚寄生虫妄想にオランザピン単剤投与が奏効した1例	山田 朋樹	138
月経周期に伴った増悪がオランザピンにより抑制された統合失調症の1例	中林 哲夫	141
長期化した隔離の後，オランザピンが奏効し社会復帰に至った統合失調症の1例	西川 寧	144

2．陽性症状への効果／維持期

オランザピン投与により多飲水行動の消失と，陽性症状のみならず長期間の陰性症状と 　認知障害にも著効を示した統合失調症の1例	永嶋 弘道，藤本 英生，菅野 道	147
オランザピン投与により良好な治療結果を得た破瓜型統合失調症の1例	福田 耕嗣，服部 功	150
オランザピン単剤化により再入院が抑制できた1例	佐藤 創一郎	154

悪性症候群発症後の妄想型統合失調症患者にオランザピンが著効した1例	千葉正之	158
ハロペリドールからオランザピンへ切り替えた症例	丸山　徹	161
治療困難と思われたが，オランザピン使用で著効を示した1症例	遠藤謙二	164
オランザピンの導入により意欲回復がみられ，知覚変容発作が消失した1例	内田裕之	167
持効性抗精神病薬による逆説性反応を呈した統合失調症に対するオランザピンの有用性	江原　嵩	170
難治性の幻覚に対するオランザピンの著効例	谷口隆英, 大森哲郎	173
オランザピンにより思考伝播が消褪した1例	中西伸介	176
攻撃性の激しい統合失調症患者にオランザピンが奏効し，退院が可能となった1症例	吉田精次	179
オランザピンと塩酸パロキセチン水和物を併用して奏効した非定型精神病の1症例	渡邉俊之	182
妄想と焦燥感が前景にある統合失調症患者にオランザピンが著効した1例	山口道彦, 福武将映, 橋本健志	185
妄想型統合失調症にオランザピンが有効であった1例	加藤秀明	188
慢性期の統合失調症におけるオランザピンの有効性—10年以上の幻聴妄想が軽快した症例	纐纈多加志	190
オランザピンへの切り替えにより，14年ぶりの退院が実現した症例	浅井信成	192
激しい陽性症状を示した症例にオランザピンが著効を示した1例	伊藤朋子	195

3．陰性症状への効果

無為・自閉が主訴にある統合失調症患者におけるオランザピン著効の1例	落　裕美	197
リスペリドンからオランザピンへの切り替えにより陰性症状が改善した1例	安藤智道	200
統合失調症の慢性期における心気的訴え，自発性低下に対し，オランザピンが奏効した1例	中村晃士, 山内美和子, 井上栄吉, 秋山伸恵, 秋山一郎	202
オランザピンの内服により統合失調症による（5年以上にわたる）引きこもりが著明改善した症例	須賀良一	205
オランザピンが用量依存的に奏効した1症例	塩田　睦, 鈴木　稔	208
治療抵抗性の幻覚，妄想に加え著明な陰性症状のため長期間入院を余儀なくされた症例におけるオランザピンの使用経験	長岡重之	212
感情的引きこもり，思路障害が，オランザピンの投与により改善した1例	大森雅子	215
オランザピンにより2年半ぶりに外来受診が可能になった1例	武田直己	217
オランザピンにより陰性症状の改善ならびに錐体外路症状が消失した1例	本岡大道	221
オランザピン単剤への切り替えにより完全寛解に至った初発統合失調症の1例	田中隆彦	225
従来の抗精神病薬では陰性症状が改善しなかった統合失調症に，オランザピンが著効した症例	岡山孝政	229
オランザピン投与により陰性症状，認知障害が著明に改善した統合失調症の1例	貴船　亮	233
オランザピン投与により陰性症状およびるいそうの著明な改善がみられた1症例	下島圭三	236
オランザピンの統合失調症慢性期症状への有効性—投与後18ヵ月の症状経過について—	室井秀太	239

4．錐体外路症状に関して

産出的な精神症状を有する統合失調症患者に対する抗精神病薬をオランザピンに切り替えたところ著明に改善した1例	松田ひろし	242
リスペリドンの断薬による再燃を起こした統合失調症患者に対するオランザピン著効例	小薗江浩一, 星野修三, 橘髙　一, 上島雅彦, 片山佳澄	245
従来型抗精神病薬の副作用により治療に難渋していた症例にオランザピンが有効であった1例		

－従来型抗精神病薬多剤併用からオランザピン単剤への切り替え－……………早川達郎, 矢花孝文……248
ハロペリドール, SDA による錐体外路徴候にオランザピンが奏効した1例……………………浅田義孝……252
少量の抗精神病薬で著明な錐体外路症状が出現した緊張型統合失調症の1例……………中島　聡……255
他剤無効例にオランザピンが著効した1例…………………………………………………………倉岡幸令……257
錐体外路症状により QOL が低下していた症例に対するオランザピン著効例………………石金朋人……260
オランザピンへの切り替え, 単剤投与で症状改善した統合失調症の1例…………………………山城　征……262
オランザピンが奏効した統合失調症の1症例………………………………………………………鶴田千尋……265
オランザピン単剤治療への切り替えによって錐体外路症状と陰性症状が改善した1例………久山圭介……267
錐体外路症状に伴う拒薬が目立った統合失調症にオランザピンが奏効した症例
　………………………………………………………………………………藤井久彌子, 大川匡子……271
オランザピンへのスイッチングが奏効した統合失調症の1例 … 堀　貴晴, 堺　潤, 米田　博……273
ハロペリドールによる錐体外路徴候にオランザピンが奏効した, 消化器症状を伴う
　高齢統合失調症の症例……………………………………………紙野晃人, 武田雅俊, 松林武之……277
非定型抗精神病薬による体重減少が認められた症例にオランザピンを投与し
　症状の改善と体重の回復がみられた1例…………………………………………………櫻小路岳文……280

5．認知機能への効果

対人関係不十分な統合失調症患者に対しオランザピンが奏効した1例……………………清水一芳……284
オランザピン単剤治療により認知障害の改善が認められた統合失調症の1症例………………上田　均……287
統合失調症に対するオランザピンの効果……………………………………………黒沢　諒, 菱川泰夫……291
幻覚・妄想状態により対人不信感が強くなり閉じこもった症例…………………………猪股丈二……294
治療抵抗性の幻覚・妄想に対して, オランザピンと認知療法を併用し
　約7年ぶりに退院できた症例……………………………………………………………石垣達也……297
オランザピンにて衝動行為が減少した若年発症の統合失調症の1例…………………………馬場冠治……300
いわゆる社会復帰促進薬としての効果があった1症例…………………………………………岡　秀雄……303
再燃を繰り返す統合失調症患者の認知機能の改善にオランザピンが奏効した1例
　………………………………山内美和子, 中村晃士, 井上栄吉, 秋山伸惠, 秋山一郎……307
治療抵抗性慢性統合失調症の思考障害にオランザピンが有効であった症例…………大賀健太郎……310
大量の定型抗精神病薬からオランザピンへの置換により陽性症状が消褪し
　認知機能が回復した統合失調症の症例………………………………………………奥宮祐正……314

6．1日1回投与／コンプライアンス

初老期に特異な幻覚妄想状態を呈した患者へのオランザピンの使用
　………………………………………………………………品川俊一郎, 川室　優, 繁田雅弘……318
幻覚・妄想・精神運動興奮にて入院となった統合失調症にオランザピンが有効であった1例
　………………………………………………………………………………………………古川美盛……321
老年期の妄想幻覚状態に対するオランザピンの治療………………………渡辺　登, 鈴木良夫……324
オランザピン導入により内服コンプライアンスの改善が見られた1例…………………高見悟郎……326
オランザピンにより治療可能となった統合失調症患者の1症例…………………………平林栄一……330
リスペリドンからオランザピンに切り替えたことによりプロラクチンが正常化した症例
　………………………………………………………………………………長谷部夏子, 林下忠行……334
自殺企図を有する統合失調症患者にオランザピンが奏効した1症例…………………………平林一政……337

オランザピンが幻臭に著効を呈した1症例 …………………………………………………中島　顕……339
再発防止のためにオランザピンを使用し，患者本人への心理教育を行った統合失調症の1例
　………………………………………………………………………………………………加瀬昭彦……341
オランザピンの臨床経験 ……………………………………………………………谷口研一朗……344
患者としての役割を巡る強い葛藤や副作用へのこだわりから拒薬，増悪を繰り返していた症例
　に対するオランザピンの有効性 ………………………………………………………高橋恵介……347
QOL向上のためハロペリドールからリスペリドンさらにオランザピンへと切り替えた症例 …大下隆司……350
前治療薬に強い不安を抱いていた患者にオランザピンを投与し，改善した1例 ………三浦宗克……353
統合失調症におけるオランザピンの有効例 ………………………………………………島田　洋……356
リスペリドンからオランザピンへの置換により無月経が改善し服薬コンプライアンスが向上した
　統合失調症の1例 …………………前川直也，木下清二郎，和田良久，土田英人，福居顕二……358
急性増悪を繰り返し，意欲低下が持続していた統合失調症に持続的な安定化と
　意欲の向上をもたらした1例 ……………………………………………………………西山浩介……361
悪性症候群をきたして服薬中止となった統合失調症患者におけるオランザピンの有効性 …原賀憲亮……364
月経不順のためにリスペリドンの減量・中止を余儀なくされ，オランザピンに切り替え奏効した1例
　………………………………………………………………………………………………菊池　厚……366
副作用のために服薬遵守できなかった患者に対するオランザピン著効例 ……………江川浩司……369
オランザピンが奏効した遅発性統合失調症の1例…………………………松田芳人，中岡清人……372
オランザピンが幻聴および強迫行為に奏効した1例 ……………………………………重富裕司……375
初発統合失調症におけるオランザピンの有用性－初期治療から寛解維持まで－ ……青木　正……378

7．QOLの改善

リスペリドンからオランザピンへの切り替えによって症状が劇的に改善し，
　さらに体重の減少が陰性症状の改善につながった症例 ………………………………小柳政明……382
オランザピンにより著効を得た20代男性－単剤化後に半年以上を要した1症例－ …………西村　浩……385
自傷／自殺企図を伴う精神病後抑うつに対してオランザピンが有効であった1例
　…………………………………本田教一，疋田雅之，高松文也，馬目太永，金子義宏……388
長期治療において薬剤抵抗性を示す症例に対しオランザピンが情動抑制効果を顕著に示した1例
　………………………………………………………………………………………………高沢　悟……392
オランザピン投与により対人関係が著しく改善した1例 ………………………………高橋幸彦……395
オランザピンが奏効した統合失調症の1例－発病後5年間未治療であった患者の社会復帰－
　………………………………………………………………………………………………岡本洋平……397
被害妄想，追想妄想により不登校に陥っている大学生の治療 …………………………児玉隆治……400
不眠を主とした心気傾向と多飲のためQOLが低下した1症例 …………………………丸山直樹……403
オランザピンによる治療が有効と思われた統合失調症の1例 …………………………田渕　肇……407
オランザピンによりQOLと現実検討能力の改善がみられた1例 ………………………藤田　泉……410
オランザピンが著効したため退院して幼いわが子と2人暮らしすることが可能となった，
　治療抵抗性の統合失調症患者の1例 ……………………………………………………二階堂恭太……413
オランザピン単剤投与への切り替えにより，発病前と同レベルでの社会復帰を果たせた1例
　………………………………………………………………………………………………浦田　昇……417
オランザピンが有効であった妄想型統合失調症の1例 …………………………………相川　博……420

オランザピン100の報告──ひとりひとりの治療ゴールへ

執筆者一覧 五十音順

編　集
上島国利（昭和大学医学部精神医学教室）

第1部　OLANZAPINE Q&A

市江　亮一（山梨県立北病院）
稲垣　　中（慶應義塾大学医学部精神神経科学教室）
稲本　淳子（昭和大学附属烏山病院）
岩崎　弘子（山梨県立北病院）
内田　裕之（慶應義塾大学医学部精神神経科学教室）
太田　有光（三恵病院）
岡田　　俊（京都大学医学部精神医学教室）
小田　健一（東京歯科大学市川総合病院）
尾鷲登志美（昭和大学医学部精神医学教室）
木内　祐二（昭和大学薬学部病態生理教室）
菊地　俊暁（桜ヶ丘記念病院）
古賀聖名子（東京慈恵会医科大学精神医学教室）
小林　美穂子（山梨県立北病院）
宍倉　久里江（昭和大学医学部精神医学教室）
篠田　淳子（昭和大学医学部精神医学教室）
嶋田　博之（山梨県立北病院）

冨田　真幸（大泉病院）
永田　晶子（慶應義塾大学医学部精神神経科学教室）
野崎　昭子（東京武蔵野病院）
藤井　康男（山梨県立北病院）
松丸憲太郎（昭和大学医学部精神医学教室）
三澤　史斉（山梨県立北病院）
水野　雅文（慶應義塾大学医学部精神神経科学教室）
宮地　伸吾（山梨県立北病院）
村松　　大（昭和大学医学部精神医学教室）
山田　光彦（昭和大学附属烏山病院）
吉益　晴夫（昭和大学横浜市北部病院メンタルケアセンター）
渡邊衡一郎（慶應義塾大学医学部神精神経科学教室）
渡辺　雅幸（昭和大学保健医療学部精神医学）

第2部　OLANZAPINE CASE REPORT

相川　　博（埼玉医科大学神経精神科）
青木　　正（あおきクリニック）
秋本　多香子（聖マリアンナ医科大学神経精神科学教室）
秋山　一郎（秋山会両毛病院）

秋山　伸恵（秋山会両毛病院）
浅井　信成（好生会三方原病院）
浅田　義孝（共愛会己斐ヶ丘病院）
安部　公朗（医療法人清和会吉南病院）
安藤　智道（総武病院）

執筆者一覧

石垣　達也（東横惠愛病院精神科）
石金　朋人（医療法人社団朋友会石金病院）
伊藤　朋子（医療法人社団東迅会にしの木クリニック）
井上　栄吉（秋山会両毛病院）
猪股　丈二（湘南福祉センター診療所）
岩﨑　斉（小高赤坂病院精神科）
植木　健（うえき心療内科クリニック）
上島　雅彦（竹田綜合病院精神科）
上田　均（盛岡市立病院精神科）
内田　裕之（慶應義塾大学医学部精神神経科学教室）
浦田　昇（埼玉県済生会鴻巣病院）
江川　浩司（医療法人旭会和歌浦病院）
衛藤　俊邦（小高赤坂病院精神科）
江原　崇（仁明会病院）
遠藤　謙二（千曲荘病院）
大賀　健太郎（駿河台日本大学病院精神神経科）
大川　匡子（滋賀医科大学精神医学教室）
大下　隆司（正仁会明石土山病院）
大森　哲郎（徳島大学医学部情報統合医学講座精神医学分野）
大森　雅子（東京厚生年金病院神経科）
岡　秀雄（医療法人河﨑会水間病院精神科・神経科）
岡本　洋平（赤穂仁泉病院）
岡山　孝政（美原病院）
奥宮　祐正（栄仁会宇治黄檗病院）
小薗江　浩一（竹田綜合病院精神科）
落　裕美（久留米ヶ丘病院）
加瀬　昭彦（横浜舞岡病院）
片山　佳澄（竹田綜合病院精神科）
加藤　秀明（須田病院）
金川　英雄（東京武蔵野病院第一診療部）
金子　義宏（舞子浜病院）
紙野　晃人（大阪大学大学院医学系研究科精神医学教室）
川室　優（（医）高田西城病院）
菅野　道（財団法人東北予防衛生会青葉病院）
菊池　厚（医療法人向聖台會當麻病院）
橘　髙一（竹田綜合病院精神科）
木下　清二郎（京都府立医科大学精神医学教室）

貴船　亮（公立藤岡総合病院附属外来センター精神神経科）
久山　圭介（福山仁風荘病院）
倉岡　幸令（倉岡クリニック）
黒沢　諒（秋田回生会病院）
纐纈　多加志（静風会大垣病院精神科）
児玉　隆治（長信田の森心療クリニック）
小柳　政明（小柳クリニック）
堺　潤（大阪医科大学神経精神医学教室）
櫻小路　岳文（新津信愛病院）
佐藤　創一郎（財団法人慈圭会慈圭病院）
塩田　睦（秋田大学医学部精神科学講座）
繁田　雅弘（都立保健科学大学）
重富　裕司（こぶしメンタルクリニック）
品川　俊一郎（（医）高田西城病院）
島田　洋（杏仁会神野病院）
清水　一芳（上松病院）
下島　圭三（医療法人浩英会高尾野病院）
小路　純央（久留米大学医学部神経精神医学教室）
須賀　良一（新潟厚生連中条第二病院）
鈴木　稔（秋田大学医学部精神科学講座）
鈴木　良夫（日本大学医学部付属練馬光が丘病院精神神経科）
高沢　悟（医療法人碧水会汐ヶ崎病院）
高橋　恵介（川越同人会病院）
高橋　幸成（医療法人財団正清会三陸病院）
高橋　幸彦（清風会茨木病院）
高松　文也（舞子浜病院）
高見　悟郎（医療法人共生会南知多病院）
竹尾　重紀（松山赤十字病院精神科）
武田　直己（国保松戸市立病院心療・精神科）
武田　雅俊（大阪大学大学院医学系研究科精神医学教室）
田中　隆彦（医療法人翠甲会甲斐病院）
谷口　研一朗（医療法人財団友朋会嬉野温泉病院）
谷口　隆英（徳島大学医学部情報統合医学講座精神医学分野）
田渕　肇（昭和大学横浜市北部病院メンタルケアセンター）
千葉　正之（医療法人禄静会岡本病院）
土田　英人（京都府立医科大学精神医学教室）
鶴田　千尋（正仁会明石土山病院）

戸 澤 琢 磨（市立大曲病院）
中 岡 清 人（恵愛会柳井病院）
長 岡 重 之（久慈亨和病院）
中 島 顕（上武病院）
中 島 聡（滋賀県立精神保健総合センター精神科）
永 嶋 弘 道（財団法人東北予防衛生会青葉病院）
中 西 伸 介（北津島病院）
中 林 哲 夫（国立精神・神経センター武蔵病院精神科）
中 村 晃 士（秋山会両毛病院）
二 階 堂 恭 太（厩橋病院）
西 川 寧（静岡県立こころの医療センター）
西 村 浩（東京慈恵会医科大学付属柏病院精神神経科）
西 山 浩 介（国立療養所菊池病院精神科）
橋 本 健 志（神戸大学医学部精神神経科学教室）
長 谷 部 夏 子（林下病院）
服 部 功（静岡県立こころの医療センター）
馬 場 冠 治（大牟田労災病院精神科，現九州大学大学院医学研究院精神病態医学教室）
早 川 達 郎（国立精神・神経センター国府台病院精神科）
林 下 忠 行（林下病院）
原 賀 憲 亮（三憲会折尾病院）
疋 田 雅 之（舞子浜病院）
菱 川 泰 夫（秋田回生会病院）
平 林 栄 一（西八王子病院）
平 林 一 政（厚生連安曇総合病院）
福 居 顕 二（京都府立医科大学精神医学教室）
福 田 耕 嗣（静岡県立こころの医療センター）
福 武 将 映（神戸大学医学部精神神経科学教室）
藤 井 久 彌 子（滋賀医科大学精神医学教室）
藤 田 泉（総合心療センターひなが）
藤 本 英 生（財団法人東北予防衛生会青葉病院）
船 山 道 隆（足利赤十字病院）
古 川 美 盛（岩内協会病院）
星 野 修 三（武田綜合病院精神科）
堀 貴 晴（大阪医科大学神経精神医学教室）
本 田 教 一（舞子浜病院）
前 川 直 也（国立舞鶴病院精神科）
松 田 ひろし（柏崎厚生病院）
松 田 芳 人（恵愛会柳井病院）
松 林 武 之（医療法人兵庫錦秀会神出病院）
馬 目 太 永（舞子浜病院）
丸 山 徹（医療法人社団恵友会三恵病院）
丸 山 直 樹（新潟県立精神医療センター）
三 浦 宗 克（埼玉精神神経センター）
宮 澤 仁 朗（医療法人ときわ病院）
室 井 秀 太（ＪＡ栃木厚生連下都賀総合病院精神神経科）
本 岡 大 道（久留米大学医学部精神神経科）
森 和 彦（医療法人緑風会ほゆう病院）
森 隆 徳（共愛会己斐ヶ丘病院）
矢 花 孝 文（国立精神・神経センター国府台病院精神科）
山 内 美 和 子（秋山会両毛病院）
山 口 道 彦（神戸大学医学部精神神経科学教室）
山 城 征（永康病院）
山 田 朋 樹（横浜市立大学医学部附属市民総合医療センター精神医療センター）
吉 田 精 次（藍里病院精神科）
米 田 博（大阪医科大学神経精神医学教室）
和 田 良 久（京都府立医科大学精神医学教室）
渡 邉 俊 之（松蔭病院）
渡 辺 登（日本大学医学部付属練馬光が丘病院精神神経科）

第 1 部　OLANZAPINE Q & A

OLANZAPINE Q&A

Q1 オランザピンはどのようにして創られたのですか？

答える人　木内 祐二

（昭和大学薬学部病態生理学教室）

A　統合失調症では急性期に顕著な陽性症状（妄想，幻覚，思考障害）と，慢性期に顕在化する陰性症状（自発性欠如，意欲低下，情動の平板化）が主要な症状として知られる。また，複雑な問題解決の遂行能力や，記憶，注意に関連する認知機能の障害とともに，二次的症状として抑うつ，不安，攻撃性などの情動面の障害もしばしば認められる。

こうした多彩な臨床像を呈する難治性，進行性の精神疾患である統合失調症に対して，1952年に塩酸クロルプロマジン，1957年にハリペリドールが本格的な治療薬として導入され，その後，多くの定型抗精神病薬が開発，導入され，統合失調症に対する医療に大きな変革がもたらされた。定型抗精神病薬は統合失調症の諸症状のうち特に陽性症状に有効であり，いずれも強力なドーパミン D_2 受容体拮抗作用を持つことから，陽性症状の発現は中脳辺縁系路あるいは中脳皮質路のドーパミン神経伝達の過剰により生じる[4]，というドーパミン仮説が提唱された。しかし，定型抗精神病薬は陰性症状や認知機能，二次的な症状への有効性が低く，また陽性症状に対しても難治例があるなどの問題点を持っていた。また，多くの抗精神病薬は抗コリン性副作用（口渇，便秘，頻脈，排尿障害，視力障害など）や錐体外路症状，高プロラクチン血症の頻度が高く，QOLとコンプライアンスを維持するうえでも問題点が多かった。

このように D_2 受容体拮抗作用に主眼を置いて開発された定型抗精神病薬には，臨床効果と副作用の両面で限界があることが認識されるようにな

り，新たな薬理作用を有する新規抗精神病薬を，従来とは別の発想で開発することが求められるようになった。そのプロトタイプとなった薬物が，海外では1960年代から導入されていたクロザピン*である（図1）。1970～1980年代にはクロザピンの臨床効果として，陽性症状に加えて陰性症状，治療抵抗性の症状に対する有効性が報告された。さらに錐体外路症状の発現や血中プロラクチンの上昇も少なく，認知障害や抑うつに対する効果も明らかになっている[1]。これらの効果からクロザピンは非定型抗精神病薬として位置づけられ，その有用性を期待されたが，重篤な副作用として無顆粒球症が報告され，国内では承認されていない。

クロザピンなどの錐体外路症状の頻度が低い抗精神病薬は，D_2 受容体拮抗作用とともに，より強いセロトニン $5-HT_2$ 受容体拮抗作用を有することが明らかになり，この薬理学的特性を有する新規の非定型抗精神病薬リスペリドン，塩酸ペロスピロンなどは SDA（serotonin-dopamine antagonist）と分類されている。しかし，クロザピンは D_2，$5-HT_2$ 受容体以外の多くの神経伝達物質受容体にも作用し，SDA よりさらに複雑な薬理学的特性と臨床効果を有するため，その特性は MARTA（multi-acting receptor-targeted antipsychotics：多元受容体標的化抗精神病薬）という概念で表現される。

そこで，このクロザピンをモデルとして，安全性を改善し，有効性の高い MARTA の特性を持った薬物の開発がイーライリリーアンドカンパニ

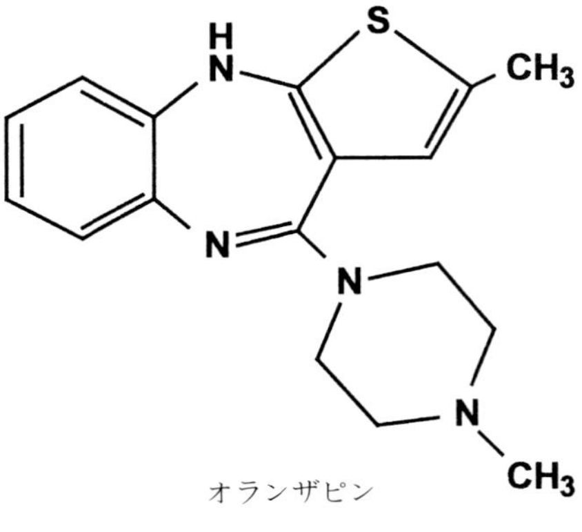

図1　オランザピンとクロザピンの化学構造

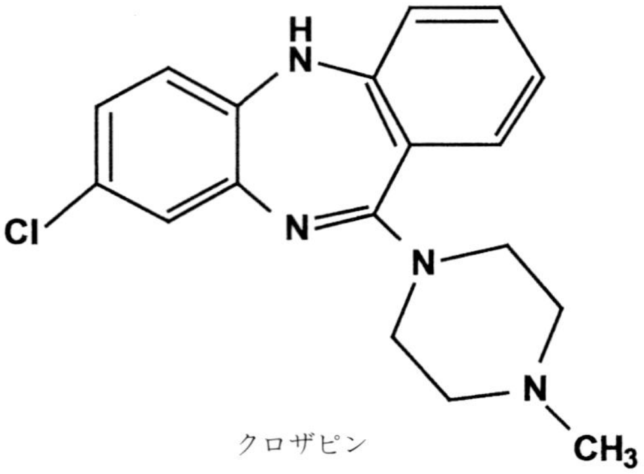

一英国リサーチセンターで進められ，1982年にチエノベンゾジアゼピン骨格の非定型抗精神病薬であるオランザピンが創製された。オランザピン開発に当たっては，①多様な受容体に結合して，クロザピンと類似した受容体親和性のプロファイルを持つこと，②クロザピンの持つ行動薬理学的特性を有すること，すなわち，クロザピン同様の多彩な有効性を示す，錐体外路症状発現率が低い，血中プロラクチンに対する影響が少ないこと，③無顆粒球症を生じないことが目標となった。

化合物の合成では，初めにクロザピン分子からクロルを除き，ベンゼン環の1つをチエノ環に置換したチエノベンゾジアゼピン誘導体が合成された。この化合物群は in vitro および in vivo の検討で，クロザピンに類似した受容体結合特性を有し，また，受容体親和性がより高いため，有効用量が低くなることが期待された。多くのチエノベンゾジアゼピン誘導体がスクリーニングされた結果，最終的にオランザピン（LY 170053, 2-メチル-4-（4-メチルピペラジン-1-イル）-10 H-チエノ［2, 3-b］［1, 5］ベンゾジアゼピン）が上記の目的にかなう薬物として創製された（図1）。

クロザピンの動物およびヒトでの行動薬理学的特性や副作用のプロファイルは他の章で詳細が示されるが，国内では1991年の第I相試験，1992年からの第II相試験，1996年からの第III相試験の結果から，期待されたクロザピン類似の有効性，すなわち陽性症状に加えて陰性症状や認知機能，二次的症状への効果が確認された。さらに，錐体外路症状などの頻度が定型抗精神病薬と比較して低く，無顆粒球症の発現の報告もないことから，1996年の欧米および米国の承認に続いて，2000年12月に日本でも承認を受け，2001年6月から発売されることとなった。

＊クロザピンは本邦未承認です。

文　献

1) Buchanan, R. W. : Clozapine : efficacy and safety. Schizophr. Bull., 21：579-91, 1995.
2) ジプレキサに関する資料：起原又は発見の経緯及び外国における使用状況等に関する資料より．
3) 村崎光邦：Olanzapine の基礎と臨床．臨床精神薬理，4：957-996, 2001.
4) Seeman, P., Lee, T., Chang-wong, M. et al. : Antipsychotic drug doses and neuroleptic/dopamine receptors. Nature, 261：717-719, 1976.

OLANZAPINE Q&A

Q2 オランザピンが MARTA といわれるのはなぜですか？

答える人　木内 祐二

（昭和大学薬学部病態生理学教室）

A　オランザピンは非定型抗精神病薬のなかで，SDA（serotonin-dopamine antagonist）と称される薬物群の持つ 5-HT_{2A}/D_2 受容体拮抗作用だけでなく，そのプロトタイプとなったクロザピン*と同様に脳内の複数の受容体との結合特性を持つ（多元作用型：multi-acting）。さらに種々の非臨床試験から，陽性症状への有効性に加え，錐体外路系障害の発現頻度が低く，陰性症状，認知障害，不安症状，うつ症状に対する効果も期待できると考えられた。この薬理学的特性は，複数の受容体への複雑な相互作用の結果，統合失調症の治療薬として望ましい脳内部位の受容体に対する作用が選択的に表れたもの（受容体標的化：receptor-targeting）と推定される。こうした薬理学的特性からクロザピンを MARTA（multi-acting receptor-targeted antipsychotics：多元受容体標的化抗精神病薬）に分類することが提唱されている[1~3]。

1．多元作用型（multi-acting）の受容体結合特性

受容体の阻害定数（Ki 値）をもとにしたオランザピン，クロザピン，ハロペリドール，リスペリドンの各種受容体に対する相対効力を図1に示す。代表的な定型抗精神病薬であるハロペリドールはドーパミン D_2 系（D_2, D_4）受容体にほぼ選択的な親和性を示し，この D_2 受容体拮抗作用が陽性症状に対する作用機序と考えられている。リスペリドンを始め多くの非定型抗精神病薬は D_2 受容体とともに，より高い 5-HT_{2A} 受容体への親和性を有するという SDA の特性を持つ。そのなかでオランザピンはドーパミン D_2 系（D_2, D_3, D_4），セロトニン 5-$HT_{2A, 2B, 2C}$, 5-HT_6, α_1-アドレナリン，ヒスタミン H_1 およびムスカリン（M1~M5）受容体へほぼ同等の高い親和性で，ドーパミン D_1 系（D_1, D_5）や 5-HT_3 受容体へはやや低い親和性で結合し，いずれも拮抗薬として作用する。このようにオランザピンは，一定の濃度範囲内で多数の受容体に拮抗作用を示すクロザピンと同様な結合特性を示す。

2．受容体標的化（receptor-targeting）作用

オランザピンの multi-acting な受容体親和性と作用部位選択性により，統合失調症の多彩な症状への有効性を期待させる行動薬理学的特徴と臨床効果が生じると考えられる（図2）。

1）陽性症状

ドーパミン仮説では，中脳辺縁系領域のドーパミン神経系の過剰活動が陽性症状に関与すると推定される。オランザピンは辺縁系領域におけるドーパミン D_2 系受容体拮抗作用と，辺縁系へ投射する A10 領域（腹側被蓋野）ドーパミン神経に選択的な自発活動性の抑制により陽性症状を抑制する。さらにオランザピンではグルタミン酸神経系への賦活化作用の関与なども推測されている。

2）陰性症状

オランザピンは SDA と同様，おもに 5-HT_{2A} 受容体拮抗作用を介して陰性症状を改善させると推測される。大脳皮質前頭前野のドーパミン D_1 受容体数の減少と陰性症状のスコアが相関すると報告されているが，オランザピンは 5-HT_{2A} 受容

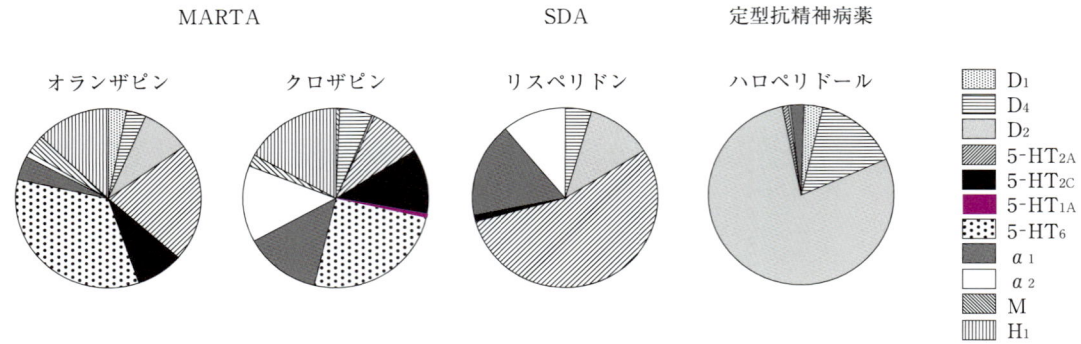

図1　非定型抗精神病薬（MARTA, SDA）の受容体結合特性（文献2より）

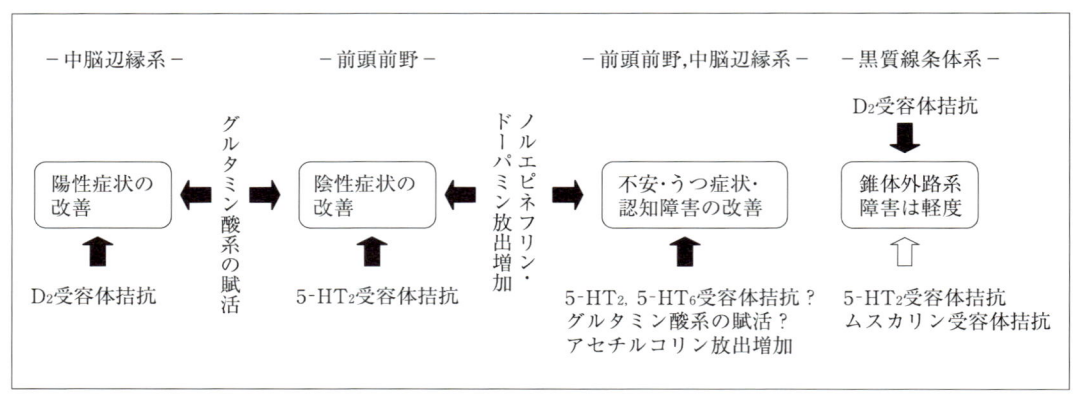

図2　非定型抗精神病薬（MARTA, SDA）の推測される作用機序（文献4より改変）
黒矢印はプラス効果，白矢印はマイナス効果を示す

体拮抗により前頭前野のドーパミン神経を賦活化させる。5-HT$_{2C}$受容体拮抗作用を介した前頭前野のドーパミンとノルエピネフリン遊離の増加作用も関与すると考えられ，後者は覚醒レベルの上昇をもたらす。また，オランザピンはNMDA受容体（グルタミン酸受容体）拮抗薬フェンサイクリジンによる陰性症状モデル（プレパルス・インヒビション障害や社会的接触減少）で改善作用を示すことからグルタミン酸神経伝達の回復も関与すると考えられ，この作用にも5-HT$_{2A}$受容体拮抗作用が一部寄与すると推測される。

　3）認知障害

　オランザピンの認知障害に対する作用には，前頭前野でドーパミンおよびノルエピネフリン放出の増加が関与すると推測される。認知，記憶機能に関与する前頭前野のD$_1$受容体やムスカリン受容体に対する拮抗作用は in vivo では弱く，ま

た，海馬，前頭前野ではアセチルコリンの放出増加が生じ，結果的に両受容体の機能は活性化しているとも考えられる。5-HT$_6$受容体拮抗作用やグルタミン酸神経伝達の賦活化作用が，認知障害を改善させる可能性もある。

　4）不安・うつ症状

　動物のコンフリクト試験や臨床試験で示されているオランザピンの不安・うつ症状に対する治療効果は，前頭前野および辺縁系のノルエピネフリンとドーパミンの放出増加によるものと推測される。また，5-HT$_{2A}$，5-HT$_{2C}$受容体の拮抗作用による抗不安作用，5-HT$_6$受容体拮抗作用による抗不安，抗うつ作用も関与する可能性があるが，その機構は明確でない。

　5）錐体外路系副作用と遅発性ジスキネジア

　オランザピンはパーキンソニズム，アカシジアや遅発性ジスキネジアの発現率は低い。これは定

型抗精神病薬と異なり線条体のドーパミンD_2受容体占有度が低く，慢性投与後にもA10に比較して錐体外路系のA9（黒質）ドーパミン神経の自発活動性は抑制されないなど，中脳辺縁系ドーパミン神経路への選択性が高いことによる。また，弱いムスカリン受容体拮抗作用と5-HT_{2A}受容体拮抗作用は錐体外路系障害を抑制する。さらに$α_1$受容体拮抗作用は中脳辺縁系ドーパミン神経路への選択性を増強する可能性もある。

＊クロザピンは本邦未承認です。

文　献

1) Bymaster, F. P., Moor, N. A., 中澤隆弘：MARTA系抗精神病薬olanzapineの薬理学的基礎．臨床精神薬理，2：885-911，1999．
2) Bymaster, F.：Olanzapine（ジプレキサ）の前臨床薬理学と臨床有効性．臨床精神薬理，5：454-464，2002．
3) Schotte, A., Janssen, P. F. and Gommeren, W.: Risperidone compared with new and reference antipsychotic drugs : in vitro and in vivo receptor binding. Psychopharmacology, 124：57-73, 1996.
4) 山口高史，中澤隆弘，Bymaster, F.P.：Multi-Acting Receptor Targeted Antipsychotic (MARTA) とは―Olanzapineの薬理特性と臨床効果―．臨床精神薬理，4：919-930，2001．

OLANZAPINE Q&A

Q3 受容体の占拠率から見たオランザピンの特徴は？

答える人　山田 光彦

（昭和大学附属烏山病院）

A 1950年代に登場した代表的な定型的抗精神病薬であるハロペリドールがドーパミンD_2受容体の選択的拮抗薬であることはよく知られており、このD_2受容体拮抗作用が抗精神病作用と関連すると考えられてきました。実際、定型的抗精神病薬は、幻覚・妄想などの陽性症状に優れた効果を認め、鎮静作用も認めます。しかし、その一方で有害作用（副作用）として錐体外路症状（アカシジア、ジストニア、筋強剛、寡動など）が認められることが多く、大きな問題となっています。そのため、定型的抗精神病薬を処方する場合には、抗コリン性抗パーキンソン病薬が多くの症例で併用されています。さらに、塩酸クロルプロマジンに代表されるフェノチアジン系抗精神病薬は、強い抗コリン作用やアドレナリンα_1受容体拮抗作用を有するため、便秘や口渇、起立性低血圧などの副作用が頻繁に見られます。そのため、これらの副作用を緩和するために、下剤や昇圧剤などの様々な対症療法薬が併用投与される場合が少なくありません。

一方、オランザピンは、ドーパミンD_2タイプ（D_2, D_3, D_4）受容体、セロトニン（$5-HT_{2A, 2B, 2C}$, $5-HT_6$）受容体、アドレナリンα_1受容体およびヒスタミンH_1受容体へ、ほぼ同じ濃度範囲で競合的拮抗薬として高い親和性を示すという、特徴的な結合特性を有しています。そのため、オランザピンは代表的なMARTA（multi-acting receptor-targeted antipsychotic）であると称されています。また、オランザピンはドーパミンD_1タイプ（D_1, D_5）受容体やセロトニン$5-HT_3$受容体へは、やや低い親和性で結合し、またムスカリン（M1, M2, M3, M4, M5）受容体への親和性は *in vitro* と比較して *in vivo* では予想されるほど強力でないことが示されています。抗精神病薬の臨床効果は、患者脳内各部位における実際の受容体占拠率と相関すると考えられます。しかし、PET等を用いて計算する試みが必要であるといった技術的な問題もあり、一般には *in vitro* の実験系で解離定数（Kd）や阻害定数（Ki）として得られる親和性データを代用して議論されています。

表1に、各神経伝達物質受容体拮抗作用と関係する臨床効果（治療効果・有害作用）についてまとめました。オランザピンが陽性症状の改善効果を示しながらも錐体外路症状が少ない作用機序には、これら各種神経伝達物質受容体に対する作用のなかでも特に、抗$5-HT_2/D_2$比、抗D_1/D_2作用比の違いといった薬理学的特性が関与していると仮説されています。一方、オランザピンは抗精神病薬として望ましい脳内作用部位選択性を示すと報告されています。特に、中脳辺縁系ドーパミン神経経路における選択的なドーパミンD_2受容体遮断作用による活動抑制は、錐体外路症状、遅発性ジスキネジア、プロラクチンの上昇といった副作用を軽減すると考えられています。さらに、中脳辺縁系ドーパミン神経経路はオランザピンによる興奮性アミノ酸伝達経路の賦活化作用とアドレナリンα_1受容体遮断作用により増強され、ドーパミンD_2受容体遮断作用による黒質線条体系に対する活動抑制効果が$5-HT_{2A}$受容体遮断作用に

表1　神経伝達物質受容体拮抗作用と関係する臨床効果

1．ドーパミン D_2 受容体拮抗作用	治療効果	抗幻覚妄想作用，鎮静作用
	有害作用	錐体外路症状，高プロラクチン血症
2．セロトニン 5-HT_2 受容体拮抗作用	治療効果	錐体外路症状軽減作用，プロラクチン分泌抑制
3．ムスカリン性アセチルコリン受容体拮抗作用（抗コリン作用）	治療効果	錐体外路症状軽減作用
	有害作用	認知・記憶障害，便秘，口渇
4．アドレナリン α_1 受容体拮抗作用	治療効果	鎮静作用
	有害作用	低血圧，起立性低血圧
5．ヒスタミン H_1 受容体拮抗作用	治療効果	鎮静作用
	有害作用	眠気，ふらつき，食欲増進，体重増加，肥満

より減弱されると仮説されています。また，大脳皮質前頭前野におけるドーパミン・ノルアドレナリンの遊離増強作用と興奮性アミノ酸伝達経路の賦活作用は，これまで困難とされてきた陰性症状の改善，認知障害の改善などに効果があると期待されているゆえんです。加えて，オランザピンに代表される MARTA は弱いムスカリン受容体遮断作用を有しており，錐体外路症状の減弱作用が期待されます。

このように，オランザピンの有する臨床効果の特徴は，各種神経伝達物質受容体に対する占拠率の違いと脳内作用部位の特徴により，ある程度説明可能となっています。

OLANZAPINE Q&A

Q4 非定型抗精神病薬のなかでオランザピンの占める位置は？

答える人 山田 光彦

(昭和大学附属烏山病院)

A 非定型抗精神病薬（atypical antipsychotics）の概念は，1988年に発表されたクロザピン*と塩酸クロルプロマジンの比較研究報告を契機に注目を集めるようになりました。日本で非定型抗精神病薬が導入されたのは1996年のリスペリドンが最初です。2001年にはフマル酸クエチアピン，塩酸ペロスピロン，オランザピンが次々と発売されました（表1）。こうして統合失調症の治療の第1選択薬は，定型抗精神病薬から非定型抗精神病薬へ転換しつつあります。なかでも，オランザピンは代表的な非定型抗精神病薬として確固たる位置を占めており，今日の統合失調症治療に重要な役割を担っています。表2にオランザピンの特徴をまとめました。

非定型抗精神病薬は，各種神経伝達物質受容体に対する親和性の特徴により，その臨床効果の違いが生じていると考えられています。従来より用いられてきた定型抗精神病薬と比較して，非定型抗精神病薬に特徴的な第1の薬理学的性質は，ドーパミン D_2 受容体の拮抗作用に加えてセロトニン 5-HT_2 受容体拮抗作用を有する点です。一方，オランザピンはSDA (serotonin dopamine antagonist) の持つ「5-HT_{2A}/ドーパミン D_2 受容体親和性比が高い」という特徴を満たしているばかりではなく，ヒスタミン H_1 受容体やムスカリン性アセチルコリン受容体などの他の複数の神経伝達物質受容体に対する親和性を有しています。そのため，オランザピンはMARTA (multi-acting receptor-targeted antipsychotic) というカテゴリーへの分類が提唱されています。われわれが日常臨床に用いている抗精神病薬のなかで，オランザピンはMARTAの代表であるといえます。

オランザピンは，他の非定型抗精神病薬と同様に，統合失調症における幻覚・妄想などの陽性症状に対する有効性が確認されると同時に，錐体外路症状の発現が少ないなど，安全性との両立が図られた新しい薬剤です。特に，高齢患者や，従来の抗精神病薬やドーパミン D_2 受容体拮抗作用が強力なSDAの副作用（錐体外路症状など）に耐えられない患者への治療効果が期待されます。このように，オランザピンの有する治療効果と忍容性の高さは患者の服薬コンプライアンスの確保につながっており，統合失調症症状の再燃・再発を防ぎつつ患者のQOLを向上させることが期待されます。また，オランザピンは単回投与での消失半減期が約29時間と比較的長く，こうした薬物動態のプロフィールにより1日1回就寝前のみなどの投与が可能であるのも，患者のQOLを高める要因となり，これもオランザピンの大きな特徴でしょう。この特徴は，服薬コンプライアンスが高まる要因としても特に重要です。

さらに，オランザピンは統合失調症患者の「感情的引きこもり」や「自閉」などの陰性症状に対する優れた臨床効果も確認されています。加えて，非定型抗精神病薬が認知機能に及ぼす影響については様々な議論があるものの，改善するという報告が注目を集めています。統合失調症患者の陰性症状や認知障害の改善効果は，併用される精神療法や心理社会的リハビリテーションのスムー

表1　非定型抗精神病薬

一般名	備考
リスペリドン	1996年に日本で承認
フマル酸クエチアピン	2001年に日本で承認
オランザピン	2001年に日本で承認
塩酸ペロスピロン	2001年に日本で承認
アリピプラゾール*	本邦未発売
セルチンドール*	本邦未発売（開発中）
ジプラシドン*	本邦未発売（開発中）
クロザピン*	本邦未発売（開発中）

表2　オランザピンの特徴

1. 優れた臨床効果と良好な副作用プロファイル
   - 代表的なMARTAである
   - 陽性症状の改善が認められる
   - 陰性症状や認知機能を改善するという報告がある
   - 錐体外路症状の発現が少ない
   - 1日1回就寝前のみの投与が可能である
2. 特に注意が必要な有害副作用
   - 食欲増進，体重増加，肥満
   - 糖尿病の悪化・顕在化（糖尿病性昏睡，糖尿病性ケトアシドーシス）

このように，非定型抗精神病薬のなかでオランザピンは代表的なMARTAとして確固たる位置を占めており，今日の統合失調症の包括的治療アプローチにはなくてはならない存在となっています。

*クロザピン，アリピプラゾール，セルチンドール，ジプラシドンは本邦未承認です。

スな導入とその有効性向上に必須のものであると考えられます。また，オランザピンの臨床効果は医療サービスを提供する側から見た客観的な精神症状の改善のみならず，患者のQOLを高める具体的工夫として注目されます。臨床の現場では，オランザピンを実際に服用している方々の意見に直接耳を傾ける姿勢が必要でしょう。

一方，オランザピンの投与により食欲が著明に増加し，体重の急激な増加をきたすことがあるので注意が必要です。そのため，肥満に注意し，肥満の徴候が表れた場合は，食事療法，運動療法を考慮する必要があります。さらに，糖尿病および糖尿病のリスクファクター（糖尿病の家族歴，肥満等）を有する患者では，糖尿病の悪化・顕在化が見られ，糖尿病性昏睡や糖尿病性ケトアシドーシスに到った例も報告されており，注意が必要です。

OLANZAPINE Q&A

Q5　オランザピンの用量は？

答える人　野崎昭子

（東京武蔵野病院）

A　添付文書の記載では，1日1回5〜10 mgから投与を開始し，維持量として1日10 mgを投与する，ただし20 mgを超えないこととなっています。海外で行われたオランザピンの用量設定試験[1]では，急性増悪期にありBrief Psychiatric Rating Scale（簡易精神症状評価尺度　以下BPRS）合計点が24点以上の統合失調症の患者335名を，オランザピンの低用量（5±2.5 mg/日），中用量（10±2.5 mg/日），高用量（15±2.5 mg/日）投与群，ハロペリドール（15±5 mg/日）[注1]投与群，プラセボ投与群にそれぞれ無作為に割り付け，6週間の投与を行った無作為比較試験（Randomized Controlled Trial 以下RCT）が行われました。その結果，オランザピンの中用量投与群，高用量投与群，ハロペリドール投与群ではプラセボ投与群に比べてBPRS合計点が有意に低下し，オランザピンの高用量投与群ではScale for the Assessment of Negative Symptoms（陰性症状評価尺度，以下SANS）得点がハロペリドール投与群より有意に低下した[6]ことから，オランザピンの有効用量は10〜17.5 mgであると考えられました。また，別の用量設定試験[2]では，同じくBPRS合計点が24点以上の急性増悪期にある統合失調症の患者431名をオランザピン1 mgの固定用量投与群とオランザピンの低用量（5±2.5 mg/日），中用量（10±2.5 mg/日），高用量（15±2.5 mg/日）投与群，ハロペリドール（10±5 mg/日）投与群に無作為に割り付け，6週間の投与を行ったRCTが行われましたが，オランザピンの高用量投与群では，Clinical Global Impression-Severity of Illness（CGI-S）およびBPRS合計点，Positive and Negative Syndrome Scale（陽性・陰性症状評価尺度マニュアル，以下PANSS）合計点がオランザピン1 mg投与群に比べて有意に改善したとされています。オランザピンの高用量投与群での最頻用量の平均値は16.4 mgでした。またオランザピン投与群での精神症状の改善には用量相関関係が認められるとされています。オランザピンの開発後には同じく新規非定型抗精神病薬であるリスペリドンとオランザピンを比較した臨床試験[7]も行われています。統合失調症，分裂病様障害[注2]，分裂感情障害[注2]と診断され，BPRS得点が42点以上の患者339名に対し，オランザピン（10〜20 mg）またはリスペリドン（4〜12 mg）を28週間投与したRCTでは，最頻値の投与量はオランザピンで17.2±3.6 mg，リスペリドンで7.2±2.7 mgであり，両薬剤とも有効であったとされています。これらの臨床試験の結果から考えて，統合失調症の精神病症状に対しては10〜20 mgの投与量が最も適当であると言えるでしょう。

　抗精神病薬は脳内のD_2受容体に作用して効果を発揮するとされていますが，オランザピンはD_2の他5-HT_{2A}，D_1，ムスカリン受容体に作用し，多種の受容体に対する親和性が本薬剤の優れた点の1つであるとの意見があります。オランザピンの投与量と各受容体の占拠率に関しても様々な研究がなされており，詳細は別項で述べられていますが，D_2受容体の占拠率に関しては，前述

したオランザピンの臨床有効量である 10〜20 mg で 71〜80％の範囲にあるとされています[3]。臨床効果を維持しながら錐体外路症状を最小限に抑えるのに最適な D_2 受容体占拠率は 65〜78％であるとされており[4]，この点からもオランザピン 10〜20 mg の投与は妥当であると言えるでしょう。ただし，この占拠率は臨床有効用量のクロザピン[注3]（125〜600 mg）を投与した場合の D_2 受容体占拠率（20〜67％）より高く，従来型抗精神病薬とそれ程差のない数値です。オランザピンは従来型抗精神病薬と比較して錐体外路症状の発現が少ないことが利点の1つと考えられていますが，多種の受容体に親和性のあることがどのような効果をもたらすのかについてはまだ不明な点が多く，抗精神病効果や錐体外路症状の発現と各受容体の関連については現在も研究が行われています。30〜40 mg のオランザピンを投与した場合の D_2 受容体占拠率は 83〜88％となり，高用量を投与した場合には D_2 受容体はほぼ飽和すると考えられます。

専門家の間では，異なる数種の抗精神病薬を充分な量，充分な期間投与しても治療に反応しない治療抵抗性の統合失調症の患者に対しては，より高用量の投与を勧める意見もあります。実際に，治療抵抗性の統合失調症に対してオランザピン 20 mg 以上[注4]の量を投与して有効であった研究も報告されています[5]。治療抵抗性の統合失調症に対しては国際的にはクロザピンを投与することが勧められていますが，日本ではまだ認可されていないため，オランザピンの高用量の投与が有効であることが示されればよい選択肢の1つになるでしょう。さらなる研究が待たれるところです。

注1）ハロペリドールの本邦における承認用法・用量は「ハロペリドールとして，通常成人1日 0.75〜2.25 mg からはじめ，徐々に増量する。維持量として，1日 3〜6 mg を経口投与する。なお，年齢・症状により適宜増減する」です。

注2）オランザピンの本邦で承認された効能・効果は統合失調症です。

注3）クロザピンは本邦未承認です。

注4）オランザピンの本邦における承認用法・用量は「通常，成人にはオランザピンとして 5〜10 mg を1日1回経口投与により開始する。維持量として1日1回 10 mg 経口投与する。なお，年齢，症状により適宜増減する。ただし，1日量は 20 mg を超えないこと」です。

文　献

1) Beasley, C. M. Jr., Tollefson, G., Tran, P. et al. : Olanzapine versus placebo and haloperidol : acute phase results of the North American double-blind olanzapine trail. Neuropsychopharmacology, 14 : 111-123, 1996.

2) Beasley, C. M. Jr., Hamilton, S. H., Crawford, A.M. et al. : Olanzapine sersus haloperidol : acute phase results of the international double-blind olanzapine trial. Eur. Neuropsychopharmacol., 7 : 125-137, 1997.

3) Kapur, S., Zipursky, R. B., Remington, G. et al. : 5-HT$_2$ and D$_2$ receptor accupancy of olanzapine in schizophrenia : a PET investination. Am.J.Psychiatry, 155 : 921-928, 1998.

4) Kapur, S., Ziparsky, R., Jones, C. et al. : Relationship between dopamine D$_2$ occupancy, clinical response, and side effects : A double-blind PET study of first-episode schizophrenia. Am. J. Psychiatry, 157 : 514-520, 2000.

5) Lerner, V: : High-dose olanzapine for treatment-refractory schizophrenia. Clin. Neuropharmacol., 26 ; 58-61, 2003.

6) Tollefson, G. D. and Sanger, T. M. : Negative symptoms : A path analytic approach to a double-blind, placebo- and haloperidol-controlled clinical trial with olanzapine. Am. J. Psychiatry, 154 : 466-474, 1997.

7) Tran, P. V., Hamilton, S. H., Kuntz, A. J. et al. : Double-blind comparison of olanzapine versus risperidone in the treatment of schizophrenia and other psychotic disorders. J. Clin. Psychopharmacol., 17 : 407-418, 1997.

OLANZAPINE Q&A

Q6 急性期陽性症状に対する効果は？

答える人　野崎昭子

（東京武蔵野病院）

A オランザピンが統合失調症による急性期の精神病症状の改善に有効な薬剤であることは，数多くの研究から示されています。オランザピンの海外第Ⅲ相試験[1]では，統合失調症，分裂病様障害*，分裂感情障害*と診断されBrief Psychiatric Rating Scale（簡易精神症状評価尺度　以下 BPRS）の得点が18点以上である患者1,996名を対象に，オランザピン（5〜20 mg）あるいはハロペリドール（5〜20 mg）**を6週間投与した無作為比較対照試験（Randomized controlled trial 以下 RCT）が行われました。平均用量の最頻値はオランザピン投与群で13.2±5.8 mg，ハロペリドール投与群で11.8±5.6 mgであり，投与後第6週時点でのBPRS得点の改善はオランザピン投与群の方が有意に高かった（p＜0.02）とされています。また陽性症状については，毎週評価したPositive and Negative Syndrome Scale（陽性および陰性症状評価尺度　以下 PANSS）陽性症状評価得点の低下はオランザピン投与群，ハロペリドール投与群で同程度であったものの，投与後第4週〜第6週時点ではオランザピン投与群の方がハロペリドール投与群より得点の平均変化量が大きかったとされています。統合失調症の初発エピソード患者83名に関しては別に解析が行われ[2]，PANSS陽性症状評価得点の低下はオランザピン投与群でハロペリドール投与群より有意に大きかったとされています（p＝0.03）。また，オランザピンに対する反応率は初発エピソード群で反復エピソード群より有意に高く（p＝0.001），BPRS得点が40％以上改善した場合を反応と定義した場合の反応率は初発エピソードで67.2％であったのに対し，反復エピソードでは45.1％であったとされています。分裂感情障害の患者群300名についても別に解析が行われ[3]，投与後6週時点でのPANSS陽性症状評価得点の低下はオランザピンの方がハロペリドールより大きかったものの統計学的な有意差にはいたらなかった（p＝0.063）と報告されています。同じく新規非定型抗精神病薬であるリスペリドンとも比較対照試験が行われており[4]，統合失調症，分裂病様障害，分裂感情障害と診断されBPRS得点が42点以上であった患者339名を対象にオランザピン10〜20 mgあるいはリスペリドン4〜12 mgを28週間投与したRCTでは，各薬剤の最頻投与量はオランザピン投与群で17.2±3.6 mg，リスペリドン投与7.2±2.7 mgであり，PANSS合計点の40％以上の低下と定義した反応率はオランザピン投与群で36.8％，リスペリドン投与群で26.7％であり，オランザピン投与群で有意に高かった（p＝0.049）とされています。

このように，オランザピンが統合失調症の急性期における陽性症状の改善に効果のある薬剤であることは疑いのないところですが，数多く存在するRCTをさらにメタ解析した論文がいくつか発表されており，他の従来型抗精神病薬と比べてどの程度優れていると考えるべきなのかについては研究者によって意見が分かれています。2003年のCochrane review[5]では，オランザピン投与群の方が従来型抗精神病薬の投与群に比べて

PANSS 得点の低下が大きいとされているものの，投与を完了した患者の割合が必ずしも高くなく，データの解釈が難しいと述べられています。また，メタ解析からはそもそも対照薬として投与されたハロペリドールの投与量が多く，オランザピンの有効性や忍容性を過大に評価していると考える研究者もいます[6]。この論文に対してはやはりメタ解析を用いた反論がなされており，クロルプロマジン等の低力価の抗精神病薬を対照薬として用いた場合，錐体外路症状の発現率はオランザピンと低力価の従来型抗精神病薬とで統計学的有意差はない（$p=0.07$）ものの発現率が低い傾向があり，オランザピンを含む新規非定型抗精神病薬の方が有効性の点で優れているとされています[7]。また，別のメタ解析でも従来型抗精神病薬よりオランザピンの方が有効性の点で優れているとされています[8]。さらに，オランザピンを含む新規非定型抗精神病薬の投与群では従来型抗精神病薬の投与群より再発率が低いとしたメタ解析も報告されていますが[9]，同じ論文の中で解析の対象となった RCT の方法論の問題点も指摘されており，今後の研究が待たれるところです。

＊オランザピンの本邦で承認された効能・効果は統合失調症です。

＊＊ハロペリドールの本邦における承認用法・用量は「ハロペリドールとして，通常成人1日 0.75〜2.25 mg からはじめ，徐々に増量する。維持量として，1日3〜6 mg を経口投与する。なお，年齢・症状により適宜増減する」です。

文　献

1) Tollefson, G. D., Beasley, C. M. Jr., Hamilton, S.H. et al. : Olanzapine versus haloperidol in the treatment of schizophrenia and schizoaffective and achizophreniform disorders: results of an international collaborative trial. Am. J. Psychiatry, 154：457-465, 1997.
2) Sanger, T. M., Lieberman, J. A., Tohen, M. et al. : Olanzapine versus haloperidol in the treatment in first-episode psychosis. Am. J. Psychiatry, 156：79-87, 1999.
3) Tran, P. V., Tollefson, G. D., Sanger, T. M. et al. : Olanzapine versus haloperidol in the treatment of schizoaffective disorder: Acute and long-term therapy. Br. J. Psychiatry, 174：15-22, 1999.
4) Tran, P. V., Hamilton, S. H., Kuntz, A. J. et al. : Double-blind comparison of olanzapine versus risperidone in treatment of schizophrenia and other psychotic disorders. J. Clin. Psychopharmacol., 17：407-418, 1997.
5) Duggan, L., Fenton, M., Dardennes, R. M. et al. : Olanzapine for schizophrenia. Cochrane Database Syst. Rev., (1)：CD 001359, 2003.
6) Geddes, J., Freemantle, N., Harrison, P. et al. : Atypical antipsychotics in the treatment of schizophrenia: systematic overviews and meta-regression analysis. BMJ., 321：1371-1376, 2000.
7) Laucht, S., Wahibeck, K., Hamann, J. et al. : New generation antipsychotics versus low-potency conventional antipsychotics: a systematic review and meta-analysis. Lancet, 361：1581-1589, 2003.
8) Davis, J. M., Chen, N., Glick, I. D. : A meta-analysis of the efficacy of second-generation antipsyhcotics. Arch. Gen. Psychiatry, 60：553-564, 2003.
9) Leucht, S., Barnes, T. R. E., Kissling, W. et al. : Relapse prevention in schizophrenia with new-generation antipsychotics : a systematic review and exploratory meta-analysis of randomized, controlled trials. Am. J. Psychiatry, 160：1209-1222, 2003.

Q7 慢性期陽性症状に対する効果は？

答える人 太田 有光

（三恵病院）

A

1．慢性期とはなにか

この項で扱う慢性期と呼ばれている状態像について，簡単ではありますが明確にしておきたいと思います。まず，対象疾患は統合失調症です。大部分の患者では，精神運動興奮や著しい病的体験といった陽性症状は目立たないのですが，幻聴や妄想が残存しており，意欲減退や感情鈍麻，無為自閉といったいわゆる陰性症状が前景をなしており，適当な助言，援助，ときには介助も必要です。

慢性期の患者は精神科の外来の統合失調症患者の大部分を占めています。また，精神病院の入院患者の半数以上を占めており，長年にわたり入院し続けている患者がそれに当たると考えます。

長年にわたり入院し続けている患者の一部には，持続的に精神運動興奮や著しい病的体験といった陽性症状が目立ち，かつ，意欲減退や感情鈍麻，無為自閉といった陰性症状も明らかである患者が存在します。いわゆる，難治性とか治療抵抗性のものも含まれるでしょう。こういった急性期の症状を持続的に持つ患者も，慢性期と考えられます。

本邦では，一般臨床使用が可能になってからのオランザピンの有用性を検証した統合失調症慢性期の症例報告はいくつか見られるものの，統合失調症の慢性期だけを対象とした大規模な症例での研究報告は，今のところありません。ただ，内外の臨床試験のデータ，研究報告のデータのなかに研究の目的は異なりますが，慢性期症例をその大部分ないし部分的に対象としているものがいくつか認められます。

2．臨床試験のデータ

特に，陽性症状についての改善度をまとめてみました。

1）海外のデータ

海外の臨床試験のいくつかは，急性増悪を伴う慢性の統合失調症の患者を対象としているのですが，症例によっては，先に述べた急性期の症状を持続的に持つ慢性期患者に近いものも含むと考え，以下に紹介しました。

①プラセボを対照とした試験（二重盲検比較試験）[1]

急性増悪を伴う慢性の統合失調症の患者を対象としました。著明な陽性症状と陰性症状が認められました。PANSS 陽性症状合計点が平均 25 点，PANSS 陰性症状合計点が平均 25 点，BPRS 合計点が平均 38 点でした。オランザピン投与群は，プラセボ投与群よりも陽性症状（PANSS 陽性症状および BPRS 陽性症状）および陰性症状（PANSS 陰性症状）の両者を有意に改善しました。

②プラセボとハロペリドールを対照とした試験（二重盲検比較試験）[2]

対象患者の 90％以上が慢性精神病を有しており，妄想型が大多数を占めました。ベースラインにおける BPRS 合計点の平均値は 42 点でした。6 週間後，オランザピン中用量投与群（10±2.5 mg/日），高用量投与群（15±2.5 mg/日），ハロペリドール投与群（15±5 mg/日）とも，プラセ

ボ投与群との間に，BPRS 合計点の平均変化に有意差が認められました。さらに，BPRS 陽性症状下位尺度を用いて陽性症状をプラセボ投与群と比較したところ，オランザピンの中用量投与群，高用量投与群，ハロペリドール投与群とも，プラセボ投与群との間に，差が認められました。

③ハロペリドールを対照とした試験（二重盲検比較試験）[3]

統合失調症と診断された急性増悪期の患者で，対象患者の 70 ％以上が慢性精神病を有しており，妄想型が半数以上を占めました。ベースラインにおける BPRS 合計点の平均値は 41 点でした。6 週間後，すべての投与群において BPRS 合計点がベースラインよりも有意に改善しました。BPRS の群間比較では，統計的な有意差は認められませんでした。しかし，線形対比を評価する ANOVA モデルを用いた解析を行ったところ，オランザピン投与量の増加に伴って BPRS 陽性症状評価合計点，PANSS 陽性症状合計点などに統計的に有意差が認められました。

④ハロペリドールを対照とした試験（二重盲検比較試験）[12]

大規模な国際的試験で 17 ヵ国 174 施設で実施されました。対象患者の大多数が妄想型の慢性の統合失調症でした。ベースラインにおける BPRS 合計点の平均値はオランザピン投与群が 33.1 点，ハロペリドール投与群が 34.1 点でした。6 週間後，BPRS 合計点のベースラインからエンドポイントまでの変化は，オランザピン投与群がハロペリドール投与群よりも統計的に有意差が認められました。陽性症状については，PANSS 陽性症状評価合計点のベースラインからの低下が，オランザピン投与群はハロペリドール投与群と同程度でした。

2）国内のデータ[8]

急性増悪期の患者を含む慢性精神病を有している海外の試験とは異なり，国内では，大部分が陰性症状を前景とした慢性期の統合失調症が対象となりました。

①前期第Ⅱ相試験[6]

罹病期間は平均 18 年で，自発性欠如，感情鈍麻といった陰性症状が前景の症例が多数を占めました。最終全般改善度は，著明改善が 14.8 ％，中等度改善が 59.3 ％でした。BPRS の各クラスター別合計点では，不安／抑うつ，欲動性低下，興奮，思考障害，敵意，疑惑の各項目に有意な改善を示しました。すなわち，オランザピンは陽性症状に効果があることがわかりました。

②後期第Ⅱ相試験（用量設定試験）[5]

最終全般改善度による改善率（中等度改善以上）は 58.3 ％でした。PANSS の合計得点が 91.67 点から 73.52 点へと有意に低下しました。陽性症状は 19.53 点から 15.18 点へ，陰性症状は 26.4 点から 21.24 点へ，総合精神病理は 45.74 点から 37.11 点へ，それぞれ有意に低下しました。ここでも，オランザピンは陽性症状に有効であることがわかりました。

③第Ⅲ相試験[7]

ハロペリドールを対照とした二重盲検比較試験です。罹病期間は平均 17 年で，自発性欠如，感情鈍麻といった陰性症状が前景の症例が多数を占めました。最終全般改善度による改善率（中等度改善以上）はオランザピンは 44.5 ％，ハロペリドールは 40.5 ％であり，両者は同等の改善率を有していることがわかりました。PANSS の合計得点は，オランザピン，ハロペリドールともに陽性症状，陰性症状，総合精神病理はそれぞれ有意に低下しました。

3．症例報告

藤井は，30 年以上の病歴を有し活発な幻覚妄想を持つ男性患者にオランザピンを上乗せしたところ，意欲の改善や病的体験への解釈の改善が見られたと報告しています[4]。そして，リスペリドンとの比較で次のような印象を述べています。「急性期治療にはリスペリドンのような切れ味はないものの，それなりには効くようである。むしろオランザピンは幻覚妄想を有する慢性期症例に効果的で，これらの病状を抑えながら好ましい効果を現してくることがある」と。

須藤は，約 25 年前に発症し，20 年以上にわたって入院していた慢性症例にオランザピンの単剤治療への切り替えを行ったところ，被害妄想が改善し疎通性も良くなったと報告しました[11]。

他にも，気分変動が原因で18年にもわたり入院生活をしてきた分裂感情障害症例が社会復帰した報告[9]，数年にわたって精神病状態にあった慢性てんかん性精神病が著明改善したという報告[10]など，統合失調症以外の慢性期にもオランザピンが奏効したという報告が見られます。

4．まとめ

慢性期患者の多くは，保護的な環境にて生活させ，心理社会的に適切な指導や援助も行うことが必要です。そのためには，患者にとって日常生活をより円滑に行えるよう，治療者は十分に考慮していかなくてはなりません。薬物療法については，慢性期には少量ないし中等量の抗精神病薬で再燃増悪を防止する必要があります。陽性症状，陰性症状をより改善し，錐体外路症状などの副作用も従来の抗精神病薬より少ないとされる非定型抗精神病薬が推奨されます。オランザピンは内外の臨床試験成績からPANSSやBPRSの陽性症状評価合計点を有意に改善することが認められました。したがって，統合失調症慢性期の幻覚妄想に有用であるといえるでしょう。

文　献

1) Beasley, C. M. Jr, Sanger, T., Satterlee, W. et al. : The Olanzapine HGAP Study Group : Olanzapine versus placebo : results of a double-blind, fixed-dose olanzapine trial. Psychopharmacology, 124：159-167, 1996.

2) Beasley, C. M. Jr, Tollefson, G., Tran, P. et al. : The Olanzapine HGAD Study Group : Olanzapine versus placebo and haloperidol : acute phase results of the North American double-blind olanzapine trial. Neuropsychopharmacology, 14：111-123, 1996.

3) Beasley, C. M. Jr, Hamilton, S. H. Crawford, A. M. et al. : Olanzapine versus haloperidol : acute phase results of the international double-blind olanzapine trial. Eur. Neuropsychopharmacol., 7：125-137, 1997.

4) 藤井康男：新しい抗精神病薬を用いた分裂病患者への薬物治療．Schizophrenia Frontier, 2：229-233, 2001.

5) Ishigoola, J., Murasaki, M., Miura, S. and The Olanzapine Late-Phase Ⅱ Study Group : Olanzapine optimal dose : Results of an open-label multicenter study in schizophrenic patients. Psychiatry and Clinical Neurosciencens, 54：467-478, 2000.

6) Ishigooka, J., Murasaki, M., Miura, S. and The Olanzapine Early-Phase Ⅱ Study Group : Efficacy and safety of olanzapine, an atypical antipsychotic, in patients with schizophrenia : Results of an open-label multicenter study in Japan. Psychiatry and Clinical Neurosciences, 55：353-364, 2001.

7) Ishigooka, J., Inada, T., Miura, S. : Olanzapine versus haloperidol in the treatment of patients with chronic schizophrenia : Results of the Japan multicenter, double-blind olanzapine trial. Psychiatry and Clinical Neurosciences, 55：403-414, 2001.

8) 村崎光邦：オランザピンの基礎と臨床．臨床精神薬理，4：957-996, 2001.

9) 西多昌規：オランザピンが奏効し，長期入院から社会復帰が可能となった分裂感情障害の1症例．精神医学，45：201-203, 2003.

10) 扇谷明，村井俊哉：オランザピンが著効を示したてんかん性精神病の2症例．精神医学，45：425-428, 2003.

11) 須藤康彦：精神分裂病に対するオランザピン単剤投与の有用性．PTM, 9, 2002.

12) Tollefson, G. D., Beasley, C. M. Jr, Tran, P. V. et al. : Olanzapine versus haloperidol in the treatment of schizophrenia and schizoaffective and schizophreniform disorders : results of an international collaborative trial. Am. J. Psychiatry, 154：457-465, 1997.

OLANZAPINE Q&A

Q8 陰性症状に対する効果は？

答える人　稲本　淳子

（昭和大学附属烏山病院）

A 陰性症状は感情の平板化，思考の貧困化，意欲低下，自閉等の症状があり，従来の定型抗精神病薬が奏効しがたいため，永続的な症状と考えられてきましたが，非定型抗精神病薬であるオランザピンが陰性症状に優れた効果を持つことが明らかにされています。さらにオランザピンは陽性症状，抑うつ症状の改善および定型抗精神病薬から切り替えた際の錐体外路症状の軽減による二次的な効果だけではなく，陰性症状に対する直接的な改善効果も報告されています[5]*。薬理学的には，オランザピンの大脳皮質前頭前野でのドパミンおよびノルエピネフリン放出の増大，$5-HT_{2A}$受容体拮抗作用，並行した複数の興奮性アミノ酸伝達経路への間接効果が，陰性症状の改善をきたすと想定されています[3]。臨床試験においてもオランザピンがプラセボ，ハロペリドール，リスペリドンに比較して陰性症状の改善率が高いことが証明されています。以下に臨床試験を紹介します。

BeasleyおよびTollefsonらは335例の統合失調症の患者を対象に，オランザピン低中高用量（2.5〜17.5 mg/日）とプラセボおよびハロペリドール（10〜20 mg/日）**を比較しました[1]。

高用量オランザピン（12.5〜17.5 mg/日）投与群ではBrief Psychiatric Rating Scale (BPRS)，Scale for Assessment of Negative Symptoms (SANS)の両方においてプラセボより有意に改善し，ハロペリドール投与群に対してもSANSにおいて有意に陰性症状の改善を見ました。低用量オランザピン（2.5〜7.5 mg/日）投与群においても，BPRSの陰性症状およびSANSの両方においてプラセボより有意に改善しました。Tollefsonら[5]はSANSの各下位尺度得点の解析を行ったところ，オランザピン高用量群では快感消失，非社交性を除くすべての項目においてプラセボより有意に優れていました。またオランザピンはハロペリドールと比較して意欲・発動性の欠如の改善に有意に優れており，ハロペリドールとプラセボでは下位尺度において有意差が認められませんでした。SANSの最終観察時点までの変化量のパス解析を行ったところ，オランザピン投与群は陽性症状，抑うつ症状，錐体外路症状の変化を調整した後でもプラセボより優れた効果を示し，オランザピンの陰性症状に対する直接効果はプラセボと比較した場合，この差の55％に寄与し，他に陰性症状の改善に大きく寄与したのは陽性症状の改善に起因する間接効果で43％でした。ハロペリドールとの比較ではオランザピンの有効性は主として陰性症状に対する直接効果であることが示され，すなわちオランザピンとハロペリドールの治療効果の差の84％が直接効果であり，陽性症状，抑うつおよび錐体外路症状の各因子の治療効果の差によって説明される間接効果はおのおの2％，1％，13％でした。以上のことよりTollefsonらはオランザピンは二次的に陰性症状を改善するだけではなく，直接的に陰性症状を改善することを示唆しています。

Beasleyら[2]は431例の統合失調症の患者を対象にオランザピン低中高用量（2.5〜17.5 mg/日）とハロペリドール（10〜20 mg/日）および

無作用量のオランザピン（1 mg／日）において比較検討したところ，オランザピンの用量増加に伴って BPRS, Positive and Negative Syndrome Scale (PANSS), PANSS サブスコアにおいて有意な差は認められないものの改善傾向にあり，オランザピン投与群とハロペリドール投与群との間に陰性症状の有効性に関して有意差は認められませんでした。

Tollefson ら[4]は 1,996 例の統合失調症，分裂感情障害，分裂病様障害の患者を対象にオランザピン（5〜20 mg／日）とハロペリドール（5〜20 mg／日）を比較したところ，オランザピン投与群において投与中止例が有意に少なく，BPRS の全般的改善および陽性症状を除くすべての副次的項目において有意にハロペリドールより優れていました。

オランザピンとリスペリドンはともに非定型抗精神病薬ですが，リスペリドンは Serotonin-Dopamine Antagonist (SDA)，オランザピンは Multi-Acting Receptor Targeted Antipsychotic (MARTA) に分類され，両者の臨床効果も比較されています。Tran ら[6]は 339 例の統合失調症，分裂感情障害，分裂病様障害の患者を対象にオランザピン（10〜20 mg／日）とリスペリドン（4〜12 mg／日）を投与したところ，オランザピン群はリスペリドン群に比較して，SANS の総合評価点，PANSS の抑うつ評価点において有意に改善が認められましたが，PANSS の陰性症状尺度においては改善率が高かったものの有意差は認められませんでした。PANSS 評価点が 40〜50％以上の減少を示した症例は，オランザピン投与群で 22〜37％，リスペリドン投与群で 12〜27％であり，有意差が認められました。Gureje らは 65 例の統合失調症圏の患者にオランザピン（10〜20 mg／日）とリスペリドン（4〜8 mg／日）を投与したところ，オランザピン投与群では BPRS 総合評価点，PANSS 総合評価点が有意に減少し，BPRS 20％以上減少例も 75％で，リスペリドン投与群の 40％に比較して有意差が認められましたが，陰性症状の改善度には有意差が認められませんでした。

以上より，オランザピンは陰性症状において有効性が高い薬剤であると思われます。

＊本邦で承認されたオランザピンの効能・効果は統合失調症です。

＊＊本邦で承認されたハロペリドールの効能・効果は統合失調症と躁病です。また本邦における承認用法・用量は「ハロペリドールとして，通常成人 1 日 0.75〜2.25 mg からはじめ，徐々に増量する。維持量として，1 日 3〜6 mg を経口投与する。なお，年齢・症状により適宜増減する」です。

文　献

1) Beasley, C. M., Tollefson, G. et al.: Olanzapine versus placebo and haloperidol. Acute phase results of the North American double-blind olanzapine trial. Neuropsychopharmacology, 14: 111-123, 1996.

2) Beasley, C. M., Hamilton, S. H., et al.: Olanzapine versus haloperidol: acute phase results of the international double-blind olanzapine trial. Eur. Neuropsychophamacol., 7: 125-137, 1997.

3) 村崎光邦：Olanzapine の基礎と臨床．臨床精神薬理，4：957-996, 2001.

4) Tollefson, G. D., Beasley, C. M., et al.: Olanzapine versus haloperidol in the treatment of schizophrenia and schizoaffective and schizophreniform disorders: Results of an international collaborative trial. Am. J. Psychiatry, 154: 457-465, 1997.

5) Tollefson, G. D., and Sanger, T. M.: Negative symptoms: a path analytic approach to a double-blind, placebo− and haloperidol−controlled clinical trial with olanzapine. Am. J. Psychiatry, 154: 466-474, 1997.

6) Tran, P. V., Hamilton, S. H., et al.: Double-blind comparison of olanzapine versus risperidone in the treatment of schizophrenia and other psychotic disorders. J. Clin. Psychopharmacol., 17: 407-418, 1997.

OLANZAPINE Q&A

Q9 治療抵抗性への効果は？

答える人 三澤史斉

（山梨県立北病院）

A 統合失調症患者の約25％は抗精神病薬による適切な治療によっても十分な改善が得られず，治療抵抗性統合失調症として，臨床上，非常に重要な問題となっています[8]。

オランザピンは，治療抵抗性統合失調症に対して，効果の期待できる薬物です。しかし，治療抵抗性については，研究によっていろいろな定義が用いられているため，どのような基準による治療抵抗性なのかを考慮しなければならないでしょう[注1]。オランザピンは，今までの研究結果から，ゆるやかな基準による治療抵抗性統合失調症に対しては有効性が認められています。

治療抵抗性統合失調症に対するオランザピンの報告のうち，二重盲検比較試験の結果について表1にまとめました。これまでに5つの試験報告があり，そのうちの4つについて，治療抵抗性のゆるやかな基準が用いられており，オランザピンの有効性が示唆されています。

Breierら[2]は，比較的ゆるやかな基準で定義された治療抵抗性症例に対し二重盲検比較試験を6週間行いました。対象例にはオランザピン（5〜20 mg）あるいはハロペリドール（5〜20 mg）[注2]が投与され，精神症状の改善および錐体外路症状の出現においてオランザピン群はPANSS陰性尺度，Montgomery-Åsberg抑うつ尺度による併発抑うつ症状，Barnesのアカシジア尺度やSimpson-Angus EPS評価尺度によるアカシジアにおいて，LOCF解析と試験終了者の解析いずれでも優れていました。

一方，BitterらとTollefsonらの2つの報告は，オランザピンとクロザピン[注3]を比較した二重盲検試験です。Bitterら[1]は，ゆるやかな基準で定義された治療抵抗性症例に対して，オランザピン（5〜25 mg）[注4]あるいはクロザピン（100〜500 mg）の二重盲検比較試験を18週間行いました。その結果，有効性について両群に有意差は認められず，錐体外路症状も同等でした。

Tollefsonら[9]は，比較的ゆるやかな基準で定義された治療抵抗性症例に対し，オランザピン（15〜25 mg）[注4]あるいはクロザピン（200〜600 mg）を投与し，二重盲検比較試験を18週間行いました。その結果，精神症状の改善において両群に有意差は認められませんでした。また，有害事象から試験が中断された症例はオランザピン群の方が少なく，オランザピンは治療抵抗性症例に対してクロザピンと同等の効果があり，忍容性は高いと報告されました。

治療抵抗性への有効性が確立しているクロザピンと比較してオランザピンの同等性が証明されるだけでも，その結果は，オランザピンにとって非常に有利な所見とみなされるわけですから，これらの2つの試験結果は，治療抵抗性症例へのオランザピンの有効性を示す重要な試験だと考えられます。

さらに，Volavkaら[10]は，比較的ゆるやかな基準で定義された治療抵抗性症例において，オランザピン，クロザピン，リスペリドン，ハロペリドールの14週間の二重盲検比較試験を行いました。試験期間のはじめの8週間で，オランザピン群は20 mg，クロザピン群は500 mg，リスペリ

表1 治療抵抗性患者におけるオランザピンと他の抗精神病薬との二重盲検比較試験結果

研究者	調査期間	症例数*	比較薬物(投与量**)	結果
Breier ら (1999)	6 週	526	OLZ(20 mg) HPD(20 mg)	OLZ＞HPD
Bitter ら (2000)	18 週	150	OLZ(25 mg) CLZ(500 mg)	OLZ＝CLZ
Tollefson ら (2001)	18 週	180	OLZ(25 mg) CLZ(600 mg)	OLZ＝CLZ
Volavka ら (2002)	14 週	157	OLZ(40 mg) CLZ(800 mg) RIS(16 mg) HPD(30 mg)	OLZ,CLZ＞HPD
Conley ら (1998)	8 週	84	OLZ(25 mg) CPZ(1200 mg)	OLZ＝CPZ

＊比較試験全体の症例数, ＊＊最高投与量
OLZ：オランザピン, CLZ：クロザピン, RIS：リスペリドン, HPD：ハロペリドール, CPZ：塩酸クロルプロマジン
（文献5より一部改変して抜粋）

ドン群は8 mg, ハロペリドール群は20 mg[注2]まで増量し, 残りの6週間ではオランザピン群は10～40 mg[注4], クロザピン群は200～800 mg, リスペリドン群は4～16 mg[注5], ハロペリドール群は10～30 mg[注2]の範囲で投与量が増減されました. その結果, オランザピン群とクロザピン群はハロペリドール群と比べ有意な精神症状の改善を認めました. また, 投与量の増減が認められた9～14週において, 各薬剤とも8週目までより投与量は増加していましたが, 8週目と比べて14週目で有効性が有意に増大していたのはオランザピンのみで, 後半6週間におけるオランザピン平均投与量は30.4±6.6 mgに達しました. 安全性に関しては, 錐体外路症状は非定型抗精神病薬で減少する傾向を認めましたが, 体重増加は特にオランザピン, クロザピンで顕著に認められました. これらの結果から, 治療抵抗性症例に対し, オランザピン, クロザピンの抗精神病効果は同等であり, リスペリドンはいくぶん低いことが示されました.

しかし, これに対して, 治療抵抗性の厳密な基準が用いられると, オランザピンの有効性は十分とはいえないという試験結果もあります. Conley ら[3]は, より厳密に定義された治療抵抗性症例に対し, オランザピン25 mgあるいは塩酸クロルプロマジン1,200 mg＋ベンズトロピン4 mgを投与し, 8週間の二重盲検比較試験を行いました. その結果, 副作用に関してはオランザピン群が有意に少なかったものの, いずれの薬剤についても治療抵抗性症例への十分な効果が認められず, オランザピンの治療抵抗性症例に対する有効性は否定されました.

ところで, クロザピンは, 厳密な治療抵抗性統合失調症に対して唯一有効性が示された薬剤です. 海外においては, 治療抵抗性症例へのゴールド・スタンダードとして広く定着しています. しかし, クロザピンは, 日本にはまだ導入されていませんし, 流涎, けいれん, 過鎮静といった副作用や, 顆粒球減少症のような重篤な副作用があるため頻回の血液検査を要するなど, 使用には相当の負担を覚悟しなければならないと思います.

オランザピンは薬理学的特性がクロザピンと類似しており, クロザピンが臨床導入されていない我が国では, その期待はいっそう大きなものになるわけですが, 近年, 高用量（20 mgを超える用量）のオランザピンによる抵抗性統合失調症への有効性が報告され, 注目を集めています. 例えば, さきのVolavkaら[10]は, オランザピンは20

mgを超す高用量で効果が増強する可能性があることを示しています．この他にも，症例報告やオープン試験レベルでは，治療抵抗性症例に対しオランザピンの高用量投与は，効果的で忍容性も高いとの報告がいくつかあります[5]．さらに，オランザピンの効果は，用量依存的である（常用量範囲において．高用量範囲では不明）という報告[4]や，オランザピンのD_2占拠率は用量依存性があるものの，高用量投与によっても錐体外路症状は有意に増加しないという報告[7]もあります．

これらの結果から，厳密な基準で定義された治療抵抗性統合失調症に対しても，20 mgを超す高用量のオランザピンを投与すれば十分な効果が得られるかもしれません．オランザピン高用量治療の可能性は非常に興味深いものですが，常用量と高用量の二重盲検比較試験は行われておらず，有効性についての検討は十分とはいえません．また，安全性に関しても，体重増加，高脂血症，高血糖，心電図異常などを含めて，十分検討する必要があるでしょう．

注1）治療抵抗性の定義： 一般に治療抵抗性統合失調症とは，正しい診断を受けた統合失調症患者が，様々な抗精神病薬を，十分な期間，十分な量を投与されても，十分な反応を示さないことを意味します．現時点で最も厳しい定義は，Kaneの定義[6]で，『過去5年間に少なくとも3種類の抗精神病薬による治療を受けたが，良好な反応を示した時期がなく，これらの抗精神病薬は2つ以上の異なった化学クラスから選ばれ，各6週間以上，塩酸クロルプロマジン換算1000 mg/日以上投与されなければならない』というものです．
注2）ハロペリドールの本邦における承認用法・用量は「ハロペリドールとして，通常成人1日0.75〜2.25 mgからはじめ，徐々に増量する．維持量として，1日3〜6 mgを経口投与する．なお，年齢・症状により適宜増減する」です．
注3）クロザピンは本邦未承認です．
注4）オランザピンの本邦における承認用法・用量は「通常，成人にはオランザピンとして5〜10 mgを1日1回経口投与により開始する．維持量として1日1回10 mg経口投与する．なお，年齢，症状により適宜増減する．ただし，1日量は20 mgを超えないこと」です．
注5）リスペリドンの本邦における承認用法・用量は「通常，成人にはリスペリドンとして1日1 mg 1日2回よりはじめ徐々に増量する．維持量は1日2〜6 mgを原則として1日2回に分けて経口投与する．なお，年齢，症状により適宜増減する．ただし，1日量は12 mgを超えないこと」です．

文　献

1) Bitter, I., Dossenbach, M., and Martenyi, F. : Olanzapine versus clozapine in patients nonresponsive standard acceptable treatment of schizophrenia. In : 2000 Annual Meeting. Chicago, Illinois, 2000.
2) Breier, A. and Hamilton, S. H. : Comparative efficacy of olanzapine and haloperidol for patients with treatment-resistant schizophrenia. Biol. Psychiatry, 45 : 403-411, 1999.
3) Conley, R. R., Tamminga, C. A. and Bartko, J. J. : Olanzapine compared with chlorpromazine in tretment-resistant schizophrenia. Am. J. Psychiatry, 155 : 914-920, 1998.
4) Davis, J. M. and Chen, N. : The effects of olanzapine on the 5 dimensions of schizophrenia derived by factor analysis : Combined results of the North American and international trials. J. Clin. Psychiatry, 62 : 757-771, 2001.
5) 藤井康男：治療抵抗性統合失調症患者へのolanzapineの位置づけ．臨床精神薬理，6：427-439，2003.
6) Kane, J., Honigfeld, G. and Singer, J. : Clozapine for the treatment-resistant schizophrenic. Arch. Gen. Psychiatry, 45 : 789-796, 1988.
7) Meisenzahl, E. M., Dresel, S. and Frodl, T. : D_2 receptor occupancy under recommended and high doses of olanzapine : an indine-123-iodobenzamide SPECT study. J. Psychopharmacol., 14 : 364-370, 2000.
8) Rodriguez-Perez, V., Lopez, A., and Blanco, C. : Olanzapine for the treatment of chronic refractory schizophrenia : A 12-month follow-up naturalistic study. Progress in Neuro-Psychopharmacology & Biological Psychiatry, 26 : 1055-1062, 2002.
9) Tollefson, G. D., Birkett, M. A. and Kiesler, G. M. : Double-blind comparison of olanzapine versus clozapine in schizophrenic patients clinically eligible for treatment with clozapine. Biol Psychiatry, 49 : 52-63, 2001.
10) Volavka, J., Czobor, P. and Sheitman, B. : Clozapine, olanzapine, risperidone, and haloperidol in the treatment of patients with chronic schizophrenia and schizoaffective disorder. Am. J. Psychiatry, 159 : 255-262, 2002.

OLANZAPINE Q&A

Q10 認知障害に対する効果は？

答える人 村松 大

(昭和大学医学部精神医学教室)

A　1. はじめに

昨今，統合失調症の認知機能障害が注目されています。近年まで幻覚，妄想といった陽性症状の治療に主眼が当てられてきましたが，病態の転帰に関与するのは陽性症状ではなく陰性症状や認知障害であるといわれるようになってきています。すなわち統合失調症の治療目標はたんに陽性症状の軽減だけでなく，最終的には社会機能の改善，QOLの向上にあることが近年再認識されてきていることを示しています。今までの定型抗精神病薬では効果が見られなかった陰性症状や認知機能の改善にオランザピンをはじめとする新規抗精神病薬が有効であるという報告が増えており，ひいては社会生活を営む患者の社会復帰を含めたQOL，生活の質の改善につながることが期待されています。そこでオランザピンを中心とした新規抗精神病薬の認知機能の効果について検討してみました。

2. 認知機能とは？

従来，精神医学では思考，知覚，意志といった基本的な精神機能ごとに分けて検討してきましたが，近年では人間の精神機能を情報処理システムという新たな枠組みのなかで理解しようとする考えが生まれています。すなわち基本的な精神機能を機能的，総合的に把握しようというものです。認知機能とは精神機能の入力面に関する機能だけでなく，運動，行為，遂行機能といった出力面をも含めて認知機能と考えられています。このため，当初は注意，知覚，記憶，言語，思考など比較的定量的に分析可能な精神機能が中心となって研究され，これらを指して認知機能といわれていましたが，現在では情動面をも含めて認知機能として扱われるようになってきています。

3. 統合失調症の認知機能障害

統合失調症の患者は発症時点からすでに認知機能が低下しています。急性症状が改善した後も認知機能には変化がなく，または悪化していることが多く見られます。また統合失調症患者の家族においても軽度の認知機能低下を示すという研究も見られ，認知機能障害が脆弱性のマーカーと考える研究者もいます。統合失調症患者の認知機能の障害は，一般的に注意，言語および視空間記憶，長期記憶，作業記憶，遂行機能などに比較的顕著な障害が認められ，一方，記憶再認機能や長期のエピソード記憶などにはあまり障害がないと考えられています。また，統合失調症の認知障害の特徴として，障害のパターンは個人差が大きく，「健常者に比して約1〜3標準偏差が低下していることが多いが，約15％の患者はすべての領域において正常範囲内」，「陽性症状が見られる以前から軽度の認知障害は認められ，その後の進行はゆっくりである」，「発症後薬物療法の導入に時間を経ているケースほど認知障害が顕著である」，「認知障害は陽性症状，陰性症状よりも社会適応，就業能力に高い相関性を示す」などがいわれています[3]。

表1 非定型抗精神病薬の認知機能障害に対する効果[2]

カテゴリー	クロザピン*	リスペリドン	オランザピン	フマル酸クエチアピン
知覚・注意・運動処理機能	◎	○	○	◎
実行機能	○	○	△	○
作動記憶	×	◎	×	―
言語性学習・記憶	○	○	◎	
視覚性学習・記憶	×	×	×	×
言語性流暢	◎	△	○	

◎：大多数の報告で有効，○：有効の報告が多い，△：有効と無効の評価が分かれている，×：無効の報告が多い，―：報告なし

4．非定型抗精神病薬による認知機能への影響

非定型抗精神病薬が認知機能を改善する機序としては前頭前皮質におけるD_1受容体の活性化，およびそれに関係する$5-HT_{2A}$, D_2, $5-HT_{1A}$に対する作用，またNMDA神経伝達系の活性化が関与しているといわれています。これらはそれぞれD_1受容体遮断薬を使用することにより視空間作業記憶といった認知機能が低下すること，$5-HT_{1A}$受容体を活性化させることにより前頭前皮質におけるドーパミン放出を増大させること，それから$5-HT_{2A}$, D_2受容体を遮断することにより二次的な$5-HT_{1A}$を活性化させドーパミン放出を増大させること，最後にNMDA受容体を遮断すると作業記憶の低下をきたすことなどから考えられています。オランザピンの認知機能の改善は$5-HT_{2A}$, D_2受容体の遮断作用，およびNMDA受容体活性化作用によると考えられています。オランザピンによる認知機能に対する評価の研究はまだ少ないですが，Meltzer，McGurkらによると注意機能，実行機能，言語性学習，記憶，言語性流暢において有意な改善が認められる[4]としています。また，Purdonら[5]はオランザピンがリスペリドンやハロペリドールと比較し非言語性流暢，即時記憶において有意な改善，Cuestaら[1]はリスペリドンと比較し言語性記憶において優っているとしています。ところでオランザピンには抗コリン活性があり，Tuneら[6]は抗精神病薬投与中の統合失調症患者群において血中抗コリン活性値と言語記憶において負の相関が見られると報告していますが，オランザピンでは言語記憶の低下は見られていません。このことは前頭前野，側坐核におけるアセチルコリン遊離が薬剤因性アセチルコリン受容体遮断の影響を上回ることにより相対的にアセチルコリンアゴニストとして作用している可能性や，オランザピンは *in vitro* と比較し *in vivo* では抗コリン活性が減弱する可能性が挙げられています。

*クロザピンは本邦未承認です。

文　献

1) Cuesta, M. J., Peralta, V., Zarzucla, A. : Effects of olanzapine and other antipsychotics on cognitive function in chronic schizophrenia ; A longitudinal study. Schizophr. Res., 48：17-28, 2001.
2) 久住一郎，小山司：精神分裂病の認知機能障害と抗精神病薬．Schizophrenia Frontier, 3 (3)：161-165, 2002.
3) Meltzer, H. Y., Park, S. and Kessler, R. : Cognition, schizophrenia, and the atypical antipsychotic drugs. Proc. Natl. Acad. Sci. USA, 96：13591-13593, 1999.
4) Meltzer, H. Y., McGurk, S. R. : The effects of clozapine, risperidone, and olanzapine on cognitive function in shizophrenia.Schizophr. Bull., 25：233-255, 1999.
5) Purdon, S. E., Jones, B. D. W., Stip, E. et al. : Neuropsychological change in early phase schizophrenia during 12 months of treatment with olanzapine, risperidone, or haloperidol. Arch. Gen. Psychiatry, 57：249-258, 2000.
6) Tune,L. E., Strauss, M. E., Lew, M. F. et al. : Serum levels of anticholinergic drug and impaired recent memory in chronic schizophrenic patients. Am. J. Psychiatry, 139：1460-1462, 1982.

OLANZAPINE Q&A

Q11 他の非定型薬との薬理的な違いはなんですか？

答える人 渡辺 雅幸

(昭和大学保健医療学部精神医学)

A オランザピンは新規非定型抗精神病薬のなかに含まれます。歴史的にはハロペリドールなどの従来型抗精神病薬と比較して錐体外路性副作用の少ないクロザピン*，スルピリド，チオリダジンを，かつて非定型抗精神病薬と呼んでいました[6,8]。

従来型抗精神病薬の作用機序は脳内 D_2 ドーパミン受容体遮断作用にあります。ドーパミン神経系には運動機能の調節を行う黒質線条体系（A 9）と，精神機能と関連すると思われる中脳辺縁・皮質系（A 10）があり，従来型抗精神病薬が黒質線条体系の D_2 受容体を遮断すると錐体外路性副作用を惹起し，中脳辺縁系の D_2 受容体を遮断することが陽性症状を改善する抗精神病効果と関連すると考えられています[1,6,8]。

以前はクロザピンとチオリダジンの錐体外路性副作用が少ない原因として，両者の強いムスカリン性アセチルコリン受容体遮断作用が重要視されていました。

ところが，クロザピンは錐体外路性副作用が少ないという特徴に加えて，従来型抗精神病薬が奏効しない陰性症状や認知機能の改善作用も認められ，さらに治療抵抗性統合失調症にも有効性が認められると報告されて以来，従来型抗精神病薬に比較して際立って優れた臨床効果を有しているクロザピンのような薬剤を，非定型抗精神病薬と呼ぶことが一般的となっています[1,6,8]。そしてクロザピンに類似した優れた臨床効果を有することを期待して開発された新規非定型抗精神病薬がリスペリドン，オランザピン，フマル酸クエチアピン，塩酸ペロスピロンです。

クロザピンと新規非定型抗精神病薬に共通した薬理学的特徴として，D_2 受容体に比較して $5-HT_{2A}$ セロトニン受容体への親和性が強いという性質が挙げられます[1,6]。

ところが $5-HT_{2A}$ 受容体遮断作用を有しないにもかかわらず，錐体外路性副作用が少ない薬剤があります。それが低力価型ベンザミド系のスルピリドとアミスルピリド*です。ベンザミド系薬剤は D_2 受容体のみの遮断作用があり，それ以外の受容体への親和性を有していません。このような事実から最近，非定型抗精神病薬の特徴として $5-HT_{2A}$ 受容体遮断の有無にかかわらず，D_2 受容体に対する親和性が比較的弱く，その結果，内在性ドーパミンと競合することにより D_2 受容体から解離しやすい性質を有していることが，非定型の性質を決めることに重要であるという説が提唱されています[5,8]。

以下に，様々な基礎薬理の実験で非定型抗精神病薬の特徴を検討した研究を述べます。

まず脱分極性不活化に焦点を当てた電気生理学的研究を見てみます。脱分極性不活化とは神経伝達物質への拮抗薬が長期にわたって（3週間）投与され続け脱分極が持続すると，かえって発火が減少する現象をいいます。

クロザピン，オランザピン，フマル酸クエチアピン，スルピリド，アミスルピリドのような錐体外路性副作用を生じにくい薬は，腹側被蓋野（A 10）のドーパミン神経細胞のみに脱分極性不

活化を生じますが，ハロペリドールのような従来型抗精神病薬投与では黒質（A9）と腹側被蓋野（A10）両方のドーパミン神経細胞に脱分極性不活化が生じると報告されています[1,6,8]。つまりハロペリドールは黒質線条体系に作用して錐体外路性副作用を生じ，中脳辺縁系にも作用して抗精神病効果を発揮するのに対し，クロザピン，オランザピンなどは黒質線条体系への作用を欠くので錐体外路性副作用が生じにくく，中脳辺縁系に強く作用して抗精神病効果を発揮していることになります。しかしリスペリドンは中脳辺縁ドーパミン系への選択性に乏しいと報告されています[1]。

さらに，定型および非定型薬剤投与後の最初期遺伝子c-fos発現に脳内で部位差が存在すると報告されています[1,4,6]。ハロペリドールなどの定型抗精神病薬は側坐核（A10）にc-fosを発現させることに加えて，それ以上に背外側線条体（A9）に多くc-fosを発現させますが，クロザピン，スルピリド，チオリダジン，リスペリドン，オランザピン，フマル酸クエチアピン，塩酸ペロスピロンのような錐体外路性副作用を生じにくい非定型的薬剤は背外側線条体よりも，側坐核の方に多くc-fosを発現させると報告されています。しかしリスペリドンは高用量ではその傾向が弱まります[4]。さらにクロザピン，リスペリドン，オランザピン，フマル酸クエチアピンの投与では前頭前野にc-fosが発現するとの報告が見られます。抗精神病薬による側坐核と背外側線条体におけるc-fos発現はD_2受容体遮断を介して生じると思われますが，前頭前野でのc-fos発現がどのような機序によるものかはまだよくわかっていません。

この抗精神病薬によるc-fos発現の部位差は各薬剤の臨床特徴とよく一致するものと思われます。すなわち，ハロペリドールのような定型抗精神病薬は背外側線条体に終る黒質線条体ドーパミン系に強く作用して錐体外路性副作用を生じ，側坐核に終る中脳辺縁ドーパミン系にも作用して抗精神病効果を発揮します。他方オランザピンなどの非定型的薬剤は黒質線条体系への作用が乏しいので錐体外路性副作用が少なく，中脳辺縁系に選択的に作用して抗精神病効果を発揮するものと思われます。またクロザピン，オランザピンなどの投与で認められる前頭前野におけるc-fos発現は，これらの薬剤の陰性症状への有効性と関連があるとの説があります[1,6]。

脳内透析実験による神経伝達物質放出に及ぼす影響にも，抗精神病薬の種類によってかなりの相違が見られます[2,6,7,8]。ハロペリドールは線条体で強くドーパミン放出を促進しますが，前頭前野ではその効果が見られません。ところがクロザピンはそれとは逆に線条体ではドーパミン放出効果がなく，前頭前野でドーパミン放出を強く促進します。フマル酸クエチアピンは線条体で効果がなく，また前頭前野でのドーパミン放出には効果がないか，あるいはごく軽度に促進します。リスペリドンとオランザピンは線条体と前頭前野で同程度にドーパミン放出を促進します。

抗精神病薬の線条体でのドーパミン放出促進作用はシナプス前部D_2自己受容体遮断によると考えられ，錐体外路性副作用の出現の程度と関連します[7]。クロザピンとフマル酸クエチアピンの線条体でのドーパミン放出効果が乏しいのはD_2受容体遮断作用が弱いためであり，そのことがこれらの薬剤が錐体外路性副作用を生じにくい原因であると思われます。つまりクロザピンとフマル酸クエチアピンについては5-HT_{2A}遮断作用を考慮しなくてもD_2受容体への親和性が弱く（それぞれのD_2受容体へのKi値は210 nMと770 nM），D_2受容体から解離しやすい性質を有しているためと考えれば，錐体外路性副作用の少なさを説明し得るのです。一方ハロペリドールはD_2受容体遮断作用が強く（D_2受容体へのKi値は2.6 nM），そのため錐体外路性副作用を生じやすいのです。リスペリドンとオランザピンもD_2受容体遮断作用が比較的強いので（それぞれのD_2受容体へのKi値は3.8 nMと20 nM），高用量では錐体外路性副作用を生じてきますが，5-HT_{2A}遮断作用があるので，ハロペリドールほどの錐体外路性副作用は生じないものと思われます。またオランザピンの場合はその強力な抗コリン作用も錐体外路性副作用の軽減に役立っている

ものと思われます。

　他方，前頭前野でのドーパミン放出促進作用は非定型抗精神病薬（クロザピン，リスペリドン，オランザピン）の持つ陰性症状改善作用と関連している可能性があります[2,7,8,9]。これとは対照的に，定型抗精神病薬は前頭前野でドーパミン放出促進効果はなく，むしろ中脳皮質ドーパミン系を強く遮断しすぎる結果，二次的に抗精神病薬による欠陥症候群を引き起こすと指摘されています。非定型抗精神病薬の前頭前野でのドーパミン放出促進作用と関連する機序としては，$5\text{-}HT_{2A}$受容体とD_2受容体の同時遮断が重要とされていますが，それ以外に$5\text{-}HT_{2C}$受容体遮断，$5\text{-}HT_{1A}$受容体刺激作用，α_2受容体遮断などの関与も考えられています[2,6,9]。

　さらにクロザピン，リスペリドン，オランザピンには前頭前野で選択的にノルアドレナリンとアセチルコリン放出促進作用もあることが明らかになり，その事象もこれらの薬剤の陰性症状や認知機能改善作用と関連しているのではないかと推測されています[3,7]。非定型抗精神病薬のノルアドレナリン放出促進作用には$5\text{-}HT_{2A}$受容体遮断作用が関連しているようです[7]。またオランザピンとSSRIのフルオキセチン*の併用は前頭前野でのドーパミンとノルアドレナリン放出を顕著に促進するとされており，これには$5\text{-}HT_{2C}$受容体遮断作用の影響が大きいとの報告もあります[9]。一方，非定型抗精神病薬のアセチルコリン放出促進機序はまだよくわかっていません。

　以上をまとめてみますと，電気生理学的脱分極性不活化，生化学的c-fos発現研究から，オランザピンは中脳辺縁ドーパミン系への選択性があり，そのことが本薬剤の錐体外路性副作用が少ないことと関連しているものと思われます。オランザピンの強力な$5\text{-}HT_{2A}$受容体とムスカリン性アセチルコリン受容体遮断ならびにやや弱いD_2受容体遮断作用が，錐体外路性副作用緩和に役立っていると考えられています。

　しかし陽性症状改善効果には依然として中脳辺縁系のD_2受容体遮断作用が重要であり，オランザピンはこの部位で十分にD_2受容体遮断を生じることにより良好な抗陽性症状効果を発揮するのでしょう。

　またオランザピンは前頭前野でドーパミン，ノルアドレナリン，アセチルコリン放出促進作用があり[3,6,7,8,9]，このことが本薬の統合失調症の陰性症状と認知機能障害や抑うつ症状改善と関連している可能性があります。

　しかし治療抵抗性統合失調症に対しては，オランザピンの臨床効果はクロザピンに及ばないとする報告があります（Q＆A 12を参照）。クロザピンはオランザピンと比較してD_2受容体遮断作用がかなり低いにもかかわらず，なにゆえに優れた臨床効果を有しているのか，今後の研究が必要とされる点です。

＊クロザピン，アミスルピリド，フルオキセチンは本邦未承認です。

文　　献

1) Arnt, J. and Skarsfeldt, T. : Do novel antipsychotics have similar pharmacological characterictics? A review of the evidence. Neuropsychopharmacology, 18 : 63-101, 1998.

2) Hagino, Y. and Watanabe, M. : Effects of clozapine on the efflux of serotonin and dopamine in the rat brain : the role of $5\text{-}HT_{1A}$ receptors. Can. J. Physiol. Pharmacol., 80 : 1158-1166, 2002.

3) Ichikawa, J., Dai, J., ÒLaughlin, I. A. et al. : Atypical, but not typical, antipsychotic drugs increase cortical acetylcholine release without an effect in the nucleus accumbens or striatum. Neuropsychopharmacology, 26 : 325-339, 2002.

4) Ishibashi, T., Tagashira, R., Nakamura, M. et al. : Effects of perospirone, a novel $5\text{-}HT_2$ and D_2 receptor antagonist, on Fos protein expression in the rat forebrain. Pharmacology Biochemistry and Behavior, 63 : 535-541, 1999.

5) Seeman, P. : Atypical antipsychotics : mechanism of action. Can. J. Psychiatry., 47 : 27-38, 2002.

6) 渡辺雅幸：向精神薬の薬理・生化学的特徴と作用機序，抗精神病薬．三浦貞則監修：精神治療薬大系・上（改訂新版），pp.42-102，星和書店，東京，2001．

7) Westerink, B. H. C., Kawahara, Y., de Boer, P. et al. : Antipsychotic drugs classified by their

effects on the release of dopamine and noradrenaline in the prefrontal cortex and striatum. Eur. J. Pharmacol., 412 : 127-138, 2001.
8) Westerink, B. H. C. : Can antipsychotic drugs be classified by their effects on a particular group of dopamine neurons in the brain? Eur. J. Pharmacol., 455 : 1-18, 2002.
9) Zhang, W., Perry, K. W., Wong, D. T. et al. : Synergistic effects of olanzapine and other antipsychotic agents in combination with fluoxetine on norepinephrine and dopamine release in rat prefrontal cortex. Neuropsychopharmacology, 23 : 250-262, 2000.

OLANZAPINE Q&A

Q12 他の非定型薬との効果に違いはありますか？

答える人 渡辺 雅幸

（昭和大学保健医療学部精神医学）

A Q&A 11 では，オランザピンと他の非定型抗精神病薬との基礎薬理学的相違について述べました。ここではそれと関連して，オランザピンと他の非定型薬との臨床効果の違いについて述べます。

非定型抗精神病薬のプロトタイプはクロザピン*です。クロザピンに類似した優れた臨床効果を有することを期待して開発され，現在わが国でも使用されている新規非定型抗精神病薬がリスペリドン，オランザピン，フマル酸クエチアピン，塩酸ペロスピロンです。

クロザピンと新規非定型抗精神病薬に共通した薬理学的特徴は，D_2受容体に比較して5-HT_{2A}受容体への親和性が強いという性質です。ところが従来からわが国やヨーロッパで使用されているベンザミド系のスルピリドやアミスルピリド*も錐体外路性副作用が少ない点から，非定型抗精神病薬に含めるとの考えが浮上しています。スルピリドはD_2受容体に対する選択的拮抗薬ですが親和性は弱く（Ki 値が 62 nM），そこから非定型抗精神病薬の性質を決めるのに5-HT_{2A}受容体遮断作用を考慮する必要はなく，D_2受容体からの解離速度が速いことが重要であるとの説が提唱されています[3]。したがって今後は非定型薬剤にスルピリドも含めて考えていく必要があると思われます。

非定型抗精神病薬の最大の臨床的特徴は錐体外路性副作用が少ないということですが，この点について各非定型薬剤間には少なからず相違があります。クロザピンとフマル酸クエチアピンは錐体外路性副作用をほとんど生じないとされています。この2つはPETにおいてもD_2受容体占有率が低いか，また占有率が高くても一時的であることが指摘されています[3,11]。さらに脳内透析実験でも線条体におけるドーパミン放出作用がなく，この部位でのD_2受容体遮断作用がきわめて弱いことが示唆されます。クロザピンとフマル酸クエチアピンは事実，D_2受容体への親和性が低く，D_2受容体からの解離速度が速いことが錐体外路性副作用を生じない原因であると思われます[3]。これに対し，リスペリドンはD_2受容体遮断作用がかなり強く，したがって低投与量では錐体外路性副作用は少ないものの，投与量増加により錐体外路性副作用を生じ，その結果非定型薬としての性質を失ってしまうことが指摘されています。これは電気生理学的脱分極性不活化実験や生化学的 c-fos 発現実験でもリスペリドンは他の非定型薬に比較すると中脳辺縁ドーパミン系への選択性に乏しいこと，また脳内透析実験でも線条体でのドーパミン放出効果を有しており，したがってこの部位でのD_2受容体遮断作用を有していることと関連していると思われます。一方，オランザピンはかなりの高用量を投与しなければ錐体外路性副作用を生じません。そのことは脱分極性不活化実験や c-fos 発現実験でのオランザピンの中脳辺縁系への選択性を示す実験とも一致します。しかし脳内透析実験ではオランザピンは線条体でドーパミン放出効果を有しており，したがってこの部位でのD_2受容体遮断作用は有していること

になります。しかしオランザピンのD$_2$受容体への親和性はリスペリドンに比べればやや低いのでD$_2$受容体からの解離速度が早く，さらにオランザピンの強力なムスカリン性アセチルコリン受容体遮断作用も影響することによって，オランザピンはリスペリドンと比較して錐体外路性副作用を生じにくいものと思われます[3]。

PETを用いての研究では定型抗精神病薬によるD$_2$受容体占有率が65～70％を超えると抗精神病効果を生じるとされていますが，リスペリドンとオランザピンもこの点については定型抗精神病薬と同様であると報告されています[3,11]。したがって陽性症状のコントロールにはやはり脳内D$_2$受容体遮断が重要な役割を演じていると考えられます[3,11]。フマル酸クエチアピンの場合，他の抗精神病薬からフマル酸クエチアピンに切り替えると他の非定型薬と比較して長期の維持療法が困難であり，陽性症状の再発が多いとの報告があります[5,10]。これはフマル酸クエチアピンのD$_2$受容体遮断作用が弱いことと関連していると考えられます。これはスルピリドについてもあてはまります。一方，リスペリドンはオランザピンよりも陽性症状の軽減に優っていると報告されていますが[2]，これにはリスペリドンのより強力なD$_2$遮断作用が有利に作用しているのかもしれません。

抗精神病薬のドーパミン系と関連した副作用にはプロラクチン上昇もあります。視床下部から放出されたドーパミンは，下垂体前葉細胞のD$_2$受容体に結合してプロラクチン放出にtonicに抑制をかけています。抗精神病薬によってこのD$_2$受容体が遮断されると下垂体前葉細胞からのプロラクチン放出が促進し，乳汁分泌，無月経の副作用を生じます[11]。したがってD$_2$受容体遮断作用の強い定型抗精神病薬がプロラクチン放出促進を起しやすいわけですが，クロザピン，フマル酸クエチアピン，オランザピンはD$_2$受容体への親和性が強くないため，この副作用を生じにくいのです。ところが非定型薬であってもリスペリドンとスルピリドはプロラクチン放出を生じやすいことが知られています。この原因としてはこれらの薬剤は脳への浸透性が低いので，抗精神病効果を得る投与量では血液脳関門の外にある下垂体前葉のD$_2$受容体を強く遮断しすぎるためであると考えられます[3]。

その他の副作用についてはオランザピンとクロザピンは強力なH$_1$ヒスタミン受容体遮断効果があるので，体重増加や眠気を生じることになります。またフマル酸クエチアピンとクロザピンはα_1アドレナリン受容体遮断作用が強く起立性低血圧を生じやすい可能性がありますが，これは一面では鎮静作用を生じることにもつながります。

これに対しスルピリドはD$_2$受容体以外の受容体への作用がなく，そのため自律神経系への副作用を生じませんし，鎮静効果もありません。スルピリドとフマル酸クエチアピンは軽症の初期統合失調症に使用しやすいと思われます。

非定型抗精神病薬の効果が特に期待される分野に，陰性症状や認知機能改善作用があります。これには錐体外路性副作用が軽減した結果二次的に陰性症状が改善したように見える場合と，陰性症状への一次的改善効果がある場合との2つを考えなければなりませんが，これを区別することはなかなか困難です。従来型抗精神病薬をフマル酸クエチアピンに変更した場合に一部の患者の認知機能が改善すると報告されていますが[10]，これは錐体外路性副作用が軽減した結果の二次的改善とも考えられます。

クロザピンとオランザピンには陰性症状改善効果はあるが，リスペリドンとフマル酸クエチアピンにはその証拠が乏しいとの指摘がある一方で[8]，クロザピン，オランザピンに加えてリスペリドンにも一次的陰性症状改善効果を示す可能性があるとの指摘もあります[4,9]。その背景にはこれらの薬剤の前頭前野でのドーパミン，ノルアドレナリン，アセチルコリン放出促進効果ならびにc-fos発現効果が関連している可能性があります。

認知機能についてはオランザピンはリスペリドンよりも全般的改善度が有意に優れているとの報告があります[7]。

さらにオランザピンは特に統合失調症の抑うつ・不安症状の改善効果に優れているとの報告[10,12]や精神病性うつ病に有効であるとの報告があり[12]，それにはオランザピンの前頭前野でのド

ーパミンとノルアドレナリンの放出促進効果が関与しているかもしれません[12]。

　以上をまとめてみますとオランザピンは陽性症状への改善度でリスペリドンよりやや劣るものの，フマル酸クエチアピンより優れ，錐体外路性副作用やプロラクチン放出に関連した副作用の少なさでリスペリドンやスルピリドよりも優ります。また陰性症状改善効果や認知機能改善効果でリスペリドンより優れている可能性があります。さらに統合失調症の抑うつ・不安症状にも特異的に有効性を示す可能性があります。

　しかし最近，クロザピンはオランザピンよりも有意に統合失調症の自殺を減少させるという重要な報告がなされました[6]。また治療抵抗性統合失調症に対してオランザピンはある程度の有効性を示すものの，きわめて重症の治療抵抗性患者にはクロザピンのみが有効性を示すとされ[1]，オランザピンはその点でもクロザピンには及ばないとの意見が強いようです。オランザピンはクロザピンによく類似した薬理学的プロフィールを持っているにもかかわらずなぜ臨床効果に相違が生じるのか，さらに今後の研究を要するところです。

＊クロザピン，アミスルピリドは本邦未承認です。

文　献

1) Chakos, M., Lieberman, J., Hoffman, E. et al. : Effectiveness of second-generation antipsychotics in patients with treatment-resistant schizophrenia : a review and meta-analysis of randomized trials. Am. J. Psychiatry, 158 : 518-526, 2001.

2) Ho, B. C., Miller, D., Nopoulos, P. et al. : A comparative effectiveness study of risperidone and olanzapine in the treatment of schizophrenia. J. Clin. Psychiatry, 60 : 658-663, 1999.

3) Kapur, S. and Remington, G. : Dopamine D_2 receptors and their role in atypical antipsychotic action : still necessary and may even be sufficient. Biol. Psychiatry, 50 : 873-883, 2001.

4) Leucht, S., Pitschel-Walz, G., Abraham, D. et al. : Efficacy and extrapyramidal side-effects of the new antipsychotics olanzapine, quetiapine, risperidone, and sertindole compared to conventional antipsychotics and placebo. A meta-analysis of randomized controlled trials. Schizophrenia Res., 35 : 51-68, 1999.

5) Margolese, H. C., Chouinard, G., Beauclair, L. et al. : Therapeutic tolerance and rebound psychosis during quetiapine maintenance monotherapy in patients with schizophrenia and schizoaffective disorder. J. Clin. Psychopharmacology, 22 : 347-352, 2002.

6) Meltzer, H. Y., Alphs, L., Green, A. I. et al. : Clozapine treatment for suicidability in schizophrenia : international suicide prevention trial (InterSePT). Arch. Gen. Psychiatry, 60 : 82-91, 2003.

7) Purdon, S. E., Jones, B. D., Stip, E. et al. : Neuropsychological changes in early phase schizophrenia during 12 months of treatment with olanzapine, risperidone, or haloperidol. Arch. Gen. Psychiatry, 57 : 249-258, 2000.

8) Remington, G. and Kapur, S. : Atypical antipsychotics : are some more atypical than others? Psychopharmacology, 148 : 3-15, 2000.

9) Volavka, J., Czobor, P., Sheitman, B. et al. : Clozapine, olanzapine, risperidone, and haloperidol in the treatment of patients with chronic schizophrenia and schizoaffective disorder. Am. J. Psychiatry, 159 : 255-262, 2002.

10) Voruganti, L., Cortese, L., Owyeumi, L. et al. : Switching from conventional to novel antipsychotic drugs : results of a prospective naturalistic study. Schizophrenia Res., 57 : 201-208, 2002.

11) 渡辺雅幸：向精神薬の薬理・生化学的特徴と作用機序，抗精神病薬．三浦貞則監修：精神治療薬大系・上（改訂新版）．pp.42-102，星和書店，東京，2001.

12) Zhang, W., Perry, K. W., Wong, D. T. et al. : Synergistic effects of olanzapine and other antipsychotic agents in combination with fluoxetine on norepinephrine and dopamine release in rat prefrontal cortex. Neuropsychopharmacology, 23 : 250-262, 2000.

Q13 オランザピンの処方上注意すべき点は？

答える人 渡邊 衡一郎（慶應義塾大学医学部精神神経科学教室）
永田 晶子（大泉病院，慶應義塾大学医学部精神神経科学教室）

A オランザピンを処方をするうえで注意すべき点は，いくつかに分けられると思われる。まず，必ず薬物投与の際に配慮しなければいけない禁忌，続いて薬物相互作用の問題，そして有害事象を把握しつつ投与前やフォローアップ時に注意すべき点である。こうした点に留意すれば，本薬剤は興味深く有用と思われる。

1．禁忌
1）糖尿病や糖尿病の既往がある場合

オランザピンは血糖上昇をきたすことがあるが，これにより糖尿病性ケトアシドーシス等がおきることがあるため，糖尿病や糖尿病の既往がある場合，現在は禁忌となっている。

2）エピネフリンの併用

エピネフリン反転現象といわれるが，エピネフリン（α_1，α_2，β_1，β_2の刺激がほぼ同等）を併用すると，本薬のα_1受容体遮断作用とエピネフリンのα_1刺激作用（血圧上昇）が相殺されてβ_2受容体の刺激が顕著となる。その結果血圧低下をきたしてしまう。血圧低下時やショック状態時などエピネフリンを投与することは多いが，本薬服用者に投与する際は上記のような理由でノルエピネフリン（α_1，α_2を刺激し，β_2にはあまり働かない）が望ましい。ただこの現象はα_1遮断作用の強い薬剤ではよく見られ，なにもこの薬剤に限ったことではない。

2．併用注意
次に併用注意とされている薬剤である。

1）抗コリン作用の増強

本薬の抗コリン作用が，抗コリン薬・三環系抗うつ薬・フェノチアジン系化合物との併用によって増強される危険性がある。抗コリン作用には便秘，口渇，尿閉などよく知られているものの他に，抗コリン性せん妄もあり得るため，注意を要する。

2）中枢神経抑制作用の増強の可能性

①中枢神経抑制薬の併用

本薬には中枢神経抑制作用が認められている。したがってバルビツール酸誘導体などと併用することで中枢神経抑制作用が増強される可能性があるため，減量などの配慮を要する。

②アルコール

アルコールも中枢神経抑制作用があり，本薬投与中に摂取することでこうした抑制作用が増強されるので注意を要する。

3）薬剤相互作用

①喫煙

喫煙が本薬の主なる代謝酵素であるCYP1A2を誘導するため，クリアランスを増強させ，血中濃度が低下する可能性があり，喫煙者では血中濃度が低下する可能性が考えられる。

②CYP1A2の誘導

本薬の主なる代謝酵素は上記のようにCYP1A2であるため，他のこの酵素を使用する薬剤との相互作用を考慮に入れることが望ましい。カルバマゼピン，オメプラゾール，リファンピシンなどが同酵素を誘導し，本薬の血中濃度を下げる可能性がある。

③CYP1A2の阻害

一方，レボドパ，フルボキサミンはCYP1A2を阻害する。このため本薬の血中濃度が上昇する可能性があるため，注意を要する。

3．投与上の注意

1）自動車の運転など

本薬は眠気をきたすため，自動車の運転等危険をともなう機械の操作には従事させない，と基本的注意事項に記載されている。

2）糖尿病の発現リスクのある者への投与

他に糖尿病の遺伝負因がある者や肥満者でも，投与に際し十分な注意を要するであろう。本薬の糖尿病の急性合併症発現リスクは，肥満，比較的若い男性，ソフトドリンク大量飲用，過食などと関係していると推測されている[1]。

実際に症状改善が見られた者において有意に体重増加が多く見られ[4]，BMIが低い者ほど1年後の体重増加が大きいと報告されている[3]。藤井は本薬投与による死亡例を解析したところ，ペットボトル症候群に該当する者が多いことに注目し，同症候群の者への投与に注意を促している[1]。

なお，効用・効果，用法・用量，警告・禁忌を含む使用上の注意等についてはオランザピン添付文書などを参照されたい。

3）投与早期の不調

投与早期の不調が知られており，投与1週間以内に不眠・焦燥などを訴える者が認められる。メカニズムは不明だが，ラットの実験で本薬の投与量が比較的少ないとドーパミンを一時的に放出することが知られており[5]，人体では証明されていないが，この症状となんらかの関連があるかもしれない。

4）クリアランス

クリアランスにおいて，他の薬剤と同様に本薬は高齢者で低下する。また既述のように喫煙で上昇する。このため高齢で非喫煙者の女性ではクリアランスは低下し，本薬の血中濃度が上昇する可能性があり，注意したい。

4．投与後の経過観察

血糖上昇の問題があるため，本薬投与後は定期的な血糖および体重測定が必要である。どうしても血液検査が困難な場合，簡易血糖測定法でもいいだろう。またそのような機器もない場合，あるいは患者が頻回に来院できない場合，試験紙を用いて尿糖やケトン体をチェックする方法もよいと思われる。

尿中には種々の糖が出現するが，臨床的に重要なものはグルコースであり，尿糖という場合には通常尿中グルコースを指す。健康人の尿中にもグルコースは存在するが，その濃度は定性試験の感度（20 mg/dL）以下である。尿糖が陽性となる場合は，

①血糖値が，腎臓の糖排出閾値（160～180 mg/dL）を超えて上昇。

②血糖値は正常だが，腎臓の糖排出閾値が低下（腎性糖尿）。

これらのいずれかの機序が考えられる。厳密な両者の識別には，血糖値の測定が必要となるが，非糖尿病性の尿糖陽性は500人に1人である[2]。

ただ本薬投与に際し，われわれがもっとも気をつけなければならないのは糖尿病性ケトアシドーシスであり，それを早めに感知するためならば，こうした尿糖，ケトン体のチェックでもある意味，十分かもしれない。尿糖ならば試験紙を患者に渡し，自宅で尿を検査してもらえるだろう。もちろん精度や疑陽性の問題もあり，実際に血糖測定することが望ましいが，頻回に来院できない患者の場合，少なくともケトアシドーシスを生じるほどの高血糖が早期に感知可能になるためには，試験紙による尿糖の測定でも十分かと思われる。

以上，こうした点に十分注意されれば，統合失調症の治療において本薬はユニークかつ興味深い効果が得られる薬剤と思われる。

文　献

1) 藤井康男：Olanzapine 投薬中の糖尿病性昏睡に伴う死亡例から我々はなにを学ぶべきか，臨床精神薬理，5（8）：1093-1113，2002．
2) 金井　泉，金井正光：臨床検査法提要：160-161，金原出版，東京，1998．
3) Kinon, B. J., Basson, B. R., Gilmore, J. A. et al.

: Long-term olanzapine treatment : weight change and weight related health factors in schizophrenia. J. Clin. Psychiatry, 62 (2) : 92-100, 2001.
4) 久米明人, 栗林和彦, 田中洋子:日本の精神分裂病患者における Olanzapine 治療と体重変化, 臨床精神薬理, 4 (10):1441-1458, 2001.
5) Stockton, M. E., Rasmussen, K. : Electrophysiological effects of olanzapine, a novel atypical antipsychotic, on A9 and A10 dopamine neurons, Neuropsychopharmacology, 14 (2) : 94-108, 1996.

Olanzapine Q&A

Q14 患者や家族にオランザピンの説明をするには？

答える人 渡邊 衡一郎

（慶應義塾大学医学部精神神経科学教室）

A 患者や家族にオランザピンについて説明するに当たり，とかく体重増加，血糖上昇という副作用を頭に浮かべてしまう精神科医は多いだろう。それほど，本薬に関する安全性情報はインパクトが強かったと思われる。ただ，他剤にはない独特の効果を持つ本薬の説明に際し，いきなりこの話題をするのもはばかれる。

こうした経緯から，以下に記載するのは最も話がスムーズに流れやすいという説明である。もちろん図表を用いるため若干の時間がかかるであろうが，作用，副作用ともに患者や家族も理解しやすいかと思われる。

まずクロザピン*の話から始めるのがいいだろう。この薬剤は1959年に開発された。当初はあまり注目されなかったが，1960年代後半から1970年代前半にかけて行われた臨床試験において，錐体外路症状が少ないながら十分な抗精神病効果が得られることが明らかとなり，注目を集めた。しかし1975年に顆粒球減少症という副作用で死亡例が出たため，全世界で投与に対する慎重論が唱えられ，わが国でも開発中止となっていた。その後1980年代後半，クロザピンの治療抵抗性分裂病への効果が証明されたが，副作用がやはり多いため，抗精神病効果は従来の抗精神病薬と同等以上で，副作用の少ない薬剤が次々と開発されていったのである[9]。その1つに，クロザピンが脳内の多くの受容体に作用する点に注目し，そのような作用の抗精神病薬が理想的な効果を持つのではと期待されて生まれたのがmulti-acting receptor-targeted antipsychotics（MARTA）という概念があり，その代表がオランザピンである（図1）。

この薬剤は錐体外路症状が少なく，抗パーキンソン病薬の併用率は低く[8]，遅発性ジスキネジアも起こしにくいことが知られている**。また性機能に影響を与える高プロラクチン血症もさほど認められない[8]など，こうした定型抗精神病薬で多く認められる問題点をクリアしていた。しかしこの薬剤の副作用として，ヒスタミン受容体等への作用によるためか，体重増加，血糖上昇が認められることが問題となった。この2つの問題については後述する。

またけっして頻度は高くないが，投与初期に一時的に不眠や落ち着きがなくなることがある。その際は，ベンゾジアゼピン系の抗不安薬をしばらく服用するといいと思われる。

このような副作用の多少という話題に埋もれないほど，本薬の精神症状に対する効果は注目に値するものである。各症状に対する具体的な効果を，知見に基づいて説明する。

1）陽性症状

陽性症状では，表1のように初発の統合失調症患者（58名）に本薬投与後6週間で，簡易精神症状評価尺度（BPRS）の陽性症状の評点（84点満点で得点の高いものほど重症となる）を5.9点減らし，陽性陰性症状評価尺度（PANSS）の陽性症状評価尺度（49点満点で得点の高いものほど重症となる）においては8.7点減らしたというような効果が知られている[7]。

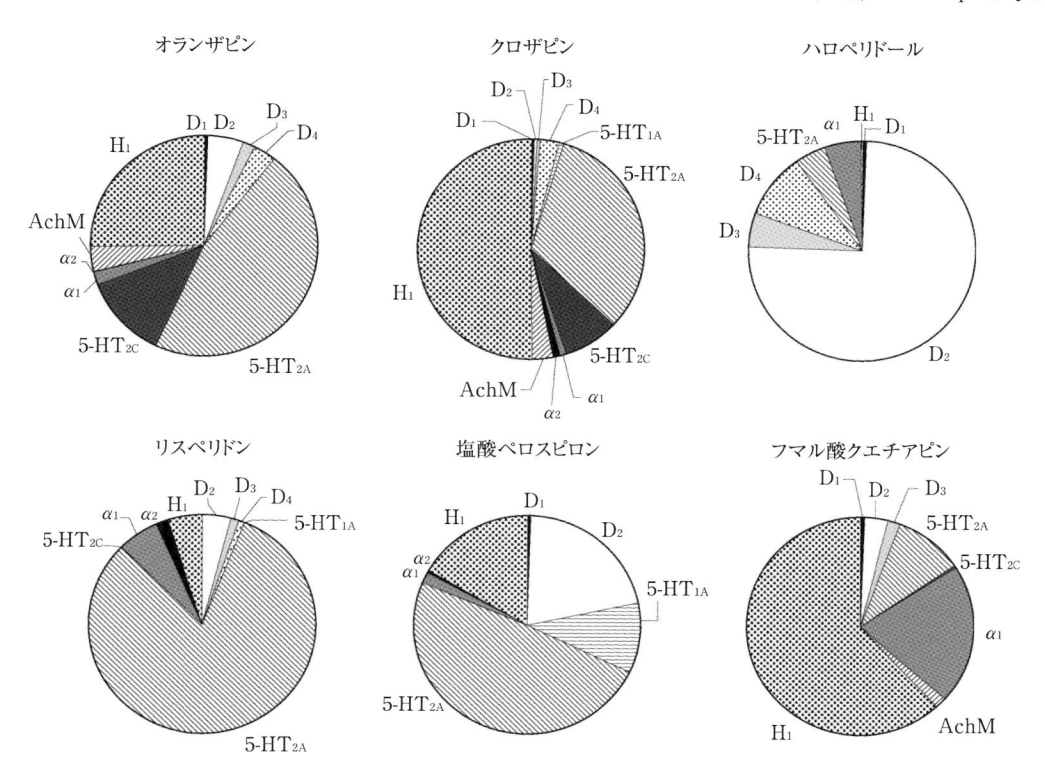

■：D_1, □：D_2, ▨：D_3, ▦：D_4, ☰：5-HT_{1A}, ▧：5-HT_{2A}, ■：5-HT_{2C}, ▩：$α_1$, ■：$α_2$, ▨：AchM, ▦：H_1

図1　各薬剤の受容体総合プロフィール

各薬物のドーパミン（D_{1-4}），セロトニン（5-$HT_{1A, 2A, 2C}$），アドレナリン（$α_1$, $α_2$），アセチルコリン（AchM），ヒスタミン（H_1）受容体に対する結合親和定数（ki値）の逆数（1/ki）の総和を100%として円グラフに示した。したがって円グラフに占める面積が大きいほど，阻害能が相対的に強いことを意味している。なお，0.1%未満の場合は削除している。（文献5より）。

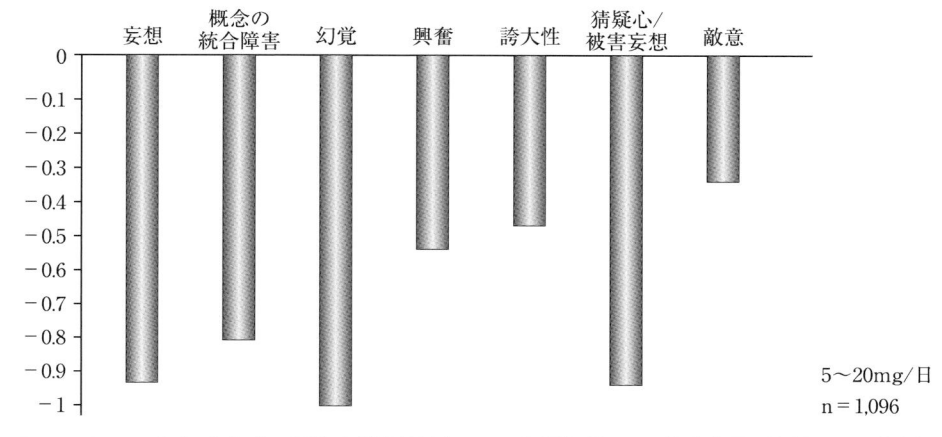

図2　オランザピン投与後の陽性症状評価尺度による各評価項目の平均変化量（文献3より改変）

5〜20mg/日
n = 1,096

表1　初発患者の陽性症状に対する臨床効果

	n=58	
	ベースラインからの平均変化量	SD
BPRS		
総合評価（合計点）	−16.6	12.7
陽性症状評価（合計点）	−5.9	4.3
PANSS		
総合評価（合計点）	−27.5	20.5
陽性症状評価尺度（合計点）	−8.7	6.6

（文献7より改変）

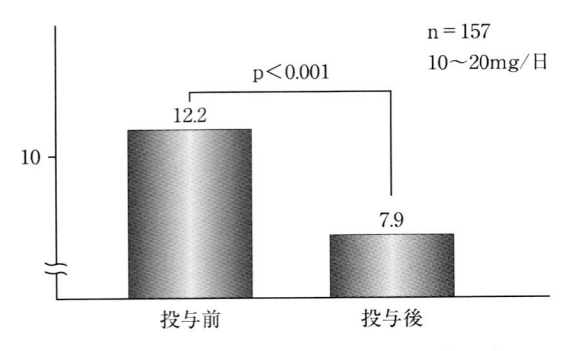

図3　オランザピン投与後の陰性症状評価尺度
（文献8より改変）

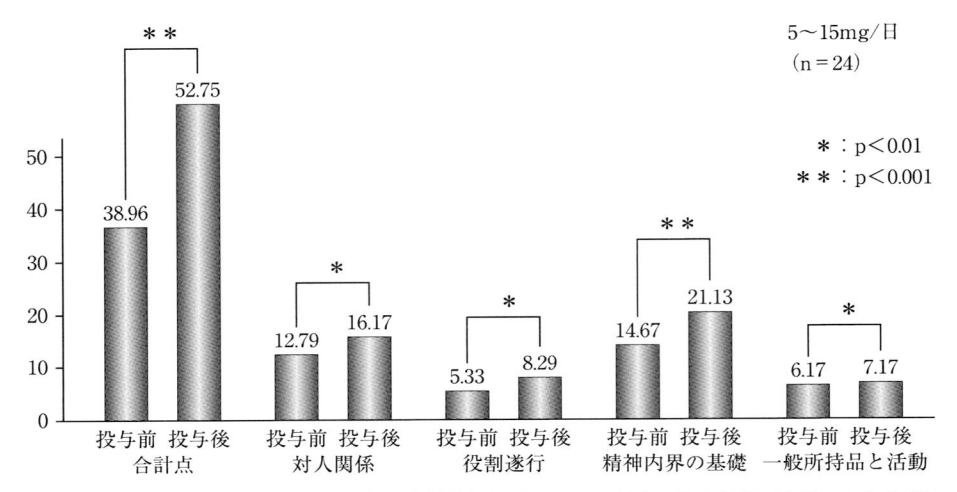

図4　オランザピン投与後の対人関係・役割遂行などのQOLに対する臨床効果（文献1より改変）

2）陰性症状

　陰性症状では，図2のように1,096名の患者に6週間投与したところ，PANSSの陰性症状の評点がすべての下位項目において低下したという報告がある[3]。またTranらは図3で示す別の試験で，陰性症状評価尺度（SANS）において有意な改善効果が確認されたとしている[8]。

3）QOL

　患者の生活の質に関しては，図4のように国内QOL試験（24週間）でのクオリティ・オブ・ライフ評価尺度（QLS：評点が高いほど能力があることを意味する）において投与前に比較し，本薬投与後の対人関係や役割の遂行等の項目の評点を改善させたことが知られている[1]。

4）難治例

　本薬は，他の薬剤で十分な効果が見られなかった症例にも効果を示すことが注目されている。157名の慢性統合失調症患者で，過去の薬物治療では効果が不十分であった者に対し，無作為にクロザピン，リスペリドン，ハロペリドール，そして本薬の投与が割り当てられ，14週間その薬剤で治療が行われた。その結果，PANSSの総点においてハロペリドール以外の3薬（本薬を含む）で改善が見られ，総点および陰性尺度の評点における改善度も，ハロペリドールに比較し本薬では大きかったとしている[10]。

5）効果発現

　本薬の消失半減期は約30時間と長く，1日1

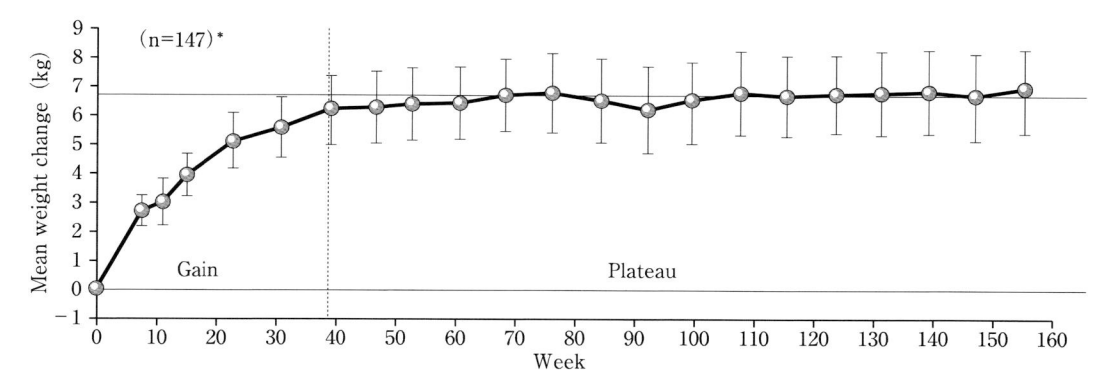

図5　オランザピン投与後の体重の平均変化量の推移（海外データ）（文献6より改変）
*3年間の観察期間を完了した症例

回投与が可能で，コンプライアンスにおいて好ましい。その反面，効果発現が緩徐になるという問題点もある。このため投与初期にはその効果を物足りなく感じることもあるかもしれない。ときに何ヵ月か経過して，初めてその効果が顕著となることもあるようだ。

以上のように本薬は統合失調症の様々な症状に有効であることが証明されているが，最後にこの薬剤の注意すべき副作用を2つ挙げ，その対処方法を呈示する。

1）体重増加

海外のデータでは，本薬投与によって投与前に比較し，体重が平均6.26 kg増加したとしている。図5のように投与後，体重は増加の一途を辿るが，その増加のカーブは投与39週後以降に平坦化するとされている[6]。一方，国内の試験では投与1年後に患者の体重が平均4.30 kg増加し，そのうち投与開始時と比較し15 kg以上も体重増加を認めた者が全体の10％もいたという。具体的には低体重（BMIの低い者）の者で上昇しやすく，また精神症状が改善した者においてより体重が増加したという知見がある。このため投与前，そして投与後定期的に体重測定をしたほうが望ましく，また治療初期から体重に配慮し，肥満の早期発見と介入，ダイエットコントロールあるいは運動を指導することが推奨される。実際こうした治療的介入により，6.8 kgの体重増加が最終的に2.4 kgに収まったという報告も見られる。

2）血糖上昇

Goldsteinらは52名の患者に対して本薬投与前後で血糖測定を行い，その結果，140 mg/dl以上の高血糖の患者が投与開始時では1％だったのに対し，投与後には33％になったと指摘した。また，治療後の糖尿病の報告は7例に認められ，そのうち2例が糖尿病性ケトアシドーシスを呈した[2]という。国内でもこのケトアシドーシスで死亡例が出ており，十分注意を要する。なお，本薬の糖尿病の急性合併症発現リスクは，肥満，比較的若年の男性，ソフトドリンク大量飲用，過食などと関係すると推測される。このため，本薬投与後は定期的に体重測定や採血をすることが望ましい。どうしても血液測定が困難な場合，あるいは頻回に来院できない場合，試験紙を用いて尿糖をチェックする方法もよいと思われる[4]。

以上オランザピンについてその効果，副作用を含め，一般的に説明できるようにまとめた。実際は図を用いて説明することが望ましいであろう。

＊クロザピンは本邦未承認です。
＊＊オランザピンの重大な副作用として遅発性ジスキネジアがあげられています。

文　献

1) 藤井康男, 宮田量治, 村崎光邦他：精神分裂病通院患者への olanzapine 長期投与―QOL を含んだ多様な治療成果の検討―. 臨床精神薬理, 3 (10)：1083-1096, 2000.
2) Goldstein, L. E., Sporn, J., Brown, S. et al.：New-onset diabetes mellitus and diabetic ketoacidosis associated with olanzapine treatment. Psychosomatics, 40：438-443, 1999.
3) Gomez, J. C. and Crawford, A. M.：Superior efficacy of olanzapine over haloperidol：analysis of patients with schizophrenia from a multicenter international trial. J. Clin. Psychiatry, 62 (suppl. 2)：6-11, 2001.
4) 金井　泉, 金井正光：臨床検査法提要. 160-161, 金原出版, 東京, 1998.
5) 菊地俊暁, 渡邊衡一郎：セロトニン・ドパミンアンタゴニスト (SDA) と MARTA. 樋口輝彦, 神庭重信, 染矢俊幸他編：KEY WORD 精神 (第3版). 106-108, 先端医学社, 東京, 2003.
6) Kinon, B. J., Basson, B. R., Gilmore, J. A. et al.：Long-term olanzapine treatment：weight change and weight-related health factors in schizophrenia. J. Clin. Psychiatry, 62：92-100, 2001.
7) Sanger, T. M., Lieberman, J. A., Tohen, M. et al.：Olanzapine versus haloperidol treatment in first-episode psychosis. Am. J. Psychiatry, 156：79-87, 1999.
8) Tran, P. V., Hamilton, S. H., Kuntz, A. J. et al.：Double-blind comparison of olanzapine versus risperidone in the treatment of schizophrenia and other psychotic disorders. J. Clin. Psychopharmacol., 17：407-418, 1997.
9) 内田裕之, 渡邊衡一郎, 八木剛平：治療抵抗性概念を軸とした clozapine の歴史的意義. 臨床精神薬理, 6：3-9, 2003.
10) Volavka, J., Czobor, P., Sheitman, B. et al.：Clozapine, olanzapine, risperidone, and haloperidol in the treatment of patients with chronic schizophrenia and schizoaffective disorder. Am. J. Psychiatry, 159：255-262, 2002.

OLANZAPINE Q&A

Q15 どのようなときにオランザピンへのスイッチングをするのですか？

答える人　宮 地 伸 吾，藤 井 康 男

（山梨県立北病院）

A

1．副作用が問題になっている場合

ハロペリドールなどの高力価の定型抗精神病薬では抗パーキンソン病薬を併用しても錐体外路症状が出現することがあるため，十分な量の薬物を投与できないことがあります。また新規抗精神病薬のなかでも，リスペリドンは 6 mg より高用量では錐体外路症状のリスクが高くなることが知られています[14]。ですからこれらの薬物による副作用のために十分量の抗精神病薬が投与できない治療不耐性患者は，オランザピンへのスイッチングの良い適応です。オランザピンはリスペリドンと比べ，抗パーキンソン病薬の併用率が低く，錐体外路症状の評価でもパーキンソニズムやアカシジアが有意に少ないことが報告されています[8,17]。

遅発性ジスキネジアについても，オランザピンはハロペリドールより有意に出現頻度が少ないとされており[2,16]，オランザピンへのスイッチングにより遅発性ジスキネジアが消失した例も報告されています[11]*。したがって遅発性ジスキネジアが問題になりかけている患者や，すでに遅発性ジスキネジアが出現している患者では，オランザピンへのスイッチングを検討する価値があります。しかし，その場合のスイッチングには十分時間をかけて慎重に行うべきです。

定型抗精神病薬やリスペリドンではプロラクチン値が上昇し，無月経，乳汁分泌，勃起機能障害が出現することがあります。そのような症例にもオランザピンへのスイッチを検討する価値があります[3,9,17]。

抗精神病薬による副作用は，患者にとっては重大な問題であり，服薬コンプライアンスが悪くなることにより病状が悪化し，急性期以後のリハビリテーションの流れを緩徐化させます。オランザピンへのスイッチングに限らず，副作用を回避するために新規抗精神病薬をシンプルに使用することが大切です。

2．有効性を高めようとする場合

十分量の定型抗精神病薬を投与しても，陽性症状や思考障害が改善しないことがよくあります。このような治療抵抗性精神病症状はクロザピンが良い適応ですが，この薬は日本では使用できません。このような症例に対してオランザピンによる治療可能性がありますが，その投与量について十分検討すべきです[6]。重症度の高い症例ではスイッチングにともない，精神症状の動揺に十分な注意が必要です。

陰性症状については，統合失調症自体によって生じる一次性のものと，抗精神病薬の副作用や環境要因，抑うつ症状，陽性症状によって二次的に生じるものがありますが，Tollefson ら[15]はオランザピンの陰性症状に対する治療効果は，陽性症状や錐体外路症状の改善による二次的なものではなく，オランザピンの直接的効果の度合いが大きかったと報告しています。

認知機能障害については陽性症状や陰性症状とは別に統合失調症の中核症状であり，急性期以後のリハビリテーションや社会生活技能，就業機能，QOL に関係し，社会復帰に大きな影響を及

ぼします。定型抗精神病薬は認知機能を改善させないばかりか，その副作用や抗パーキンソン病薬の併用率が高まることにより，認知機能を悪化させる可能性があります。Purdonら[13]はオランザピンはリスペリドン，ハロペリドールに比べ認知機能を改善させると報告しています。またNoordsyら[12]はオランザピン治療と心理社会的治療の組み合わせ治療は，従来の定型抗精神病薬と心理社会的治療の組み合わせよりも明らかに効果が優れていたと報告しており，オランザピン治療とケースマネージメント，心理社会的リハビリテーションの相乗効果について指摘しています。また藤井ら[4]は統合失調症通院患者29例についてquality of life scale（QLS）を用いたQOL評価を行ったところ，オランザピン投与前と投与24週間後を比べると，QLS総得点およびすべてのQLSサブスコアに関して有意な改善が認められたと報告しており，オランザピンによる長期治療は，精神症状だけでなく，地域で生活している統合失調症患者のQOLや機能状態にも好ましい作用があることが明らかになったとしています。

3．多飲水が問題になっている場合

福田ら[7]は多飲水行動をともなう統合失調症患者3例について，オランザピン治療により多飲水行動，精神症状ともに良好な状態が得られたと報告しています。The expert consensus guideline series 1999[10]では強迫飲水を認める統合失調症患者への薬物治療ではクロザピン**が第一に選択され，次いでオランザピン，リスペリドン，クエチアピン，高力価定型抗精神病薬と続いています。オランザピンはおそらく日本で用いることのできる抗精神病薬のなかで，多飲水症例への治療可能性が最も高い薬物のように推察されます。山梨県立北病院の多飲水病棟においてもオランザピンはよく使用され，臨床的に有効性を示すことが多いようです。

4．オランザピンの臨床的位置づけ

Baldacchinoら[1]の報告のなかのアンケート調査では，オランザピンは第一選択薬よりも治療抵抗性に用いる傾向があります。また肥満，高血糖，糖尿病，糖尿病性ケトアシドーシスの問題もあり，オランザピンの使用はリスペリドンを使った後か，定型抗精神病薬に十分に反応しない症例で，血糖値の検査等を受けることを承諾している場合になるでしょう[5]。

山梨県立北病院においても第一選択薬として使用することは少なく，リスペリドンの次のsecond lineとして使用されることが多いようです。また慢性難治例での多剤併用大量処方からのスイッチングの成功率も悪くありません。

*遅発性ジスキネジアはオランザピンの「重大な副作用」にあげられています。
**クロザピンは本邦未承認です。

文　献

1) Baldacchino, A.K., Stubbs, J.H., Nevison-Andrews, D.G. et al.: The prescribing practices of olanzapine in a psychiatric hospital in Britain. Int. J. Psychiatry Clin. Pract., 2：203-207, 1998.
2) Beasley, C.M., Dellva, M.A., Tamura, R.N. et al.: Randomised double-blind comparison of the incidence of tardive dyskinesia in patients with schizophrenia during long-term treatment with olanzapine or haloperidol. Br. J. Psychiatry, 174：23-30, 1999.
3) Conley, R.R., Mahmoud, R. and Risperidone Study Group: Risperidone versus olanzapine in patients with schizophrenia or schizoaffective disorder. In: U.S. Psychiatric Congress, Atlanta, 1999.
4) 藤井康男，宮田量治，村崎光邦他：精神分裂病通院患者へのolanzapine長期投与―QOLを含んだ多様な治療成果の検討―．臨床精神薬理，3：1083-1096, 2000.
5) 藤井康男：Olanzapine投与中の糖尿病性昏睡にともなう死亡例から我々はなにを学ぶべきか？ 臨床精神薬理，5：1093-1113, 2002.
6) 藤井康男：治療抵抗性統合失調症患者へのolanzapineの位置づけ―投与量に関する文献的考察―．臨床精神薬理，6：427-439, 2003.
7) 福田真道，藤井康男：多飲水，水中毒と新しい抗精神病薬．臨床精神薬理，5：1053-1061, 2002.
8) Ho, B.-C., Miller, D., Nopoulos, P. et al.: A comparative effectiveness study of risperidone

and olanzapine in the treatment of schizophrenia. J. Clin. Psychiatry, 60：658-663, 1999.
9） 伊藤雅之，丹羽真一，松本出：精神分裂病患者における risperidone から olanzapine への切り替え．臨床精神薬理，5：415-426, 2002．
10) McEvoy, J.P., Scheifler, P.L. and Frances, A.: The expert consensus guideline series: Treatment of schizophrenia 1999. J. Clin. Psychiatry, 60 (suppl.11)：1999.
11） 三由幸治：Olanzapine により遅発性ジスキネジアが消失した精神分裂病の3症例．臨床精神薬理，5：577-580, 2002．
12) Noordsy, D.L., O'Keefe, C., Mueser, K.T. et al.: Six-month outcomes for patients who switched to olanzapine treatment. Psychiatr. Serv., 52：501-507, 2001.
13) Purdon, S.E., Jones, B.D.W., Stip, E. et al.: Neuropsychological change in early phase schizophrenia during 12 months of treatment with olanzapine, risperidone, or haloperidol. Arch. Gen. Psychiatry, 57：249-258, 2000.
14) Simpson, G.M. and Lindenmayer, J.P.: Extrapyramidal symptoms in patients treated with risperidone. J. Clin. Psychopharmacol., 17：194-201, 1997.
15) Tollefson, G. D. and Sanger, T. M.: Negative symptoms: a path analytic approach to a doubleblind, placebo—and haloperidol—controlled clinical trial with olanzapine. Am. J. Psychiatry, 154：466-474, 1997.
16) Tollefson, G. D., Beasley, C. M., Tamura, R. N. et al.: Blind, controlled, long-term study of the comparative incidence of treatment-emergent tadive dyskinesia with olanzapine or haloperidol. Am. J. Psychiatry, 154：1248-1254, 1997.
17) Tran, P. V., Hamilton, S. H., Kuntz, A. J. et al.: Double-blind comparison of olanzapine versus risperidone in the treatment of schizophrenia and other psychotic disorders. J. Clin. Psychopharmacol., 17：407-418, 1997.

Q16 定型抗精神病薬から非定型抗精神病薬へのスイッチングのテクニックは？

答える人　**市 江 亮 一**

（山梨県立北病院）

A

1．スイッチング方法

1つ目はこれまでの薬物を中止して新たな薬物を開始する方法です。投薬，服薬でのミスも少ないという点がメリットですが，病状が不安定な症例ではリスクは高いでしょう。定型抗精神病薬が少量投与でそれでも副作用が問題になるような場合に適します。

2つ目は現在の処方に上乗せする方法です。症状の悪化のリスクが高い場合に用います。上乗せしただけでスイッチングが行われないことがよくありますので，注意すべきです。

3つ目は前薬を漸減し新薬を漸増する方法です。この方法が切り替えの基本でしょう。この場合にスイッチングのスピードが問題になります。状態が悪いとき，すなわち問題になっている陽性症状や錐体外路症状が強度で影響が大きい程，外来よりも入院治療で，よりスピードを上げてスイッチングをすることが原則です。高力価の抗精神病薬では短めに，低力価の抗精神病薬では長めに設定するのがよいと考えられます。

それまでの薬物を服用していても病状が再燃して，入院したような場合は急速なスイッチングをする最大のチャンスです。一方で，外来でのスイッチングではより慎重さが求められます。外来の診察頻度や急な変化に主治医がどの程度対応可能かによってもスピードは変化します。本人や家族の訴え，デイケアや訪問などを行っている場合には，スタッフの意見をよく聞きながら進めましょう。あぶないと思ったらいったん止まったり，逆戻りする勇気も必要です[3,4]。

2．離脱症状と新薬の早期の副作用

抗コリン性離脱（不快感，悪心，嘔吐，下痢など），リバウンドアカシジア，リバウンドパーキンソニズム，離脱性ジスキネジアなどがあります。これらの多くは前薬の中止1週間程度で改善しますが，離脱性ジスキネジアやジストニアには特に注意が必要です[4]。ハロペリドール大量療法からの急激なスイッチで遅発性ジストニアが出現した例があります。

新薬の早期の副作用としてしばしば倦怠感や起立性低血圧，不眠などが出てきます。これらは数週間で改善することが多いですが，本人や家族にはこれについて十分説明することが重要です[4]。

3．状況別に考えると

1）陽性症状をなんとかしたい

高力価定型抗精神病薬のかなりの投与量でも改善しない陽性症状の治療をしたい場合です。低力価定型抗精神病薬が処方されていて多剤併用になっていることもあるでしょう。この場合のスイッチングは時間をかけて慎重に行う必要があります。うまくいく可能性がもっとも高いのはオランザピンだと思います。主剤の高力価薬を減量しつつ，オランザピンを10 mgから使用する方法が一般的であると思います。まず高力価薬を減量し，次いで低力価薬を減らして，最後に抗パーキンソン薬を減らしてオランザピン単独にもっていくのです。オランザピンが本当に効果がある場合なら，単独治療にもっていくことが十分可能で

す。しかしその場合にはオランザピンの投与量を かなり多くしなければ難治性の陽性症状をコント ロールできないこともあります[2]。10 mg で改善 がみられないから，それであきらめるというよう な方法は正しくありません。

　2）陰性症状が持続しており，治療が望ましい

　薬物治療だけでなく，デイケアなどの心理社会 的治療や各種福祉的援助手段を併用することが原 則です。一次性陰性症状が問題の場合には，それ ほど大きな期待はしない方がよいでしょう。定型 抗精神病薬による二次性陰性症状が問題の場合に は，非定型抗精神病薬への切り替えによって目を 見張るような改善がある場合があります。しかし このような変化が生じた時には本人の適応状態が 変化して，いわゆる「めざめ現象」による問題行 動が出てくる可能性も考えなければなりませ ん[1]。

　3）錐体外路症状や遅発性ジスキネジア*・ジ ストニアを改善したい

　スイッチングで治療可能性がもっとも高い対象 です。オランザピンやフマル酸クエチアピンが考 えられますが，精神症状のコントロールのことを 考えるとオランザピンが推奨されます。遅発性ジ スキネジアやジストニアが問題の場合には，スイ ッチングのスピードは特にゆっくりにすべきで す。最低でも数ヵ月，場合によったら1年以上か けるつもりでやりましょう。抗パーキンソン病薬 の減量もあせってはいけません。

＊オランザピンの重大な副作用に遅発性ジスキネジアがあ げられています。

文　献

1) 藤井康男，早馬俊，稲垣中，他：risperidone による分裂病治療――従来の抗精神病薬からの切 り替えと経過追跡．臨床精神薬理，1：527-541, 1998．
2) 藤井康男：治療抵抗性統合失調症患者への olan- zapine の位置づけ―投与量に関する文献的検討 ―．臨床精神薬理，6：427-439，2003．
3) 宮地伸吾，藤井康男：多剤併用大量処方から新 規抗精神病薬への切り替え．精神科，1：215- 222，2002．
4) Weiden, P. J., Scheifler, P. L., Diamond, R. J., et al. : Breakthroughs in antipsychotic medica- tions. A Guide for consumers, families, and clinicians. W.W.Norton & Company, New York, 1999.（藤井康男，大野裕訳：新薬で変わ る統合失調症治療―本人・家族・専門家のため のガイドブック．ライフ・サイエンス，東京, 2001）

OLANZAPINE Q&A

Q17 非定型抗精神病薬から非定型抗精神病薬へのスイッチングのテクニックは？

答える人　**市 江 亮 一**

（山梨県立北病院）

A

1．リスペリドンからのスイッチング

現在，統合失調症の急性期治療でリスペリドンがしばしば処方されるので，この薬物が奏効しない場合や副作用が問題になる場合にスイッチングを考えることが多いでしょう。

効果が不十分であると判断された場合，つまり陽性症状や陰性症状が改善しないという場合にもっともうまくいく可能性が高いのはオランザピンです。オランザピンは10 mgから開始できますし，リスペリドンよりも鎮静的な薬物ですのでスイッチングは難しくありません[1]。急性期治療中でしたら，かなり早い速度でのスイッチングが必要になります。

リスペリドンではアカシジアが問題になりやすく，高プロラクチン血症に関連した無月経や乳汁分泌のためにスイッチングが必要になることがあります。この場合にはオランザピンやフマル酸クエチアピンへのスイッチングが考えられます[2]。

オランザピンへのスイッチングでまず注意しなければならないことは体重増加，高血糖，高脂血症です。投薬前には必ず空腹時血糖検査を含めた臨床検査を施行し，糖尿病を否定すると共に，体重を測定し診療録への記載をしておきます。また投薬後も経時的にこれらの検査を繰り返し，経過を観察するべきです。フマル酸クエチアピンについても同様の注意は必要と思われます。またフマル酸クエチアピンは錐体外路症状や高プロラクチン血症のリスクは極めて低いのですが，抗精神病効果や再発防止効果が十分でない場合があるので，病状悪化や再発が生じないかを長期的に慎重に検討するべきです。

リスペリドンに抗パーキンソン病薬が併用されている場合があります。オランザピンやフマル酸クエチアピンへのスイッチングではこれらの減量・中止も積極的に考えていくべきですが，これはリスペリドンが完全にオランザピンやフマル酸クエチアピンへスイッチングされた後に行うのが基本です[1]。しかし，オランザピンは一定の抗コリン作用を有しているので，もし抗コリン性副作用が問題になる場合は，早めに減量する手もあります。さらにリスペリドンに従来型の低力価抗精神病薬（たとえばマレイン酸レボメプロマジン）が併用されている場合，これもオランザピンへのスイッチングが完全に終了してからゆっくりと減量・中止するのが基本ですが，オランザピンはかなりの鎮静作用があると思われるので，もし眠気や倦怠感が大きな問題になる場合には早めに減量することもありえます。

2．オランザピンからのスイッチング

オランザピン投与中に精神症状は改善して有効と思われるのに高血糖が生じて，スイッチングが必要となる場合があります。ここで非定型抗精神病薬を選択する場合にはリスペリドンか塩酸ペロスピロンが候補になります。いずれの薬物でも，より鎮静作用が弱い薬物へのスイッチングになると思われるので，精神症状の動揺や多動化，自殺衝動の出現などに注意する必要があります。特にオランザピンをかなりの投与量使用して治療抵抗性陽性症状をコントロールしていた場合には十分

な慎重さが必要です。高血糖自体ももちろん問題ですが，精神症状の悪化も大きな問題になりえます。ですからスイッチングをあせってはいけません。鎮静作用のあるフェノチアジン系抗精神病薬を一過性に併用することやオランザピンの減量をゆっくり行うということが必要となってきます。場合によったらフルフェナジンなどの従来型抗精神病薬へのスイッチングの方が無難な場合もあるでしょう。

　オランザピンで投与量をかなり減量してもなおかつ錐体外路症状が問題になる場合があります。このような症例はフマル酸クエチアピンのもっともよい適応になります。このような症例ではフマル酸クエチアピンへのスイッチングによっても精神症状が動揺するリスクは低いように思われます。

文　　献

1) 藤井康男, Gerstenberg, G.：前治療薬からオランザピンへの切り替え試験―8週間までの中間解析結果. 臨床精神薬理, 6：1195-1218, 2003.
2) Weiden, P. J., Scheifler, P. L., Diamond, R. J., et al.：Breakthroughs in Antipsychotic Medications. A guide for consumers, families, and clinicians. W. W. Norton & Company, New York, 1999.（藤井康男, 大野裕訳：新薬で変わる統合失調症治療　本人・家族・専門家のためのガイドブック. ライフ・サイエンス, 東京, 2001)

Q18 スイッチング時に予想される問題と対処法は？

答える人 内田 裕之

（慶應義塾大学医学部精神神経科学教室）

A これまで処方されていた抗精神病薬をオランザピンに変更する際，いくつかの問題が生じる場合があります。これは大きく分けて前薬の減量・中止にともなうものと，オランザピン導入によるものに分けられます（表1，2）。

前薬の減量による影響として，第1に離脱症状が出現する可能性があります。表1に示したとおり，抗コリン性離脱症状や反跳性アカシジアは不安・焦燥感などが前景となる場合があります。よって原病の悪化と間違えないように，綿密な精神症状の観察が肝要です。第2に統合失調症の精神症状が悪化する場合があります。これはオランザピンが奏効せず，有効であった前薬が減量されたことによる場合と，オランザピンへの変薬にともない一過性にドーパミン受容体の遮断が減少した，などの理由が考えられます。しかし臨床的にはその鑑別は困難です。変薬により原病の症状が悪化した場合，速やかに元の処方に戻すことにより精神症状は改善するとの報告もありますが，確立された対処法は今のところありません。

オランザピンの導入にともなう影響として，第1に副作用の出現が挙げられます。前薬にオランザピンを上乗せした場合，ドーパミン受容体の遮断が強くなり，それにともなう錐体外路症状が出現することがあります。この場合は前薬の減量を慎重に進め，それでも改善が見られない場合はオランザピンの減量，または抗パーキンソン病薬の追加投与を考慮します。またオランザピンを飲み始めてから比較的早期に，食欲が異常に亢進する場合があります。オランザピンと食欲亢進との関係はまだ不明な点が多いですが，服薬初期に糖尿病性ケトアシドーシスによって死亡した例も報告されています。ただし死亡例・重症例はペットボトル症候群との関連も指摘されており，食事指導や運動療法は不可欠と考えられます。

変薬によりオランザピンがその効果を十分に発揮し，病状が改善することによって自分の置かれている環境での把握が正しく進む，いわゆる「目ざめ現象」が起きる場合があります。目ざめ現象により現状を正しく把握してしまったがために，不安や焦燥感が強まる方も少なくありません。ストレス対処法の指導や精神療法をふくめた，非薬理学的な介入が肝要でしょう。

上記のいずれの副作用もほとんどのものが一過性であり，患者さんに無用な心配をしていただかないために，その旨を十分に説明することが必要です。十分な説明は，その後のコンプライアンスを向上するためにもきわめて重要です。

最後に，スイッチングにともなう薬理学的な問題点ではありませんが，オランザピンを処方された患者さんが薬局で薬を購入する際，値段が高くて驚かれることがあります。あらかじめ値段の説明をすることはもちろんのこと，通院費公費負担の申請を薦めることも長期的に見た場合大切でしょう。

表1　前薬の減量・中止による影響

		症　状	対　処　法
離脱症状	抗コリン性離脱	嘔気，嘔吐，下痢，不眠，発汗，不安感，焦燥感	抗コリン性抗パーキンソン病薬，ベンゾジアゼピン
	反跳性アカシジア	着座不能，静坐不能，下肢を中心とするムズムズ感，不安感，焦燥感	β受容体遮断薬，ベンゾジアゼピン
	離脱性ジスキネジア	口・顎・舌を中心とする不随意運動	多くの場合一過性で数ヵ月で消失する
統合失調症の悪化		幻覚，妄想，不安感，興奮，抑うつ等	元の処方に戻す，オランザピンの効果が見られるまでベンゾジアゼピン等を一時的に併用しながら待つ，オランザピンの増量

表2　オランザピンの導入による影響

	症　状	対　処　法
オランザピンの副作用	錐体外路症状の悪化	前薬剤の減量速度を早める，オランザピンの減量，抗パーキンソン病薬，他の非定型抗精神病薬への変更
	食欲の異常な亢進	食事指導，運動療法
目ざめ現象	日常生活機能の改善，認知機能障害の改善，正しい状況認識	長期的視野に立った心理社会的介入

Q19 推薦されている併用療法はありますか？

答える人 内田 裕之
（慶應義塾大学医学部精神神経科学教室）

A オランザピンを含めて抗精神病薬は原則的には単剤で使用することが望ましく，推薦されている併用療法は特にありません。特にオランザピンを含む非定型抗精神病薬は単剤においてこそ，少ない副作用，コンプライアンスの向上，認知機能の改善といった，その利点を十分に活かすことができます。しかし，実際には臨床の場面において抗精神病薬の単剤治療で行き詰まり，他剤を併用する場合も少なくありません。たとえば，興奮・不安が著明な場合にベンゾジアゼピンや気分安定薬を，精神病後抑うつには抗うつ薬を，強迫症状が著明な場合にSSRIを，といった使用法です。オランザピンを使用する際に，このような使用法を特に変更するべきである，という報告はありません。つまり，やむを得ず併用をする場合は，これまでの方法を踏襲すればよいと考えられます。

今回1つの併用療法の例をあげたいと思います。

今まで非定型抗精神病薬は，比較的ゆっくりとした初期の漸増が必要なことと，筋注がなく，経口は，非経口投与での同じ用量より吸収率が遅く血中濃度が低いため，救急でのファーストライン治療として考慮されていませんでした。

そこでKinonら[1]は，新規入院の統合失調症患者の急性期激越治療における経口オランザピン単独と必要に応じたロラゼパムとの併用による急速増量法の有効性を検討しました。対象は，統合失調症，分裂病様障害および分裂感情障害と診断された急性期激越入院患者100例で，オランザピン群（n＝52）とハロペリドール群（n＝48）に無作為に割り付け，3週間にわたりプロスペクティブに二重盲検試験を実施しました。オランザピンは，経口で初日10 mg，2日目15 mg，3日目までに必要に応じ20 mgまで増量し，最初の7日目までに4時間ごとに1日最大12 mg*までロラゼパムの投与を可能としました。その後，投与回数と1日用量は次第に減らし，18〜21日までに全患者のロラゼパムを中止しました。その結果，PANSS激越スコアは両群とも有意に改善（p＜0.001）しましたが両群間に差はなく，ハロペリドールと同等の有効性が認められました。なお，ロラゼパムの1日平均併用量はオランザピン群で2.6 mg，ハロペリドール群で2.9 mgでした。57例が試験を完了し，完了率はオランザピン群67.3％，ハロペリドール群45.8％で，オランザピン群のほうが有意に多く（p＝0.043），脱落までの平均日数もオランザピン群のほうが有意に長く認められました（OL 2＝17.69日 vs HAL＝14.21日，p＝0.016）。安全性に関しては，ハロペリドール群でジストニア，過緊張，垂涎増加が多くみられ（p＝0.05），オランザピン群で傾眠（17.3％），不安（11.5），頭痛（11.5％）などが見受けられました。この研究から経口ロラゼパムとオランザピンの併用はこれまで海外で標準的な治療であった経口ロラゼパムとハロペリドールの併用と同等以上の効果を有することが判明し，統合失調症の急性期激越に対する治療の一法となり得ることが考えられます。

しかし，前述したように，オランザピンは原則

として単独で投与する薬剤です。オランザピンの単独投与が困難であり，他剤の併用が必要であると判断する前に，オランザピンの用量が適切か否か，他の抗精神病薬への変更が必要か否か，を必ず評価すべきです。その結果，他剤の併用が必要な場合やむを得ないと考えられますが，オランザピンに特に推奨されている併用療法はありません。

＊ロラザパムのわが国における承認用量は「通常成人1日1～3 mgを2～3回に分けて経口投与」です。

注）本邦で承認されたオランザピンの効能・効果は，統合失調症です。

注）本邦で承認されたハロペリドールの効能・効果は統合失調症と躁病です。

文　献

1) Kinon, B. J. : Efficacy of Accelerated Dose Titration of Olanzapine with Adjunctive Lorazepam to Trcat Acute Agltation in Schizophrenia.New clinical Drug Evaluation Unit Program (NCDEU) Pheonix, May, 2001.

OLANZAPINE Q&A

Q20 オランザピンは統合失調症以外にも使えますか？

答える人 冨田真幸

（大泉病院）

A まず原則を述べると，現在わが国ではオランザピンの統合失調症以外への適用は承認されていないので，現段階では統合失調症以外の患者にオランザピンを処方することはできません。しかし海外を中心に気分障害（躁状態，妄想性うつ病など），痴呆の随伴症状（せん妄，興奮，妄想など），強迫性障害，人格障害，PTSD，さらには自閉症や神経性食思不振症に到るまで様々な疾病に対する効果が数多く報告されています。特に急性期の躁状態に対する効果はエビデンスが蓄積し，2000年3月には米国においてFDA（Food and Drug Administration）に承認されているので，今後わが国でも承認される可能性があるでしょう。ここでは躁状態に対する効果を中心に文献を紹介したいと思います。

1．躁状態

Tohenら[5)]はプラセボを対照とした2つの二重盲検試験において，双極性障害の躁状態または混合状態（DSM-IV）と診断された患者に対するオランザピンの急性期（3〜4週）の効果を示しています。紙面の都合で新しいほうだけ紹介すると，オランザピン（平均16.4 mg/日）投与群55例とプラセボ投与群60例の比較で，Young-Mania Rating Scale（Y-MRS）のスコアの改善度および治療反応率がオランザピン群で有意に優っており，錐体外路症状の出現率にも差がなかったと述べています。ただし体重増加と眠気はオランザピン群で有意に多かったようです。また同じグループの報告[6)]で，2週間以上の炭酸リチウムもしくはバルプロ酸の投与で十分な効果のなかった344例の双極性障害の躁状態または混合状態の患者を対象とし，併用薬としてオランザピンとプラセボを割り付け，その効果を比較しています。結果はオランザピン併用群のほうがY-MRSの改善度，治療反応率，Hamilton depression rating scale（HAM-D）の改善度のいずれにおいても有意に優っていたとしています。ここでも錐体外路症状については差がなかったものの，体重増加，口渇，眠気などはオランザピン群で有意に多いという結果でした。このグループからは他にもオランザピンとバルプロ酸の急性期の躁状態に対する効果や，寛解の維持に関する二重盲検比較試験の報告が2つあり，いずれもオランザピン群が効果では有意に優るが体重増加などは多いという結果でした。これらの報告はいずれもオランザピンを製造・販売している企業の研究室からの報告ですが，他のグループによる同様の研究においてはバルプロ酸とオランザピンの急性期の躁状態に対する効果は有意差がなく，副作用やコストの面からはむしろバルプロ酸のほうが使いやすいという報告[2,8)]もあります。

Berkら[1)]の二重盲検試験では，オランザピン10 mg/日と炭酸リチウム400 mg/日の急性の躁状態に対する効果を比較検討していますが，Brief Psychiatric Rating Scale（BPRS），Mania Scale，Clinical Global Impression-Improvementのいずれの改善度にも差がなかったものの，4週目のClinical Global Impression-Severityの改善度でオランザピンが有意に優っていた他，錐体外路症状の出現率には差がなく，少なくともオランザピンは炭酸リチウムと同等以上の効果があるとしています。

これまでの結論としては，オランザピンは急性期の躁状態に気分安定薬との併用あるいは単剤で

の効果が期待されますが，体重増加や眠気などの副作用が比較的多いことや，長期にわたる維持療法に関するエビデンスが少ないことなどが難点のようです。しかしながら従来型抗精神病薬に比して錐体外路症状は少ないと考えられ，躁状態の治療の有効な選択肢になり得るものと思われます。

2．難治性うつ病，妄想性うつ病

難治性あるいは妄想性うつ病に対する抗精神病薬の投与は以前から行われてきましたが，近年になって非定型抗精神病薬単独での抗うつ効果や，SSRIとの併用による効果が報告され始めています。Sheltonら[3]はフルオキセチン*（SSRI）に反応しなかったうつ病患者28名をオランザピン（平均12.5 mg/日）＋プラセボ，フルオキセチン（平均52.0 mg/日）＋プラセボ，オランザピン（平均13.5 mg/日）＋フルオキセチンの3群に無作為に割り付けて二重盲検比較試験を行い，併用群での改善度が有意に優っていたとし，この組み合わせが難治性うつ病に有効である可能性を示唆しています。

3．強迫性障害

オランザピンが強迫性障害に有効であるということをはっきりと示すデータは，今のところ存在しません[7]。10～20症例前後を対象としたオープン試験がいくつかあり，それらではSSRIで十分に効果のなかった強迫性障害の症例に対して，オランザピンを併用することで強迫症状が改善を示したと報告されています。一方で統合失調症の患者においてオランザピン投与によってむしろ強迫症状が出現した，あるいは悪化したという報告も見られます。難治性の強迫性障害にSSRIとオランザピンの併用維持が有効である可能性は十分にあると考えられますが，今後のさらなる研究を待たねばならないでしょう。

4．痴呆の随伴症状

Streetら[4]は206人のアルツハイマー病患者を対象として，精神病症状や行動異常に対するオランザピンの効果を二重盲検試験で検討しています。プラセボとオランザピン5 mg/日，10 mg/日，15 mg/日の4群に分けて比較し，6週後にオランザピン5 mg/日および10 mg/日の群でプラセボに比して有意に焦燥，攻撃性，幻覚，妄想が改善したと述べています。副作用では眠気と歩行異常がオランザピン投与群では有意に多くなっていましたが，認知機能障害や錐体外路症状などはプラセボと差がありませんでした。15 mg/日の群ではプラセボとの間で有意差がないことから，5～10 mgといった低用量のオランザピンはアルツハイマー病の焦燥・興奮，精神病症状に効果がある，と結論づけています。

注）オランザピンの本邦での承認は統合失調症だけです。
＊フルオキセチンは本邦未承認です。

文　献

1) Berk, M., Ichim, L. and Brook, S. : Olanzapine compared to lithium in mania : a double-blind randomized controlled trial. Int. Clin. Psychopharmacol.,14 : 339-343, 1999.
2) Revicki, D. A., Paramore, L. C., Sommerville, K. W. et al. : Divalproex sodium versus olanzapine in the treatment of acute mania in bipolar disorder : health-related quality of life and medical cost outcomes. J. Clin. Psychiatry, 64 : 288-294, 2003.
3) Shelton, R. C., Tollefson, G. D., Tohen, M. et al. : A novel augmentation strategy for treating resistant major depression. Am. J. Psychiatry, 158 : 131-134, 2001.
4) Street, J. S., Clark, W. S., Gannon, K. S. et al. : Olanzapine treatment of psychotic and behavioral symptoms in patients with Alzheimer disease in nursing care facilities : a double-blind, randomized placebo-controlled trial. Arch. Gen. Psychiatry, 57 : 968-976, 2000.
5) Tohen, M., Jacobs, T. G., Grundy, S. L. et al. : Efficacy of olanzapine in acute bipolar mania : a double-blind, placebo-controlled study. Arch. Gen. Psychiatry, 57 : 841-849, 2000.
6) Tohen, M., Chengappa, K. N., Suppes, T. et al. : Efficacy of olamzapine in combination with valproate or lithium in the treatment of mania in patients partially nonresponsive to valproate or lithium monotherapy. Arch. Gen. Psychiatry, 59 : 62-69, 2002.
7) 吉村玲児，中村純：海外におけるolanzapineの臨床成績―精神分裂病以外への適用―．臨床精神薬理，4：939-944, 2001.
8) Zajecka, J. M., Weisler, R., Sachs, G., et al. : A comparison of the efficacy, safety, and tolerability of divalproex sodium and olanzapine in the treatment of bipolar disorder. J. Clin. Psychiatry, 63 : 1148-1155, 2002.

Q21 統合失調症のうつに対するオランザピンの効果は？

答える人　冨田真幸

（大泉病院）

A 統合失調症の患者にうつが合併する率には25～60％と諸説がありますが，一般人口よりもはるかに高い確率で罹患することは確かです。うつが合併した場合，quality of life (QOL) を下げるばかりか，再発・再入院の頻度，さらには自殺の危険性も高まるといわれています[3,4]。

統合失調症の患者の「抑うつ状態」を治療するに当たっては，まずその鑑別診断が重要といわれています。Siris[3]は①身体・器質的要因（悪性腫瘍などの身体疾患やβ-blockerなどの薬剤誘発性のもの），②陰性症状，③神経遮断薬による気分不快（主にD_2遮断作用によるといわれる），④神経遮断薬によるアキネジア，⑤神経遮断薬によるアカシジア，⑥（病状に対する）失望やストレスに対する反応，⑦精神病後抑うつ，⑧再発の予兆，⑨分裂感情障害，などに分けて論じています。またオランザピンをふくめた非定型抗精神病薬で治療されている患者は従来型抗精神病薬で治療されている患者と比較して，錐体外路症状が少ないため上記の④および⑤が軽減され，また広範な受容体プロフィールを持つために従来型抗精神病薬に比してD_2受容体遮断作用への依存度が小さくなって③が回避され，そして陰性症状に対する治療効果が優れているために②も軽減され，さらにはQOLが改善するといわれているため⑥も少なく，治療抵抗性患者への有効性や，おもに副作用が少ないことに起因する服薬コンプライアンスの上昇によって⑧の再発も少なくなる，と述べています。オランザピンをふくめた非定型抗精神病薬は，こういったいわば副次的な作用によっても統合失調症のうつ状態を改善する効果が考えられます。

次に抑うつ症状自体に対する効果を見てみましょう。Tollefsonら[5]は1,996例の統合失調症患者を対象として，オランザピン（1,336例，平均13±15 mg/日）とハロペリドール（660例，平均12±10 mg/日）の抑うつ症状に対する効果について，二重盲検比較試験を行っています。Montgomery-Åsberg Depression Rating Scale (MADRS) で評価し，全体の53％に中等度以上（16点以上）の抑うつ症状を認めましたが，オランザピン投与群ではハロペリドール投与群よりも有意に改善度，反応率が優っているという結果でした。この差についてオランザピンの広範な受容体親和性が関係しているのではないかと考察しています。この研究のなかでパス解析を行ったところ，オランザピンの抗うつ効果のうち，陰性症状の改善による効果が21％，錐体外路症状の軽減による効果が13％，陽性症状の改善による効果が9％であるのに対し，気分に対する直接の効果が全体の57％と大部分を占めており，ハロペリドールとの間で有意差があったものはこの気分に対する直接効果だけだったとしています。このことからもオランザピンの抗うつ効果は副作用の軽減などによる間接的な効果だけではなく，むしろ直接の抗うつ効果が大きいことが推測されます。

他の非定型抗精神病薬との比較では，リスペリドンとの間での比較試験がいくつかあります。Tollefsonら[6]は統合失調症患者の抑うつ症状に

ついてオランザピン（平均17.2±3.6 mg/日）とリスペリドン（平均7.2±2.7 mg/日）の二重盲検比較試験を行い，PANSSの抑うつクラスターにおける改善率と改善度のいずれにおいてもオランザピン投与群のほうが有意に優っていたとしています。一方でConleyら[1]が行った同様の二重盲検比較試験では，オランザピン（平均12.4±4.6 mg/日）とリスペリドン（平均4.8±1.2 mg/日）を比較して，不安・抑うつ症状の改善がリスペリドン投与群で有意に優っていたとしています。林田[2]が指摘しているように，これらの研究はいずれも当該企業の研究室からの報告であったり，またサポートを受けているという事情もあり，どちらが優れているということは現在までのところ一概にはいえません。

　これまでは統合失調症患者の抑うつに対して抗うつ薬や抗不安薬，あるいは炭酸リチウムなどの気分安定薬を追加投与することでの対処がおもに行われてきました。しかしながら，抗うつ薬は急性期の精神病症状が寛解後のうつには効果があるとされていますが，十分に精神病症状がコントロールされていない場合には，むしろそれを悪化させることもあるといわれています。抗不安薬についてもむしろ衝動性を高めてしまう恐れもあります。いずれにしても抗精神病薬を内服しているうえにさらにこれらの薬剤を追加投与することは，副作用の増強や薬物相互作用の問題，また広い意味での単剤化の観点から見てもけっして好ましくはありません。この点でオランザピンをふくめた非定型抗精神病薬の単剤による治療は，統合失調症患者の抑うつに対して今後第1選択として考えられるべきものと思われます。しかしオランザピンの抗うつ効果が最大限に得られるのはあくまでも単剤使用の場合であり，たとえば従来型抗精神病薬を投与中の統合失調症患者の抑うつに対してオランザピンを追加投与すればいい，ということではけっしてありません。長期にわたって従来型抗精神病薬で安定しているケースなどでは切り替え時の病状悪化のリスクもありますし，適用に当たっては慎重に鑑別診断を行ったうえで検討すべきと思われます。

注）本邦で承認されたオランザピンの効能・効果は統合失調症です。

文　献

1) Conley, R. R. and Mahmoud, R. : A randomized double-blind study of risperidone and olanzapine in the treatment of schizophrenia or schizoaffective disorder. Am. J. Psychiatry, 158：765-774, 2001.
2) 林田雅希：精神分裂病患者の不安/抑うつの薬物療法―新規抗精神病薬，抗不安薬，抗うつ薬―．臨床精神薬理，5：305-311, 2002.
3) Keck, P. E., Strakowski, S. M., McElroy, S. L. : The efficacy of atypical antipsychotics in the treatment of depressive symptoms, hostility, and suicidality in patients with schizophrenia. J. Clin. Psychiatry 61 (suppl 3)：4-9, 2000.
4) Siris, S. : Depression in schizophrenia : perspective in the era of "atypical" antipsychotic agents. Am. J. Psychiatry, 157：1379-1389, 2000.
5) Tollefson, G. D., Sanger, T. M., Lu, Y. et al. : Depressive signs and symptoms in schizophrenia : a prospective blinded trial of olanzapine and haloperidol. Arch. Gen. Psychiatry, 55：250-258, 1998.
6) Tollefson, G. D., Anderson, S. W. and Tran, P. V. : The course of depressive symptoms in predicting relapse in schizophrenia : A double-blind, randomized comparison of olanzapine and risperidone. Biol. Psychiatry, 46：365-373, 1999.

Q22 どんな副作用がありますか？

答える人 篠田淳子

(昭和大学医学部精神医学教室)

A オランザピンを服用している60〜70%の患者に，副作用が認められています (表1)。もっとも問題となるのは，体重の増加や，眠気，倦怠感です。治療初期に，めまい，傾眠，注意・集中力の低下を起こすことがあり注意が必要ですが，大部分は数週間以内で軽快を認めます。

1．精神神経系障害

不眠，眠気，不安・焦燥，興奮，易刺激性等が認められています。

傾眠の発現頻度は，オランザピンの用量とともに上昇を認めます。投与開始時や，増量時に問題となりやすいですが，時間の経過とともに軽快する傾向が認められます。精神運動機能，記憶に一過性作用を及ぼすことも示されています。

2．錐体外路系障害

錐体外路症状の出現は，従来の定型抗精神病薬と比較して低頻度です。おもにアカシジアや，振戦が問題となります。高度な脳内作用部位選択性を有していることが，錐体外路系障害を発現しにくい理由として考えられています。

遅発性ジスキネジアは，長期間の投与後に出現する障害で，0.5〜2%前後の出現率です。不随意運動が，主として口周囲部に認められ，投与の中止後にも持続することがあります。

3．プロラクチン上昇

プロラクチンの上昇は14.5%の頻度で出現が認められています。リスペリドン＞ハロペリドール＞オランザピンの順で，従来より低頻度です。漏斗下垂体ドーパミン神経路のドーパミン D_2 受容体遮断が関与していると考えられます。高プロラクチン血症により，月経障害や乳汁漏出が引き起こされることがあるので，女性に投与する場合には，注意が必要となります。

4．抗コリン系および循環器系副作用

口内の乾燥が認められていますが，問題となる抗コリン作用はわずかです。発現頻度は，ハロペリドールよりも低く，リスペリドンと同程度です。投与量に依存的に，頻度の増加が認められています。

αアドレナリン受容体拮抗作用に関連する副作用である，起立性低血圧や，頻脈が認められ，バイタルサインにおいては，立位拡張期圧の低下が認められています。QT延長は認められていますが，致死的となる不整脈や，QT延長は報告されていません。

5．体重増加

オランザピンの投与により体重増加が認められる場合，ほとんどは投与開始から40週間以内に変化が認められます。精神症状に改善が認められて，食生活や生活が改善することにより体重増加が生じることも一因と考えられ，低体重，若年がリスクとなります。食欲増進と，体重増加に注意する必要があります。最初の6週間以内に急激な体重増加が生じた場合には，投与開始から6ヵ月

表1　オランザピンの主な副作用[1,3]

精神神経系	不眠，傾眠，頭重，めまい，ふらつき，抑うつ状態，立ちくらみ
錐体外路症状	アカシジア，振戦，筋強剛，流涎，ジストニア，ジスキネジア，ブラジキネジア
循環器	血圧低下，動悸，頻脈
消化器	便秘，口渇，食欲亢進，食欲不振，吐気，胃部不快
内分泌	プロラクチン上昇，月経異常，無月経
肝臓	GOT，GPT，γ-GTP上昇，Al-P上昇，LDH上昇
代謝異常	トリグリセリド上昇，コレステロール上昇，高血糖
その他	体重増加，倦怠感，CPK上昇，脱力感，発熱，体重減少，グロブリン上昇

間は体重増加が続くことがあり，対応が必要となります。体重の増加は，糖尿病や高脂血症などの生活習慣病のリスクとなる可能性があり，今後，肥満や，高脂血症と関連する長期リスクの検討も必要と考えられます。体重増加が認められた場合には，適切な運動，ダイエットを指導する必要があります。

6．高血糖

重大な副作用と考えられるものに，高血糖，糖尿病性ケトアシドーシス，糖尿病性昏睡があり，致命的な経過となるケースが報告されています。糖尿病の患者，既往のある患者には投与が禁忌です。家族歴を有する場合には，慎重な投与が必要です。新規出現のリスクについてはまだはっきりとしませんが，宮地ら[2]によると，新規の出現は4.6％であり，全例に過食，清涼飲料水多飲のいずれかが認められたと報告されています。このためソフトドリンクの大量摂取や，過食の傾向がある場合は注意が必要です。特に投与初期の半年間は，定期的な血液検査，尿検査が必要となります。体重増加を認めない場合にも，高血糖をきたすことがあります。

7．臨床検査値の異常

投与の初期に一過性にGOT，GPTの上昇を認めることがあります。ほとんどの場合には，臨床的に問題となることなく経過します。また，トリグリセリド，CPK，LDHの上昇が認められています。アルブミン低値，無機リン低値，カルシウム低値，好酸球増多，ヘモグロビン低下等が出現することがあります[2]。

体重増加，傾眠，一過性の肝酵素上昇が主な副作用であり，従来の薬剤よりも，EPS，TD，高プロラクチン血症の発現率は低く，総じて男性，女性を問わず，安全性の高い薬剤と考えられます。オランザピンにおいても，好中球減少症の報告例がありますが，大半は投与1ヵ月以内の発症であり，投与中止後に速やかな改善が認められています。クロザピン*で問題となる顆粒球減少の発現率は，オランザピンではより低率と考えられています。悪性症候群については，一定の見解は現在のところ得られていませんが，定型薬よりも発症頻度は低く，軽症となることが予測されています。錐体外路症状や，遅発性ジスキネジアは，患者のQOLを低下させ，服薬コンプライアンスを妨げる要因となりますが，これらの出現率が低いことは，服薬の継続に有益と考えられます。

＊クロザピンは本邦未承認です。

文　献

1) Beasley, C.M. Jr., Grundy, S. L., Gunnon, K. S. et al. : Overview of the safety of olanzapine（石郷岡純訳：オランザピンの安全性に関する概要. In : Olanzapine (Zyprxa®) : A novel antipsychotic（村崎光邦監修），Section V，オランザピンの臨床研究―精神分裂病）所収，pp.351-375, Lippincott, Williams & Wilkins Health Care, 日本語版，MIT，東京，2001.

2) 宮地伸吾，三澤史斉，藤井康男他：Olanzapine投与例における高血糖新規出現頻度の検討．臨床精神薬理，6：453-465，2003.

3) 日本イーライリリー社：国内臨床試験及び国内市販後における報告，社内資料．

OLANZAPINE Q&A

Q23 糖尿病の人に使えないわけはなんですか？

答える人　岩崎弘子

（山梨県立北病院）

A 統合失調症そのものが，耐糖能障害やインスリン抵抗性を招きやすいという知見はクロルプロマジンが導入される1950年以前にすでに報告されています[1,2]。活動量の少ない生活スタイルや食生活がそれらに与える影響も否定できません[2]。さらに，抗精神病薬による影響も重なるため，統合失調症の患者における糖尿病の問題には多くの因子が複雑に絡んでいます。効果的な薬物が利用可能な現時点では，患者に薬物を投与しないで研究を行うことは困難なため，薬物の影響を排除して，純粋に統合失調症という病態が糖代謝に与える影響を研究することは現実には大変難しいのです。

クロルプロマジンに代表されるフェノチアジン系薬物の使用に関連した耐糖能障害は1950～60年代に報告されるようになりました。既存の糖尿病が悪化したり，2型糖尿病が新たに発症したり，糖尿病の有病率が増加したとの報告がありました。しかしながら，1970～80年代には治療の主体が耐糖能異常を来しにくいと推測されるハロペリドールに移り，抗精神病薬に関連した糖調節障害の問題にはあまり関心が払われなくなりました[1,2]。

1980年後半より欧米最初の非定型抗精神病薬であるクロザピン*が欧米で本格的に臨床導入され，その後，オランザピン，フマル酸クエチアピンなどが臨床で用いられるようになると，これらの新規抗精神病薬に関連した耐糖能異常に再び関心が寄せられ，レトロスペクティブな疫学調査や非定型抗精神病薬投与中に発生した有害事象に関する症例が欧米の主要雑誌に次々に報告されるようになりました。クロザピン，オランザピン，フマル酸クエチアピンを投与中の患者の糖尿病の有病率が上昇するという報告[6]や，オランザピン投与に伴う高血糖の7割は投与開始6ヵ月以内に生じ，新規糖尿病発症例の平均年齢は40歳前後で先進国における2型糖尿病患者の年齢別有病率と比較すると低い年齢層に分布しているとの報告があります[3]。また問題となる非定型抗精神病薬をいったん中止すると糖代謝が改善し，薬物を再開すると再び悪化することが述べられており，特定の患者では糖代謝への影響が可逆的で再現性があることも示唆されています。そして，オランザピンとクロザピンでは，他の抗精神病薬に比べ体重増加や脂質代謝異常が生じやすく，これが高血糖を誘発する可能性も示唆されています[2,3]。しかしながら，体重増加を伴わない高血糖症例も存在しており，問題は単純ではありません。ちなみに，山梨県立北病院でオランザピンを投与された109例の統合失調症患者を対象に新規の高血糖出現頻度を調査したところ，新たに高血糖の出現を認めたのは5例で，全体の4.9％を占めており，必ずしも肥満に続発するものではありませんでした[4]。

日本では，2002年にオランザピン投与中に著明な高血糖を認め糖尿病性昏睡を来して死亡した統合失調症患者2例が報告され，続いてフマル酸クエチアピンに関して同様の死亡例が1例報告されました。これらの有害事象を契機として，同年4月糖尿病患者および糖尿病の既往歴のある患者

へのオランザピンの投与は禁忌となり，フマル酸クエチアピンについても同年11月に同様の措置がとられました（このようにオランザピンとフマル酸クエチアピンを糖尿病の患者には禁忌であるとした規制は2003年4月の時点では欧米にはありません）。日本での死亡例はいずれも，ソフトドリンクの多飲歴のある，比較的若年（20～30歳代）の男性で外来通院患者という特徴を有していました[1]。統合失調症患者で一部の非定型抗精神病薬投与と「ペットボトル症候群」と呼ばれるソフトドリンクの多飲によるケトーシスの問題が重なり合うと深刻な事態を招く可能性があると思われます[1,5]。そのような症例では高血糖によって血漿浸透圧が上昇し，さらなる飲水欲求が生じて，それがさらなる高血糖を引き起こすという，悪循環サイクルが成立するからです。横紋筋融解症や悪性症候群を併発するとさらに重症化する場合もあります。また，精神障害のある患者では高血糖昏睡の初期症状が出現してから治療が開始されるまでに時間がかかるため，予後がさらに悪くなる可能性があります。

　非定型抗精神病薬が導入される以前には，精神症状に対する薬物治療が何よりもまず優先され，その代償として生ずる錐体外路症状などの有害事象はある程度はやむを得ないものと考えられていました。しかしながら，オランザピンをはじめとする非定型抗精神病薬の出現により，有害事象のプロフィールは変化し，耐糖能異常の発現リスクを予測することが非常に重要となってきています。精神症状の改善だけを考えるのでなく，薬物に関連した肥満・糖尿病が招く心血管系の有害事象のリスクについても考慮しなければならなくなりました。空腹時血糖などの検査を行い糖尿病の有無を確認するのはもちろんのこと，患者の耐糖能異常のリスクファクター（糖尿病の家族歴，患者本人の既往，肥満，ソフトドリンクの多飲習慣など）をあらかじめ吟味した上で，薬剤選択を行う必要があるでしょう。治療開始時点で糖尿病と診断されなくても耐糖能異常のリスクファクターのある場合，リスクとベネフィットを慎重に考慮して薬物を選択する必要があるのです。

＊クロザピンは本邦未承認です。

文　献

1）藤井康男：Olanzapine投与中の糖尿病性昏睡に伴う死亡例から我々はなにを学ぶべきか？　臨床精神薬理，5：1093-1113，2002．
2）Haupt, D. H. and Newcomer, J. W. : Hyperglycemia and antipsychotic medications. J. Clin. Psychiatary, 62 [suppl. 27] : 15-26, 2002.
3）Koller, E. A. and Doraiswamy, P. M. : Olanzapine-associated diabetes mellitus. Pharmacotherapy, 22 : 841-852, 2002.
4）宮地伸吾，三澤史斉，藤井康男，他：Olanzapine投与例における高血糖新出現頻度の検討．臨床精神薬理，6：453-465，2003．
5）中根允文：統合失調症患者と糖尿病．臨床精神薬理，6：751-765，2003．
6）Sernyak, M. J., Leslie, D. L., Alarcon, R. D. et al. : Association of diabetes mellitus with use of atypical neuroleptics in the treatment of schizophrenia. Am. J. Psychiatry, 159 : 561-566, 2002.

OLANZAPINE Q&A

Q24 糖尿病についてどのように患者さんに説明すればよいですか？

答える人　岡田　俊

（京都大学医学部精神医学教室）

A　わが国において，オランザピン投与との因果関係を否定できない重篤な高血糖，糖尿病性ケトアシドーシス，糖尿病性昏睡をきたした症例が9例，うち死亡例が2例報告されたことから，2002年4月16日に厚生労働省は緊急安全性情報の通達を指示しました。この通達により，糖尿病の患者さんと糖尿病の既往のある患者さんへの投与が禁忌になるとともに，オランザピン投与中は血糖値の測定等の観察を十分に行い，異常が認められた場合には投与を中止して，インスリン製剤の投与等適切な処置を行うように義務づけられました。さらに，オランザピン投与に際し，患者さんとその家族に対して，耐糖能障害が起り得ることを十分に説明し，服用中に口渇，多飲，多尿，頻尿などの症状が認められた場合には，ただちに服用を中断して医師の診察を受けるよう指導することも義務づけられています。

この緊急安全性情報は，わが国の精神科医の処方行動に大きな変化をもたらしたと思われます[5]。現在では精神科の診療においてもインフォームドコンセントが重視されていますから，処方した薬の効果やその副作用について十分に説明することが多くなりました。しかし，患者さんが強い不安や困惑を呈している場合には，さしあたりの治療を進めるうえで必要となる最小限の説明にとどめ，病状が安定した後に改めて十分な説明を行うというのが一般的であると思われます。とりわけ，被毒妄想が認められたり，治療行為に対し猜疑心を抱きやすい患者さんに対し，十分に安心感を与えながら服薬を促すということは，治療関係を形成する臨床技術と考えられる向きさえありました。しかし，緊急安全性情報が通達されるに及び，投与前に患者さんとその家族に対してインフォームドコンセントを取ることが義務づけられ，契約医療としての治療関係を築くことが要求されることになりました。したがって，急性期症例のように患者の同意が困難であったり，副作用発現時に患者やその家族が危機対応能力に乏しいと考えられる場合，患者さんの通院が不安定であったり，検査を嫌うことから定期的採血が行えない場合には，オランザピンの投与が困難になります。

オランザピンの投与について患者さんとその家族に説明する際には，まず，他の薬剤ではなくオランザピンの投与が適切であると医師が判断する理由を明らかにする必要があります。従来型の抗精神病薬やリスペリドンなどのSDAの投与を行っても効果が不十分であったり，錐体外路性の副作用が強く表れていたり，高プロラクチン血症が患者さんのQOLを低下させている場合には，オランザピンの投与が患者さんに大きなメリットをもたらす可能性があります。そして，オランザピン投与により体重増加，糖尿病を始めとする耐糖能障害，高脂血症などの代謝系の副作用が出現する可能性を説明するとともに，投与後には定期的な採血により耐糖能の追跡が必要になること，その経済的負担についても説明して，オランザピン投与のリスクとベネフィットを明らかにします。また，オランザピンを投与しない場合には，どのような治療の選択があるかを説明したうえで，オ

ランザピン投与についての患者さんとその家族の考えを聞き，オランザピン投与に同意が得られれば本剤の投与を行うことになります．近年の研究を見ますと，オランザピンを投与された患者さんは，投薬を受けていない患者さんに比べて3.1倍[1]，別の研究では5.8倍[2]も糖尿病の有病率が高いと報告されています．また，定型抗精神病薬を投与された患者さんと比べ，糖尿病が11％多く発症すると報告されています[6]．もし，糖尿病の家族歴があったり，オランザピン投与開始時に肥満をともなっている場合には，糖尿病発症の危険性がさらに高まると考えられます．しかし，過去の文献的報告[4]を見ますと，糖尿病の家族歴のない患者さんの発症例も多く，また必ずしも肥満を呈しているわけでも，投与開始後に体重増加が認められるわけでもありません．つまり，投与開始以前にこれらの危険因子がないからといって糖尿病発症の可能性を否定することはできませんし，オランザピン投与中に体重増加がないからといって安心はしていられないということになります．糖尿病発症までの期間は，投与開始の約16週間後に最も多く認められますが，緊急安全性情報に記載された症例のように投与開始15日後の症例もあれば，投与開始後1年以上を経過してからの発症例もあります．二重盲検法を用いて各種の新規抗精神病薬の空腹時血糖の影響を調べた研究[3]では，オランザピン投与開始14週間後には有意な血糖上昇を認めており，オランザピンの服用が比較的早期に耐糖能に影響を及ぼしていることがわかります．糖尿病に気づかないまま放置すれば，緊急安全性情報の症例のように糖尿病性ケトアシドーシスや糖尿病性昏睡で死亡に到ることもあります．糖尿病を早期に発見するには，糖尿病を疑わせる臨床症状の観察に加え，定期的な採血によるモニタリングが必要になるわけです．そして，糖尿病の出現を認めたら，オランザピンの投与を速やかに中止する必要があります．Mirら[4]は，1970年から2000年6月までにオランザピン投与後に耐糖能障害をきたし文献的に報告された15症例を分析しています．そのうち，ケトアシドーシスの出現した5症例では全例でオランザピンの投与が中止され，うち3例は血糖値が正常化していますが，1名は死亡し，1名はフマル酸クエチアピンに切り替え後もインスリン治療を必要としています．また，高血糖をきたした10例のうち，8例はオランザピンの投与が中止されており，そのうち3例は血糖値が正常化していますが，5例はインスリン治療か経口糖尿病薬による治療を必要としました．残りの2例ではオランザピンの投与を中止した後，オランザピンの再投与が試みられていますが，いずれも再び高血糖をきたして投与が中止され，経口糖尿病薬による治療を必要としています．つまり，オランザピンの投与を中止しても耐糖能障害が改善せず経口糖尿病薬やインスリン治療の継続を余儀なくされる症例があるということであり，この点についてもあらかじめ十分な説明を行っておく必要があります．

文　献

1) Gianfrancesco, F. D., Grogg, A. L., Mahmoud, R.A. et al. : Differential effects of risperidone, olanzapine, clozapine, and conventional antipsychotics on type 2 diabetes : findings from a large health plan database. J. Clin. Psychiatry, 63 : 920-930, 2002.
2) Koro, C. E., Fedder, D. O., L'Italien, G. J. et al. : Assessment of independent effect of olanzapine and risperidone on risk of diabetes among patients with schizophrenia : population based nested case-control study. BMJ, 325 : 243-247, 2002.
3) Lindenmayer, J.-P., Czbor, P., Volavka, J. et al. : Changes in glucose and cholesterol levels in patients with schizophrenia treated with typical and atypical antipsychotics. Am. J. Psychiatry, 160 : 290-296, 2003.
4) Mir, S. and Taylor, S. : Atypical antipsychotics and hyperglycaemia. Int. Clin. Psychopharmacol., 16 : 63-74, 2001.
5) 岡田俊：新規抗精神病薬の代謝系副作用—糖尿病と高脂血症—．加藤進昌，上島国利，小山司編：新規抗精神病薬のすべて．先端医学社，東京，印刷中．
6) Sernyak, M. J., Leslie, D. L., Alarcon, R. D. et al. : Association of diabetes mellitus with use of atypical neuroleptics in the treatment of schizophrenia. Am. J. Psychiatry, 159 : 561-566, 2002.

OLANZAPINE Q&A

Q25 糖代謝を測定しながら投与しなければならないのですか？

答える人　古賀　聖名子

（東京慈恵会医科大学精神医学教室）

A 抗精神病薬導入以前より，統合失調症者の耐糖能障害の頻度は，一般成人に比べて高いといわれていました。1945 年には，統合失調症者 102 名への空腹時経口糖負荷試験（OGTT）において，65 名の患者に血糖値の異常な推移が認められることが報告されました[1]。フェノチアジン系薬剤の導入以降は，統合失調症者における糖尿病の増悪および 2 型糖尿病の発症や，糖尿病の有病率が 4.2 ％から 17.2 ％になったことが報告されました[5]。この現象は phenothiazine diabetes といわれ，抗精神病薬が糖代謝に悪影響を与えることが示唆されました。非定型抗精神病薬が導入された後は，さらに急激な高血糖や糖尿病性ケトアシドーシスの出現が報告され，抗精神病薬，特にある種の非定型抗精神病薬が，糖尿病の発症や増悪に大きな影響を与えていることは否定できない，と考えられるようになりました。以上のことより，統合失調症者の治療過程において耐糖能障害の発現を防ぐことは重要であり，糖代謝をいつ測定し，どのように対処すべきかが問題となります。

Koller ら[4]は，1990 年 1 月から 2001 年 12 月までの米国 FDA MedWatch 有害事象報告データベースを用いて，非定型抗精神病薬における耐糖能障害を調査しました。それによると，olanzapine 投与による耐糖能障害の報告件数は 237 件で，このうち 79 ％が新たに糖尿病を発症し，19 ％が増悪，また 34 ％が代謝性アシドーシスあるいはケトーシス，6 ％が高血糖エピソード中の死亡でした。さらに全症例の 73 ％が 6 ヵ月以内に糖尿病を発症し，うち 13 ％が投与後 1 ヵ月以内，43 ％が 3 ヵ月以内の発症でした。

Olanzapine は本邦において 2001 年 6 月に発売されましたが，2002 年 4 月には緊急安全性情報で 2 例の糖尿病性昏睡にともなう死亡例が報告されました。1 例（20 歳台男性）は olanzapine 投与開始 3 ヵ月前の血糖が 137 mg/dL（投与開始時の測定はなし）であったものが，投与 15 日後には 230 mg/dL に，43 日後には 723 mg/dL になり，45 日に心肺停止状態で死亡しました。もう 1 例（30 歳台男性）は，投与開始 15 日後に口渇が生じ（血糖測定はなし），投与 19 日後に糖尿病性高浸透圧性昏睡（血糖 1,655 mg/dL）との診断ののち，死亡しました。

通常，2 型糖尿病の発症には，インスリン抵抗性が出現してから，膵臓の β 細胞の機能不全が生じるまで約 7 年かかるといわれています。しかし，Koller らの報告および本邦での死亡例の経過を考慮すると，olanzapine などの非定型抗精神病薬による耐糖能障害の発現と進行は急激であることがわかります。この原因として，薬剤によりインスリン抵抗性が生じる機序や，薬剤が膵臓の β 細胞の 5-HT$_{1A}$ 受容体を直接阻害し，インスリンの分泌を抑制する機序が考えられています[3]。これは非定型抗精神病薬による耐糖能障害が比較的若年で発症し，かならずしも肥満や体重増加をともなわないこととも関連するといわれています。

糖尿病との診断は，①糖尿病型（空腹時血糖 126 mg/dL 以上，または随時血糖 200 mg/dL

表1　Olanzapine 投与時の血糖検査案

1．投与時に血糖（できるかぎり空腹時）と HbA_{1c} を検査[注1]
2．投与1ヵ月以内に血糖（できるかぎり空腹時）と HbA_{1c} を検査[注1]
3．これで問題なければ，その後1年間は3ヵ月に1回の検査
4．これでも問題がなければ，その後は年2回の検査
5．検査で糖尿病型が認められた場合には，2週間後に空腹時血糖を再検
6．境界型（空腹時血糖 110 mg/dL 以上 126 mg/dL 未満）であった場合も，糖尿病型の場合に準じて経過を観察
7．場合により，血糖自己測定キットを利用

注1）投与時に糖尿病型あるいは境界型であった場合は，2週間以内に再検する。
（文献2より改変）

以上）が別の日に2回以上確認された場合，あるいは②糖尿病型を示した上で，かつヘモグロビン A_{1c}（HbA_{1c}）が 6.5％以上を示すか，または糖尿病の典型的症状（口渇，多飲，多尿，体重減少）が存在する場合なされます。藤井ら[2]の報告を基にして，糖代謝測定に際してのポイントをまとめました。

1）投与開始時：血糖および HbA_{1c} の測定を行う。HbA_{1c} が 6.5％以上であれば，糖尿病を惹起する可能性があり，投与しない。糖尿病型，あるいは境界型（空腹時血糖 110 mg/dL 以上 126 mg/dL 未満）であれば，2週間以内に再検する。

2）投与開始後：投与開始時に糖尿病型，あるいは境界型であった例が，投与2週間後の再検において糖尿病型であった場合は，投与を中止する。また糖尿病の典型的症状が出現した場合は2週間以内に再検する。それ以外は投与開始後1ヵ月以内に再検する。

3）表1[2]に準じ検査を行い，上記の糖尿病の診断基準に合致する場合は投与を中止する。

統合失調症者における糖尿病発症を予防するためには，投与開始早期の糖代謝の異常を発見し，即座に対応することが重要です。そのためには緊急検査の体制を整備し，受診当日に結果がわかるようにすることが大切です。また，血糖が上昇傾向にあるときは，患者や家族に積極的に食事指導，運動指導を行います。さらに高血糖出現時の緊急対応についても検討しておくべきでしょう。

文　献

1) Braceland, F. J. et al. : Delayed action of insulin in schizophrenia. Am. J. Psychiatry, 102：108-110, 1945.
2) 藤井康男：Olanzapine 投与中の糖尿病性昏睡にともなう死亡例から我々はなにを学ぶべきか？臨床精神薬理，5：1093-1113, 2002.
3) Goldstein, L.E. et al.: New-onset diabetes mellitus and diabetic ketoacidosis associated with olanzapine treatment. Psychosomatics, 40：438-443, 1999.
4) Koller, E. A. et al. : Olanzapine-associated diabetes mellitus. Pharmacotherapy, 22：841-852, 2002.
5) Thonnard-Neumann, E. : Phenothiazines and diabetes in hospitalized women. Am. J. Psychiatry, 124：973-982, 1968.

OLANZAPINE Q&A

Q26 血糖が上昇しやすい患者さんはいますか？

答える人 古賀 聖名子

（東京慈恵会医科大学精神医学教室）

A 統合失調症者の糖尿病有病率は、一般成人に比べ高いといわれています。年齢、性別に調整したわが国の調査では、一般成人の糖尿病有病率が5％であったのに対し、統合失調症者では8.8％と有意差を認めました[1]。この原因として、遺伝的素因やライフスタイルによるとする説、抗精神病薬によるとする説などが挙げられていますが、明らかな原因は解明されていません。よって、統合失調症者における糖尿病発症を予防するためには、そのリスクファクターを知り、対応することが重要となります。

2002年4月の緊急安全性情報の後、olanzapine添付文書の禁忌の項に「糖尿病の患者、糖尿病の既往歴のある患者」との記載が追加され、これらの症例への投与は不可となりました。慎重投与の項には「糖尿病の家族歴、高血糖あるいは肥満等の糖尿病の危険因子を有する患者」と、重要な基本的注意においてはリスクファクターに留意を喚起する記載が追加されました。表1には、Lunaら[5]が挙げた非定型抗精神病薬治療における糖尿病発症のリスクが高い患者を示しています。これを参考にして、おもなリスクファクターの検討を行います。

1）耐糖能障害：Olanzapineの海外での臨床試験結果によると、olanzapine投与後高血糖（随時血糖200 mg/dL以上600 mg/dL未満）を示した症例のなかで、高血糖の既往がある患者が44〜49％と、高頻度に認められました。一方、随時血糖600 mg/dL以上の症例ではそれが18％と、低くなっていました[6]。

2）家族歴：統合失調症者の両親では、2型糖尿病の有病率が一般人口の両親の2倍であったという報告がある一方で、むしろ低かったという報告もあります。近年Kollerら[4]の米国FDA MedWatch有害事象報告データベースを用いた調査によると、統合失調症者で糖尿病を発症した症例の46％には家族歴がなかった、とあります。

3）肥満：多くの報告で、糖尿病発症例には肥満や体重増加が認められたとされていますが、糖尿病性ケトアシドーシスなど重篤な症状を呈しても、それらが認められなかった、という報告[2]も散見されます。

4）、5）高血圧症および脂質代謝異常：高血圧症と脂質代謝異常は、肥満とともに糖尿病発症のリスクファクターとなります。これら4疾患は「死の四重奏」や「syndrome X」といわれており、インスリン抵抗性を基盤としてたがいに密接に関連しあっているからです。高血圧症については、抗精神病薬投与中に治療を要する糖尿病になった症例では高血圧症の頻度が高かった、という報告があります。脂質代謝異常については、特に非定型抗精神病薬でその発現頻度が高く、体重増加と関連することが報告されており[7]、脂質代謝異常および体重増加の相加作用で糖尿病発症を促進させる可能性があります。

6）身体活動の不足：抗精神病薬の鎮静作用により活動性が低下し、カロリー消費の低下が起こることが考えられます。

その他：年齢については、いくつかの報告[1]でより高年齢の症例で糖尿病発症のリスクが高い、

表1　糖尿病になるリスクの高い患者

1）耐糖能障害
2）家族歴あり
3）肥満（適正体重より20％以上あるいはBMIが27 kg/m²以上）
4）高血圧症（BP 140/90以上）
5）HDL-コレステロール35 mg/dL以下かつ/または中性脂肪 250 mg/dL以上
6）身体活動の不足
7）妊娠中の糖尿病，あるいは4 kg以上の胎児の出産の既往
8）Polycystic ovary syndrome

（文献5より改変）

とされています。一方，Kollerら[4]の調査ではolanzapine投与中の糖尿病発症の平均年齢は40.7歳と，一般成人の2型糖尿病の発症年齢より低くなっています。性別では，男性症例で糖尿病性ケトアシドーシスなどの重症例が多く報告されています。本邦ではさらに，ソフトドリンク多飲の若年男性症例がめだっています。

添付文書の慎重投与の記載，およびLunaらが示したリスクファクターは重要です。しかし，以上述べたように，高血糖の既往や糖尿病の家族歴がなく，肥満や体重増加が認められない症例や，若年症例においても，糖尿病発症のリスクは決して低くなく，さらに男性では重篤な症状が発生しやすいことに留意する必要があります。また，本邦の統合失調症者では，ソフトドリンクを大量摂取する傾向が多く認められ，本邦における死亡例はソフトドリンクケトーシスを呈していました。よって，治療開始時および開始後にソフトドリンク多飲の有無のチェックを行い，多飲が生じている場合は血糖関連検査を頻回に実施し，かつ積極的な生活指導を行うことが必要と考えられます。

文　献

1）藤澤大介：高血圧・肝疾患・糖尿病などの患者における向精薬投与の注意点を教えて下さい．藤井康男編：精神分裂病の薬物療法100のQ&A, pp.288-290, こころの臨床アラカルト第19巻増刊号，2000.
2）Henderson, D. C. et al. : Clozapine, diabetes mellitus, weight gain, and lipid abnormalities. A five year naturalistic study. Am. J. Psychiatry, 157 : 975-991, 2000.
3）Henderson, D.C.: Atypical antipsychotic-induced diabetes mellitus. How strong is the evidence? CNS drugs, 16 : 77-89, 2002.
4）Koller, E. A. et al. : Olanzapine-associated diabetes mellitus. Pharmacotherapy, 22 : 841-852, 2002.
5）Luna, B. et al.: Drug-induced hyperglycemia. JAMA, 286 : 1945-1948, 2001.
6）日本イーライリリー社公開概要：ジプレキサ錠に関する資料，臨床試験の試験成績に関する項目，pp.509-520.
7）Osser, D.N.: Olanzapine increases weight and triglyceride levels. J. Clin. Psychiatry, 60 : 767-770, 1999.

OLANZAPINE Q&A

Q27 糖尿病の発症機序は？

答える人 岡田 俊

(京都大学医学部精神医学教室)

A 糖尿病は，膵β細胞から分泌されるインスリンの作用不足により起る慢性の高血糖を主徴とする病態であり，インスリン分泌の絶対的不足か，インスリンに対する反応性の低下（インスリン抵抗性）が原因になります。I型糖尿病はインスリンの絶対的不足により起りますし，II型糖尿病は，初期にはインスリン分泌が亢進し，インスリン抵抗性が中心的な病態ですが，徐々にインスリン分泌も低下し，インスリン抵抗性とインスリンの絶対的不足を合併した病態になります。II型糖尿病は，遺伝的素因に加齢，過食，肥満，運動不足，ストレスなどの環境因子が加わって発症する多因子疾患と考えられています。

統合失調症の患者さんには，一般人口に比べて糖尿病が多く発症することが指摘されています。統合失調症の家族にも糖尿病が多いと指摘されていて，統合失調症の患者さんは遺伝的に耐糖能に脆弱性を持っているようです。糖尿病はわが国ではごくありふれた病気でありますし，ましてや統合失調症の患者さんでは頻度が高く，オランザピン投与中に糖尿病が発現したとしても，それが偶然の合併であるのか，オランザピン投与により糖尿病が誘発されたのかを区別することは困難であることが少なくありません。しかし，文献的報告を展望しますと[4,5]，オランザピン投与開始後に出現した糖尿病が投与中止後に改善した症例，オランザピンを再投与すると再び高血糖が出現した症例，オランザピンを投与した若年の統合失調症患者に糖尿病が出現した症例が蓄積されつつあり，オランザピンによる糖尿病の誘発が示唆されています。また，投与開始前に肥満のない患者さんにも糖尿病が発症していること，糖尿病を発症した統合失調症の患者さんの多くに糖尿病の家族歴がないこと，投与開始から糖尿病発症までの期間がおおむね16週間と一致していることは，糖尿病の発症について個体側の要因よりも薬剤誘発性の誘因が大きいことを示しています。

糖尿病誘発の危険性を新規抗精神病薬間で比較したいくつかの研究を見ますと[4,5]，オランザピンを投与されている患者さんでは，クロザピン*やフマル酸クエチアピンを投与された患者さんと同じく，糖尿病の有病率が高くなっていますが，リスペリドンを投与された患者さんでは，有意な差を認めないようです。Newcomerら[3]の糖負荷試験を用いた研究でも同様の結果が得られていますが，各薬剤を投与された患者さんの間ではBMI (body mass index) を一致させていることから，体重や脂肪組織の著明な増加を認めなくてもオランザピン投与群やクロザピン投与群では耐糖能障害を生じる可能性が示唆されています。しかも，インスリン抵抗性を示す HOMA (homeostatic model assessment) の IR 値（空腹時インスリン濃度（μU/mL）×空腹時血糖（mmol/L）/22.5）という指標で比較すると，定型抗精神病薬投与群に比べ，オランザピン投与群，クロザピン投与群では IR 値が有意に高いのですが，リスペリドン投与群では有意な差を認めなかったことから，インスリン抵抗性が新規抗精神病薬により誘発される耐糖能障害の背景にある可能性が示

唆されました。

　では，オランザピンなどの薬剤によりインスリン抵抗性が出現する機序はどのようなものなのでしょうか。もっとも考えやすい理由は，これらの薬剤の持つ H_1 拮抗作用や 5-$HT_{2A/C}$ 拮抗作用のために肥満が生じ，肥満にともなって脂肪組織が増加するためにインスリン抵抗性が出現するというものです。しかし，体重増加をともなわずに糖尿病を発症する症例も少なくないですし，各薬剤の持つ体重増加の危険性と糖尿病発症の危険性のプロフィールは必ずしも一致していませんから，このような機序をもとに一元的に説明することは難しいようです。オランザピンを投与された患者さんでは，BMIにかかわらず，インスリン分泌増加をきたしていることから，インスリン抵抗性は体重増加の結果として出現するのではなく，オランザピンそのものによりインスリン抵抗性が出現すると推論した研究があります。ある研究者は，これらの薬剤によるプロラクチン上昇がインスリン抵抗性を引き起す可能性を指摘していますが，プロラクチン上昇をきたしやすいリスペリドンで糖尿病が誘発される危険性が低いという事実は，この仮説に反します。また，5-HT_{1A} 拮抗作用により膵 β 細胞からのインスリン分泌が低下する可能性も指摘されていますが，オランザピンを投与された患者さんでは多くは高インスリン血症をきたすことが知られており，オランザピンに関連した耐糖能障害のごく一部を説明するにすぎないと考えられます。Dwyer ら[1,2]は，神経分化のモデルとして用いられる PC 12 細胞を用いて，細胞内への糖取り込みをクロザピン，オランザピン，フマル酸クエチアピン，リスペリドンが阻害することを示し，これらの薬剤が糖輸送担体に直接的に作用して糖輸送を妨げるのではないかと想定しています。これまでの文献報告や研究知見を見ますと，クロザピンやクロザピン類似の多様な受容体結合特性を持つオランザピンやフマル酸クエチアピンといった MARTA 系薬剤では糖尿病発症の危険性が高く，リスペリドンなどの SDA ではその危険性が低いと考えられ，薬剤の構造上の特性として糖輸送が妨げられるという仮説は説得力に富みます。しかし，まだ PC 12 細胞といういう *in vitro* の知見ですので，統合失調症の患者さんにおける薬剤誘発性の糖尿病をどの程度説明し得るかは今後の検証が必要であると思われます。

　オランザピンの緊急安全性情報の症例を見ますと，糖尿病の発症直前に清涼飲料水の多飲が観察された症例もあり，急激な清涼飲料水の多飲が糖尿病発症の引き金になった可能性があります。また，バルプロ酸ナトリウム，ブスピロン＊（5-HT_{1A} 受容体の部分作動薬），選択的セロトニン再取り込み阻害薬の併用が糖尿病発現の危険性を高めるというデータもあり，病的多飲や併用薬などの諸要因がオランザピンによる糖尿病発症の危険性を高める理由についても，今後の検討が必要であると思われます。

＊クロザピン，ブスピロンは本邦未承認です。

文　献

1) Dwyer, D. S., Pinkofski, H. B., Liu, Y. et al. : Antipsychotic drugs affect glucose uptake and the expression of glucose transporters in PC12 cells. Prog. Neuro-Psychopharmacol. and Biol. Psychiat., 23：69-80, 1999.
2) Dwyer, D. S., Bradley, R. J., Kablinger, A.S. et al. : Glucose metabolism in relation to schizophrenia and antipsychotic drug treatment. Ann. Clin. Psychiatry, 13：103-113, 2001.
3) Newcomer, J. W., Haupt, D. W., Fucetola, R. et al. : Abnormalities in glucose regulation during antipsychotic treatment of schizophrenia. Arch. Gen. Psychiatry, 59：337-345, 2002.
4) 岡田俊：新規抗精神病薬と耐糖能異常．臨床精神薬理，5：1405-1412, 2002.
5) 岡田俊：新規抗精神病薬の代謝系副作用―糖尿病と高脂血症―．加藤進昌，上島国利，小山司編：新規抗精神病薬のすべて．先端医学社，東京，印刷中．

OLANZAPINE Q&A

Q28 体重増加について患者さんにどのように説明すればよいですか?

答える人 松丸 憲太郎

(昭和大学医学部精神医学教室)

A 非定型抗精神病薬のパイオニアといえるクロザピン*は,治療抵抗性の統合失調症に優れた臨床効果をもたらしますが,当初より顆粒球減少や心毒性などの副作用が報告されてきました。その後,クロザピンに類似した薬理学的作用特性を有し,より副作用が少ないとされるオランザピンに大きな期待が寄せられました。しかし体重増加に関して見れば,クロザピンやオランザピンといった新規非定型抗精神病薬と従来の定型抗精神病薬のどちらにおいても,体重増加は出現します。定型抗精神病薬のなかでは高力価の薬物よりも,低力価の薬物でより体重増加を認めやすいことが以前から知られています。また,新規非定型抗精神病薬のほうが定型抗精神病薬よりも高率に体重増加が出現すると考えられており,実際にわが国における臨床試験での体重増加出現頻度はオランザピンで11.1%,ハロペリドールで2.4%と有意差が認められています。体重増加の程度について,オランザピン投与後12週間で平均して5.4 kgの体重増加を認めたという報告[1]があり,標準用量投与開始後10週間での体重増加の平均値が4.15 kgとメタアナリシスでも示されています。また,投与後1年で75%の患者さんに体重増加が出現し,15%以上の症例で13.5 kg以上の増加を認めたとの報告からも明らかなように,体重増加は看過するわけにいかない有害事象といえます。

オランザピンによる体重増加の機序については諸説ありますが,まず薬理学的特性の観点から見ていきます。定型抗精神病薬の代表的薬剤であるハロペリドールがドーパミン D_2 受容体に高い親和性を示し,SDAの代表的薬剤であるリスペリドンはセロトニン $5-HT_{2A}$ 受容体に親和します。このように1つの受容体に高い親和性を示すのとは対照的に,オランザピンはドーパミン D_1, D_2 各受容体,セロトニン $5-HT_{2A}$, $5-HT_{2C}$, $5-HT_6$ 各受容体,ヒスタミン H_1 受容体,$α_1$ アドレナリン受容体など多くの受容体に結合特性を有しています。この特徴が,オランザピンや類似の特性を示すクロザピンを MARTA (multi-acting receptor-targeted antipsychotic) と称する由縁ですが,なかでも体重増加に関してはヒスタミン H_1 受容体遮断作用とセロトニン $5-HT_{2C}$ 受容体遮断作用が関与していると論じられています。ヒスタミン H_1 受容体とセロトニン $5-HT_{2C}$ 受容体に食欲抑制作用があると考えられているからです。また,ヒスタミン H_1 受容体の遮断による鎮静作用で消費カロリーが低下して体重増加に結びつくとの考えや,セロトニン $5-HT_{2C}$ 受容体ノックアウトマウスに過食が生じたとの報告もあります[2]。

前述したように従来の定型抗精神病薬やSDAにおいても体重増加は認められ,ドーパミン受容体とセロトニン受容体が刺激を受けることで食欲抑制作用を生じます。このため,抗精神病薬がドーパミン受容体やセロトニン受容体に結合して遮断されることで食欲が亢進し,体重増加をきたすと考えられています。他項に譲りますが,インスリン抵抗性の増大やプロラクチン値上昇との関連も示唆されています。MARTAという語句が示

すように，オランザピンの体重増加には様々な受容体遮断作用が影響しています。

一方で精神疾患自体の精神症状や，服薬している患者さんの生活環境も体重増加の誘因になります。統合失調症の患者さんの場合，入院治療など療養環境によっては運動不足になりますし，急性期からの回復後に食欲が戻って体重増加をきたす可能性も考えられます。疾患の性質上，陰性症状主体の病像から自閉的となって運動不足に陥ったり，精神症状としての偏食や清涼飲料水の多飲など，食生活や食行動に偏りが生じた結果，体重増加をきたします。服薬によって精神症状が著明に改善し，急性期後の社会活動性や現実検討能力が保たれている患者さんの体重増加リスクは少ないとの報告も見受けられます。

オランザピンが体重増加に影響を与える予測因子として，薬物治療歴がないこと，若年齢であること，治療初期の BMI（body mass index：体格指数）値が低い（<23 kg/㎡）こと，良好な臨床効果が得られることなどが示唆されています。また，体重の増加量については内服開始後約1年でプラトーに達する傾向があり，クロザピンと違って適切な運動を行うことで元来の体重へ回復可能であることが知られています。しかし，オランザピン内服開始後の急激な体重の増加は，治療者が考える以上に服用する患者さん自身にとっての懸念や不安材料となり得ます。体重増加を理由にコンプライアンスの低下を招くことでの精神疾患の予後の悪化や，さらには体重増加による肥満に起因して高脂血症や耐糖能異常が生じて様々な身体合併症の発症リスクが高まるなど，重大な影響を及ぼしかねません。

本項で述べたとおり個体差はあるものの，オランザピン内服により体重が増加する可能性があります。食欲亢進やそれに基づく体重増加のリスクについては，オランザピン内服により患者さん自身が感じている精神症状の改善効果というベネフィットと合わせてきちんと説明することが治療関係を良好なものとし，結果的に患者さん自身のコンプライアンスを高めるものとなります。必要に応じて最新の知見を交えた説明を行うなど，患者さん自身がオランザピンを内服することでのベネフィットを認識することができ，万が一体重増加が生じたとしても，それに患者さん自身が対処できるよう治療者が気を配り，心理社会的な介入を心がけていくことが重要です。

＊クロザピンは本邦未承認です。

文　献

1) Osser, D. N., Najarian, D. M., Dufresne, R. L. : Olanzapine increases weight and serum tricyclic levels. J. Clin. Psychiatry, 60：767-770, 1999.
2) Tecott, L. H., Sun, L. M., Akana, S. F. et al. : Eating disorder and epilepsy in mice lacking 5-HT_{2c} serotonin receptors. Nature (London), 374：542-546, 1995.

OLANZAPINE Q&A

Q29 体重増加への対処はありますか？

答える人　松丸　憲太郎

(昭和大学医学部精神医学教室)

A　オランザピン内服による体重増加については，薬理学的特性や精神症状，生活習慣など様々な要因が考えられます。Q＆A 28でも述べたように，体重の増加量については内服開始後約1年でプラトーに達する傾向との報告[3]もありますが，体重増加による肥満に起因して様々な身体合併症の発症リスクが高まることに変わりはありません。体重増加は抗精神病薬に共通した有害事象であることは周知の事実であり，MAR-TA (multi-acting receptor-targeted antipsychotic) に分類されるオランザピンやクロザピン*で，増加傾向はより明らかな傾向を認めます（図1）。患者さんが体重増加の副作用について知り，体重増加に起因する身体合併症の知識とその危険性，さらに予防法についてきちんとした知識が得られるよう教育を行うことが，患者さんのQOLを高めるために大切なものとなります。

体重増加の主原因は「体脂肪が過剰な状態になったこと」です。栄養摂取が消費エネルギーを上回ることで，体内に脂肪が貯留した結果生じた状態を肥満といいますが，どのような薬理作用が体重増加や肥満に結びつくかについては諸説あります。薬物が糖質代謝に影響を及ぼしてインスリン抵抗性が増大し耐糖能異常を引き起こすとの説もありますし，脂質代謝が影響を受けて高脂血症を呈す，薬理作用によって食欲が亢進するなどといった説もあります。高脂血症や耐糖能異常を認め，体重増加が顕著になってくると，肥満や糖尿病を筆頭に高血圧や冠動脈疾患，脳卒中，乳がんといった疾患の発症リスクも格段に高まります（図2）。

精神疾患の患者さんに見られる体重増加や肥満は，疾患にともなう機能低下に起因する生活習慣も多分に影響しています。精神症状によっては無為的かつ自閉的な生活環境で運動不足となり，体重の増加とともに悪循環に陥りやすくなりますし，ペットボトル症候群にも気をつけねばなりません。精神疾患患者に見られる突然死の死因として，冠動脈疾患や肺動脈塞栓の剖検例が見受けられますが，そのなかに体重増加の結果生じた身体合併症に起因する突然死が相当数含まれているものと推測されます。オランザピンの内服に起因した体重増加には様々な要因が関与していますが，その対処として，まず第一に運動療法と食事療法という生活習慣病を予防するための一般的かつ基本的な方法が必要不可欠となります。当然，状態によっては身体合併症を予防するため，あるいは身体合併症の病状の改善を目指すために薬物療法も必要な選択肢となります。最近は肥満度を測る指標としてBMI (body mass index：体格指数) が用いられています。BMIは体重（kg）÷身長（m²）によって示される数値で，22 kg/m²前後が最も健康的であるとされています。日本肥満学会では25 kg/m²を境に肥満としていますが，その根拠として25 kg/m²以上で高血圧の発症頻度が2倍となり，27 kg/m²以上で糖尿病の発症頻度が2倍に増えることが，示されています。精神疾患に対する薬物療法を開始した初期の段階から体重増加に注意を払い，場合に応じてpsychoeduca-

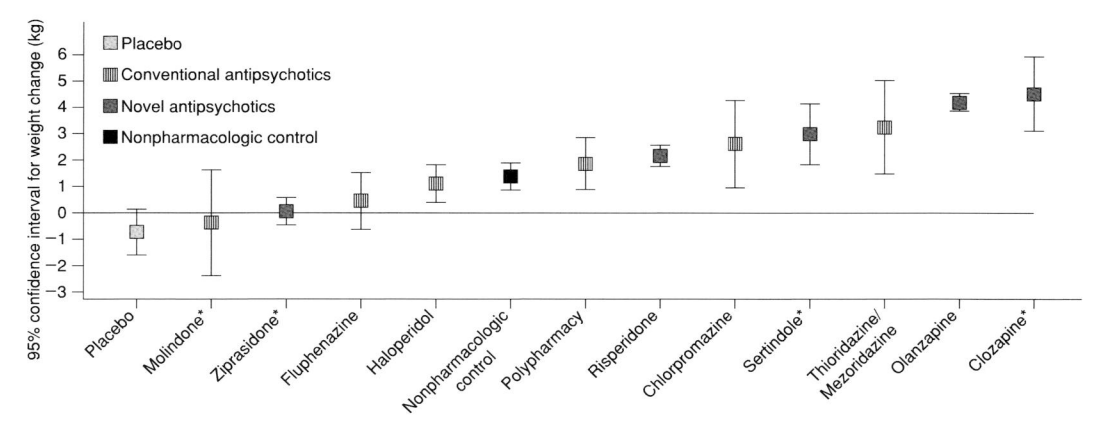

図1　抗精神病薬標準投与10週目の体重変化（95％信頼区間）
ランダム効果モデルにおける推定（文献1より）

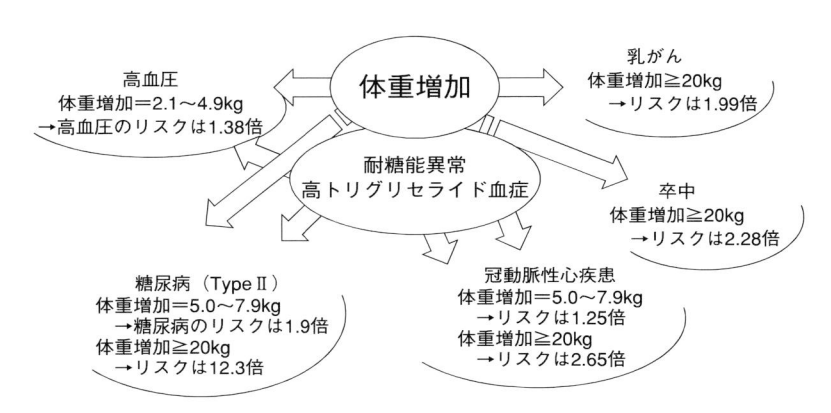

図2　身体合併症のリスクファクター（文献2より）

tionを用いるなどして介入を図ることが，結果的に患者さんのquality of lifeを高めることにつながります。

1）食事療法

統合失調症に代表される精神疾患の患者さんは，疾患自体の精神症状の影響によって偏食，大食，多飲など不適切な食習慣・食行動をとることも多く，薬物療法の副作用と合わせて体重増加につながる危険が高くなります。過量の栄養摂取による体重増加を予防するためにも，脂肪摂取を減らしたり，栄養バランスに優れた低カロリー食の料理法などの指導を受けることが必要です。オランザピンはクロザピン*と比べて，体重増加への治療的介入効果が表れやすい薬物です。

2）運動療法

適切な運動という点から見ると，患者さんの治療環境によっては運動不足になりますし，疾患の性質上，陰性症状主体の経過から活動性の低下に陥ったりもします。体重増加を予防・改善するためには，適切な運動によって基礎代謝や消費カロリーを増大させることが必要不可欠になります。運動療法を開始するにあたっては，まず身体状態をチェックして運動が可能な状態か否かを確認する必要があります。すでに体重増加から肥満や糖尿病に発展するなど，なんらかの身体合併症が併発している可能性も否定できないからです。運動の内容は，ウォーキングやスイミング，エアロビクスなどをベースとした有酸素運動が有効です。1回30分前後の運動を，最低でも週に3回は継続して行うことが望ましいとされています。

＊クロザピン，モリンドン，ジプラシドン，セルチンドールは本邦未承認です。

文　献

1) Allison, D.B., Mentore, J.L., Heo, M. et al.: Antipsychotic-induced weight gain: a comprehensive research synthesis. Am. J. Psychiatry, 156：1686-1696, 1999.
2) Kawachi, I.: Physical and psychological consequences of weight gain. J.Clin.Psychiatry, 60 (suppl. 21)：5-9, 1999.
3) Kinon, B. J., Basson, B. R., Gilmore, J. A. et al.: Long-term olanzapine treatment；Weight change and weight-related health factors in schizophrenia. J. Clin. Psychiatry, 62：92-100, 2001.

OLANZAPINE Q&A

Q30 錐体外路症状（EPS）の発現率は？

答える人 小田健一

（東京歯科大学市川総合病院）

A 抗精神病薬の服用によって発生する錐体外路症状（extrapyramidal symptoms：EPS）は，尾状核や被殻，淡蒼球などの大脳基底核に存在するドーパミンレセプターが遮断されることが主な原因であり，抗精神病薬の副作用として最も一般的でかつ重要なものとされています。EPSは抗精神病薬治療開始後早期に現れる急性のものと，長期投与で現れる遅発性のものとに分けられます。急性のEPSとしては，急性ジストニア，パーキンソニズム，アカシジアが挙げられ，遅発性のEPSとしては遅発性ジスキネジアがあります（遅発性ジスキネジアの発現率についてはQ&A 32で述べます）。

オランザピン服用後のEPSの出現率については，いくつかの二重盲検比較試験によって検討が行われています。

海外で行われたハロペリドール服用群との比較試験は，North American double-blind olanzapine trial[1]（オランザピン5±2.5 mg/日，10±2.5 mg/日，15±2.5 mg/日，ハロペリドール群15±5 mg/日*およびプラセボ群），International double-blind olanzapine trial[2]（オランザピン5±2.5 mg/日，10±2.5 mg/日，15±2.5 mg/日，ハロペリドール群15±5 mg/日および超低用量（1 mg/日）**のオランザピン投与群），International collaborative double-blind olanzapine trial[7]（オランザピン群（5～20 mg/日），ハロペリドール群（5～20 mg/日））の3つがあります。Tranら[5]はこれら3つの研究結果を総括し，両群の比較を行いました。その結果を表1に示します。EPS全般，およびジストニア，パーキンソニズム，アカシジアについて，オランザピン群における発現率が有意に低いことが示されました。また，抗パーキンソン薬の使用頻度についても，オランザピン群（15.5％）が，ハロペリドール群（47.0％）と比較して有意に低いという結果が得られました。

わが国においてはIshigookaら[4]が両薬についての比較試験を行いました（オランザピン群（5～15 mg/日），ハロペリドール群（4～12 mg/日））。表2に示すようにアカシジア，振戦，寡動，歩行障害について，オランザピン群はハロペリドール群より有意に低頻度であったと述べられています（この試験ではEPSの重症度評価に薬原性錐体外路症状評価尺度（DIEPSS）が用いられ，DIEPSS合計得点の最大変化はオランザピン群で−0.5，ハロペリドール群で＋1.5で，オランザピン群が有意に優れていました）。

リスペリドン服用群との比較では，Tranら[6]はオランザピン群（10～20 mg/日）とリスペリドン群（4～12 mg/日）との二重盲検比較試験で，EPSの出現率はオランザピン群で18.6％，リスペリドン群で31.1％となり，オランザピン投与群が有意にEPSの発現が少ないことが示されました（$p=0.008$）（この試験については，リスペリドンの投与量が高すぎるという批判がありました）。後にConley[3]らがオランザピンとリスペリドン（それぞれ平均12.4 mg/日，平均4.8 mg/日）で比較した試験では，EPSの発現率には有意差がなかったことが示されました。

表1　Tran らによる EPS の発現率

EPS	オランザピン群（%）(N=1,796)	ハロペリドール群（%）(N=810)	p value
ジストニア	1.4	6.3	<0.001
パーキンソニズム	9.4	28.4	<0.001
アカシジア	7.0	21.5	<0.001
EPS 全般	18.0	46.5	<0.001

（文献 5 より一部引用）

表2　Ishigooka らによる EPS の発現率

EPS	オランザピン群（%）(N=90)	ハロペリドール群（%）(N=84)	p value
アカシジア	11.1	33.3	<0.001
振戦	6.7	29.8	<0.001
寡動	2.2	19.0	<0.001
歩行障害	2.2	19.0	<0.001

（文献 4 より一部引用）

　以上のように，オランザピンは従来の定型抗精神病薬（ハロペリドール）に比べて，明らかにEPSの発現が少ないことが示されました。非定型抗精神病薬（リスペリドン）との比較では，投与量の差異が一因と考えられますが，はっきりと有意差が示されるところまでは至っていません。

＊ハロペリドールの本邦における承認用法・用量は「ハロペリドールとして，通常成人1日0.75～2.25 mgからはじめ，徐々に増量する。維持量として，1日3～6 mgを経口投与する。なお，年齢・症状により適宜増減する」です。

＊＊オランザピンの本邦における承認用法・用量は「通常，成人にはオランザピンとして5～10 mgを1日1回経口投与により開始する。維持量として1日1回10 mg経口投与する。なお，年齢，症状により適宜増減する。ただし，1日量は20 mgを超えないこと」です。

文　献

1) Beasley, C.M., Tollefson, G., Tran, P. et al.: Olanzapine versus placebo and haloperidol. Acute phase results of the North American double-blind olanzapine trial. Neuropsychopharmacology, 14：111-123, 1996.

2) Beasley, C.M., Hamilton, S.H., Crawford, A.M., et al.: Olanzapine versus haloperidol: acute phase results of the international double-blind olanzapine trial. European Neuropsychopharmacology, 7：125-137, 1997.

3) Conley, R.R. and Mahmoud, R.: A randomized double-blind study of risperidone and olanzapine in the treatment of schizophrenia or schizoaffective disorder. Am. J. Psychiatry., 158：765-774, 2001.

4) Ishigooka, J., Inada, T. and Miura, S.: Olanzapine versus haloperidol in the treatment of patients with chronic schizophrenia: results of the Japan multicenter, double-blind olanzapine trial. Psychiatr. Clin. Neurosci., 55：403-414, 2001.

5) Tran, P.V., Dellva, M.A., Tollefson, G.D. et al.: Extrapyramidal symptoms and tolerability of olanzapine versus haloperidol in the acute treatment of schizophrenia. J. Clin. Psychiatry, 58：205-211, 1997.

6) Tran, P.V., Hamilton, S.H., Kuntz, A.J. et al.: Double-blind comparison of olanzapine versus risperidone in the treatment of schizophrenia and other psychotic disorders. J. Clin. Psychopharmacol., 17：407-418, 1997.

7) Tollefson, G.D., Beasley, C.M., Tran, P.V. et al.: Olanzapine versus haloperidol in the treatment of schizophrenia and schizoaffective and schizophreniform disorders: Results of an international collaborative trial. Am. J. Psychiatry, 154：457-465, 1997.

OLANZAPINE Q&A

Q31 プロラクチンに及ぼす影響は？

答える人 嶋田博之

（山梨県立北病院）

A

1．はじめに

プロラクチン prolactin（PRL）は下垂体のPRL分泌細胞から分泌されるホルモンです。血漿濃度の基準値は男性で1.5〜10 ng/mL，女性で1.5〜15 ng/mLといわれています[4]。分泌を増加させる因子には妊娠，睡眠，ストレスなど多くのものが知られていますが，抗精神病薬 antipsychotic drugs（APDs）の投与もその1つです。

抗精神病薬投与により高PRL血症が生じると，様々な症状が引き起こされます。生殖機能の障害（無月経，月経不順，不妊），性機能の障害（リビドーの減少，オルガズム不全，インポテンス），乳腺の異常（乳汁漏出，乳房腫大，乳がんの危険性の増大）だけでなく，ゴナドトロピン抑制作用を介して生じる骨密度の減少や心血管系の内膜の障害，また抑うつ，記憶障害，精神病症状の悪化などの精神症状も含まれます。さらにこうした副作用から二次的に生じるコンプライアンス不良も考慮に入れると，PRL濃度の上昇を最小限にするような処方を心がけることは，特に維持治療において重要だといえます。

抗精神病薬による高PRL血症の起きやすさは種類や投与量により一様ではありませんが，起こしやすいもの（PRL-elevating APDs）と，起こしにくいもの（PRL-sparing APDs）の2つに大別することができます[3]。前者には従来型の抗精神病薬とリスペリドンが含まれます。後者にはオランザピン，フマル酸クエチアピン，クロザピン*が挙げられます。今回はPRL-sparing APDsのなかでもオランザピンに焦点を当てて，どのくらい高PRL血症を起こしにくいのかを検討してみます。

2．オランザピンがPRL濃度に及ぼす影響

1）単回投与によるPRL濃度への影響

Turroneら[7]は，オランザピン，リスペリドン，クロザピンのいずれかを8週間以上投与されている統合失調症の男性患者18例を対象として，各抗精神病薬を内服した後にPRL濃度がどのように変化するのかを1時間ごとに，8時間後まで測定しました。リスペリドンはもちろんのこと，PRL-sparing APDsであるオランザピンとクロザピンでも一過性にPRL濃度の上昇を認めました。PRL濃度のピークを迎える時点はオランザピンが最も遅く，平均で内服後290±45分でした。いずれの抗精神病薬においても8時間後にはベースライン値の近くまでPRL濃度は低下していました。オランザピンを投与された患者6例におけるPRL濃度の最大値は平均で18±10 ng/mLであり，ベースラインから約2倍になっていました。Turroneらは，いずれの抗精神病薬も程度の差はあれPRL濃度を上昇させると述べています[7]。

2）持続的投与によるPRL濃度への影響

①用量とPRL上昇との関係

Beasleyら[1]はプラセボ群（N=68）と，オランザピンの低用量群（N=65：5±2.5 mg/日），中用量群（N=64：10±2.5 mg/日），高用量群（N=69：15±2.5 mg/日），およびハロペリドー

ル群（N=69：15±5 mg/日）**とを二重盲検試験で比較しました．この5群において，6週の時点でPRL上昇を認めた対象の割合はそれぞれ，14.5%，13.5%，20.8%，23.6%，50.9%でした．有意ではありませんでしたが，オランザピンでもPRL濃度は用量依存性に上昇する傾向が認められました．

②他の抗精神病薬との比較

Tollefsonら[5]はオランザピン（N=1,336）とハロペリドール（N=660）を二重盲検試験で比較しました．平均投与量はそれぞれ13.2 mg/日，11.8 mg/日でした．ハロペリドール群はオランザピン群の約2倍のPRL値を示しました．オランザピン群でも1〜8週ではベースラインからの有意なPRL上昇を認めましたが，この有意差は一過性で34〜52週では認められませんでした．

Tranら[6]はオランザピン（N=172）とリスペリドン（N=167）を二重盲検試験で比較しました．8週時点での平均投与量はそれぞれ16.9 mg/日，7.3 mg/日であり，28週時点でもほぼ同様でした．オランザピン群はベースラインからの有意なPRL上昇を認めませんでしたが，リスペリドン群はオランザピン群の3〜4倍のPRL値を示しました．

③オランザピンへの切り替え研究

Kimら[2]は，リスペリドンで治療されていた統合失調症の女性患者で，月経異常，乳汁漏出，性機能障害で悩んでいた20例（平均投与量3.5±1.2 mg/日）に対してオランザピンへの切り替えを行い，PRL濃度を2週間ごとに8週後まで測定しました．ベースラインでは平均で132.2±59.1 ng/mLだったPRL濃度が，切り替え後2週の時点では25.6±22.3 ng/mLと有意に低下していました．しかしその後の4〜8週では有意な変化を認めませんでした．オランザピンへの切り替えによる高PRL血症の改善は比較的早期に起こること，PRL濃度を再検査するには切り替えから2週間経過していれば十分であることがこの研究から示唆されます．

3．まとめ

オランザピンはPRL濃度への影響が少なく，プラセボと有意差を認めないとする研究も少なくありません．高PRL血症を起こしにくいことは従来型の抗精神病薬やリスペリドンとの比較でも明らかで，これらの抗精神病薬により引き起こされた高PRL血症をオランザピンに切り替えることで，可逆的に治療できる場合もあります．

*クロザピンは本邦未承認です．
**本邦における，ハロペリドールの承認用法・用量は「ハロペリドールとして，通常成人1日0.75〜2.25 mgからはじめ，徐々に増量する．維持量として，1日3〜6 mgを経口投与する．なお，年齢・症状により適宜増減する」です．

文　献

1) Beasley, C. M., Tollefson, G., Tran, P. et al. : Olanzapine versus placebo and haloperidol : acute phase results of the North American double-blind olanzapine trial. Neuropsychopharmacology, 14 : 105-118, 1996.
2) Kim, K. S., Pae, C. U., Chae, J. H. et al. : Effects of olanzapine on prolactin levels of female patients with schizophrenia treated with risperidone. J. Clin. Psychiatry, 63 : 408-413, 2002.
3) Kinon, B. J., Gilmore, J. A., Liu, H. et al. : Hyperprolactinemia in response to antipsychotic drugs : characterization across comparative clinical trials. Psychoneuroendocrinology, 28 : 69-82, 2003.
4) 齋藤寿一：プロラクチン．河合忠，橋本信也編：臨床検査のABC．pp.214, 日本医師会, 東京, 1994.
5) Tollefson, G. D., Beasley, C. M. J., Tran, P. V. et al. : Olanzapine versus haloperidol in the treatment of schizophrenia and schizoaffective and schizophreniform disorders : results of an international collaborative trial. Am. J. Psychiatry, 154 : 457-465, 1997.
6) Tran, P. V., Hamilton, S. H., Kuntz, A. J. et al. : Double-blind comparison of olanzapine versus risperidone in the treatment of schizophrenia and other psychotic disorders. J. Clin. Psychopharmacol, 17 : 407-418, 1997.
7) Turrone, P., Kapur, S., Seeman, M. V. et al. : Elevation of prolactin levels by atypical antipsychotics. Am. J. Psychiatry, 159 : 133-135, 2002.

Olanzapine Q&A

Q32 遅発性ジスキネジア（TD）の発現率は？

答える人　小田 健一
（東京歯科大学市川総合病院）

A　遅発性ジスキネジア（tardive dyskinesia：TD）は，抗精神病薬の長期服用中に，顔面表情筋，口周辺部，顎，舌や四肢体幹に出現する不随意運動です．ときに舞踏病様不随意運動を伴ったり，呼吸筋の不随意運動による呼吸困難が見られる場合もあります．症状は持続性かつ難治性であることが多く，しばしば非可逆性の転帰をとることから，抗精神病薬での治療において大きな問題となっています．発現する頻度は定型抗精神病薬を服用している方の10〜20％とされています．また，定型抗精神病薬の投与量が増加するにつれて発現するリスクが高くなることが報告されています[4]．

オランザピンを服用後のTD発現率については，これまでに，定型抗精神病薬や非定型抗精神病薬との比較により検討が行われています．

定型抗精神病薬との比較では，ハロペリドール投与群と比較した大規模な二重盲検比較試験が行われています．North American double-blind olanzapine trial（Study 1）[1]は，プラセボを含めた比較を行った試験で，投与量はオランザピン低用量群5±2.5 mg/日，中用量群10±2.5 mg/日，高用量群15±2.5 mg/日，ハロペリドール群15±5 mg/日＊でした．International double-blind olanzapine trial（Study 2）[2]は，ヨーロッパ，南アフリカ，イスラエル，オーストラリアで行われ，投与量はオランザピン低用量群5±2.5 mg/日，中用量群10±2.5 mg/日，高用量群15±2.5 mg/日であり，これにハロペリドール群15±5 mg/日および超低用量（1 mg/日）＊＊のオランザピン投与群を含めて比較を行いました．International collaborative double-blind olanzapine trial（Study 3）[5]は，ヨーロッパと北米で行われ，オランザピン群（5〜20 mg/日）とハロペリドール群（5〜20 mg/日）との比較を行いました．

Beasleyらはこれら3つの試験を総括し，急性期（投与開始後6週間）および継続投与期（7週間以後）におけるTDの発現率を検討しました[3]．彼らはAbnormal Involuntary Movement Scale（AIMS）とResearch Diagnostic Criteria for Tardive Dyskinesia（RD-TD）を用いて不随意運動を評価し，2回連続して基準を満たした場合をTDと定義しました．2つの期間を通算した全観察期間（最長2.6年間）および，それぞれの期間に分けた際のTDの1年累積発現率，相対危険度，発現率比を表1に示します．全観察期間におけるオランザピン投与群でのTDの発現は，ハロペリドール投与群に比べて有意に少ないことが示唆されました．急性期においては，両群間で有意差は見られなかったものの，継続投与期での比較では，オランザピン投与群の方がハロペリドール投与群に比べて有意にTDの発現が少ないことが示されました．

非定型抗精神病薬との比較では，リスペリドン投与群との二重盲検比較試験が行われています．Tranら[6]は，オランザピン（10〜20 mg/日）およびリスペリドン（4〜12 mg/日）を28週間投与後，AIMSを用いてTDの評価を行ったところ，TDの発現率はオランザピン投与群で4.6

表1　TDの発現率

	TD発現者数	1年累積発現率 (95％CI)	p value	Hal-Olz 相対危険度 (95％CI)	Hal-Olz 発現率比 (95％CI)	p value
全期間						
オランザピン群　（N＝1,192）	24	2.59 (1.46〜3.72)	<0.001	2.66 (1.50〜4.70)	3.69 (2.10〜6.50)	<0.001
ハロペリドール群　（N＝522）	24	8.02 (4.24〜11.80)				
急性期（0〜6週）						
オランザピン群　（N＝1,192）	20	—	0.116	1.72 (0.88〜3.36)	1.85 (0.95〜3.61)	0.067
ハロペリドール群　（N＝522）	15	—				
継続投与期（7週以後）						
オランザピン群　（N＝513）	2	0.52 (−〜1.26)	0.002	11.37 (2.21〜58.60)	11.86 (2.30〜61.13)	<0.001
ハロペリドール群　（N＝114）	5	7.45 (−〜15.37)				

CI：confidence interval, Hal: haloperidol, Olz: olanzapine
（文献3より引用）

％，リスペリドン投与群で10.7％となり，オランザピン投与群の方が有意にTDの発現が少ないことが示されました。

　以上の結果から，オランザピンはハロペリドールやリスペリドンに比べてTDの発現率が低いことが示されています。他の非定型抗精神病薬との比較については，今後の研究が待たれるところです。（オランザピンの添付文書には重大な副作用としてTDの記載があり，充分な注意が必要です。）

＊ハロペリドールの本邦における承認用法・用量は「ハロペリドールとして，通常成人1日0.75〜2.25mgからはじめ，徐々に増量する。維持量として，1日3〜6mgを経口投与する。なお，年齢・症状により適宜増減する」です。
＊＊オランザピンの本邦における承認用法・用量は「通常，成人にはオランザピンとして5〜10mgを1日1回経口投与により開始する。維持量として1日1回10mg経口投与する。なお，年齢，症状により適宜増減する。ただし，1日量は20mgを超えないこと」です。

文　献

1) Beasley, C.M., Tollefson, G., Tran, P. et al.: Olanzapine versus placebo and haloperidol. Acute phase results of the North American double-blind olanzapine trial. Neuropsychopharmacology, 14：111-123, 1996.

2) Beasley, C.M., Hamilton, S.H., Crawford, A.M. et al.: Olanzapine versus haloperidol: acute phase results of the international double-blind olanzapine trial. European Neuropsychopharmacology, 7：125-137, 1997.

3) Beasley, C.M., Dellva, M.A., Tamura, R.N. et al.: Randomised double-blind comparison of the incidence of tardive dyskinesia in patients with schizophrenia during long-term treatment with olanzapine or haloperidol. Br. J. Psychiatry, 174：23-30, 1999.

4) Chakos, M.H., Alvir, J.M.J., Woerner, M.G. et al.: Incidence and correlates of tardive dyskinesia in first episode of schizophrenia. Arch. Gen. Psychiatry, 53：313-319, 1996.

5) Tollefson, G. D., Beasley, C. M., Tran, P. V. et al.: Olanzapine versus haloperidol in the treatment of schizophrenia and schizoaffective and schizophreniform disorders: Results of an international collaborative trial. Am. J. Psychiatry, 154：457-465, 1997.

6) Tran, P.V., Hamilton, S.H., Kuntz, A.J. et al.: Double-blind comparison of olanzapine versus risperidone in the treatment of schizophrenia and other psychotic disorders. J. Clin. Psychopharmacol., 17：407-418, 1997.

OLANZAPINE Q&A

Q33 心血管系への影響は？

答える人 小林 美穂子

(山梨県立北病院)

A

1．はじめに

一般的に抗精神病薬による心血管系への影響としては，起立性低血圧と，心電図異常に留意すべきです。抗精神病薬による心電図異常の中でもQT延長が最も重要です。QT延長はTorsades de Pointes (TdP)型の多型性心室頻拍を誘発し，失神発作や心臓突然死の原因となることが知られています。TdPは予防が重要でありQTc時間の延長が確認された時は直ちに原因薬剤の中止をすべきです。

オランザピンは従来型抗精神病薬と比べて錐体外路系副作用が少ないことが特徴[2]ですが，反対に従来型抗精神病薬においてあまり問題にされなかった副作用の報告もされてきています。今回は心血管系の副作用に焦点をおいて検討してみました。

2．オランザピンによる心血管系への影響

1）起立性低血圧について

Eli Lilly and Company[3]は臨床試験中における立位時の血圧変化において，オランザピンはプラセボと比較して有意差を認めず，またWeidenら[13]はオランザピンは起立性低血圧を引き起こさないと指摘しています。しかし小椋ら[11]は長期安全性試験で1.7％に起立性低血圧を認めたと報告しています。

2）心電図異常について

i．QTc延長について：Glassmanら[7]は6種類の抗精神病薬のQTc間隔への影響について報告しています（表1）。オランザピンに対してはQT延長を認めたという報告[1,4]に対し，Czekallaら[5]は治療開始前後での心電図変化を調査し，オランザピンはQTc延長に重大な寄与はしていないと示唆し，またプラセボに対して有意差がない[6]，QT延長を認めなかったという報告[3]も存在します。

ii．TdPについて：現在までにTdPの報告はありません。

iii．心拍数について：Eli Lilly and Companyは，オランザピンとプラセボを比較し，統計学的な有意差を認めませんでした。またオランザピンとハロペリドールにおいて心拍数への影響を比較し，オランザピン群では平均0.97 bpm増加し，ハロペリドール群では平均3.03 bpmの低下を示しました。統計上では有意差を認めましたが，これは臨床的に重大でないと思われます。

3）動脈硬化について

オランザピンは高血糖や高脂血症，肥満を起こすことが知られていますが，これらは二次的に動脈硬化を起こす可能性があります。肥満は耐糖能異常，高脂血症，高血圧などのmultiple risk factorをあわせもつと，動脈硬化症に大きく寄与します[8]。また動脈硬化は糖尿病に特異的ではありませんが，非糖尿病の場合よりも重症で，頻度も高く約2倍であるとの指摘があります[9]。現在までに，オランザピンと動脈硬化の関係についての報告はありませんが，今後検討を要すると思われます。

＊ハロペリドールの本邦における，承認用法・用量は「ハロペリドールとして，通常成人1日0.75〜2.25 mgから

表1 QTc間隔に対する抗精神病薬の影響（文献7より一部改変して引用）

薬剤名	投与量/日	症例数	ベースラインからの平均変化(ms)(95%CI)
ハロペリドール	2〜15 mg	27	4.7　(-2.0〜11.3)
オランザピン	5〜20 mg	24	6.8　(0.8〜12.7)
フマル酸クエチアピン	50〜750 mg	27	14.5　(9.5〜19.5)
リスペリドン	2〜16 mg	25	11.6　(7.4〜15.8)
チオリダジン	50〜300 mg	30	35.6　(30.5〜40.7)
ジプラシドン*	40〜160 mg	31	20.3　(14.2〜26.4)

はじめ，徐々に増量する．維持量として，1日3〜6 mgを経口投与する．なお，年齢・症状により適宜増減する」です．

＊＊ジプラシドンは本邦未承認です．

文　献

1) Agelink, M. W., Majewski, T., Wurthmann, C., et al. : Effects of newer atypical antipsychotics on autonomic neurocardiac function: a comparison between amisulpride, olanzapine, sertindole, and clozapine. J. Clin. Psychopharmacol., 21 : 8-13, 2001.
2) Beasley, C. M. Jr., Grundy, S. L., Gunnon, K. S. et al. : Overview of the safety of olanzapine（石郷岡純訳：オランザピンの安全性に関する概要．In : Olanzapine（Zyprxa®） : A novel antipsychotic（村崎光邦監修），Section V, オランザピンの臨床研究—精神分裂病）所収，pp.351-375, Lippincott, Williams & Wilkins Health Care, 日本語版，MIT，東京，2001．
3) Bhana, N., Foster, R. H., Olney, R., et al. : Olanzapine an updated review of its use in the management of schizophrenia. Drugs, 61 : 111-161, 2001.
4) Cohen, H., Loewenthal, U., Matar, M. et al. : Association of autonomic dysfunction and clozapine. Br. J. Psychiatry, 179 : 167-171, 2001.
5) Czekalla, J., Kollack-Walker, S. and Beasley, C. M. : Cardiac safety parameters of olanzapine : comparison with other atypical and typical antipsychotics. J. Clin. Psychiatry, 62 [suppl. 2] : 35-40, 2001.
6) David, S. R., Beasley, C. M., Alaka, K. : QTc intervals during treatment with IM olanzapine in acutely agitated patients. Schizophr. Res., 53 : 164, 2002.
7) Glassman, A. H., Bigger, J. T. : Antipsychotic drugs : Prolonged QTc interval, torsade de pointes, and sudden death. Am. J. Psychiatry, 158 : 1774-1782, 2001.
8) 泉寛治，繁田幸男：栄養異常．内科学（第6版），杉本恒明，小俣政男（編）．1628-1632, 朝倉書店，東京，1995．
9) 丸浜喜亮：糖尿病：合併症．内科学（第6版），杉本恒明，小俣政男（編）．1556-1565, 朝倉書店，東京，1995．
10) 長友敏寿，安部治彦，中島康秀：内科医のアドバイス．臨床精神医学，32（5）：507-509, 2003.
11) 小椋力，小山司，三田俊夫他．：Olanzapineの精神分裂病患者に対する長期安全試験．臨床精神薬理，4：251-272, 2001．
12) 征矢敦至，中村純：向精神病薬によるQT延長，突然死．臨床精神医学，32（5）：507-509, 2003.
13) Weiden, P. J., Scheifler, P. L., Diamond, R. J. et al. : Breakthroughs in antipsychotic medications. A Guide For Consumers, Families, and Clinicians. W. W. Norton & Company, New York, 1999.（藤井康男，大野裕（訳）：新薬で変わる統合失調症治療，本人・家族・専門家のためのガイドブック．ライフ・サイエンス，東京，2003．)

OLANZAPINE Q&A

Q34 オランザピンは多飲水，水中毒に有効か？

答える人 菊 地 俊 暁, 稲 垣 中
(桜ヶ丘記念病院) (慶應義塾大学医学部精神神経科学教室)

A 多飲水（polydipsia）あるいは水中毒（water intoxication）などと呼ばれる病態と向精神薬の関連について，古くから議論がなされてきました。近年になってこの多飲水／水中毒を，非定型抗精神病薬の1つであるオランザピンによって治療することが一部で試みられています。

1．精神科における多飲水／水中毒とは

多飲水とは1日に3リットル以上の水分を摂取することを指すのが一般的です。統合失調症をはじめとする慢性精神障害者の20％以上に多飲水が見られるといわれています。重症の多飲水患者では，1日10リットル以上の水分を摂取することすらあります。水分を摂取する速度が特に速い患者では，尿などによって水分を排出するよりも水分を摂取する速度のほうが速いために，水分が体内に急速に貯留して血液が希釈されて低ナトリウム血症が出現し，水中毒と呼ばれる病態に陥ることもあります[2]。

2．水中毒とは

水中毒の臨床症状は精神症状と神経症状の2つに大別できます。前者には精神病症状の悪化，焦燥，易刺激性，落ち着きのなさ，無力症などが，後者には嘔気・嘔吐，せん妄，失調，振戦，筋攣縮，けいれん，昏睡などがふくまれます[2]。一般に血中Na濃度が低いほうが水中毒の症状は重篤となり，血中Na濃度の低下する速度が速いほどより重症となる傾向があります。最重症の水中毒ではけいれん発作や昏睡などが出現し，その結果死に到ることもあります。また，水中毒発症後に悪性症候群や横紋筋融解症に移行する症例も報告[10,12]されています。よって多飲水／水中毒の危険性を軽視するのは適切ではありません。

3．水中毒の発生機序

統合失調症患者の一部に多飲水／水中毒が出現する機序については様々な仮説が提唱されてきましたが，なかでも有力な仮説の1つにハロペリドールなどをはじめとした定型抗精神病薬によって多飲水／水中毒がもたらされるというものがあります。

その根拠には様々なものがありますが，多飲水／水中毒患者の抗精神病薬服用量がその他の患者に比べて有意に多いという疫学調査が存在すること，また多飲水／水中毒患者が臨床的に大きな問題とみなされるように到ったのが定型抗精神病薬の大量投与が広く用いられるようになって以降であることなどといった経験的事実があります。また，体内からの水分排泄量を減少させる作用を有する抗利尿ホルモン（antidiuretic hormone：ADH）の分泌量が血漿浸透圧に比して高いという抗利尿ホルモン分泌異常症候群（syndrome of inappropriate secretion of antidiuretic hormone：SIADH）が抗精神病薬によって引き起こされ，このSIADHによって水中毒がもたらされるという意見もあります。向精神薬の長期使用により，慢性的な口渇中枢およびADH分泌細胞のドーパミン感受性が亢進した結果，常同的飲水や

表1　多飲水、水中毒に対するオランザピンの有効性

発表者（報告年）	年齢	性別	診断	前治療	オランザピン投与量**	転帰
Littrellら（1997）[8]	44歳	女性	統合失調症	デカン酸ハロペリドール 50 mg/4週間	20 mg/日	改善
Kruseら（2001）[7]	39歳	男性	統合失調症	リスペリドン 8 mg/日	30 mg/日	改善
福田ら（2002）[4]	48歳	男性	統合失調症	フマル酸クエチアピン 500 mg/日	30 mg/日	改善
	64歳	男性	統合失調症	フマル酸クエチアピン 700 mg/日	30 mg/日	改善
	42歳	男性	統合失調症	フマル酸クエチアピン 600 mg/日	25 mg/日	改善

SIADHがもたらされるという説もあります。特にハロペリドールなどの高力価抗精神病薬による慢性的なドーパミンD_2受容体遮断作用がアンギオテンシンIIの増加を引き起こし、それによってSIADHや腎血漿流量の低下がもたらされるという説もあります。このように多飲水/水中毒が抗精神病薬投与の結果であるという仮説にはきわめて説得力があるように思われます。

しかし、抗精神病薬の導入される以前より多飲水/水中毒症例が報告されたことや、今日でも向精神薬を服用していない患者のなかに多飲水/水中毒患者が見出されること、また抗精神病薬服用量と多飲水/水中毒の関連を否定する疫学調査があるなどといった反証もまた存在することに注意が必要かもしれません[3,4,7,11,14]。

4．クロザピンによる多飲水/水中毒治療

定型抗精神病薬に反応しない治療抵抗性統合失調症の治療薬として海外で広く使用されているクロザピン*という薬物があります。このクロザピンは非定型抗精神病薬の草分けというべき薬物ですが、これを多飲水/水中毒の治療に使用することが1990年代に行われました。これらの報告は総じて肯定的評価が得られたのですが、そのなかでもSpearsらによる11名の多飲水/水中毒患者を対象とした小規模オープン試験[15]が有名です。この試験では多飲水の出現頻度、水中毒の重症度、飲水量のすべての改善が示されています。クロザピンはドーパミンD_2受容体遮断作用が弱く、逆にドーパミンD_1受容体とセロトニン受容体の遮断作用が強いという定型抗精神病薬と大きく異なる作用プロフィールを有しています。また、一般に水中毒を呈するような患者のほとんどがクロザピンの本来の投与対象である治療抵抗性統合失調症患者です。その点から考えても、この治療思想は理にかなっているように思われます[6]。

米国で作成されたエキスパート・コンセンサス・ガイドライン[13]では水中毒/多飲水の第1治療選択薬としてクロザピンが挙げられており、その地位は不動のものとなっているようですが、残念なことにクロザピンは無顆粒球症などの注意深い観察を要する副作用を有するという問題があり、日本ではまだ臨床使用することができません。

5．オランザピンと多飲水/水中毒

オランザピンはエキスパート・コンセンサス・ガイドライン[13]では水中毒/多飲水の治療においてクロザピンに次ぐ地位を与えられるなど、精神科医からの期待は大きいようです。その背景にはオランザピンがクロザピンに比較的類似した薬理学的特性を有することなどが関与しているように思われますが、残念ながら今のところ多飲水/水中毒に対するオランザピンの有効性を示した臨床報告は表1に示した5症例のみで、ある程度まとまった対象患者数を有するオープン試験すらも実施されていないのが実情です。よって現時点ではオランザピンの多飲水/水中毒に対する有効性を裏付ける根拠は十分とは到底いえないといわざるを得ませんが、クロザピンに類似したその薬理学的特性より、今後一度は試みてもよい治療の1つといえるかもしれません。

＊クロザピンは本邦未承認です。
＊＊オランザピンの本邦における承認用法・用量は「通常，成人にはオランザピンとして 5 ～ 10 mg を 1 日 1 回経口投与により開始する。維持量として 1 日 1 回 10 mg 経口投与する。なお，年齢，症状により適宜増減する。ただし，1 日量は 20 mg を超えないこと」です。

文　献

1) 阿部亮，染矢俊幸：そこが知りたい薬物療法 Q&A．臨床精神薬理，6：337-338, 2003.
2) de Leon, J., Verghese, C., Trac, J. I. et al. : Polydipsia and water intoxication in psychiatric patients : A review of the epidemiological literature. Biol. Psychiatry, 35 : 408-419, 1994.
3) de Leon, J., Verghese, C., Tracy, J. I. et al. : Polydipsia and water intoxication in psychiatric patients : A review of the epidemiological literature. Biol. Psychiatry, 35 : 408-419, 1994.
4) de Leon, J., Dadvand, M., Canuso, C. et al. : Polydipsia and water intoxication in a long-term psychiatric hospital. Biol. Psychiatry, 40 : 28-34, 1996.
5) 福田真道，藤井康男：多飲水，水中毒と新しい抗精神病薬治療．臨床精神薬理，5：1053-1061, 2002.
6) 稲垣中，藤井康男，稲田俊也他：日本には clozapine が必要ないのか？　臨床精神薬理，1：315-319, 1998.
7) 菊地俊暁，稲垣中：新規向精神薬と多飲水，低ナトリウム血症，水中毒．臨床精神医学，32：511-519, 2003.
8) Kruse, D., Pantelis, C., Rudd, R. et al. : Treatment of psychogenic polydipsia : comparison of risperidone and olanzapine, and the effects of an adjunctive angiotensin-II receptor blocking drug (irbesartan). Aust. NZ J. Psychiatry, 35 : 65-68, 2001.
9) Littrell, K. H., Johnson, C. G., Littrell, S. H. et al. : Effects of olanzapine on polydipsia and intermittent hyponatremia. J. Clin. Psychiatry, 58 : 549, 1997.
10) 前田正健，前田潔，嶋田兼一他：水中毒にひき続いて悪性症候群様症状，横紋筋融解症を呈した精神分裂病の 1 症例．臨床精神医学，25：227-232, 1996.
11) 松田源一：入院精神障害者の多飲行動に関する臨床的研究―病的多飲の経過と転帰―．慶応医学，69：159-172, 1992.
12) 松本好剛，山崎浩，名越泰秀他：抗精神病薬長期投与中，急性水中毒を発症し，横紋筋融解症を来した精神分裂病の 1 例．精神医学，36：547-549, 1994.
13) McEvoy, J. P., Scheifler, P. L., Frances, A. et al. : Expert consensus guideline series : Treatment of schizophrenia 1999. J. Clin. Psychiatry, 60 (suppl. 11) : 3-80, 1999.
14) 小山田静枝：精神科患者における多飲の臨床的研究―疫学と向精神薬との関連．精神医学，40：613-618, 1998.
15) Spears, N. M., Leadbetter, R. A. and Shutty, M. S. : Clozapine treatment in polydipsia and intermittent hyponatremia. J. Clin. Psychiatry, 57 : 123-128, 1996.

Q35 再発率は？

答える人 吉 益 晴 夫

（昭和大学横浜市北部病院メンタルケアセンター）

A オランザピンの再発率とハロペリドールの再発率との比較は，Tranら[5]による検討がなされています。彼らは統合失調症，分裂病様障害または分裂感情障害の維持療法として経口投与された，オランザピン*とハロペリドール**の効果を比較した3つの研究を検討しています。対象となったのは，急性期の治療においてbrief psychiatric rating scale（BPRS）の得点が40%以上改善したケース，またはBPRSの得点が18点以下になった，3つの研究のうちの2つのケースです。オランザピン投与群627例，ハロペリドール投与群180例でした。再発は精神症状のための入院と定義されています。検討の結果は，オランザピンで治療されたケースは，ハロペリドールで治療されたケースよりも再発の危険が少ないことを示していました。図1に示すように，1年後の累積再発率の推定値はオランザピン投与群で19.7%，ハロペリドール投与群で28%であったと報告されています（p＝0.034）。

オランザピンとリスペリドンの再発率の比較は，Tollefsonら[4]による検討がなされています。彼らは治療初期における抑うつ状態が，再発と関連することを指摘しています。The positive and negative syndrome scale（PANSS）の抑うつクラスターが悪化すると，その後4週間以内の再発危険性が1.77倍になるとしています。PANSSの抑うつクラスターが悪化した群のうち，リスペリドン投与群では4週間以内の再発の可能性が3.51倍高かったとして，オランザピンの再発防止効果を報告しています。

プラセボとの比較試験では，Beasleyら[1]が，統合失調症の外来患者で6週間にわたってほとんど症状を認めていない326名を対象とした二重盲験試験を行っています。被検者は無作為的にオランザピン投与群224名と，プラセボ投与群102名に振り分けられています。オランザピンの投与量は1日量で10～20 mgでした。Kaplan-Meier法により推定した6ヵ月後の再発率は，オランザピン投与群で6%，プラセボ投与群で55%であり，オランザピン投与群で有意な好成績を認めています（$p<0.001$）。

国内で実施されたオランザピンの臨床試験のうち，長期投与が行われた5つの試験を総合すると，8週間以上投与された有効例179例では，約半年の時点での累積再発率は8.7%，約1年の時点での累積再発率は18.0%でした。

これらの報告は，オランザピンが再発率低下に有用であることを示しています。また，従来型の抗精神病薬のハロペリドール，先行する非定型抗精神病薬のリスペリドンと比較した場合も，オランザピンにおいて再発率がより低いという結果も出ています。このことは，オランザピンが統合失調症の再発予防に対しても，オランザピン以前の抗精神病薬と比較してより効果的であることを示しています。

再発防止を主目的に抗精神病薬を長期間服用する場合には，コンプライアンスを保つことが重要になります。国内で販売されている抗精神病薬のうち1日1回投与が認められている唯一の薬剤であるオランザピンは，コンプライアンスという意

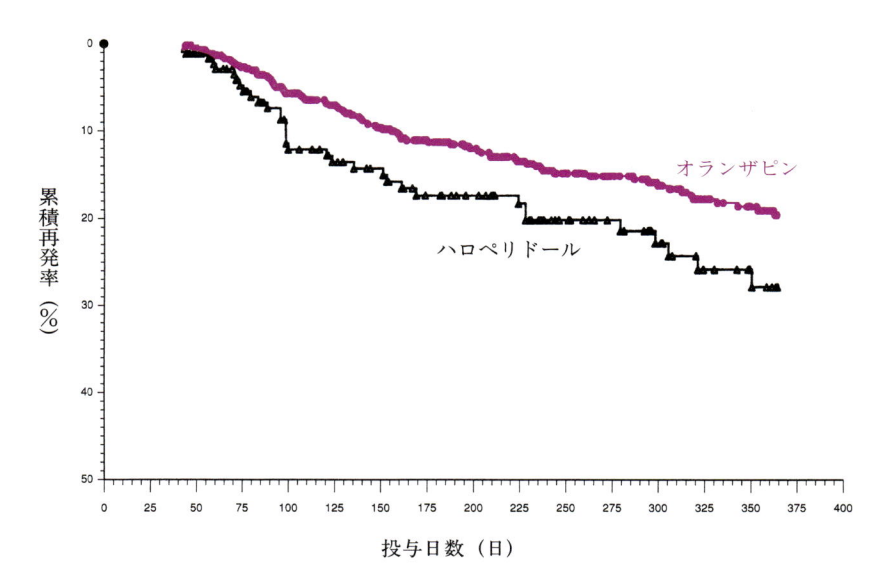

図1　オランザピン投与群とハロペリドール投与群におけるKaplan-Meier法による累積再発率の変化（文献4より）

味でも再発防止に貢献するはずです。小さなものであれ，副作用は臨床家が判断する必要量を投与する妨げとなり，同時に患者のコンプライアンスを低下させ，再発に影響を及ぼします。オランザピンでは，錐体外路症状の出現が少ないことが示されています。

体重増加は16.4％に認められており，従来型の抗精神病薬よりも頻度が高くなっています。体重増加が目立つケースや体重増加を気にするケースには，コンプライアンスに注意する必要があります。

統合失調症の認知機能障害に関しては，オランザピンによる注意機能，記憶機能，遂行機能などの改善が認められ，半年後および1年後の経過観察でもさらなる改善が見込まれることが報告されています[3]。

藤井ら[2]は，QOL評価尺度を用いてオランザピン服用中の統合失調症圏内患者29名のQOLを評価し，同尺度で評価されるQOLが，検査の下位項目すべてにおいて改善した。

オランザピンは従来型の抗精神病薬と比較して薬剤としての再発防止効果が高く，同時にコンプライアンスの維持が期待できる多くの要因を有しており，臨床の現場で再発防止効果を十分に発揮することが期待できます。

＊本邦で承認されたオランザピンの効能・効果は統合失調症です。
＊＊本邦で承認されたハロペリドールの効能・効果は統合失調症と躁病です。

文　献

1) Beasley, C. M., Hamilton, S. H. and Dossenbach, M. : Relapse prevention with olanzapine. Schizophr. Res., 41 : 196-197, 2000.
2) 藤井康男，宮田量治，村崎光邦他：精神分裂病通院患者へのolanzapine長期投与－QOLを含んだ多様な治療成績の検討－. 臨床精神薬理，3 : 1083-1096, 2000.
3) Purdon, S. E. Jones, B. D., Stip, E. et al. : Neuropsychological change in enrly phase schizophrenia during 12 months of treatment with olanzapine, risperidone, or haloperidol. Arch. Gen. Psychiatry, 57 : 249-258, 2000.
4) Tollefson, G. D., Andersen, S. W. and Tran, P. V. : The course of depressive symptoms in predicting relapse in Schizophrenia : a double-

blind, randomized comparison of olanzapine and risperidone. Biological Pshichiatry, 46 : 365-373, 1999.
5) Tran, P. V., Dellva, M. A., Tollefson, G. D. et. al. : Oral olanzapine versus oral haloperidol in the maintenance treatment of schizophrenia and related psychoses. Br. J. Psychiatry, 172 : 499-505, 1998.

Q36 効果判定期間は？

答える人　吉益晴夫

（昭和大学横浜市北部病院メンタルケアセンター）

A　オランザピンの効果がはっきりしない場合に，どのくらいの期間，オランザピンを使用しながら経過を見ればよいのでしょうか。Tollefsonら[5]の報告では，初発精神病患者を対象にしてオランザピン投与群1,336例とハロペリドール投与群660例の経過を6週間にわたって比較検討しています。症状の評価はbrief psychiatric rating scale（BPRS）の総得点，the positive and negative syndrome scale（PANSS）の総得点，陽性症状尺度得点，陰性症状尺度得点，clinical global impression severity score（CGI），Montgomery-Åsberg depression rating scaleの総得点の6種類の評価尺度が用いられています。6週間の時点で各尺度の成績はオランザピン投与群で有意に好成績であったと報告されています。BPRS総得点およびPANSSの陰性症状尺度得点においては，ハロペリドール投与群もオランザピン投与群も症状の改善を認めていますが，特に第4～6週目にオランザピン投与群でハロペリドール投与群と比較して有意な改善が認められたと報告されています（図1）。Purdonら[3]によると，認知機能に対しても，オランザピン投与群でハロペリドール投与群と比較して有意な改善が認められたのは，第6週の時点であったとのことです。

Millerら[2]の統合失調症治療アルゴリズム（the Texas medication algorithm project：TMAP）ではオランザピン，フマル酸クエチアピン，リスペリドンのいずれかの非定型薬剤で治療を開始することが奨励されています。外来の場合には効果の判定は4週間後に行い，効果があれば維持療法に，部分的な反応であれば，用量調節に，反応がなければ他の非定型抗精神病薬への切り替えをするようになっています。用量調節をしても第7週の時点で効果が不十分であれば，さらに用量の調節を行い，第10週の時点で効果が不十分であれば非定型の他の薬剤に切り替えるようになっています。まったく効果がなければ4週間の時点で，いくらか効果があれば投与開始後10週間まで用量を調整しながら，同一薬剤で治療を続けることが示されています。

『精神科治療薬の処方ガイドライン：モーズレイ2001年版』[4]の初発精神分裂病のプロトコールでは，「非定型抗精神病薬を至適量投与し，6～8週間かけて評価する」とされています。小山らが報告した「治療抵抗性精神分裂病に対するolanzapine長期投与時の臨床効果」[1]では，全般改善度が中等度改善以上の患者は投与8週後まで増加し，その後も改善効果が維持されていました。

統合失調症の治療では非経口投与が必要になることがあります。攻撃性，精神運動興奮，緊張病症状，または昏迷などと記載される症状を有する場合です。非経口投与の選択肢が現時点で存在しないオランザピンでは，患者が必要量の薬剤を経口的に服用できることが必要です。効果発現まで待つことができない要因としては，副作用の出現も挙げられます。幸い，オランザピンは従来型の抗精神病薬に認められたような種々の副作用が少ないことが知られています。また，薬原性錐体外

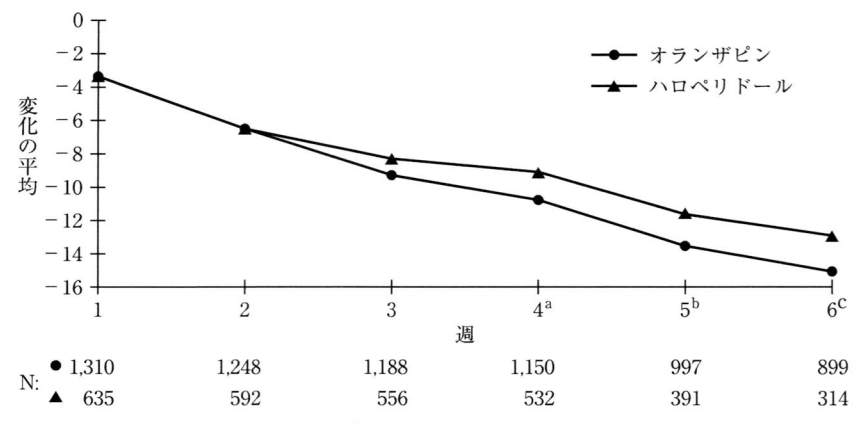

$^{a}F = 10.4$, df = 1, 1,660, p = 0.001. $^{b}F = 9.9$, df = 1, 1,366, p = 0.002. $^{c}F = 11.6$, df = 1, 1,191, p＜0.001

図1 オランザピンおよびハロペリドールで治療された統合失調症患者の BPRS 総合得点のベースラインからの経時変化の平均（文献5）

路症状評価尺度によるパーキンソン症状やアカシジアなどの発現率を見てみると，パーキンソン症状は投与期間中が1.9％，最終観察時が0.6％，アカシジアは投与期間中が7.6％，最終観察時が2.0％となっています[3]。すなわち，これらの錐体外路症状が一過性であり，オランザピン投与の継続中に改善する可能性があることも示唆されています。

日本イーライリリー株式会社の資料[3]では，海外資料としながら，オランザピンを投与時の血中濃度が示されています。投与2日目までは5mg，3～8日目までは10mgを投与された場合に，連続投与後約1週間で血中濃度は安定し，定常状態に達したとされています。65歳以上の高齢者ではオランザピンの半減期が約50％延長しており，女性における排泄は男性と比較して約30％低下しており，喫煙者の排泄は，非喫煙者と比較して約40％高かったとするデータがあります。高齢女性非喫煙者と若年男性喫煙者を同等に扱うことはできないでしょう。投与量が同じでも，前者ではより慎重な投与が必要になり，後者では効果発現までにより時間がかかることになります。

これらのことを総合すると，効果判定までの期間は，投与中止が必要な副作用が出現した場合や，非経口投与を要する事象が出現した場合を除き，オランザピンの血中濃度が定常状態に達するまでの個人差も考慮しながら，最低で4～6週間，なんらかの手応えがあれば最高で8～10週間という期間が薦められます。

文　献

1) 小山司，井上猛，高橋義人他：治療抵抗性精神分裂病に対する olanzapine 長期投与時の臨床効果．臨床精神薬理，4：109-125, 2001.
2) Miller, A. L., Chiles, J. A., Chiles, J. K. et al. : The Texas Medication Algorithm Project (TMAP) schizophrenia algorithms. J. Clin. Psychiatry, 60：649-657, 1999.
3) 日本イーライリリー社医薬品インタビューフォーム．
4) 鈴木映二，八木剛平監訳：精神科治療薬の処方ガイドライン（モーズレイ2001年版）．pp.30-32, 星和書店，東京，2001.
5) Tollefson, G. D., Beasley, C. M., Tran, P. V. et al. : Olanzapine versus haloperidol in the treatment of schizophrenia and schizoaffective and schizophreniform disorders: Results of an international collaborative trial. Am. J. Psychiatry, 154：457-465, 1997.

OLANZAPINE Q&A

Q37 長期維持療法における使い方は？

答える人 尾鷲 登志美

(昭和大学医学部精神医学教室)

A 統合失調症の薬物療法において，再発防止のためには長期にわたる維持療法がほぼ必須といわれます。

オランザピンによる長期維持療法では，再発率が低いことが示されています。急性期治療によってBPRS（簡易精神症状評価尺度）得点が18以下もしくはベースラインの40％以下に改善した統合失調症，統合失調様障害，統合失調感情障害の症例を対象とした，3つの二重盲検臨床試験をまとめたデータによると，Kaplan-Meierの生存曲線に見た各薬剤の1年後の再発（再入院）率は，ハロペリドール投与群（180名，13.5±5.5 mg/日*）の28％に対して，オランザピン投与群（627名，13.6±5.7 mg/日）は19.7％と有意に低いことが示されました（p=0.034）（図1）[5]。

このように，オランザピンは長期維持療法での有効性が示されており，米国では統合失調症治療薬としての適応に加え，1999年に双極性気分障害の急性躁病に，2000年には統合失調症の長期維持療法に対する適応が承認されています。

薬物療法を長期間施行する際には，有効性だけではなく，アドヒアランスおよび副作用の評価も重要となります。特に，オランザピンによる体重増加は，短期間においては明確な結論が出ていないものの，3ヵ月から12ヵ月のデータでは平均4 kgの体重増加が報告されています[1]。オランザピン服用者全員に体重増加が生じるわけではありませんが，体重測定を適宜行いながらの管理は必要です。体重増加が健康に及ぼす弊害は，本書他稿でも詳しく解説されていますが，特に若い女性の場合にはアドヒアランスの低下につながりかねません。1年以上の試験では，非定型抗精神病薬のノンコンプライアンスに最も大きく影響する原因は，体重増加などの副作用であることが示唆されています[2]。体重増加が明らかになる前から，運動療法を含めた生活指導や，体重コントロールを主題に織り込んだSST（生活技能訓練法）が効果的と思われます。

本邦において糖尿病の既往または現在糖尿病の診断がなされている場合，オランザピンの使用は禁忌となっています。オランザピン開始後に耐糖能異常が発現しないかを定期的に評価することは，現段階で義務にはなっていないものの，安全に使用するうえで不可欠といえます。維持療法下においても，生じ得る副作用に関して十分な説明を患者および家族に行うとともに，オランザピン開始後は数ヵ月ごとに，開始後1年以上空腹時血糖が正常域を維持した場合では半年ごとに，耐糖能モニタリングが必要です[3]。経過中に糖尿病と診断された場合には，薬剤を中止し変更する必要があります。

抗精神病薬を長期投与する際に留意すべき問題の1つに，遅発性ジスキネジアがあります。その理由は，一度発症すると，その治療は困難なことが多いからです。統合失調症，統合失調症様障害，統合失調感情障害におけるオランザピン投与群（707名，2.5〜20 mg/日，曝露中央値237日間）とハロペリドール投与群（197名，5〜20 mg/日*，曝露中央値203日間）とを比較した長期盲検臨床試験では，オランザピン投与群のほう

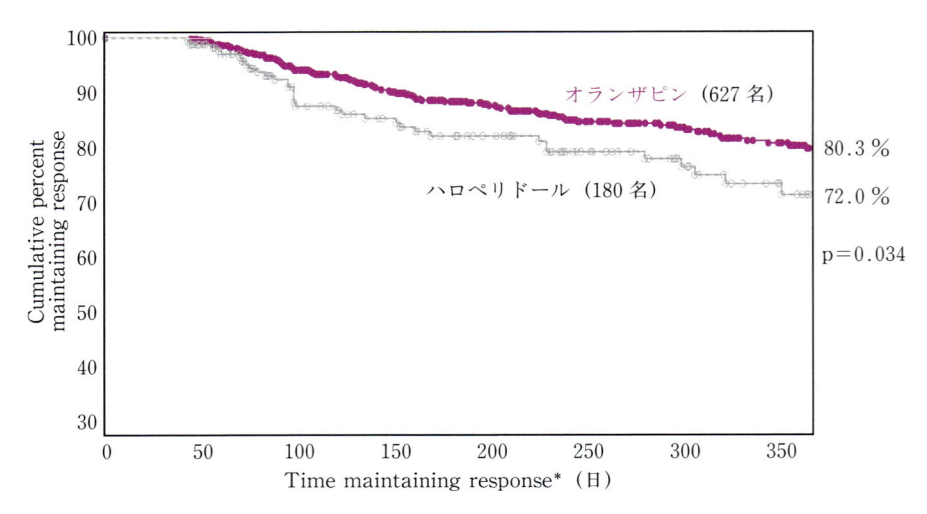

図1　オランザピンとハロペリドールの維持療法における
Kaplan-Meier 生存曲線に見る再発率（文献5)を一部改変）

で遅発性ジスキネジアの発生率が有意に低い結果を示しました[4]。

長期維持療法には病状に対する有効性の判定だけでなく，副作用管理，アドヒアランス，QOL および社会的機能の評価が不可欠です。オランザピンによる陰性症状や認知障害の改善にともなって相乗的にアドヒアランスや QOL の向上が期待されます。体重増加や耐糖能異常などの副作用が出現しないように健康管理をすれば，オランザピンは長期維持療法に適した抗精神病薬の１つです。身体管理や精神療法，心理社会的な介入を適切に施行しながらのオランザピン長期使用が望まれます。

＊本邦で承認されたハロペリドールの効能・効果は統合失調症と躁病です。本邦における承認用法・用量は「ハロペリドールとして，通常成人１日 0.75〜2.25 mg からはじめ，徐々に増量する。維持量として，１日３〜６ mg を経口投与する。なお，年齢・症状により適宜増減する」です。

文　献

1) Duggan. L., Fenton, M., Dardennes, R. M. et al. : Olanzapine for schizophrenia. Cochrane Database Syst. Rev., 2003：CD 001359.
2) Masand, P. S.（佐藤光源監訳）：長期的転帰と QOL．臨床精神薬理，5：1199-1208, 2002.
3) 岡田俊：新規抗精神病薬と耐糖能異常．臨床精神薬理，5：1405-1412, 2002.
4) Tollefson, G. D., Beasley, C. M. Jr., Tamura, R. N. et al. : Blind, controlled, long-term study of the comparative incidence of treatment-emergent tardive dyskinesia with olanzapine or haloperidol. Am. J. Psychiatry, 154：1248-54, 1997.
5) Tran, P. V., Dellva, M. A., Tollefson, G. D., et al. : Oral olanzapine versus oral haloperidol in the maintenance treatment of schizophrenia and related psychoses. Br. J. Psychiatry, 172：499-505, 1998.

Q38 オランザピンはSSTに影響を及ぼしますか？

答える人　水野 雅文

（慶應義塾大学医学部精神神経科学教室）

A 統合失調症において，SST（social skills training）をはじめとする認知行動療法の成果は，おもに社会的機能の改善やいわゆる陰性症状の改善，さらには再発予防において発揮されると考えられています。再発予防に際しては，従来型の抗精神病薬においても，認知行動療法をはじめとする心理社会的治療と併用することにより，その成果が一段と改善されることが以前から知られていました。

統合失調症では認知機能障害が，発病メカニズムや様々な機能障害の背景にある主要な障害と考えられています。これに対して従来型の抗精神病薬では認知機能の改善は十分には得られないことが示されているのに対し，オランザピンをはじめとする非定型抗精神病薬は記憶や注意力などの認知機能障害の改善に効果があることが，いくつものエビデンスで示されてきています。

そこで認知機能の改善に向けては，非定型抗精神病薬による薬物療法のみによる治療だけでなく，認知行動療法の併用でより多くの機能の改善や，さらには再発率の低下など明らかな相乗効果が示されることが期待されます。特に陰性症状の改善に効果的であるオランザピンのような非定型抗精神病薬は，認知機能の改善に加えて陰性症状をはじめとする精神症状全般の改善への効果も期待されます。さらには社会的機能の改善をめざすSSTをはじめとする認知行動療法の効果を，いっそう発揮しやすいものにすると思われます。

海外では地域精神保健センターのような一線の臨床現場から，従来薬からの切り替えにおいて，心理社会的リハビリテーションプログラムと併用した際のオランザピンの効果が検証されていますので，以下に紹介します。

Noordsyら（2001）は，ニューハンプシャの地域精神保健センターに通院中で，心理社会的治療プログラムに参加し，なかでもSSTのモジュールに参加している重度精神疾患の患者のうち，他の薬剤による治療からオランザピンによる治療に切り替えた109例を対象として，その変化を観察しました。このうち103例で6ヵ月間にわたり追跡調査することができました。オランザピンの平均投与量は15.28 mg/日でした。対照群には従来型抗精神病薬で治療された49例のうち，研究に参加した46例を当てました（平均処方量塩酸クロルプロマジン換算393.11 mg/日）。オランザピン服用群の成績を服薬開始前と6ヵ月後で，また対照群の成績とも比較検討しました。その結果，6ヵ月の時点で，オランザピン服用群は，開始前に比してBPRSで評価した精神症状と社会的機能の諸項目で有意な改善を示しました。対照群と比べても，オランザピン服用群は，服用開始時点では精神症状はより重篤であったにもかかわらず，BPRSとその下位尺度の不安，敵意などの諸項目，mini psychiatric rating scaleにおける陰性症状，解体，不安，抑うつ，副作用の各項目，臨床的全般改善度（clinical global improvement：CGI），ケースマネジャーによる評価（case manager's rating scale-plus）で有意な改善を認めました。またオランザピン服用群で心理社会的機能がより改善する傾向が認められまし

た。結論として，オランザピンは精神障害のきわめて重篤な患者に対して有効であることが示されました。寛解状態にある患者では，心理社会的リハビリテーションとの組み合わせにより，より有効な薬効が発揮されるものと考えられます。

　こうした，非定型抗精神病薬と心理社会的治療の組み合わせは，たんに併用により効果が増すだけではないと思われます。すなわち，SSTのなかにも，服薬自己管理モジュールのような服薬コンプライアンスそのものを改善することを目的とした心理教育的なプログラムもあり，その実施によりコンプライアンスが改善されれば，薬効も一段と発揮されることは間違いないでしょう。いわば，両者の相乗効果とみなすことができましょう。

　今後は，非定型抗精神病薬と認知行動療法の併用により，いかなる認知機能が改善しているかを検討し，広く臨床で活用されることが望まれます。

文　献

1) Noordsy, D.L. and Christopher, O.: Effectiveness of combining atypical antipsychotics and psychosocial rehabilitation in a community mental health center setting. J. Clin. Psychiatry, 60 (suppl. 19)：47-51, 1999.
2) Noordsy, D.L., Christopher, O., Mueser, K. et al.: Six-month outcomes for patients who switched to olanzapine treatment. Psychiatric Services, 52：501-507, 2001.

OLANZAPINE Q&A

Q39 QOLに及ぼす影響は？

答える人　尾鷲 登志美

（昭和大学医学部精神医学教室）

A QOL（quality of life：生活の質）は、様々な要素が関与し、個人差のある多様な概念といえます。161名の統合失調症患者を対象とした研究による、QOLの予後因子モデルを図1に示します[3]。QOLを判断する際には、精神症状とともに、心理社会的な要素など、多面的な評価が必要です。オランザピンをはじめとする新規抗精神病薬は、従来型抗精神病薬に比較して錐体外路症状などの副作用が少なく、また、陽性症状だけでなく陰性症状や認知機能障害に対する効果も報告されており、そのぶん良好なQOLが期待されています。

BPRS（簡易精神症状評価尺度）が18点以上の統合失調症、統合失調症様障害、総合失調感情

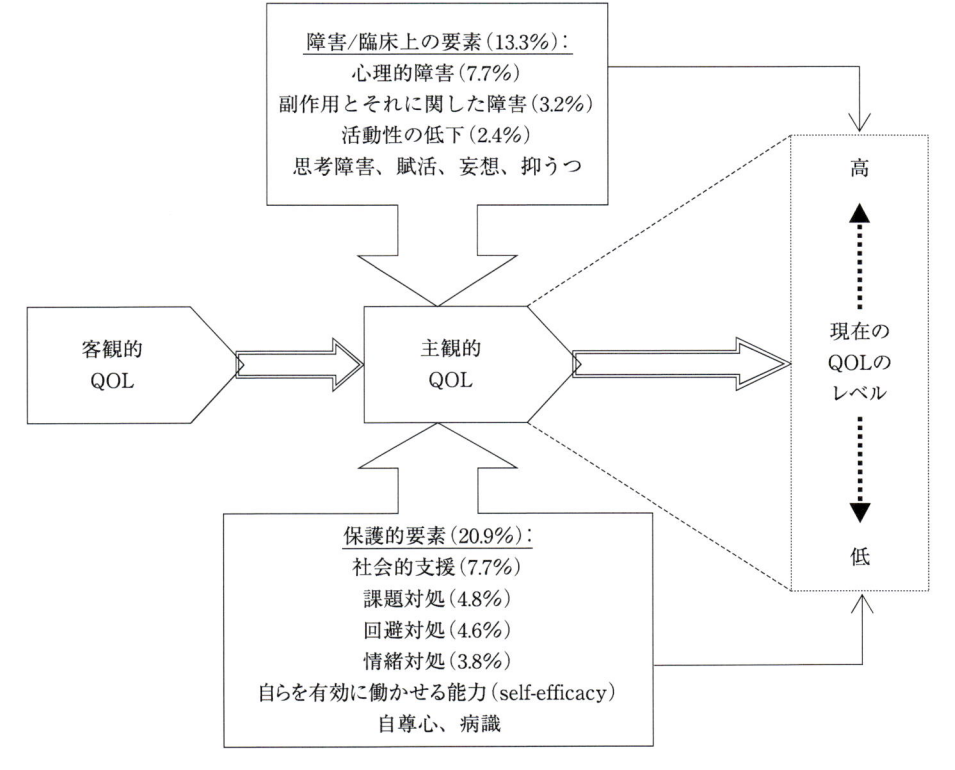

```
障害/臨床上の要素(13.3%)：
  心理的障害(7.7%)
  副作用とそれに関した障害(3.2%)
  活動性の低下(2.4%)
  思考障害、賦活、妄想、抑うつ

客観的QOL  ⟹  主観的QOL  ⟹   現在のQOLのレベル  高/低

保護的要素(20.9%)：
  社会的支援(7.7%)
  課題対処(4.8%)
  回避対処(4.6%)
  情緒対処(3.8%)
  自らを有効に働かせる能力(self-efficacy)
  自尊心、病識
```

図1　統合失調症患者におけるQOLの予後因子モデル（文献3を変更）

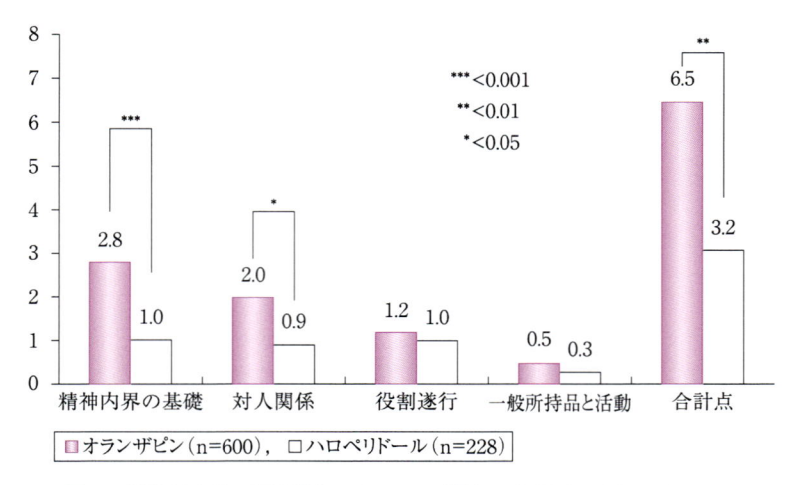

図2　抗精神病薬6週間投与によるQLS評点の変化量（文献2を変更）

オランザピン（n=600），ハロペリドール（n=228）

因子	オランザピン	ハロペリドール
精神内界の基礎 ***	2.8	1.0
対人関係 *	2.0	0.9
役割遂行	1.2	1.0
一般所持品と活動	0.5	0.3
合計点 **	6.5	3.2

*** < 0.001　　** < 0.01　　* < 0.05

表1　生活および雇用状況

	オランザピン群	ハロペリドール群
生活状況：		
自分でケア可能 **	86.54 %	78.26 %
ケアなしに自宅に居住 **	57.45 %	40.43 %
雇用状況：		
就労 ***	31.21 %	18.26 %
早期退職 ***	26.68 %	45.65 %

***<0.001, **<0.01　　　　　（文献1を一部改変）

障害の外来患者828名を対象としてオランザピン（5～20 mg/日）とハロペリドール（5～20 mg/日*）を比較した6週間の二重盲検無作為多施設試験によると，オランザピン投与群ではハロペリドール投与群より有意に症状の重症度およびQOLの改善を示しました。図2は，オランザピンおよびハロペリドールを6週間投与したときのQLS（quality of life scale）評点の変化量で，QOLの改善度を評価したものです。オランザピン投与群ではハロペリドール投与群と比較して，「QLS合計点」（p=0.005），「精神内界の基礎」（p<0.001），「対人関係因子」（p=0.036）の各因子別合計点で有意な改善を示しました[2]。

また，統合失調症および統合失調感情障害患者150名を従来抗精神病薬からリスペリドン，オランザピン，フマル酸クエチアピンの各群50名ずつに単盲検法にて変更した2～6年間にわたる前方視的コホート研究によると，85％では変更による利点があり，8％はもとの従来型抗精神病薬に戻り，7％ではクロザピン**治療に変更という経過を示しました。新規抗精神病薬は従来型抗精神病薬に比較して，忍容性が有意に高く，治療アドヒアランスおよび精神社会的機能やQOLが良好な結果を示しました。なかでもオランザピンは特に忍容性が高く，併存する不安および抑うつ症状に対しての有効性が認められました[4]***。

2年間にわたる統合失調症患者の前方視的自然転帰を調査したドイツの研究によると，オランザピン投与群（416名）ではハロペリドール投与群（230名）よりも，生活状況の自立度が有意に高く，また，雇用率が有意に高いことが示されています（表1）[1]。

これらのデータから，オランザピンが客観的・主観的QOLの向上に役立つことが期待されます。

＊本邦で承認されたハロペリドールの効能・効果は統合失調症と躁病です。本邦における，承認用法・用量は「ハロペリドールとして，通常成人1日0.75～2.25 mgからはじめ，徐々に増量する。維持量として，1日3～6 mgを経口投与する。なお，年齢・症状により適宜増減する」です。

＊＊クロザピンは本邦未承認です。

＊＊＊本邦で承認されたオランザピンの効能・効果は統合

失調症です。

文　献

1) Eichmann, F., Reitberger, U., Spannheimer, A. et al. : Patient and disease characteristics in schizophrenia outpatients and inpatients treated with Olanzapine and Haloperidol in Germany : Results from the GEO observational study. International Society for Pharmacoeconomics and Outcomes Research., http://www.ispor.org/congresses/ne1102/present_pdf/poster/PMH2.pdf.
2) Revicki, D. A., Genduso, L. A., Hamilton, S. H. et al. : Olanzapine versus haloperidol in the treatment of schizophrenia and other psychotic disorders : quality of life and clinical outcomes of a randomized clinical trial. Qual. Life Res., 8 : 417-426, 1999.
3) Ritsner, M., Ponizovsky, A., Endicott, J. et al. : The impact of side-effects of antipsychotic agents on life satisfaction of schizophrenia patients : a naturalistic study. Eur. Neuropsychopharmacol., 12 : 31-38, 2002.
4) Voruganti, L., Cortese, L., Owyeumi, L. et al. : Switching from conventional to novel antipsychotic drugs : results of a prospective naturalistic study. Schizophr. Res. 1, 57 : 201-208, 2002.

Q40 コンプライアンスに及ぼす影響は？

答える人　宍倉久里江

（昭和大学医学部精神医学教室）

A

1．精神医療におけるコンプライアンス

薬物コンプライアンスとは患者が医師の指示した用法・用量を守って正しく服薬することを意味し，指示が守られない場合はノンコンプライアンスといいます。ノンコンプライアンスは薬剤の副作用や複雑な用法の他，患者および治療者の心理状態や治療関係の問題など様々な要因から生じます。表1はノンコンプライアンスを招く要因の例を示したものです[3]。

抗精神病薬治療における薬物コンプライアンスは平均58±19％であり，抗うつ薬による薬物治療（65±18％）や各種の身体疾患（76±10％）に比べて低い値を示しています[2]。その理由としては，①抗精神病薬の不快な副作用，②精神症状（幻覚妄想や思考障害および病識欠如）により治療の必要性を理解できない，③本人の同意を得られない状況で治療を行う場合，良好な治療関係を成立させることが難しいこと，④病気や治療に対する本人および周囲の人々の誤った認識などが要因として考えられます。

2．非定型抗精神病薬治療におけるコンプライアンス

非定型抗精神病薬は副作用が少なく陽性症状の改善に優れ，かつ認知の改善を期待でき，定型抗精神病薬と比較して高いコンプライアンスを得られるものと期待されています。実際に，定型抗精神病薬から非定型抗精神病薬に切り替えたところ患者の病識が改善し，その結果としてコンプライアンスをも改善したという報告も見られます[1]。

ただし，症状が急速に改善した患者が「完全な治癒」を確かめるように服薬を自己中断してしまう場合があることも警告されています[4,5]。このような患者では，病状の再燃および不安・絶望感などによる自殺などの重大な結果を招く危険性もあり，最大限に慎重な対応が必要とされます。

3．オランザピン治療におけるコンプライアンス

1）用法

オランザピンは1日1回投与という簡便な用法の薬剤であり，コンプライアンスを高めるうえでは大きな利点であるといえます。ただしハロペリドールのように診療場面で血中濃度を測定することはできず，コンプライアンスのモニターは患者の自己申告に頼るところとなります。

2）効果

オランザピンは他の非定型抗精神病薬と同様に，陽性症状の改善に優れるのみならず陰性症状の改善効果も持っています。そして，オランザピンはクロザピン*とともにMARTA（multi-acting receptor-targeted anti-psychotic）と称されるように，単剤投与で抗精神病効果を十分に発揮できる薬剤であり，さらに認知機能の改善作用にも優れている点から，良好なコンプライアンスが期待されます。しかし前述したとおり，現実への直面により不安の増大（いわゆるawakenings）を認めた場合や，患者が「完全に治癒したことを確かめて安心したい」と考えた場合などにおいてはノンコンプライアンスを認める危険性もあります。

表1　ノンコンプライアンスを招く要因の例

A．患者側の要因
　1．服薬を妨げる心理的要因が存在する
　　・過度の不安や心配などによる疾病の否認
　　・過去の不快な服薬体験や医療不信
　　・他者への依存による主体的な服薬の放棄
　　・独自の健康法や，人生観，宗教上の教えなど
　　・その他
　2．服薬を妨げる非心理的要因が存在する
　　・多忙で通院が困難である
　　・生活リズムが不規則である
　　・自動車の運転が必須である
　　・経済的な負担に耐えられない
　　・その他
　3．疾病や薬物治療への理解が不十分である
　　・理解力や知的機能に問題が生じている
　　・情報収集の不足
　　・病感や病識の欠如
　4．精神症状による拒薬
　　・分裂病で薬に対する妄想がある
　　・うつ病で意欲や関心が失われている
　　・その他
B．治療者側の要因
　1．薬物治療に対する知識や自信がない
　2．服薬の必要性，薬物の効果や副作用，治療の見通し予測などを明快に説明しない
　3．ドラッグコンプライアンスの監視不足
C．薬物側の要因
　1．薬剤の形状，味，臭いなど
　2．服薬量，服薬回数が多い，多剤併用
　3．薬物の効果が不十分，または効果の発現が遅い
　4．副作用が強い
D．周囲の問題
　1．家族などの患者の周囲の人々が薬物治療に否定的，懐疑的である

（文献3を一部改変）

3）副作用

　抗精神病薬の副作用のなかでノンコンプライアンスを招きやすいおもな症状の一つが，錐体外路症状です。オランザピンは定型抗精神病薬と比較すると錐体外路症状の出現は少ないため，コンプライアンスを増加させるうえでは有利といえます。逆に，オランザピンによる血糖上昇や肥満などの副作用は不利な要素であるといえます。

4．おわりに

　オランザピンは高いコンプライアンスを得るために有利な特徴を有しますが，精神状態の変化や副作用の出現によりノンコンプライアンスを招く恐れもあるため，投与中は良好な治療関係を維持して慎重にコンプライアンスをモニターする必要があります。

＊クロザピンは本邦未承認です。

文　献

1) Aguglia, E., de Vanna, M., Onor, M.L. et al.: Insight in persons with schizophrenia: effects of switching from conventional neuroleptics to atypical antipsychotics. Prog. Neuropsychopharmacol. Biol. Psychiatry, 26：1229-1233,

2002.
2) Cramer, J.A. and Rosenheck, R.: Compliance with medication regimens for mental and physical disorders. Psychiatric Services, 49：196-201, 1998.
3) 宍倉久里江, 上島国利：処方と服薬の心理を考える. 臨床精神薬理, 2：99-106, 1999.
4) 嶋田博之：精神分裂病患者の awakenings と不安. 臨床精神薬理, 5：313-317, 2002.
5) Weiden, P.J., Scheifler, P.L., Diamond, R.J. et al.: Breakthroughs in Antipsychotic Medications: A Guide for Consumers, Families, and Clinicians. W. W. Norton and Company, New York, 1999.（藤井康男, 大野裕訳：新薬で変わる統合失調症治療：本人・家族・専門家のためのガイドブック. ライフサイエンス, 東京, 2003.）

OLANZAPINE Q&A

Q41 アドヒアランスの観点からオランザピンの効果はどうか？

答える人　尾鷲登志美

（昭和大学医学部精神医学教室）

A　治療者の指示どおりに服薬を遵守することをコンプライアンスというのに対し，患者みずからが積極的に治療に参加していく姿勢を考慮したものをアドヒアランスといいます[4]。近年では，患者主体の医療という視点から，コンプライアンスよりもアドヒアランスという用語を使うことが増加する傾向にあります。

治療者側の思惑とは別に，実際のアドヒアランスはそれほど高くないことがわかっています。統合失調症では40〜50％がアドヒアランス不良と報告され，その要因としては病識不良，薬物療法に対する否定的な考え方や主観的意見，アドヒアランス不良の既往，物質乱用の併存，短い罹病期間，不適切な退院や環境などが挙げられています[2]。アドヒアランスは再発率と密接な関係があるため，アドヒアランスの評価とアドヒアランス向上のための工夫は臨床上不可欠です。

予後に多大な影響を及ぼすアドヒアランスの向上には，心理社会的な教育が重要です。薬物療法上の工夫としては，定型抗精神病薬に比較して非定型抗精神病薬では錐体外路症状などの副作用が少ないことから，非定型抗精神病薬の服薬アドヒアランスが良好なことが想定されます。一方で，実はアドヒアランスを評価するには様々な限界があることも事実です。患者が服薬しなかったことをすべて治療者に報告するとは限らないからです。

抗精神病薬を服用する統合失調症，統合失調感情障害，精神病像をともなう気分障害，特定不能の精神病を対象とした研究では，定型抗精神病薬服用者117名と非定型抗精神病薬服用者171名を比較検討しています[1]。コンピュータによる薬剤補充記録を用いて12ヵ月間アドヒアランスを評価しています。研究期間における最高処方用量の中央値はハロペリドール8（1〜40）mg*，ペルフェナジン12（2〜48）mg*，リスペリドン4（0.5〜12）mg，オランザピン12.5（5〜30）mg**，フマル酸クエチアピン400（50〜600）mgでした。6ヵ月，12ヵ月後において非定型抗精神病薬群は，定型抗精神病薬群に比較して良好なアドヒアランスを示しました。定型抗精神病薬服用者では1ヵ月間に服用していなかった期間が約7日間であったのに対し，非定型抗精神病薬服用者では4日間でした。なかでもオランザピンはハロペリドールに比較してgap ratio（観察日数において薬物療法が施行できなかった日の割合）が有意に低い結果を示しました（10.3±19.8％対25.5±29.0％，$p=0.008$）。

他の研究では，アフリカ系アメリカ人とメキシコ系アメリカ人，白人との間でアドヒアランスに有意差が認められたものの，オランザピン服用者ではすべての人種においてアドヒアランスが良好な結果を示しました[3]。

オランザピンは忍容性が高いと同時に1日1回の服用が可能なため，副作用に注意しながら用いれば，アドヒアランス向上に貢献する薬剤の1つといえるでしょう。

＊本邦で承認されたハロペリドールの効能・効果は統合失調症と躁病です。本邦における，承認用法・用量は「ハロペリドールとして，通常成人1日0.75〜2.25 mgからは

じめ，徐々に増量する。維持量として，1日3〜6 mgを経口投与する。なお，年齢・症状により適宜増減する」です。

＊＊本邦で承認されたオランザピンの効能・効果は統合失調症です。また，本邦における承認用法・用量は「通常，成人にはオランザピンとして5〜10 mgを1日1回経口投与により開始する。維持量として1日1回10 mg経口投与する。なお，年齢，症状により適宜増減する。ただし，1日量は20 mgを超えないこと」です。

文　　献

1) Dolder, C. R., Lacro, J. P., Dunn, L. B. et al. : Antipsychotic medication adherence : is there a difference between typical and atypical agents? Am. J. Psychiatry, 159：103-108, 2002.
2) Lacro, J. P., Dunn, L. B., Dolder, C. R. et al. : Prevalence of and risk factors for medication nonadherence in patients with schizophrenia : a comprehensive review of recent literature. J. Clin. Psychiatry, 63：892-909, 2002.
3) Opolka, J. L., Rascati, K. L., Brown, C. M. et al. : Role of ethnicity in predicting antipsychotic medication adherence. Ann. Pharmacother., 37：625-630, 2003.
4) 尾鷲登志美，上島国利：向精神薬処方における心理的側面 II ―コンプライアンスからアドヒアランスへ向けて―. 精神療法, 28：97-102, 2002.

第 2 部　Olanzapine Case Report

OLANZAPINE CASE REPORT

1．陽性症状への効果／急性期

初発急性期統合失調症に対する
オランザピンの使用経験

小高赤坂病院精神科　岩崎　斉，衛藤俊邦

[症　例] 22歳，女性
[診断名] 統合失調症
[家族歴] 父の姉が統合失調症。
[既往歴] 特記すべきことなし。
[病前性格] 明るく，元気があり，活発。優しく，思いやりのある性格。
[生活歴] A市にて生育。X－3年（18歳），高校卒業後B市のC大学に進学し，B市のアパートにて一人暮らしをしている。
[現病歴] X年7月20日，姉に「対極の真理を究めたので，これを広めなければいけない」，「監視されている」，「盗聴されている」，「テレビで自分のことをやっている」，「やくざ風の男がアパートの前を行ったり来たりしている」という支離滅裂な電話があった。

同日，両親が不審に思いB市へ向かうが，それと行き違いに，本人は「電気のコンセントから電波で監視されている」と思い，アパート中のプラグをすべて引き抜き，B駅に自転車を乗り捨て，高速バスで地元のD市へ向かった。その際，「皆さん気を付けてください。この切符から電波が出ています」と言っていた。かろうじてD市の姉のアパートにたどり着くが，留守であり，警察署に保護を求めた。7月21日，姉が引き取り，E市の自宅で様子をみていたが，突然大声を上げ，周りの物を投げて壊し始めたため，戻ってきた両親が警察署に通報し，両親と警察官2名に付き添われて，同日当院初診となった。著明な妄想，滅裂思考を認め，衝動的暴力行為もあるため，同日当院医療保護入院となった。

[治療経過] 入院後隔離室入室を要した。「隔離室のトイレの穴が別の世界につながっている」と思い，穴に布団を詰め込んで水を流し続け，隔離室を水浸しにしたため，ハロペリドール5mgを筋注し，翌朝まで入眠した。7月22日より，①オランザピン5mg夕食後投与，②ゾピクロン7.5mg，ニトラゼパム10mg就寝前投与を開始した。オランザピンは1週間毎に5mg/日ずつ漸増し，8月12日より，①オランザピン20mg夕食後投与，②ゾピクロン7.5mg，ニトラゼパム10mg就寝前投与とした。その間，7月24日に不穏にてハロペリドール5mgを筋注し，妄想，まとまりのない会話や行動，思考障害，衝動性は残存するものの，徐々に軽快したため，7月29日，隔離解除となった。日中は読書，音楽鑑賞，洗濯など身の回りのことをしたり，他患と話をしたりしておおむね穏やかに経過するが，些細なことに突然怒り出したり泣いたりして，感情不安定な傾向も認められた。

8月14日の午後に閉鎖病棟の一人部屋に転室した。当時は，病棟の庭にある倉庫に核兵器が隠されているという妄想があった（後日談）。転室後，自室の押入れの中の消火器を毒ガス装置と思いこみ，病棟より110番通報をするなど不穏な行動が出現したため，夕方より再度隔離室を使用した。隔離後も，当日，町の花火大会があり，花火の音に反応し，「やっぱり核兵器だ。核が爆発する」と確信し，夜間に看護者のすきをみて離院を

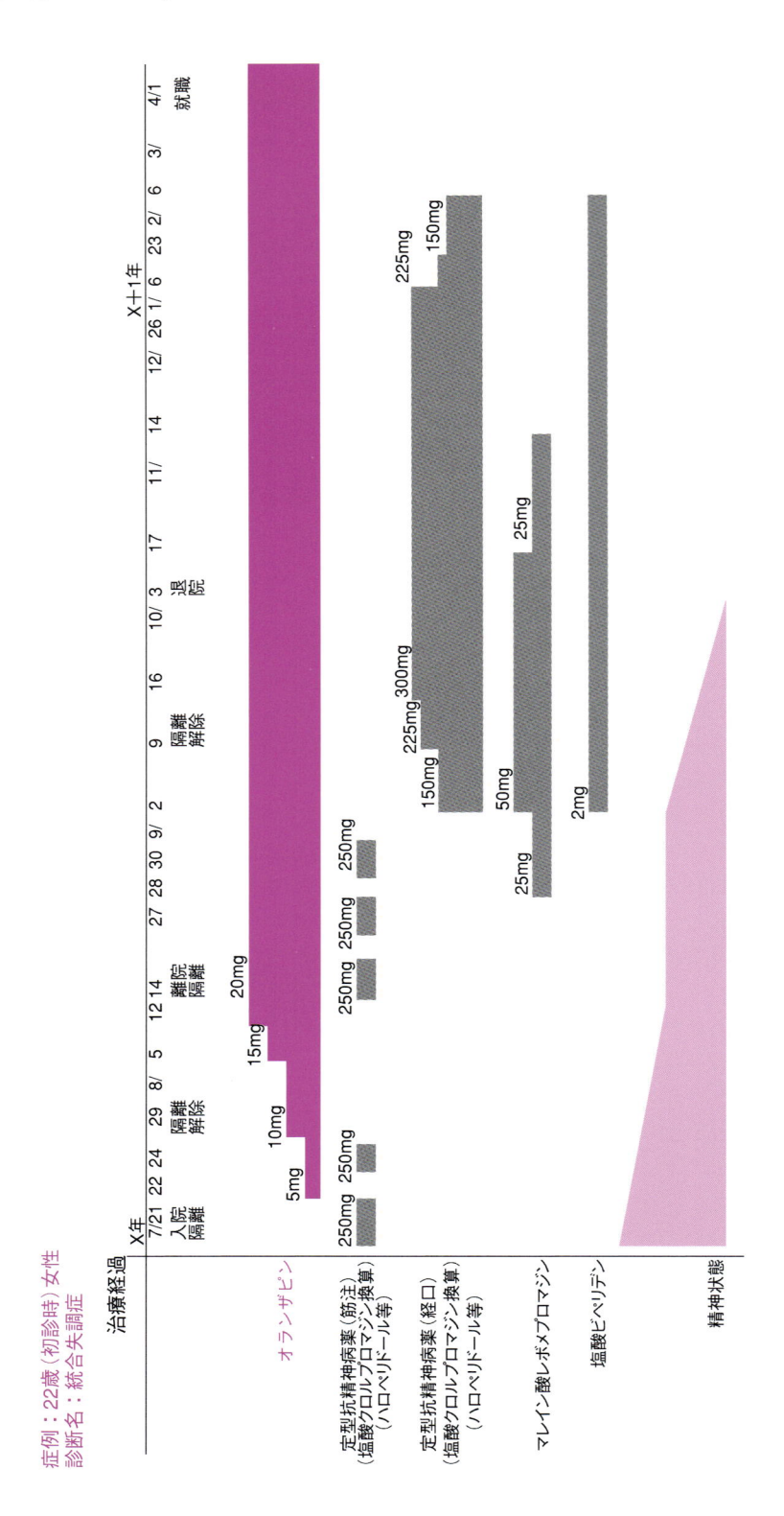

104　第2部　Olanzapine Case Report

症例：22歳（初診時）女性
診断名：統合失調症

治療経過

| | 7/21 | 22 | 24 | 29 | 8/5 | 12 | 14 | 27 | 28 | 30 | 9/2 | 9 | 16 | 10/3 | 17 | 11/14 | 12/26 | X+1年 1/6 | 23 | 2/6 | 3/ | 4/1 |

X年 … 入院 隔離 … 隔離解除 … 離院 隔離 … 隔離解除 … 退院 … 就職

オランザピン：5mg → 10mg → 15mg → 20mg

定型抗精神病薬（筋注）（塩酸クロルプロマジン換算）（ハロペリドール等）：250mg, 250mg, 250mg, 250mg

定型抗精神病薬（経口）（塩酸クロルプロマジン換算）（ハロペリドール等）：25mg → 150mg → 225mg → 300mg → 225mg → 150mg

マレイン酸レボメプロマジン：25mg → 50mg

塩酸ビペリデン：2mg

精神状態

企て，まとまらぬ言動の状態のまま病院近くの民家に助けを求め，同家よりの通報にて無事帰院した。帰院後はハロペリドール5 mgを筋注し，翌朝まで熟眠した。

その後，処方は変更せず隔離室で様子をみていたが，症状は変わらず，8月27日，夜間不穏にてハロペリドール5 mgを筋注し，8月28日，眠前薬にマレイン酸レボメプロマジン25 mgを追加したが，8月30日，再度不穏にてハロペリドール5 mgを筋注した。

そのため，定型抗精神病薬の併用を検討。9月2日より定型抗精神薬はハロペリドールを中心とし，塩酸クロルプロマジン換算で最大350 mg/日投与，また，塩酸ビペリデン2 mg/日朝・昼食後分2投与とした。その間，精神症状は徐々に消失し，同時に行動的にも落ち着いてきた。9月9日，隔離を解除し，二人部屋に移動した。「今までのおかしなことは妄想だったと思う」と語った。9月10日，隣で横になっている患者が「爆弾をしかけられる」といって，突然走り出して逃げようとしているのをみて，「昔の私をみているみたい」といって笑う余裕も生じてきた。9月24日，両親より，元に戻ったので退院させてほしいとの申し出があり，今日一泊外泊し，問題なければ退院にすると話した。9月25日，外泊より帰院。自宅で穏やかに過ごしていたとのことであった。9月27日，開放病棟へ転室。10月3日，完全寛解状態にて退院となる。

退院後，2週間毎に当院外来へ定期通院とした。10月17日，朝寝過ごしてしまい，体がだるいとの訴えがあり，マレイン酸レボメプロマジンを25 mg就寝前に減量した。11月14日，マレイン酸レボメプロマジンを中止した。12月26日，眠前薬を中止し，ゾピクロン7.5 mgを不眠時頓用とした。

X+1年1月6日，精神症状を認めず。自宅で本を読んだり，テレビをみたり，家事をしたりしてのんびり過ごし，両親ともうまくやっているとのことであった。2月6日，ハロペリドールと塩酸ビペリデンを中止した。入院中の経験を生かして，お世話になった看護婦さんのようになりたいとのことで，4月1日より老人ホームで働き，良好な自己実現が果たされている。現在，オランザピン20 mg/日単剤で完全寛解を維持している。

[考　察] 統合失調症の初発治療への導入は，その後の治療関係に影響を与え，ひいては病気の経過を左右する。オランザピンは，錐体外路症状などの不快な副作用発現が少なく，1日1回の投与で効果が得られることから，患者への負担が少なく，良好なコンプライアンスを得られやすいと考える。用量を増やすことで，急性期の興奮を前景にしている患者に対しても一定の効果が期待できると思われる。一方，本症例のように，妄想が著明であり，それに基づく行動の対処を要する例では，一時的にハロペリドールなどの定型抗精神病薬を併用することにより，充分な治療目標を達成できると思われる。行動化に結びつく症状の安定が得られた後に，定型抗精神病薬を漸減し，オランザピンの単剤維持投与により，症状再燃を防ぐことが可能である。

統合失調症の治療の最終目標は，陽性症状の消失のみならず，認知障害，攻撃性症状，気分障害を消失させ，日常生活や社会生活の水準を発病前の水準に戻すことにある。そのためには，定型抗精神病薬のみでは不充分であることが多く，充分な量の非定型抗精神病薬を発症の初期段階で使用することが，寛解後のQOL維持に有用であると思われる。

（なお，病歴の一部は，症例のプライバシー保護のため，差し支えない範囲で改変している）。

OLANZAPINE CASE REPORT

1. 陽性症状への効果／急性期

統合失調症の急性期治療にオランザピンが有効であった1例

市立大曲病院　戸澤琢磨

［症　例］19歳，女性
［診断名］統合失調症
［家族歴］同胞3人中2子長女。父方の祖父，祖母，両親，兄，弟，本人の7人家族。母親の兄が統合失調症で当院に長期入院中である。
［現病歴］小学校，中学校を通じて友人は少なく，中学校ではいじめに遭っていたが通学はしていた。X年5月（高校3年時）より食欲低下がみられはじめた。同時期に学校で突然転倒し内科を受診したが，'過換気症候群'と診断された。同年6月からは「友達に何か言われる」と訴え，登校に拒否的な言動が目立つようになった。同年7月からは空笑が認められ，話しかけにもあまり応答しなくなった。7月10日には「呪いをかけられた。死ななければならない」，「テレパシーがくる」などの訴えが出現し，また，1年前に退学した友人に突然「会いに行く」と言って深夜に地元の駅へ1人で出かけたりするようになった。

7月12日にA総合病院の診療センターを受診，リスペリドン2mg/日を投与され一時的に落ち着いていたが，7月末より再び空笑が目立つようになった。8月1日からは「誰かが来ている」，「彼が待っている」などと訴え深夜の外出が連日となり，母親が止めようとすると「触らないで」と興奮することもあった。日中も落ち着かず室内を歩き回り，家族も対応に困ったことから8月4日にA総合病院に近いB精神科専門病院を受診し，そのまま医療保護入院となった。同院に入院時よりリスペリドンが4mg/日に増量となった。しかし「いろいろな人の声が聞こえてくる」，「男の人に呼ばれる」，「呪いをかけられ力が入らなくなった」との訴えが続き，幻覚・妄想の改善はみられなかった。8月27日よりリスペリドンが6mg/日に増量された。その後も病識は乏しく異常体験をうかがわせる言動が継続して認められていた。

その後，家族が自宅から近い当院での入院加療を希望したため，X年9月12日に当院へ転院となった。
［臨床経過］当院入院時は精神内界について語りたがらず，時折表情が険しくなるところが見受けられた。処方内容はリスペリドン6mg/日，塩酸ビペリデン6mg/日であったが，薬物の副作用と考えられる無動，仮面様顔貌，流涎が認められていた。同処方を継続していたが，B精神科専門病院にて認められていた幻聴・妄想が改善しないため，9月21日よりリスペリドンを4mg/日に減量し，10月1日からはリスペリドンを2mg/日に減量すると同時にオランザピン10mg/日を加えた。徐々にスタッフの問いかけにも応答するようになり，「男の人の声でテレパシーが聞こえてくる」と幻聴の存在を認めるようになった。また，「誰かに狙われている，殺される」といった被害妄想も認められた。

10月16日にはリスペリドンを中止し，オランザピン単剤による治療となった。10月下旬頃より患者から主治医や病棟スタッフに話しかけるようになり，日常生活においても自発性がみられるようになった。同時期頃より「テレパシーはほと

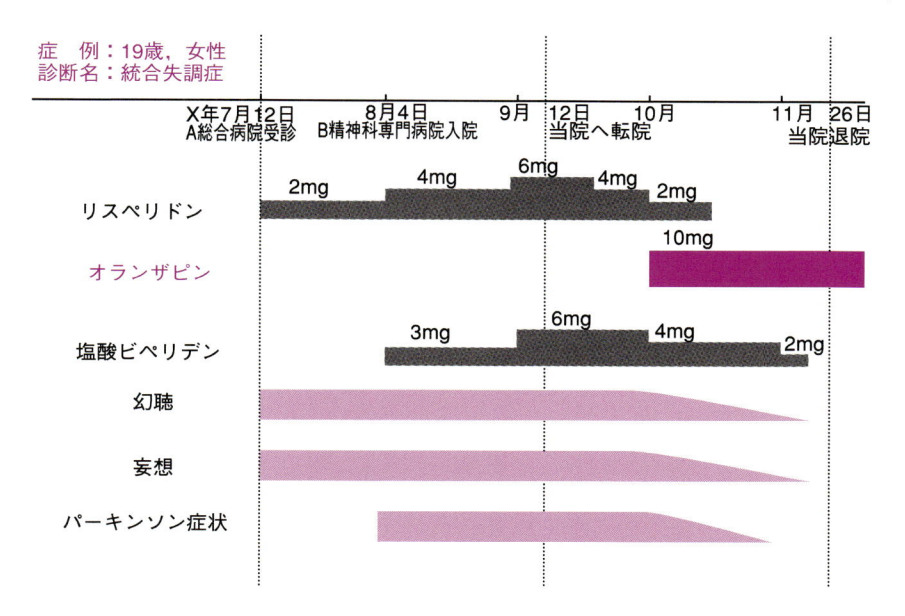

症　例：19歳，女性
診断名：統合失調症

	X年7月12日 A総合病院受診	8月4日 B精神科専門病院入院	9月	12日 当院へ転院	10月	11月 26日 当院退院
リスペリドン		2mg	4mg	6mg	4mg　2mg	
オランザピン						10mg
塩酸ビペリデン			3mg	6mg	4mg	2mg
幻聴						
妄想						
パーキンソン症状						

んど聞こえない」と話すようになり，幻聴，被害妄想が認められなくなった。同じ10月下旬頃には仮面様顔貌，流涎がみられなくなり，塩酸ビペリデンを漸減し，11月20日には完全に中止した。11月9日から2泊，11月16日から3泊の外泊を行い，いずれも問題なく，また家族の評価も良好であった。そのため家族，本人と相談しX年11月26日に当院を退院となった。

退院後は定期的に当院に通院している。X年12月からは本人，家族，当患者が通学している高校の先生と相談し，高校卒業を目指して本人に無理をさせない程度に補習を行っていくこととした。結局，X+1年3月1日まで1日も休まず通学し，無事に高校を卒業した。この間，精神症状の増悪は認められなかった。X+1年4月からは週2回の小規模作業所への通所を開始し，「作業は楽しいし，友達もできた」と喜んでいた。5月には家業である農業（田植え）の手伝いをこなした。その後，皿洗いや風呂掃除などの家事を積極的に手伝うようになったと母親から報告があった。X+2年4月からは患者本人の希望により小規模作業所へ週4回通っている。

［考　察］本症例は他院からの紹介入院であったため，治療の導入からかかわることができなかったが，リスペリドンによる治療にて幻聴・妄想が改善せず，また無動，仮面様顔貌，流涎などのパーキンソン症状が認められたため，オランザピンへの切り替えを行った。切り替え後，幻聴・妄想が改善したとともにパーキンソン症状も消失した。また，退院後は積極的に小規模作業所に通ったり，家の仕事の手伝いや家族との買い物を行うなど，現在のところ，目立った陰性症状は認められていない。

本症例のように非定型抗精神病薬に分類される薬剤を投与しても，薬理学的特性の違いや投与される患者側の要因により，効果発現や副作用出現には差が生じてくると思われる。本症例でのオランザピン投与後の主たる副作用は体重増加であったが，これについては日常生活における運動や食事摂取の仕方について継続して指導を行っている。入院中および退院後に定期的に血液検査等を施行しているが，現在のところ血糖値，HbA_{1c}値に異常は認められていない。

オランザピンは陽性症状を速やかに改善するとともに，錐体外路症状や遅発性ジスキネジアなどの副作用を生じにくいという利点がある。また，コンプライアンスの観点からも半減期が長いことから1日1回の服薬でよいため，患者にとって有益と思われる。今後は統合失調症に対して非定型抗精神病薬単剤による治療が広く行われていくことが予想され，その中でもオランザピンは効果，副作用の面からも第一選択薬として使用されることが期待される。

OLANZAPINE CASE REPORT

1．陽性症状への効果／急性期

オランザピンによりアルバイトに行けるようになった1例

足利赤十字病院　船　山　道　隆

[症　例] 25歳，女性
[診断名] 統合失調症
[既往歴，家族歴] 特記すべきことなし．
[生活歴] 農家の次女として出生．同胞2名の第2子．小さい頃からおとなしく，神経質であった．姉が最近結婚したため，現在は両親と3人暮らし．
[現病歴] 中学に入学した頃から，特にきっかけはなく内界意識離人症が出現し，空虚感を訴え，無気力となった．学校の成績も低下し，周囲からは閉じこもりがちとなり，友人の数も減った．特にいじめられることはなかったが，中学1年生の6月から不登校となり，養護学校に転校した．しかし，転校先でも人間関係などでうまくいかず，自宅にひきこもりがちであった．1年遅れて定時制高校に入学するも，すぐに退学した．アルバイトを転々としていたが，持続せず，22歳からはほぼ毎日自宅に引きこもり，無為な生活を送っていた．しかし，一度も医療機関に通院することはなかった．

X年3月（25歳），姉が結婚した頃から，一段と寡黙となり，食事量が極端に減ったため，両親が本人を内科に受診させ，内科医からの診察依頼にてX年5月7日に当院初診となった．
[治療経過]
オランザピン投与前：初診時，身なりはだらしなく，内界意識離人症，身体意識離人症，外界意識離人症，感情鈍麻が認められた．自閉的で周囲に無関心であり，疎通性は悪く，プレコックス感を治療者に抱かせ，面接で質問をしても，「はあ」などとうつむいたまま一言答えるだけであった．ミンコフスキーのいう「現実との生きた接触の喪失」という表現がよく当てはまった．意欲，興味，志向なども失われ，服装，表情などにも生気を感じることができず，コンラートのいうエネルギー・ポテンシャル減衰という表現もよく当てはまった．母の話によると，音がすると敏感に反応し，まわりの人を異常に気にするとのことであり，聴覚過敏や被注察感が推測された．明らかな幻覚や妄想は認められなかった．13歳発症の破瓜型統合失調症と診断し，拒食のため入院治療を勧めるも，本人は入院を拒否したため，外来治療とした．薬物療法として，スルピリド150 mg/日を投与したが，本人は拒薬していた．

X年6月になると，「覚醒剤を飲まされた」，「支配され，洗脳されている」，「おなかに赤ちゃんがいる」などという被害妄想，被影響妄想，妊娠妄想，連合弛緩，させられ体験，自生記憶想起，自生思考，考想化声，考想伝播，思考途絶，空笑が出現した．これらの異常体験から，警察に訴えたり，突然深夜に外出し，ひとりで近くの川の土手に座り，考え込んでいることが多くなった．近所の人たちには，「とても変わっている，何か考え込んでいるお姉さんがいつも土手にいる．若い女性だから，犯罪にでも巻き込まれないか」と心配されて，噂になっていた．以上のような幻覚妄想状態，自我障害，奇異な行動に加え，食事も拒食しており，血液検査でも脱水を認めた

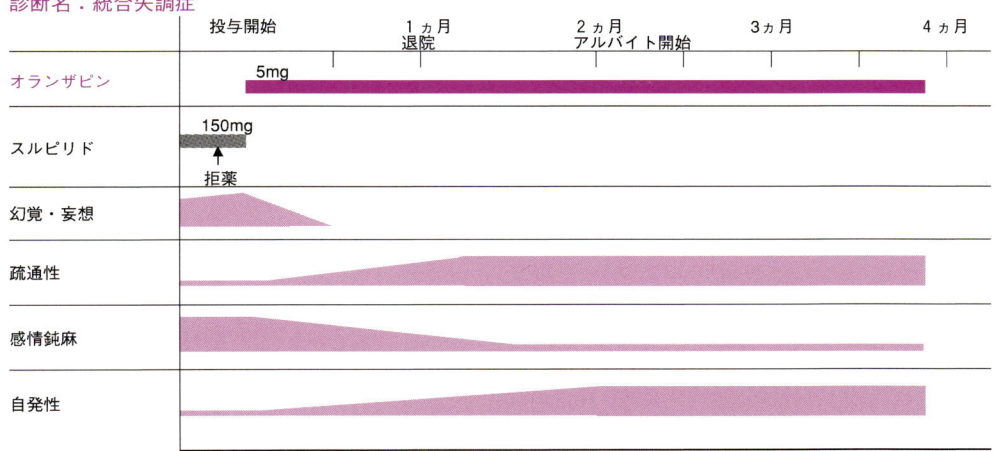

症　例：25歳，女性
診断名：統合失調症

	投与開始	1ヵ月 退院	2ヵ月 アルバイト開始	3ヵ月	4ヵ月
オランザピン		5mg			
スルピリド	150mg ↑ 拒薬				
幻覚・妄想					
疎通性					
感情鈍麻					
自発性					

ため，X年6月4日，医療保護入院とした。

オランザピン投与後：入院日より，オランザピン5mg/日を投与した。以後，他の薬物は全く使用しなかった。入院日は病棟の出入り口のドアノブを握り締めていた。投与開始数日は服薬後，自ら薬を吐き出すことが多かった。表情は怯えており，問いかけにも眉間に皺をよせてうつむいて喋らず，布団を頭からかぶっていた。ひとりで涙を流している時も，こちらからの働きかけを拒否し，食事も拒食し，入浴も拒否するなど，拒絶症が続いていた。患者に言語的アプローチは非常に難しいので，治療者は，毎日一緒に屋上に行き，15分くらい共に過ごすという非言語的アプローチを行った。最初のうちは，終始無言であり，ベンチに座って全く動かず，問いかけにも「はい」と答えるのみであった。途中の階段では突然止まることが多く，思考途絶と考想奪取が推測された。その後も治療者は7日間ほど一緒に屋上に行くことを続けた。拒薬に対しては，服薬の重要性を繰り返し説明した。数日後から患者は徐々に治療を受け入れ，薬物も服用するようになった。

6月12日から行動が少しずつではあるがスムーズになり，思考がまとまってきたことが推測された。思考途絶を思わせる，突然止まる行動も減少してきた。

6月15日には，幻覚妄想状態も少しずつ改善し，問いかけに返事をするようになり，会話も以前に比べると豊富になった。レクリエーションにも少しずつ積極的に参加するようになり，同年代の女性の患者と手をつなぎながら散歩するなど，一緒に他の患者との交流も見られるようになった。6月19日には入浴や食事に対して，拒否することなく，行動も以前より早くなった。6月21日には笑顔もみられ，初めての外泊に出掛けた。母親によると，時々自分の方から話すようになり，周囲に気遣いも見られ，何かやろうとする気力が出てきたとのことであった。両親とも患者の精神状態の改善に対して喜んでいた。

6月26日，看護師に，「中学の時，学校で体調を崩した時，友達が心配してくれた。でも今はその友達は結婚してしまい，接触できないことがつらい。ホームヘルパーの仕事をすることが夢」などと，自らを語るようになった。また，薬に関しては，「薬によって良くなってきている。薬は飲まないより，飲んでいたほうがいい」と語っていた。

6月27日の外泊では，自分で食べたい物を自分で作るようになった。7月2日の外泊では，求人広告を見て電話をしたり，近所で仕事を見つけようとして出掛けるなど，生活面でも積極性が出てくるようになった。

耳元でざわざわとする要素幻聴や自生思考が若干残存するも，させられ体験や奇異な行動，被害妄想，被影響妄想，妊娠妄想，拒絶症などが改善

したため，7月5日に退院とした．注目すべきことは，疎通性や感情鈍麻，自発性減退もある程度改善したことである．

8月になると3年ぶりにアルバイトをするようになった．1日に2〜3時間のレストランでのウエイトレスであった．9月には自らの運転で友人と海に出掛けた．目も生き生きとしており，以前と比べてとても活発になった．

[考　察] 破瓜型統合失調症と思われた症例であったが，オランザピン単剤投与によって，させられ体験，奇異な行動，幻覚，妄想，拒絶症のみならず，疎通性，感情鈍麻，自発性減退のある程度の改善が認められ，3年ぶりにアルバイトまで行けるようになった．

OLANZAPINE CASE REPORT

1．陽性症状への効果／急性期

統合失調症・急性期陽性症状にオランザピンが有用であった1症例

医療法人ときわ病院　宮澤仁朗

［症　例］58歳，男性
［診断名］統合失調症
［現病歴］工業高校を卒業後，50歳まで空港グランドサービスの仕事に従事していたが，離婚と同時に退職した（3子を設けたが，子供は妻が引き取った）。35歳頃に幻覚妄想状態を呈し，精神科病院へ入院した既往があるが，詳細は不明である。その後単身生活となり，土木業，缶詰工場等で稼働していたが，X年3月解雇となり失業保険で生計を立てていた。

X年9月，突如交番を訪れ，「今，人を殺してきた。地獄への行き方を教えて欲しい」と言い包丁を提出する。また，独言や興奮状態がみられ，パトカーで当院に搬送される。

［入院後経過］当院搬送時には精神運動興奮状態で支離滅裂，幻聴や幻視，被害妄想を示唆する言動を認めた。即日，急性期病棟へ医療保護入院として隔離，フルニトラゼパム2 mgを静注し鎮静を図り入眠した。

翌日，覚醒後も対話形式の独言，「人の顔や赤い光が見える」等の幻聴・幻視体験や「狙われている」という被害妄想，興奮等の感情易変性，病識の欠如を認めたが，片言ではあるが会話の成立する場面もみられた。注射は頑なに拒否したが，少量であれば経口服薬は容認したため，入院2日目よりオランザピン10 mg/日，鎮静目的でロラゼパム1.5 mg/日，就寝前にフルニトラゼパム2 mg，塩酸リルマザホン2 mg/日を開始した。血液検査では空腹時血糖94 mg/dL，その他，肝機能等に異常はみられなかった。心電図においても異常所見は認められなかった。

入院4日目には興奮状態は消褪し，ロラゼパムの投薬中止を促したが，患者自ら不安を吐露し落涙したため投薬を継続した。不整合な言辞，幻覚妄想等思考障害は持続したが，徐々に会話が成立するようになり，過去の生活，仕事に関して語り始めた。

入院6日目，疎通はさらに改善，「知らない女性の声が聴こえ，また，お化けがついてきて恐ろしい。入院して良かった。部屋から出たい」と訴える。

入院7日目より日中開放を短時間から開始。当初，他患に対して恐怖・不安を感じたが徐々に慣れ，開放時間を拡大して経過観察した。

入院14日目，隔離解除し一般病室へ転室，時々幻聴・幻視があること，「誰かに狙われている」という被害妄想が持続していることを患者自ら吐露するようになり，病識は確立され，17日目には看護職員と共に自宅へ衣類，生活用品を取りに行った。問題行動は一切みられなかった。同時に少人数での作業療法（軽作業）にも参加。21日目より不眠を訴えエスタゾラム2 mg/日を追加投与し，その後改善している。

24日目，幻聴・幻視体験は消失し，スポーツなどの集団作業療法にも適応し，他患との積極的な交流が図られるようになった。

30日目，被害妄想は軽減し念慮の状態に移行し，単独外出および外泊を開始し生活範囲の拡大

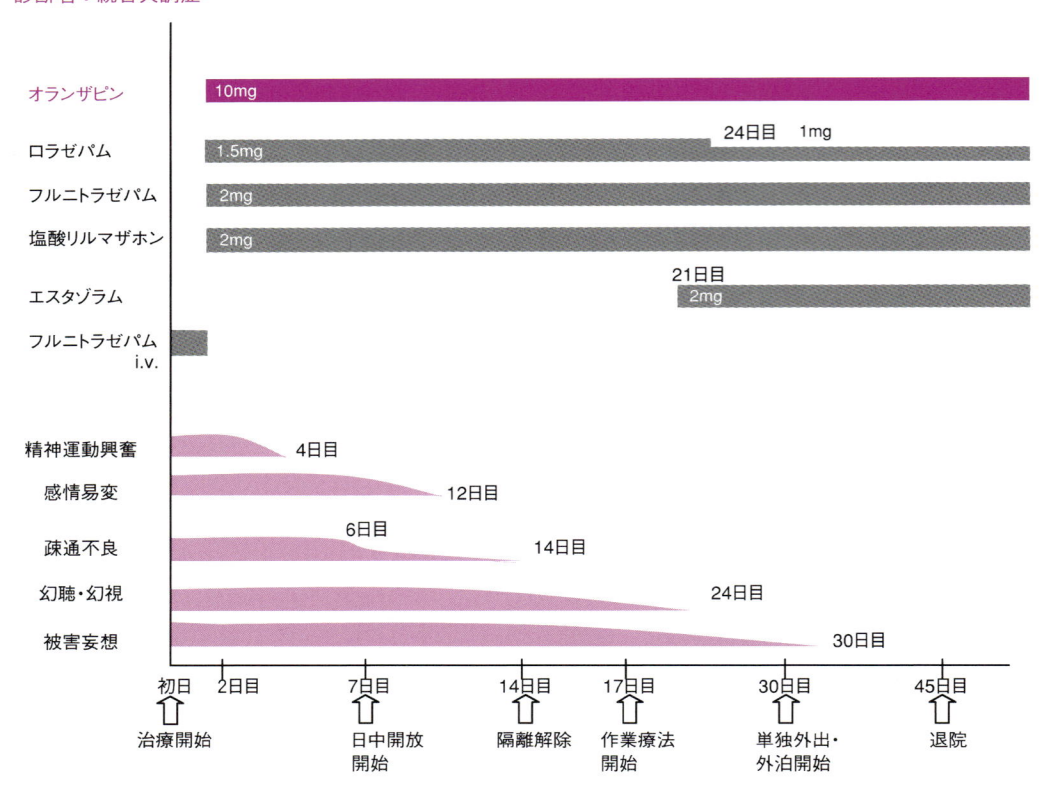

症　例：58歳，男性
診断名：統合失調症

を試みたが，負荷のかかる状況下においても精神症状の再燃はみられなかった。

　入院45日目に退院し，自宅近くの精神科病院通院となる（救急当番で40 km遠方の当院へ搬送されたため，当院への通院が困難であった）。なお，入院中一貫して錐体外路症状等の副作用，血糖等の血液検査で異常は認められなかった。

[考　察] 統合失調症・急性期陽性症状を認め，注射拒否の症例にオランザピンとロラゼパムの併用療法を実践したが，比較的早期に興奮等の感情易変性や幻覚妄想の改善を認めた。特に服薬量を少量に調整できたことが，患者の安心感の獲得につながり，良好なコンプライアンスを得たと考えられる。

　本症例より，従来の急性期治療として用いられてきた定型抗精神病薬の多剤大量投与や，患者に対し侵襲的な注射を実施しなくても，オランザピン，ロラゼパムによって急性期陽性症状に対応することが可能であり，また，副作用も寡少に抑制できる印象を得た。今後も多くの多岐にわたる症例でオランザピンの有用性を検討していきたいと考える。なお，当院のカンファランスで活用している精神症状評価尺度表（慶應義塾大学臨床精神薬理研究班作成尺度表をときわ病院で改定）を本症例の参考資料として掲載する。

表 1　精神症状評価尺度表

	項目	5	4	3	2	1	(備考)
1	行動異常　動きの減少	働きかけても無動（昏迷、カタレプシー）	働きかければやっと動くが放置すると無動	特に働きかけなくても動くが整合性に欠ける	動きに整合性はあるが、なお積極性は不十分（ややや不活発）	問題なし	
	動きの増加	激しい興奮、持続的	中等度の興奮、断続的	落ち着きのない動きあり	どことなくそわそわ	問題なし	
	奇妙な運動動作	激しく持続的（衝動行為、拒絶、ひねくれ、空笑、常同行為、不穏行為）	中等度（衝動行為、拒絶、ひねくれ、空笑、常同行為、不穏行為）	軽度（衝動、徘徊、不穏行為）	素振に硬さあり、どことなく不自然な態度	問題なし	
	せん妄＊	昼夜問わず、みられる	夜間の精神興奮が頻発	夜間のみ出没、興奮を伴う	夜間のみ出没、精神興奮は軽度	なし	
2	言語数の異常　減少	働きかけても緘黙	働きかけると、やっと口を開く	自発的に話すが、寡言で必要なことのみ	多少、口数が少ない	問題なし	
	増加	多弁、抑制できず	多弁だが、抑制は可能	多弁は目立たないが、余計なお喋りが多い	多少、口数が多い程度	問題なし	
3	思路の障害	意味が全くつかめず	意味が断片的にしかつかめず	意味はわかるが、連合地緩や飛躍などあり	地絡や飛躍はないが全体のまとまりが悪い	問題なし	
4	疎通性	疎通性なし	何とか通じるが、無関心で行動化を伴う	反応は即せず不自然で貧困で児戯、不明の反応のみ（奇行、衝動行為のみ）	反応は保持されているが軽い異常あり（生彩がなく、打ては響くものがない、軽い不自然）	問題なし	
5	接触　対人的な態度	全く自閉、無関心で働きかけても応せず	働きかければ応じるが放置すると自閉、不関心など対人接触なし、又実現れの行動あり	普通の対人接触はあるが孤立しがちで、周囲に冷淡で人を避ける傾向あり	対人接触は保たれているが受身で進んで人と接触せず	問題なし	
	敵意＊（協調性）	常に好戦的で行動化を伴う	しばしば好戦的で、対人的な問題を起こす	時に易刺激的、好戦的になり反応を起こす	まれに対人的な問題を起こす程度	問題なし	
6	緊張（感）＊	強度の緊張に支配され常生活に支障を来す	緊張により時に日常生活に支障を来す	緊張は存在するが、日常生活に支障を来さない	まれに緊張が見られる程度	問題なし	
7	幻覚及び自我障害	高度で、日常生活に支配される	中等度で、日常生活に支配される	はっきり存在するが日常生活を支配するほどではない	程度が軽い、不確かだったり出没する程度	問題なし	
8	妄想（妄想・妄想知覚、妄想情動・妄想気分）	確信あり、そのため常に日常生活に支障を来す	確信あり、時に日常生活に支障を来す	確信あるが、時に日常生活に支障を来さない	半信半疑、説明すれば一応納得する	問題なし	
9	心気症ないし神経症状の訴え	高度で、全生活を支配	固執し、たえず訴えるが、全生活を支配するほどではない	訴えはあるが、日常生活に支障を来さない	軽く出没する程度、説明で納得する	問題なし	
10	睡眠障害＊	眠剤を服用しても不眠	不眠があり定期的な眠剤の服用が必要	時に不眠があり、眠剤を頓用で服用	時に不眠があるが、眠剤は不要	睡眠障害なし	
11	病識	病気ではないと、確認も不可	正常に支配され、確信している	指摘されれば部分的には批判できる	指摘されればだいたい病識が認められる	十分な病識がある	
12	身の廻りの処理（着衣、食事など）最も成績の悪い事項で評価	自分では全くやらぬ	多大な介助を要する	注意されれば自分でやる	自分のことだけは自分でやる	問題なし	
13	作業又はレク（趣味）	何もやらぬ、不関又は拒絶	いわれてやっとやる	自分でやるが、飽きやすい	積極的に不十分	積極的	
14	正常な退院への意欲＊	全くない	働きかけて、時にみられる（吐露する）	働きかければ認められるが具体的な将来の自己像を持たない	具体的な将来の自己像は持つが、やや積極性に欠ける	積極的	

（＊ 慶大式をときわ病院で改定）

表2 精神症状評価尺度
＊数値が高いほど，障害が重い。

評価日	入院初日	14日目	
動きの減少	1	1	0
動きの増加	4	1	-3
奇妙な運動動作	4	1	-3
せん妄	1	1	0
言葉数の減少	1	1	0
言葉数の増加	3	1	-2
思路の障害	3	1	-2
疎通性	4	1	-3
対人的な態度	4	2	-2
敵意(協調性)	3	1	-2
緊張(感)	5	2	-3
幻覚及び自我障害	5	3	-2
妄想	5	3	-2
心気症ないし神経症様の訴え	1	1	0
睡眠障害	5	4	-1
病識	4	1	-3
身の廻りの処理	4	2	-2
作業またはレク	5	4	-1
正常な退院への意欲	5	3	-2
平均	3.53	1.79	-1.74

オランザピン
ロザゼパム
↓ 入院2日目より

OLANZAPINE CASE REPORT

1．陽性症状への効果／急性期

興奮・拒絶の強い初発統合失調症患者に対する
オランザピン著効例

医療法人清和会　吉南病院　安部公朗

［症　例］22歳，女性
［診断名］統合失調症
［生活歴］元来，おとなしく繊細な性格。手のかからぬ，いわゆる良い子で親に反抗することはなかった。母親から溺愛されて育った。地元の小学校，中学校，高校を卒業後，K大学教育学部に進学した。成績優秀で卒業し，大学院に進学予定であった。
［家族歴］父親がうつ病にて入院歴がある。
［既往歴］アトピー性皮膚炎
［現病歴］X－1年4月（大学4年時），朝早くから頻回に自宅に電話をかけ，「自分の心を開けば道が開ける。自己分析が必要。キリストの教えが云々」などと宗教的かつ奇妙なことを言うので，心配に思った両親が本人のアパートに行くと，攻撃的な口調で家族に向かって「帰れ」と怒鳴ることがあった。しかし，その後は普段の様子と変わりなかった。

X年3月，大学を卒業。3月7日より卒業旅行としてヨーロッパに出かけた。3月15日に帰国後，「大学の先生が不祥事を起こして新聞沙汰になった」，「みんなに迷惑をかけた。私は罪を犯した」，「テレビが自分を放映している」と話し，突然物を投げたり，姉を殴ったりし始めた。3月17日，ぼんやりとした表情で外を歩き回り，「私を連れて行くな」，「外務大臣と自分が区別できない」と大声を上げたりしていた。3月18日，「電球に隠しカメラがあり監視されている」と言って洗面所の電球を外したり，包丁を振り回したり，窓に自分の頭を打ちつけるなど興奮が激しく，同日当院を初診し入院となった。

［入院後の経過］
入院初日：診察・検査をすべて拒否し，医師が診察しようとすると手足をばたつかせた。険しい表情で「真っ裸にされてテレビに放映される」，「自分の考えがみんな筒抜け」，「悪いことをした。殺される。判決はいつ？」，「監視されている」，「ギャーと言う悲鳴が聞こえる」などと断片的に語り，大声で奇声をあげていた。疎通は不能。幻聴，被害・迫害妄想，注察妄想，思考伝播などの強い病的体験に支配され，激しい興奮状態であった。オランザピン5mg/日にて治療を開始した。

入院2・3日目：変わらず検温・血圧測定などを拒否し，水分も食事もまったく摂取せず，輸液を開始するも注射針を自己抜去した。治療者の白衣をわしづかみにして噛みついたり，強い拒絶・興奮が続いていた。

入院4・5日目：輸液に対する抵抗はなくなったが，拒食が続いていた。話しかけを無視し，無言のままで，疎通不能であった。断続的に奇声をあげていた。

入院6・7日目：拒絶的な態度，興奮は幾分軽くなり，食事を摂取するようになった。「殺される」，「狙われている」，「悲鳴が聞こえる」と語り，病的体験に変化はなかった。

入院8・9日目：急激に拒絶・興奮が消失し，疎通性が改善した。表情も穏やかになり，卒業旅行以来のいきさつを淡々と語り始めた。散発的な

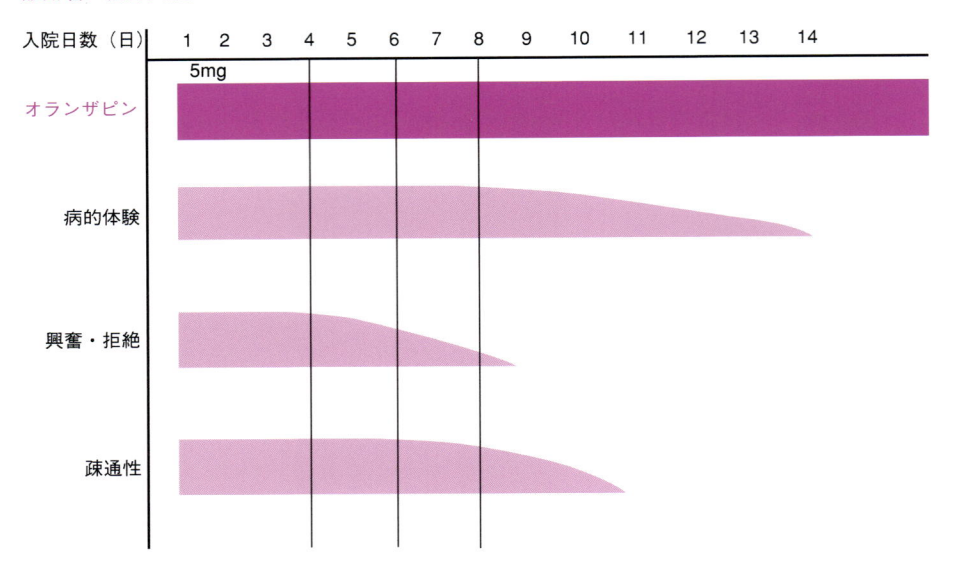

症　例：22歳，女性
診断名：統合失調症

奇異行為が認められ，「怖い。迷惑をかけたから殺される」，「ズタズタにされる」との迫害妄想は残存していたが，切迫感はなくなり色あせてきた。

入院10日目以降：「なんとなく怖い」と2，3日語っていたが，その後，病的体験は完全に消失した。穏やかに病棟生活が送れるようになり，面会に来た家族と楽しそうに談笑していた。経過は順調で外泊を試みたが，健常時の様子と変わらないとの家族の印象であった。そのため，4月13日に退院とした。

[退院後の経過] 1，2週間に一度外来通院しているが，退院後も経過良好である。大学院進学は断念したものの，アルバイトに精を出している。オランザピンを2.5mg/日に減量したが，著変なく外来通院治療を継続している。

[考　察] 近年発売された非定型抗精神病薬は，幻覚・妄想といった陽性症状に対して優れた効果が認められているほか，錐体外路症状の出現も少なく，感情鈍麻，引きこもりといった陰性症状に対しても高い評価が与えられている[1]。しかしながら，強い興奮・拒絶を認める統合失調症患者に対しては，抗精神病薬の注射による急速鎮静や定型抗精神病薬内服による治療が主流であるのが現状であろう。本症例ではオランザピン5mg/日の投与により2週間程度で著明に精神症状が改善し，その後の経過も良好であった。拒絶的態度の強い患者に対し，1日1回投与は患者にとって負担が少ないばかりでなく，治療者としても簡便である。

強い病的体験に支配された興奮・拒絶の激しい初発統合失調症患者にオランザピンが有効であり，積極的に投与されるべき薬剤であると思われる。

文　献

1) Weiden, P., Aquila, R., Standard, J.: Atypical antipsychotic drugs and long-term outcome in schizophrenia. J. Clin. Psychiatry, 57 (Suppl. 11) : 53-60, 1996.

OLANZAPINE CASE REPORT

1．陽性症状への効果／急性期

副作用のために薬物治療に抵抗を示していた精神運動興奮を伴う患者にオランザピンが有効であった1例

医療法人財団　正清会三陸病院　高　橋　幸　成

[症　例] 26歳，男性，無職
[診断名] 統合失調症（妄想型）
[家族歴] 特記すべき遺伝的負因はなし。
[既往歴] 特記すべきことなし。
[現病歴] 満期正常分娩にて出生。同胞4名中の第2子。生来，素直，勤勉，寡言ではあるが，交友は普通であり，幼少期より特に問題となるエピソードは認めなかった。高校時代，欠席することなく，成績は中位であり，A大学経済学部に入学したが，3年で中退した。その後，就職したが短期で退職し，以後はフリーターとして働いていた。B市で単身生活をしていたが，X年3月頃（24歳）より，突然「宇宙より電波が頭に来て，いろいろ自分に命令する」，「コンピュータに操られている」と言い出し，外出せず自室に引きこもり，風呂にも入らない生活であった。家族や友人に意味不明の内容の電話を頻回にするようになり，心配した家族が様子を見るため訪れたところ，「誰かが俺を見張って，自分の悪口を言っている」，「友達が俺をはめようとして悪いことを考えている」，「男の人が家を覗いて，俺を襲うつもりでいる」，「男と女の声が聴こえている」と言い，まったく家族の言うことを聞き入れなかった。

そのため，家人が本人をやっとのことで自宅に連れ戻し，同年5月，C病院精神科を受診させた。同院で統合失調症と診断され，同日，病識欠如のため医療保護入院となった。入院後も幻聴妄想が増悪し，精神運動興奮状態も持続していたため，隔離や拘束によりハロペリドールの静脈内注射の治療が継続された。X+1年4月，主治医，両親の反対を押し切って退院したが，流涎，舌のもつれ，アカシジアが著明であり，通院も拒否的で服薬もしなくなった。退院時は，ハロペリドール等を塩酸クロルプロマジン（CP）換算で900 mg/日，マレイン酸レボメプロマジン150 mg/日，塩酸ピロヘプチン10 mg/日，塩酸ビペリデン6 mg/日を服用していた。

X+1年8月頃より，自室に引きこもり，次第に空笑，独語が出現し，会話にまとまりがなくなり，突然興奮状態となり，意味不明なことを叫び続けるようになった。「俺を監視している」，「俺を陥れようとしている」と興奮して言い，母親に「殺すぞ」と言ったり，夜間に寝ている父親の首を絞める真似をしたりするため，両親とともにX+1年9月3日，当院受診となった。受診時，「俺は殺される」，「俺は襲われる」と興奮状態となり，医師や看護師に暴力を振るった。精神運動興奮，独語，空笑，滅裂思考，幻聴，妄想，病識欠如を認めたため，同日，当院に医療保護入院となった。興奮が激しいためハロペリドール10 mg/日を静脈内注射にて施行したが，効果は認められなかった。

[入院後の経過] 入院後，ジアゼパム10 mg/日の静脈注射により入眠。数時間後に覚醒し，再び精神運動興奮状態となった。前回，ハロペリドール

症　例：26歳，男性
診断名：統合失調症（妄想型）

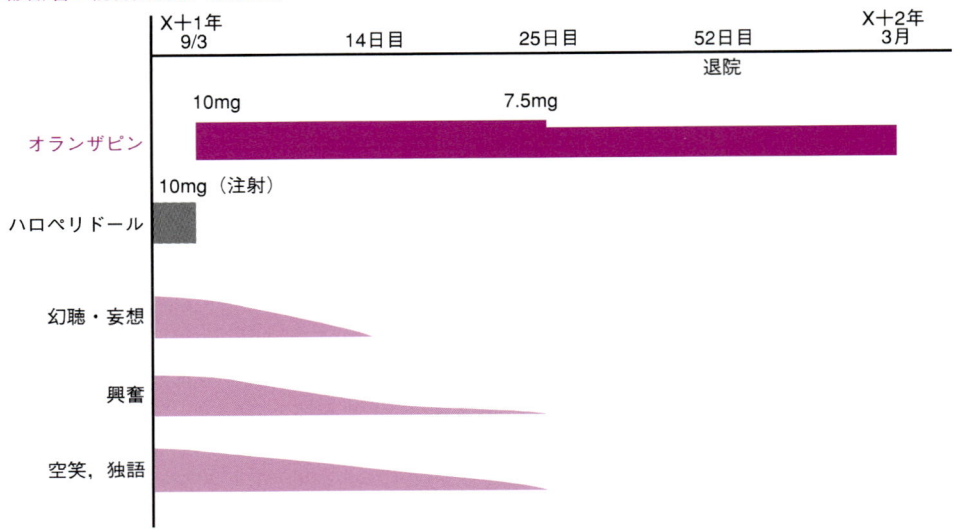

| | X＋1年 9/3 | 14日目 | 25日目 | 52日目 退院 | X＋2年 3月 |

オランザピン：10mg → 7.5mg
ハロペリドール：10mg（注射）
幻聴・妄想
興奮
空笑，独語

の頻回注射で流涎や舌のもつれ，アカシジアが出現したとの両親の話があったため，時間をかけ本人に説明と説得を行い，内服薬にて治療することにした。抗精神病薬の中で副作用の出現頻度が少ないと思われるオランザピンを選択し，以前服用していた定型抗精神病薬よりアカシジアの発現が少ないことを説明して，内服で治療する約束をした。

入院当日よりオランザピン10 mg/日の投与を開始した。その後徐々に，精神運動興奮の鎮静化が認められ，入院14日目頃から「俺の悪口も言われなくなった」，「襲われないので安心して眠れる」と話すなど，落ち着いて話ができるようになり，興奮はほとんど認めなくなった。入院25日目から，オランザピン7.5 mg/日に減量しても落ち着いた生活を維持しており，突然興奮状態となり大声を出すこともなく，空笑，独語も消失し，両親に対する激しい精神運動興奮も消失した。

その後，作業療法にも積極的に参加できるようになり，両親に経過と症状を説明し，外出，外泊を勧め，特に問題はなく，入院52日目に退院となった。退院後も安定した状態が続いており，X＋2年3月現在，オランザピン7.5 mg/日の投与で父の家業の手伝いをしている。

［考　察］精神運動興奮を伴う統合失調症患者で，ハロペリドールを主に定型抗精神病薬による治療を受けていたが，副作用の発現で，自己判断により服薬を中止することによって症状が再燃した症例である。また，過去の入院歴において，ハロペリドールの静脈内注射および内服による副作用が認められ，治療に対する抵抗はかなり強かった。時間をかけ医師と看護師が，薬物治療の必要性を説明し，比較的早期に内服に対する協力が得られた。

簡易精神症状評価尺度（BPRS）のスコア（表1）をみても理解できるように，攻撃性の高い患者にもかかわらず，入院時に，内服の協力が得られたこと自体が治療のキーポイントであったかもしれない。医師のみならず看護スタッフの患者に対する内服治療の必要性を説明したことが非常に有効であった。

オランザピン投与後の症状の推移をBPRSにより評価した。表1からわかるように，オランザピン投与2週間後にはBPRSの点数が著明に低下しており，攻撃性や興奮の項目においても明らかに改善を認めた。入院期間については，それ以前の入院期間に比較して明らかに短縮されており，副作用の発現もなく，併用薬もないことから，外来通院においても服薬が守られるようになった。家族が薬の副作用を極めて心配していた

表1　オランザピン投与後の BPRS の経時変化

	興奮・緊張	敵意・疑惑	思考障害	不安・抑うつ	気分，欲動低下	合計
オランザピン投与前	15	15	18	11	12	71
オランザピン投与 2 週間後	8	9	12	7	7	43
オランザピン投与 4 週間後	6	6	8	6	7	33

が，オランザピン投与後は，家族も服薬や外来通院に協力的であり，その後の安定した症状を維持するのに重要であった．今回，幻聴，妄想などの陽性症状の改善や，以前，錐体外路症状がみられる患者に投与して，その有効性が認められ，コンプライアンスの改善にも有効性が認められた．

今回の結果から，統合失調症患者の興奮，敵意にオランザピンは有効であったが，すべての精神運動興奮状態の統合失調症にオランザピンを投与できるわけではない．まず，興奮している患者に内服治療の納得と了解を得ることができるかが大きな問題である．現在，オランザピンは錠剤しかなく，経口摂取しか選択肢がないため，経口摂取については患者に内服の理解がない場合は困難である．このことが，今まで興奮を伴う患者にオランザピンが使用されにくい大きな原因かもしれない．

精神運動興奮を伴った患者が内服に承諾した場合，オランザピンをどのくらいの量から投与開始するかが問題となるであろう．投薬される患者の症状により違うであろうが，10 mg／日前後から開始して良いのではないかと思われる．中等量から開始してもオランザピンは比較的副作用の少ない薬剤であることにより，投与可能と思われる．今回，オランザピン 10 mg／日の投与により精神運動興奮，幻聴，妄想が改善したことで中等量投与を支持するものであると考えられる．オランザピンは，錐体外路系を中心とする副作用が少なく[2]，外来での維持療法における服薬コンプライアンスを高め，社会復帰のしやすい薬物である[2]．

すでに諸外国においては，統合失調症の第一選択薬として非定型抗精神病薬が使用されているが，我が国では初発エピソードおよび急性期には，まず定型抗精神病薬が使用されるケースが多い．急速に鎮静が必要な症例においては注射薬のあるハロペリドールが使用される頻度が多いのは，製剤上の理由と思われる．一方，非定型抗精神病薬は，陰性症状ばかりでなく，陽性症状に対する効果も定型抗精神病薬と比較して同等もしくはそれ以上の効果があると報告されている[1]．内服が可能な症例に対しては，その症例に適した総合的に改善効果の高い薬物を投与すべきである．非定型抗精神病薬を投与することで，入院期間の短縮や社会復帰を速やかに行うことにおいても有用であると思われる．

今回，精神運動興奮，幻聴，妄想の統合失調症患者にオランザピンを投与したところ，速やかに症状が改善した症例を報告した．今までオランザピンなどの非定型抗精神病薬は，定型抗精神病薬に比較して鎮静効果が弱いとの考えがあったが，今回呈示した精神運動興奮，幻聴，妄想を呈した統合失調症にオランザピンが有効であったことから，今後もオランザピンが同様の症状がみられる統合失調症に使用できるかどうかの評価，検討を行う必要があると思われる．

文　献

1) Gomez, J.C., Crawford, A.M.: Superior efficacy of olanzapine over haloperidol: analysis of patients with schizophrenia from a multicenter international trial. J. Clin. Psychiatry, 62 (Suppl. 2) : 6-11, 2001.
2) 村崎光邦：Olanzapine の基礎と臨床．臨床精神薬理，4：957-996, 2001.

1. 陽性症状への効果／急性期

オランザピンにより急性増悪した妄想型統合失調症が改善した1例

聖マリアンナ医科大学　神経精神科学教室　秋本　多香子

[症　例] 64歳，女性
[診断名] 統合失調症（妄想型）
[生活歴] 同胞6名の第2子としてY市で出生。元来，内向的で真面目な性格。中学卒業後，20～24歳まで親類の会社で事務職をしていた。26歳の時，現夫と結婚，33歳時に一男を，34歳時に一女をもうけた。X－20年（44歳）～X－10年（54歳）には工場でパートの仕事をしていた。夫とは大腸癌で死別。現在，息子と2人暮らし。
[家族歴] 妹に精神科通院歴あり（詳細不明）。
[既往歴] 高血圧，高脂血症，股関節炎。
[現病歴] 3～4年前から自分のいない間に家の中のお金が足りなくなる気がしていたが，何事もなく生活していた。X年6月初旬から「周りの人に自分のすべてを知られている感じ」，「見張られている感じ」が出現した。7月4日より，マンションの階下の住人とのトラブルで混乱し，パニック状態となった。その後，被害妄想が出現した。7月10日，朝から隣人の子供の声の幻聴が出現し，同日夜には，注察妄想が出現し，それに伴い不眠となった。7月11日，幻聴の声に従い隣家・階下宅に何度も行き，その間，独語を認めていたため，7月12日当院初診。
[初診時所見] 被害妄想，注察妄想，思考奪取，思考伝播，思考吹入，幻聴がみられ，話し方は自発的で多弁，食欲はやや低下し，不眠であった。陽性症状により，入浴・トイレに自宅で入れず，外出先で済ませる生活を送っていた。HDS-Rは25/30。

[治療経過] X年7月12日（初診時），オランザピン10mg/日を夕食後投与にて治療を開始した。8月16日（投与5週後），注察妄想，幻聴がやや軽減し，家族の評価も良好であった。多少の呂律障害の訴えはあったが，自制内とのことで経過をみることとした。9月27日（投与11週後），陽性症状は改善傾向であったが，「足が重くて歩きにくい」との訴えがあり，錐体外路症状と判断し，塩酸ビペリデン1mg/日の投与を開始した。10月11日（投与13週後），塩酸ビペリデン投与後，体のだるさが増強し，「歩行障害も気にならなくなった」とのことで，塩酸ビペリデンの内服を中止した。陽性症状はほぼ消失し，入浴もトイレも可能となっていた。12月20日（投与23週後），陽性症状が消失し，オランザピンを5mg/日に減量した。

X+1年4月11日（投与39週後），初めて単独で来院した。表情も明るく，「一人で散歩もできるようになった」との報告を受けた。11月21日（投与71週後），オランザピン減量後も陽性症状を認めず，オランザピン5mg/日を「隔日投与にしてみたい」との申し出が患者よりあった。半減期の長い薬ではあるものの，症状が再燃する可能性を説明し，隔日投与を開始した。X+2年1月9日（投与78週後），症状が再燃することなく経過し，オランザピンの投与を中止した。2月6日（投与82週後）当時，症状の再燃なく，落ち着いていた。

症　例：64歳，女性
診断名：統合失調症（妄想型）

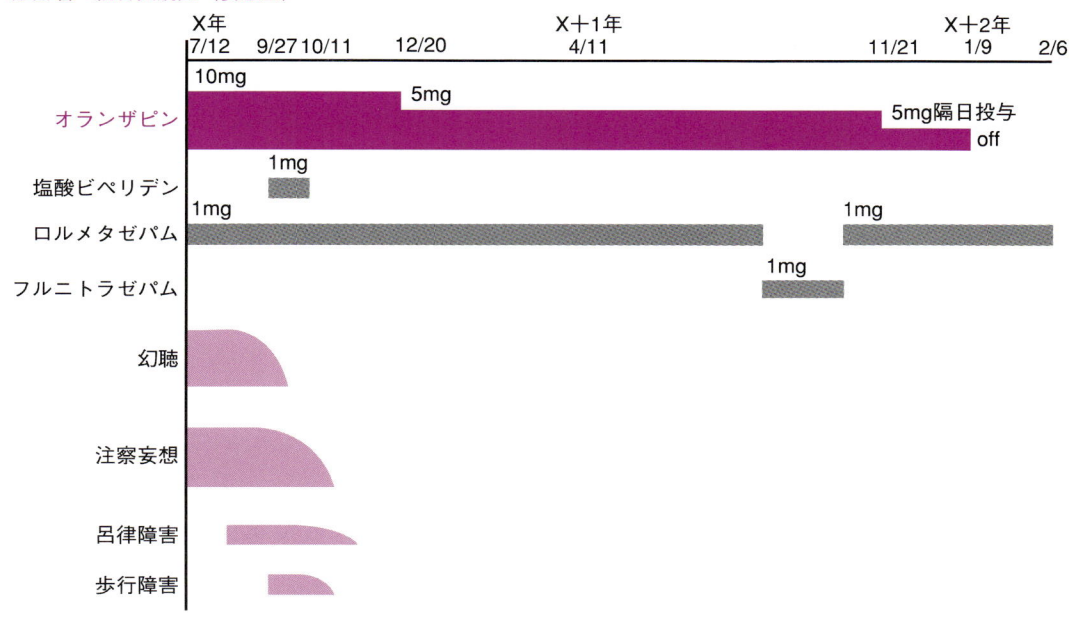

	X年				X＋1年		X＋2年	
	7/12	9/27	10/11	12/20	4/11		11/21	1/9	2/6

オランザピン：10mg → 5mg → 5mg隔日投与 → off
塩酸ビペリデン：1mg
ロルメタゼパム：1mg ……… 1mg
フルニトラゼパム：1mg

幻聴
注察妄想
呂律障害
歩行障害

［考　察］本症例は，3〜4年前より被害妄想で発症し，隣人とのトラブルを契機に急性増悪したものと思われる。急性期の幻覚妄想状態に対し，本症例では投与約5週間で効果が出始め，陽性症状の改善に伴いADLは改善した。また，錐体外路症状は認めたものの軽度であり，オランザピンの内服継続により軽快したため，服薬コンプライアンスは保たれた。

OLANZAPINE CASE REPORT

1. 陽性症状への効果／急性期

統合失調症の初回エピソードに対して
オランザピンが著効した1例

医療法人　緑風会　ほうゆう病院　森　和彦

[症　例] 50歳，女性
[診断名] 統合失調症（妄想型）
[家族歴] 特記すべきことなし。
[既往歴] 特記すべきことなし。
[病前性格] 対人面ではやや内向的であるが，自閉的な傾向は認めなかった。
[生活歴] 結婚後夫婦2人暮らしで，主婦業とともに自営業の夫の手伝いとして事務をしていた。特に適応上問題なく，精神病を思わせるようなエピソードも認めていない。
[現病歴] 49歳時，母親が大腸癌のため入院となり，その看病のため心労が続いていた。その頃より言動が徐々にまとまらなくなり，「（母親が入院している病院の）ナースセンターの声が聞こえる，自分の悪口を言っている」，「病院には盗聴器が仕掛けられている」等の被害的内容の幻聴，妄想も認めるようになった。次第に「近所の人が自分の悪口を言っている」，「外では人殺しをしている，（遠方にいる）兄も殺された」等を訴え，妄想対象が近隣の人へと変わっていった。近隣の人の行動を確認するために，夜間突然外出したり，不眠も認め徐々に増悪した。近隣の特定の女性に対して妄想が強まり，それに支配されて突然攻撃的な口調で文句をいうなどの行動化も認めた。夫に対しても被害的，攻撃的となり，家事・仕事も徐々に不能となり，家に閉じこもることが多くなった。約8ヵ月未治療で経過した後，当院初診となった。

初診時，妄想，頻繁に起こる幻聴が8ヵ月持続しており，社会的機能の低下を認め，解体した会話・行動，平板化した感情は顕著ではなく，統合失調症（妄想型）と診断した。焦燥感，緊張感が強く，特に幻聴，妄想は活発であり，行動が病的体験に支配されているなど，症状の重症度からは入院治療適応と考えられた。しかし，患者は入院を拒絶し，夫は治療に協力的であり，外来治療を希望したため，当初外来治療とし，治療困難な場合は入院を考えることとした。

[治療経過] オランザピン5mg/日，フルニトラゼパム2mg/日，1日1回投与にて外来通院治療を開始した。オランザピンに対する反応はよく，幻覚，妄想は急激に改善し，治療開始2週間後には妄想はほぼ消失した。それに伴って不眠，焦燥感，緊張感も軽減，消失した。錐体外路症状，高血糖等の副作用も認めなかった。幻聴はときに認めるものの，行動が左右されることもなくなり，外来治療継続とした。急激な病的体験の消失に伴って，「今まであったことは本当だったのか嘘だったのか」とawakeningを思わせるとまどいをみせたが，一過性で消失し，オランザピン投与量は5mg/日で維持量とした。幻聴の内容の具体性は薄れていき，頻度も徐々に低下し，治療開始8週後には消失した。家事も徐々に可能となり，治療開始7週間後にはほぼ以前の水準に戻った。その後も徐々に行動範囲が広がるなどQOLも改善しつつあるため，オランザピン5mg/日は継続投与している。

[考　察] 49歳時発症の統合失調症（妄想型）の

症　例：50歳，女性
診断名：統合失調症

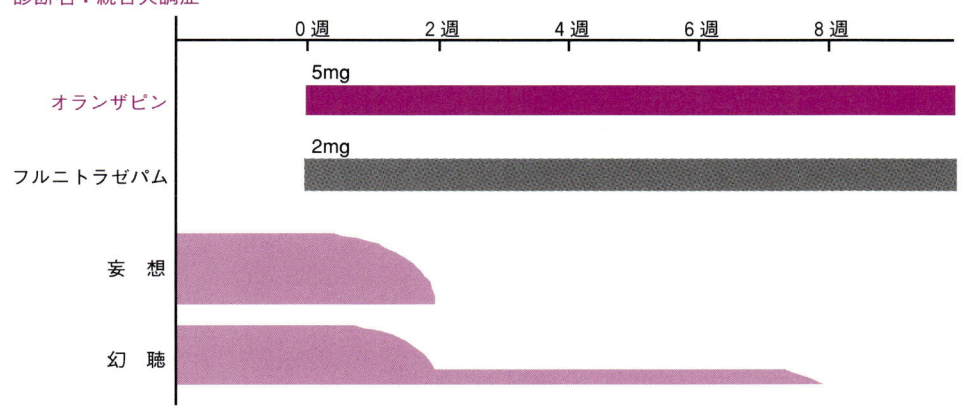

| | 0週 | 2週 | 4週 | 6週 | 8週 |

オランザピン　5mg
フルニトラゼパム　2mg
妄　想
幻　聴

1例である。本症例の特徴としては，初回エピソードであること，陽性症状が前面に出ていること，未治療期間が約8ヵ月あり，初診時には入院治療適応と判断するほど重症であったこと，オランザピン治療による反応性がよく急激な改善を示したことがあげられる。統合失調症の初回エピソード治療に関しては，早期から認知障害や欠損症状の進行阻止など，QOLの改善を目指した長期的なアプローチが重要視されてきている。薬剤に関しては，非定型抗精神病薬の効果が低用量で十分であり，初回エピソードのほうが機能回復率は高いとされている[3]。薬剤選択についての様々なガイドラインにおいても，まずは非定型抗精神病薬を使用するとの考え方が一般的であり，そのうち一次選択薬としてはオランザピンもしくはリスペリドン，二次選択薬としてはフマル酸クエチアピンとされている[2]。統合失調症の急性期治療においては，主に陽性症状とそれに続発する二次的な陰性症状の消腿を目指すとされる。非定型抗精神病薬の陰性症状に対する効果について，オランザピンとアミスルピリド*の効果が高いとの最近の報告もある[1]。これらのことから，本症例において初期治療をオランザピン5mg/日とし著効を示した。

次に治療環境について，外来で治療できる統合失調症の患者は急増しており，家族のキャパシティにもよるが，今後一部の自傷他害の恐れの強い状態を除いては，まず外来治療を試みるべきであるとの意見がある[3]。本症例のように，状態像から入院適応と考えられる例でも，当初は外来治療を念頭に置く必要があろう。

以上のことから，統合失調症の初回エピソード治療に対して，オランザピンは第一選択薬となりうることが示唆された。

＊アミスルピリドは本邦未承認です。

文　献

1) Emsley, R., Oosthuizen, P.: The new and evolving pharmacotherapy of schizophrenia. Psychiatr. Clin. North Am., 26：141-163, 2003.
2) McEvoy, J., Scheifler, P., Frances, A.: Treatment of Schizophrenia 1999. The Expert Consensus Guidline Series. J. Clin. Psychiatry, 60：3-80, 1999.
3) 岡崎祐士：患者と家族のQOLを目指す統合失調症診療計画；初めて受診した患者，松下正明編：新世紀の精神科治療　第1巻　統合失調症の診療学．pp 177-193, 中山書店，東京，2002．

1. 陽性症状への効果／急性期

オランザピンが著効した東京都二次救急入院例

東京武蔵野病院　第一診療部　金川　英雄

［症　例］40歳代，女性
［診断名］統合失調症（緊張型）
［家族歴］T出身で同胞4名中第4子，次女として出生。父は亡くなったが，母は長男と一緒に住んでいる。姉は心臓に人工弁をつけ，精神科にも通院していたが，10年程前に自殺した。他にも親類に精神科受診中の者がいる。子供は2人いるが，長男は白血病で死亡。
［生活歴］人に頼られると嫌と言えない。几帳面であったが，歳をとるに従って，ずぼらになってきた。地元の幼稚園，小学校，中学校へ進学し，公立高校へと進学した。友人も多く人気者であった。中学時代はバレーボール部，高校ではブラスバンド部をつくる。

その後，和裁専門学校へ入学したが1年で中退した。姉の八百屋を手伝っていたときに，夫と知り合い，20歳代で結婚した。
［現病歴］中学校2年時に精神的変調があり，友人が信じられなくなった。総合病院精神科外来で電気けいれん療法を受けた。この頃の記憶はあまりない。高校生の時には試験問題が，行う前からすべてわかる気がした。

夫からみると新婚旅行でも不眠，食欲不振，不安を訴え，時々寝込むこともあった。それが強くなり昏迷状態で，風呂場のガラスに頭を突っ込み顔面に怪我をしたり，二階の物干場から転落したこともあった。子供を産んでから昏迷と精神運動興奮が次第に強くなった。大きな波と小さな波があり，夫が仕事を休んで本人の面倒をみていた。

通院は断続的で，すぐ服薬を中断した。31歳で被害関係妄想が強くなり，同時に大量服薬，自殺企図があり，近くのA精神科病院に初回入院となった。A病院が家から近すぎるため，いくつか病院を変わり，B病院に通院するようになった。ときに病状不安定となり，B病院に4回入院した。いずれも1週間から10日程の開放病棟への入院であった。少し良くなると薬を中断する傾向があった。その間，興奮状態となり，夫に刃物で切りつけ，とっさに避けた腕の関節に傷を負わせた。興奮状態の時は，判断力が低下し，本人もその時のことを覚えていない。普段出さないような力を出し，夫の傷はかなり深いものであった。

9年前に父が亡くなったのがきっかけで，精神運動興奮となった。刃物で夫の胸を刺し，C精神科病院に40日間強制入院となる。月経前緊張症候群との診断で，外来通院した。その後は比較的安定していた。経口薬が投与されていたが，本人の希望で減っていった。

X年9月，長男を白血病で亡くした。この頃，医師に依頼してメジャートランキライザーを中止してもらった。X年11月に長女が切迫流産で入院したが安定し，退院後は実家にて療養した。
［治療経過］X年12月20日頃より，不眠や食欲低下が出現した。12月24日，精神科病院に定期受診したが，本人が特に症状を述べなかったため処置されなかった。次第に夫や周囲に対する被害関係念慮や精神運動興奮が目立ってきた。

X+1年1月2日，夫に対する暴力行為や，不穏が出現し東京都の二次救急にて当院を受診し，任意入院となった。

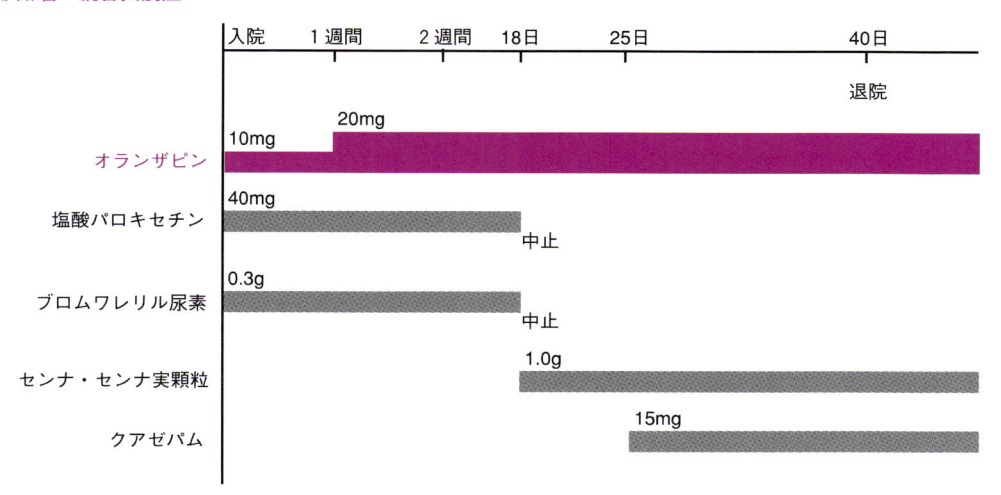

症　例：40歳代，女性
診断名：統合失調症

	入院	1週間	2週間	18日	25日	40日
						退院
オランザピン	10mg	20mg				
塩酸パロキセチン	40mg			中止		
ブロムワレリル尿素	0.3g			中止		
センナ・センナ実顆粒					1.0g	
クアゼパム					15mg	

　入院時，医師からの質問に答えられず，昏迷状態であった。通院中の病院からは，月経前緊張症候群であるとインフォームド・コンセントを受けていると夫は述べた。そのため，休日当番医師は，内服薬として抗うつ薬，オランザピン10 mg 1錠と眠剤を，就寝前に投薬した。

　昏迷のために，退院要求はなく，ベッドに座っていることが多いため，隔離拘束の必要はなかった。また，経口摂取，飲水に影響を与えるほどの意識障害はなく，オランザピン投与後，昏迷は急速に改善した。

　話す内容は被害関係妄想で，配偶者に対するものであった。閉鎖病棟内でも自我を病んだ精神障害者独特の調和をみせ，違和感はなかった。

　言語的コミュニケーションがとれるようになっても，対人接触障害があり，周囲と交わろうとしなかった。無為自閉的で殻に閉じこもる雰囲気で，夫が面会に来ても表情は硬かった。

　オランザピンへの反応は良く，精神状態も改善してきており，「もう一押し」という感触を得た。標的症状を明確にするために，オランザピン10 mg錠を1錠追加処方し，就寝前2錠とし18日目には抗うつ薬と眠剤を中止した。

　被害関係妄想に支配された言動が改善され，夫の面会を喜ぶようになり，笑顔も見せるようにな

った。不眠が出現したので，25日目には，入院当初よりは軽い眠剤を処方した。

　病棟内の生活全体をみると完全寛解に近かった。病歴からして，服薬を中断すると，短い前駆期の後に急速に昏迷，あるいは精神運動興奮が出現するタイプと考えられた。2ヵ月ほどで退院となった。社会復帰し，入院前からの自営業を夫と共に継続することになった。客観的にそれは可能と思え，リハビリテーションの話などはしなかった。

　診療情報提供書を書き，地元のクリニックに通うこととなった。ほどなくメンタルクリニックから返事がきて，同用量で通院し始めたことが確認された。

［考　察］

　1）オランザピン単剤投与で，精神症状がほぼ消失したのをみて，緊急入院から40日で退院することができた。

　2）主剤が1日2錠，1回だけなので，本人・家族が自信を持ち，初めて入院施設なしのメンタルクリニックに通院することになった。急速に悪化する本症例のようなタイプでは，一人の医師がきめ細かく診察するクリニックの方が良いと思われる。

　3）下剤も投与したが少量であり，もともと便

秘がちとのことで，オランザピンの副作用かどうかは不明であった。

　4）睡眠薬も投与したが，病棟内の大部屋で寝起きしていたことが原因で，退院すれば不要と思われた。

　東京都の精神科二次救急で入院した統合失調症緊張型と思われる40歳代の女性に，オランザピン20 mg/日を投与して，40日で社会復帰した症例を経験したので報告した。

　病歴，治療をまとめるにあたって，本人・配偶者の許可を得て，診療録に明記した。

OLANZAPINE CASE REPORT

1．陽性症状への効果／急性期

オランザピン投与により性的逸脱行為が改善された統合失調症の1例

共愛会　己斐ヶ丘病院　森　隆徳

[症　例] 20歳，女性
[診断名] 統合失調症
[家族歴] 同胞2人第1子長女。弟は現在高校3年生。父，母，弟と同居している。
[生活歴] 地元の高校を卒業後，調理師専門学校に進学するも3ヵ月で中退。
[既往歴] 特記すべきことなし。経過からは薬物中毒の可能性も否定できないが，知り得た情報ではシンナー，覚せい剤などの薬物乱用の既往はなし。糖尿病の既往なし。
[現病歴] 中学時代は特に問題なく過ごしていた。高校3年の夏頃から昼夜逆転の生活をするようになり，午前中寝ているため，ときに学校へ行けないことがあった。しかし，高校は何とか卒業し，関西にある調理師専門学校に進学した。ところが，「みんなが自分のことをバカにしている」と思い込んで授業に出ることはほとんどなく，午前中寝て過ごすことが多かった。また，対人交流もあまりみられず，部屋の中も乱雑にしているような生活のため，結局，両親の判断で地元に連れて帰られて自宅で過ごすようになった。この時期より，独語，空笑がみられるようになっていた。また，幻聴に左右され，関西方面に家出をしては風俗関係のアルバイトをしたり，異性との奔放な性関係を持ちつつ過ごしていた。再び自宅に連れて帰られ，両親と共に過ごしたが，両親の問いかけに対しても意味不明の言動がみられることが多くなり，また，近所の知人の声で「死ね，バカ」，「殺すぞ」などと責めるような内容の幻聴が聞こえてくるようになり，自らの意志でX年9月，Aクリニックを受診した。

　幻聴，被害関係妄想，独語，空笑などの症状があり，Aクリニックでは統合失調症の診断のもと，リスペリドン3mg/日の投薬を受けた。リスペリドン服用後，呂律の回らなさ，手の震え，終日臥床しているなどの副作用のため，本人が服用を嫌がった。未治療の状態が続いていたが，知人の紹介もありX年9月21日，Bクリニックに初診となった。ハロペリドール3mg/日，マレイン酸レボメプロマジン25mg/日にて投薬開始となったが，症状の改善があまりみられず，また，手の震え，眠気などが強く服薬を拒否し，さらに再び家を飛び出していくような不安もあったため，X年10月12日当院に紹介となった。
[初診時現症] 両親に付き添われて来院したが，眠気が強く面接の途中でもすぐに自室に行き眠りたいかのような印象であった。入院の必要性を説明するも，「眠気が強くなるような薬は飲みたくない」と服薬に対しては拒否的であったが，1日1回の服用で済むオランザピンのことを説明し，「その薬であれば飲む」と本人も納得して，即日任意入院となった。
[入院後経過] 行動制限を説明した上で，男女混合の閉鎖病棟に入院となった。入院時，病棟ホールにいる女性患者が笑うのを自分の悪口を言われているように捉えて，自室に引きこもることが多かった。ところが，面接時には主治医に対して猥褻な発言をしたり，男性の患者に対してはトイレに

症　例：20歳，女性
診断名：統合失調症

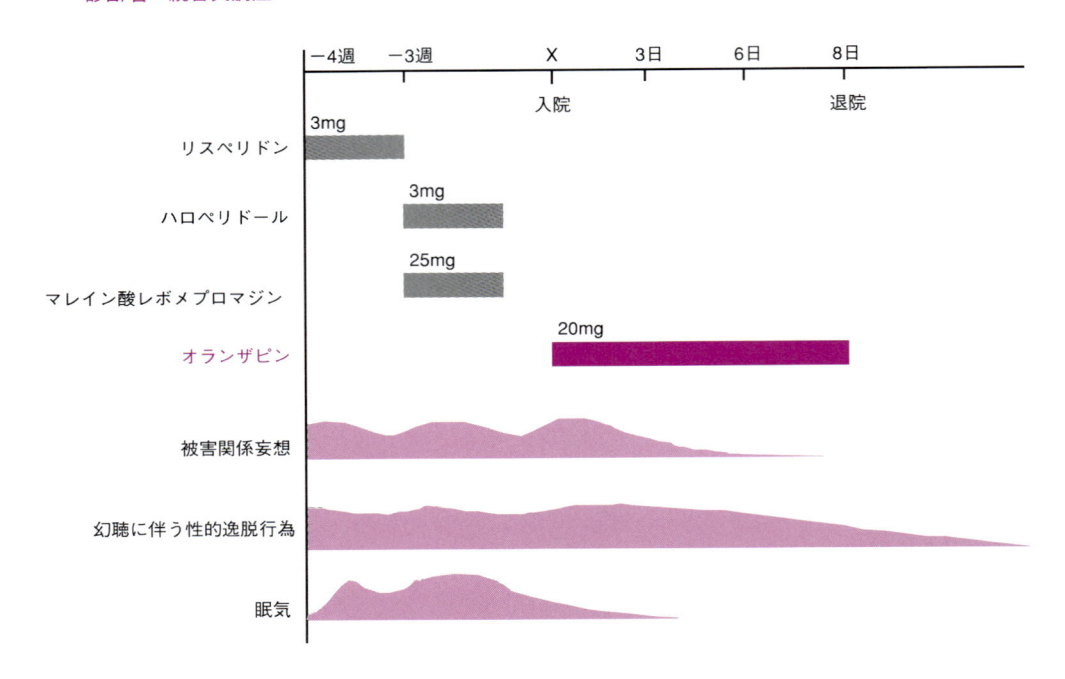

	−4週	−3週	X	3日	6日	8日
			入院			退院
リスペリドン	3mg					
ハロペリドール		3mg				
マレイン酸レボメプロマジン		25mg				
オランザピン			20mg			
被害関係妄想						
幻聴に伴う性的逸脱行為						
眠気						

連れて入りキスをしようとしたり，男性職員には「好きです．付き合ってください」という内容の手紙を出したり，と男性に対して性的逸脱行為が激しくみられた．逸脱行為に対して理由を尋ねると，「『あそこにいる男性と SEX しろ』とか，『男性性器を触れ』という逸脱した内容の幻聴に逆らえなくて，その声に従って行為を行おうとしたから」と説明していた．入院時にみられた症状に対して，夕食後薬としてオランザピン 20 mg/日*の投薬を始めたところ，第 3 病日頃より「悪口を言われている」ということが少なくなり，また，眠気もみられず，独語，空笑が目立たなくなってきていた．しかし，幻聴，性的逸脱行為は続き，夜間職員が見ていないところで男性患者をトイレに引き入れては逸脱行為を繰り返していた．しかし，第 6 病日になると面接時に猥褻な発言がなくなり，病棟ホールで女性患者とも談笑できるようになってきていた．第 8 病日に「男女混合病棟では逸脱行為を助長するのではないだろうか，現在の状況では自宅での治療も何とか可能ではあるまいか」と主治医から家族に相談したところ，

家族としても同じ気持ちがあり，8 日間という短い入院期間ではあるものの，同日退院して外来治療に切り替えることになった．

退院後，投薬内容は変わらずオランザピン 20 mg/日であったが，次第に性的逸脱を思わせるような言動，行動が少なくなり，幻聴もなく穏やかに日常を過ごせるようになった．高校時代の友人や近所の知人に会っても特に困惑するようなこともなくなり，自宅に引きこもることもなくなった．その後，パソコン教室に通えるようになり，日常生活も忙しくなり，通院上の問題もあったため，現在は B クリニックに再び通院している．

[考　察] 幻聴，被害関係妄想，独語，空笑を主症状として発症し，性的逸脱が激しくみられた統合失調症のケースであるが，オランザピン投与により，幻聴などの症状とともに，幻聴に伴っていたと思われる性的逸脱行為も改善した 1 例である．

オランザピン投与前には非定型抗精神病薬であるリスペリドンが投与されたが，本症例では，効果が十分発揮される前に，呂律の回らなさ，手の

震え，終日臥床している，といった副作用を伴い中止となった。また，定型抗精神病薬であるハロペリドールも投与されたが，眠気が強く，呂律が回りにくく，手の震えなどの錐体外路症状と思われる副作用もみられたため，これも続かず中断した。

　本人が入院時に「眠気を伴う薬は絶対にいや」と強く主張したことで，入院を説得する上での行きがかり上，オランザピンの服用を勧めることになった。しかし，後々振り返るに，1）単回投与でよいこと，2）夕食後薬であれば，たとえ眠気がきても問題とはならないこと，3）夕食後薬であれば，退院後も家族が服薬を確認できること，などの利点があり，本症例に関してはオランザピンは非常に有効であることがわかった。今後も同じようなケースに遭遇した際には，オランザピンは有効な薬剤になり得ると考えた。

＊オランザピンの本邦における承認用法・用量は「通常，成人にはオランザピンとして 5～10 mg を 1 日 1 回経口投与により開始する。維持量として 1 日 1 回 10 mg 経口投与する。なお，年齢，症状により適宜増減する。ただし，1 日量は 20 mg を超えないこと」です。

1. 陽性症状への効果／急性期

妄想が主症状の統合失調症にオランザピンが著効した1例

うえき心療内科クリニック　植木　健

[症　例] 23歳，男性
[診断名] 統合失調症
[生活歴] 地元の高校を卒業後，O県の大学に進学。大学卒業後，S社に入社し開発関係の仕事に従事。発病時，地元を離れI市の寮で一人暮らしをしていた。
[家族歴・既往歴] 特記すべきことなし。
[現病歴] 大学卒業までは実家で生活し，入社後寮住まいとなった。もともと，人と一緒に何かをするよりは一人の方が気が楽という性格であったが，入社後特別なストレスを感じたことはなく，仕事も順調にこなしていた。

　X年6月中旬，突然幻聴・監視されているといった妄想が出現した。幻聴に関して，性別は不明であるが寮に一人でいる時に聞こえ始め，徐々に仕事中にも聞こえ出した。自分の行動を批判するような内容や，男女2人ずつがお互いを批判しながらできた物語が常に聞こえ，日常生活へ影響を及ぼしていた。強い陽性症状により，食欲不振・不眠に陥り，体重が10kg減少した。6月下旬，「やめて帰れ！」という幻聴が聞こえ，寮のロビーで幼児のように暴れたため，翌日，産業医の診察を受けることとなった。

　症状出現と同時期より，会社で指導のために就いていた女性に恋愛妄想を抱き，その女性の帰宅時間を見計らって待ち伏せする，付け回す，用もなく女性のデスクに行きじっと見つめるなどの行動もみられ，業務にも支障をきたすようになったため，産業医の勧めもあり当院受診となった。

[現在症] 陽性症状に伴う不眠・食思不振により，憔悴した様子。表情は暗く，幻聴は覚醒している間中常にあると訴える。訴えの内容からは，症状の出現によって困惑している患者の様子がうかがえ，現実検討能力は比較的機能していると感じた。現状の説明，治療計画などを話し合い，投薬を開始。仕事は4ヵ月の休職を指示した。

　処方開始～1週間目：オランザピン10mg/日にて投与を開始。服用を開始して数日で幻聴が消失した。「監視されている，見られている感じ」という訴えはまだ続いていた。目立った抗コリン作用や錐体外路症状は認められず，食欲，睡眠，便通は良好であった。

　2週目～4週目：オランザピン10mg/日投与を継続。幻聴，妄想は完全に消失し，不安感等も薄らいできたとのこと。体重も徐々に増え始めた。当初と比較すると，表情は明るくなり，応答も明快になった。服薬の重要性も十分に理解しており，コンプライアンスも良好であった。

　5週目～8週目：オランザピン10mg/日投与を継続。状態は安定しており，体重も元に戻った。

　9週目～16週：オランザピン10mg/日投与を継続。状態は安定し，症状再燃も認められなかったため，職場復帰可能と判断した。症状寛解と本人の転勤のため通院終了となる。

[考　察] 本症例は，初発の統合失調症患者へオランザピンを投与し，著効を認めた例である。通常，初発の患者に対しては，セロトニン・ドパミ

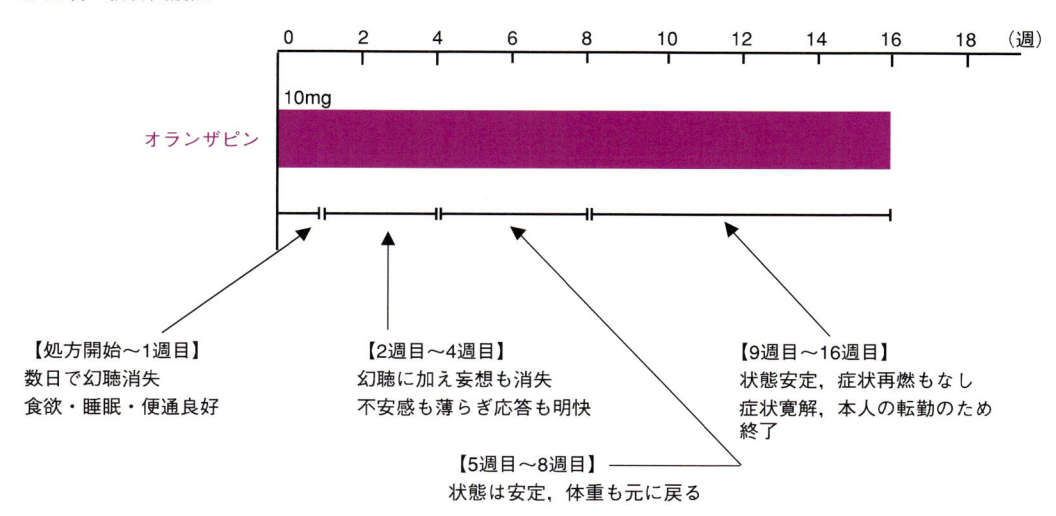

症　例：23歳，男性
診断名：統合失調症

オランザピン　10mg

【処方開始～1週目】
数日で幻聴消失
食欲・睡眠・便通良好

【2週目～4週目】
幻聴に加え妄想も消失
不安感も薄らぎ応答も明快

【5週目～8週目】
状態は安定，体重も元に戻る

【9週目～16週目】
状態安定，症状再燃もなし
症状寛解，本人の転勤のため終了

ン拮抗薬（SDA）の中でもリスペリドンが用いられる例がほとんどである。リスペリドンは他の非定型抗精神病薬の中でも，最も単純な薬理学的特性を持っており，陽性症状，陰性症状の改善にも極めて有効な薬剤であるが，低用量でも従来の抗精神病薬と同じ程度のプロラクチン上昇を経験するのに対して，オランザピンはリスペリドンに比べてより多様な治療機序をもち，プロラクチン上昇や錐体外路症状の出現は少ないと感じる。そのような特性が，本症例に以上のような速やかな回復をみせたのではないかと考える。

文　献

1) 黒澤　尚，市橋秀夫，皆川邦直編：精神分裂病．精神科プラクティス第1巻．星和書店，東京，1991．
2) 水島　裕　監修：メディクイックブック　患者さんによくわかる薬の説明2003．金原出版，京都，2002．
3) Stahl, S. M.（仙波純一訳）：精神薬理学エッセンシャルズ　神経科学的基礎と応用　第2版．メディカル・サイエンス・インターナショナル，東京，2002．
4) 八木剛平監修　稲田俊也著：薬原性錐体外路症状の評価と診断　DIEPSSの解説と利用の手引．星和書店，東京，1996．

1. 陽性症状への効果／急性期

幻覚・妄想が認められた初発統合失調症患者におけるオランザピンの著効例

久留米大学医学部神経精神医学教室　小路 純央

[症　例] 21歳，男性
[診断名] 統合失調症（妄想型）
[主　訴] 身体の中に盗聴器が埋め込まれ，自分の考えが皆に知られている。自分の部屋が見張られている。
[家族歴] 特記すべきことなし。
[既往歴] 18歳時髄膜炎の既往あり。
[病前性格] 交際が少ない，人の目が気になる。面倒くさがり。
[生活歴・現病歴] 同胞2人の第2子，次男。出生・発育に問題なし。幼少時も問題なく過ごした。中学生の時に一度いじめにあったことがあるが，特に学校を休むこともなくクラブ活動も行っていた。高校3年生頃に，1～2週間ほど体調を崩した際に，「他人が自分のことを言っている」と注察感，被害感を認めることもあったが，自然に消褪していった。18歳時，髄膜炎に罹患し2週間程入院した。高校卒業後，大学に進学した。その後，やや引きこもりの傾向は認められたが，大学も何とか出席していた。X年9月23日頃，「盗聴器が仕掛けられている」と思い，大学の先輩に相談し，警察に来てもらったことがある。その後も「○○の家が見張られている。サークルの人に見張られている。身体が改造されているような気がする。何かを埋め込まれている」，「自分の考えていることが周りに漏れて伝わっている」等の異常体験の出現や食欲不振，不眠がみられるようになり，アパートの管理人から本人の言動がおかしいとの連絡を受け，9月27日，母親とともに大学の保健センターを受診し，担当医師から実家での療養の必要性があると言われ，翌28日，当院を紹介され，受診となった。

初診時より，注察妄想，被害関係妄想，幻聴，作為体験，思考伝播などの異常体験が認められたため，リスペリドン3mg/日より処方開始となったが，異常体験の改善はなく，また，明らかな病識はないものの，異常体験に対する病感が認められたためか，本人，両親とも入院加療に同意され，10月1日当院に任意入院となった。

入院時検査所見は，身長：160cm，体重：68.5kg。PANSS：陽性尺度27，陰性尺度25，総合精神病理評価尺度56。（頭部CT）および（頭部MRI）特記所見なし。（脳波所見）背景活動は，9～10Hzのα波が後頭部優位に出現する。θ波の混入は目立たず，一部14～20Hzのβ波が前頭部中心部に優位に認められる。明らかな左右差はなし。

[入院後経過] 入院後も異常体験は続き，天井にあるスピーカーやマイクを非常に気にしては，「ずっと監視されている」，「頭部CTを見せてください。本当に心の声がきこえないのですか？」と訴えが続いた。10月10日にはリスペリドンを5mg/日に増量した。入院後1ヵ月すると，不眠の改善，食欲の増加が認められるようになり，被害関係妄想や幻聴も軽減するが，歩行障害や流涎等のパーキンソン病症状が出現した。

リスペリドンを4mg/日に減量し，塩酸ビペリデン3mg/日の投与を開始するも改善なく，時

症　例：21歳，男性
診断名：統合失調症（妄想型）

	X−1年 9/28　10/1　10/10	X年 11/9	12/28	X＋1年 11/5
	受診　入院		退院	

リスペリドン　3mg → 5mg → 4mg
塩酸ビペリデン　3mg
オランザピン　5mg → 10mg → 20mg → 10mg
塩酸クロルプロマジン12.5mg・塩酸プロメタジン12.5mg・フェノバルビタール30mg合剤

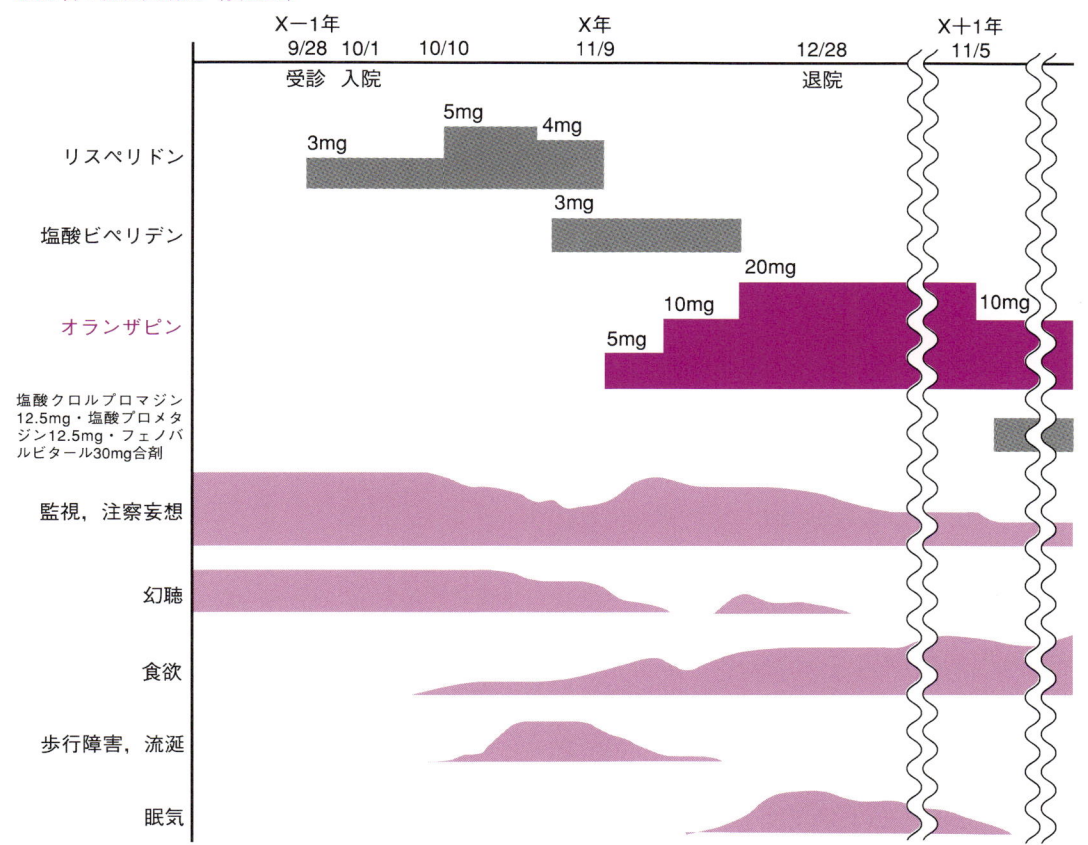

監視，注察妄想
幻聴
食欲
歩行障害，流涎
眠気

折「天井で会話ができ，部屋で話していることが聞かれているような感じがする」との訴えも認められたため，11月9日，オランザピン5mg/日に切り替えた。一時，注察妄想，被害関係妄想，思考伝播などの異常体験の増悪が認められたため，オランザピンを漸増し，11月23日には20mg/日まで増量した。その後，注察妄想，思考伝播などの異常体験は軽減し，意欲も認められるようになった。数回の外泊も問題なく，病棟内での社会技能訓練（SST）やレクリエーション活動にも積極的に参加するようになり，同年12月28日退院となった。

退院後2週間に1回の割合で定期的に外来通院加療中であり，目立った幻聴，被害関係妄想，注察妄想の訴えも認めなくなったが，朝の覚醒が悪く日中の眠気も続いていたため，X＋1年11月5日にオランザピン10mg/日に減量し観察した。日中の眠気の改善は認められたが，ときに不眠を認めることもあるため，配合剤（塩酸クロルプロマジン12.5mg，塩酸プロメタジン12.5mg，フェノバルビタール30mg合剤）を1錠投与することで改善が認められた。週4日以上近くのスポーツジムで水泳を行ったり，アルバイトにも従事しており，X＋2年4月には復学している（X＋2年3月18日　PANSS：陽性尺度15，陰性尺度18，総合精神病理評価尺度31）。

[考　察]　今回統合失調症初発例に対して，オランザピン単剤投与により，精神症状の改善が認められた症例を報告した。オランザピン投与前に非定型抗精神病薬であるリスペリドンも投与されており，陽性症状の軽減が認められていたが，流涎，パーキンソン様歩行などの副作用の発現によ

り，結果的に十分な効果が得られなかった。オランザピンの投与により，これらの副作用の軽減とともに，幻聴，被害関係妄想，思考伝播などの陽性症状のみならず，意欲の高まりがみられ，スポーツジムでの水泳やアルバイトに従事するといった活動性も向上し，入院直前に認められた無為・自閉などの陰性症状にも十分な効果が認められた。また，現在オランザピンは眠前の1回投与のみであり，服薬も遵守されており，服薬コンプライアンスの面からも有用性が得られたように思われる。しかしながら，本症例においては，退院後もしばらくオランザピンを20 mg/日に維持して治療を行ったが，投与量により朝の覚醒が悪く，正午近くまで寝ていることが少なくなく，日中の眠気が認められた。また，かなりの食欲の増進が認められ，入院時に68.5 kgであった体重が，最高88 kgまで増加が認められた。患者自身体重の増加を気にしていることもあり，スポーツジムでの水泳やトレーニングを行うようにもなったが，II型糖尿病のリスクとしての肥満も治療経過中に十分考慮する必要があり，オランザピン投与前，投与後3ヵ月は，1ヵ月毎の血糖，尿糖測定や，その後も3ヵ月毎に血糖，尿糖，グリコヘモグロビンの測定や，糖尿病のリスクファクターである，口渇，多飲，多尿などの項目にも診察毎に十分留意して行っている。このように精神症状に応じた抗精神病薬の選択が望まれるだけでなく，副作用にも十分注目し，少しでも患者のQOLの向上が図れるような治療を行っていくことが必要であると思われる。

OLANZAPINE CASE REPORT

統合失調症の急性症状にオランザピン単剤が著効した1例

松山赤十字病院 精神科　竹尾重紀

[症　例] 33歳，男性
[診断名] 統合失調症
[家族歴] 二親等内に精神障害者なし。糖尿病の家族歴は不詳。父親は本人の幼い頃に事故死。
[既往歴] 25歳時，交通事故のため右膝の靭帯損傷。他に身体疾患の既往はない。
[生活歴] 高校卒業後，県公務員となり現在に至る。病歴の経過中，X年4月に公務員寮を出て，賃貸マンションで一人暮らしを始める。未婚。飲酒，喫煙はしない。常用薬もない。
[病前性格] 几帳面，仕事熱心，生真面目，小心。母子関係がやや緊密すぎるかという印象をもつ。
[現病歴] X年3月頃から，年度末のため仕事の負担が増え，別居の母親に「疲れる」などともらしていた。この頃より，夜間床につくと「ジー」という音が聞こえるという要素幻聴が始まり，入眠困難を中心とする不眠症状を呈するようになっていた。

X年3月5日，当科初診。主訴は「とくにきっかけもなく不眠がちになった」とのこと。病的体験は否定。上述の要素幻聴についても言及はなかった。職場では「皆によくしてもらっている」と語り，私生活でもとくに不満や大きな変化，不安はないとのこと。明らかな思考障害も認めず，終始，落ち着いた態度で感情面の障害もとくに認められなかった。

精神生理性不眠と考え，酒石酸ゾルピデム10 mg/日のみ処方した。同処方で熟睡できるようになり，2回で受診終了。後になり述べられたところでは，不眠改善とともに要素幻聴もまったく消失していたとのことである。

X年4月，公務員寮を出て賃貸マンションで一人暮らしを始める。X年6月頃，右膝の古傷を痛め，近医整形外科を受診。「膝の痛みのため仕事が遅れ，同僚に迷惑をかけるのが辛い」と母親に訴えていた。

X年9月末頃より，再び不眠，要素幻聴が出現した。この時は，「監視をされている」，「ヤクザに脅迫されている」などの被害関係妄想も出現し，興奮状態や運動心迫も呈した。例えば，マンションから急に飛び出し，その場でひろったタクシーに乗っても行き先を告げず，運転手が警察に通報し保護されることもあった。職場の方からも，「仕事についていけず辞めたいと言い出している」ので，「しばらく休んでよい」から病院にかかるよう母親に連絡が入った。本人は受診に消極的であったが，母親に伴われ，X年10月17日，当科受診となった。

[受診時所見（X年10月17日）] (1) 被害関係妄想：「近所の人の声が自分のことを言っている」，「ヤクザに盗聴されている」などといった内容。症状を隠そうとする傾向があり，近所の声云々のみ本人の陳述で，詳細は母親からの情報である。(2) 幻聴：「ジー」という音が聞こえるといった要素幻聴しか本人は表明しない。人声の幻聴は否定。(3) 思考障害：思考はやや減裂。(4) 心気不安，身体症状：嘔気，頭痛といった身体面の愁訴あり。(5) 不安感，緊迫困惑感：強く認める。こ

症　例：33歳，男性
診断名：統合失調症

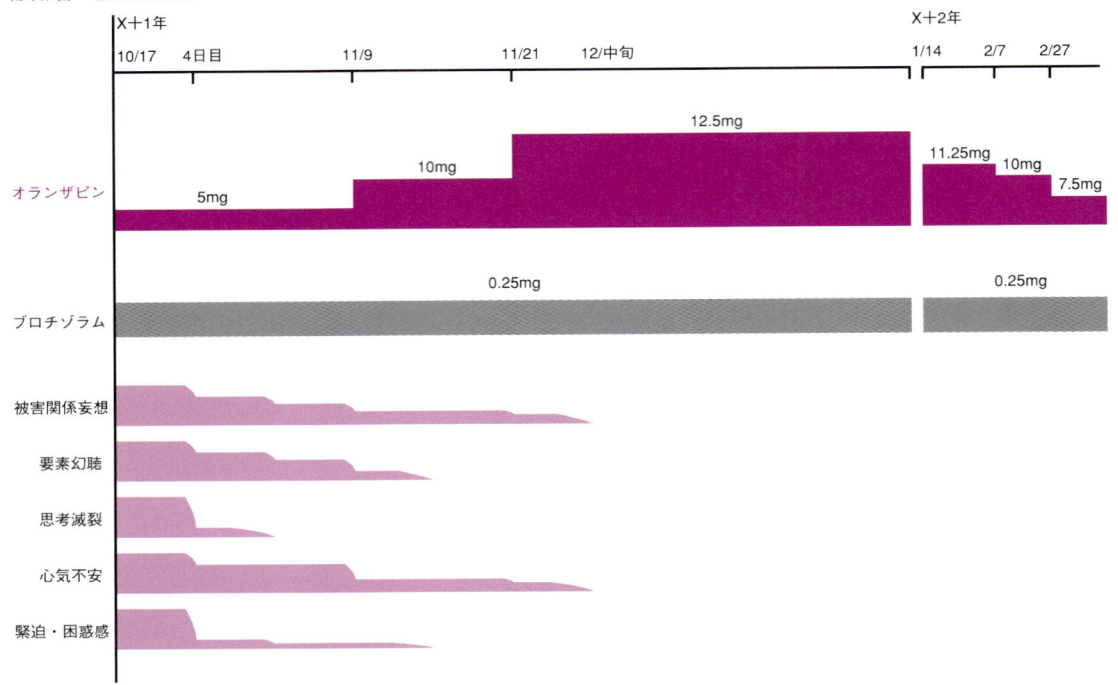

ちらに緊迫感が伝わってくるような感覚。

　以上のように，7ヵ月前の初診時とはまったく別人のようであった。精神運動興奮状態・幻覚妄想状態にあり，急性精神病状態を呈しており統合失調症を疑った。

　ただし，当日の筆者のカルテには「元来，真面目，小心な性格で，膝を痛めたことから，仕事がままならないことへの自責感が強かった模様。充分に心因もあり，従来診断で考えれば心因性精神病の疑いもある」と記載している。その時点の情報では，精神病状態の期間が1ヵ月に満たず，急性一過性精神病性障害の診断も捨てきれなかった。このため同日の確定診断は保留した。

　診断：治療経過で詳述するが，精神病症状の継続が1ヵ月以上となり，ICD-10で妄想型統合失調症とした。

[治療経過] X年10月17日の診察では，仕事をしばらく休んだ上で実家に戻り静養することにした。薬物療法はオランザピン5 mg/日，ブロチゾラム0.25 mg/日の就寝前1回投与で開始した。服薬後2日目，3日目は食事，排泄に起きてくるぐらいで，あとは始終睡眠を取り続ける状態であった。心配した母より電話があったが，服薬継続を指示した。服薬後4日目頃から，漸次起きている時間が増えていった。ずいぶん落ち着いてきた感じを本人は自覚し，母親も認めた。X年11月初めには，かすかな関係念慮と易刺激性が残る程度にまで回復した。

　X年11月9日にオランザピン10 mg/日，X年11月21日にはオランザピン12.5 mg/日と増量した。X年12月半ばには，患者本人は「すっきりした気分」，母親も「本来の性格に戻ったように感じる」とのこと。完全寛解とみなせる状態にまで至った。

　ゆっくり休んでよいという職場側の配慮と，X+1年2月末まで休みたいとの本人の希望もあり，X+1年3月初めより職場復帰をした。心身とも仕事に慣れるまではあまり無理をせず，処方も当面変更せずにいくことを本人，母親と確認した。

表　血糖値の変化

	4/16	5/10	7/24	9/20
血糖値	—	115	112	172（食後）
HbA_{1c}	4.9	5.0	5.1	5.2

（参考値：血糖値 60～100 mg/dL，HbA_{1c} 4.3～5.8%）

X＋1年4月，オランザピンに関する緊急安全性情報が出された直後の外来で，本人，母親に説明を行った。両者とも薬を変えずに治療を続けて欲しいとの要望が強く，同処方を継続した。職場復帰後，間もないことから，薬を変更したくないと考えていたため，筆者の本音としてはほっとしたところであった。

気がかりなのは後述するが，HbA_{1c}の上昇傾向が続くことである。経過自体良いこともあり，オランザピンの漸減をしている。本稿執筆時点でオランザピンは7.5 mg/日であるが，精神症状の再燃はない。仕事も無理なく続けられている。

余談だが，患者の兄が筆者の元同級生であることが，つい最近偶然にわかった。「新薬で変わる統合失調症治療」（ライフ・サイエンス）をお薦めし，家族そろって読み始めているところである。

[検査値，身体計測値について] 初診時（X年3月5日）に身長172 cm，体重85 kg（BMI 28.7）と当初より肥満があった。その後，体重は一時上昇傾向をみていた。

X年3月5日から同年10月17日の間，つまりオランザピン投与前から体重は増加し始めている。同年4月から一人暮らしを始めたことによる食生活の変化が影響しているのではないかと考え，本人に尋ねたところそれを認めた。コンビニ弁当やペットボトル飲料摂取の増加が原因したようである。

本人には薬により体重が増えやすくなっていることを説明。その上で食生活は間食をやめ，1回の食事量を現在より目安1割程度減らすように話し合った。その後体重はわずかずつ減ってきている。

検査値については，緊急安全性情報が出たのを受けあわてて4月16日に検査をしたのが実態である（表）。この時は食後であったため，HbA_{1c}と尿糖のみ測ったところ，尿糖はマイナスであった。以後も一貫して尿糖は出ていない。HbA_{1c}は未だ正常範囲ながら上昇し続けているのがやはり気になる。

[考察] 自分の報告ながら，今となれば何ということもないごく平凡な症例と思う。ただ，オランザピンの発売当初は治験担当時の芳しくないイメージがあり，急性期症例や興奮の強い症例にはたして本剤単独で通じるのかいくぶん疑問を抱いていた。それだけに本症例では，その薬効の切れ味に正直舌を巻いた。リスペリドンに引き続いて強力な治療の手立てが得られたのだとも実感した。

また，ここ数年来の明らかな自分の処方行動の変化にも気づくところがある。非定型抗精神病薬での経験が蓄積されるにつれ，抗精神病薬の単剤化，少量化（至適用量化）が新鮮例に限らず既存の症例にまで広がってきているという実感がある。これは非定型抗精神病薬に限らず定型抗精神病薬の処方においても，同様の傾向が出てきているように思う。

本症例で悩ましい問題は，HbA_{1c}の一貫した上昇である。患者は肥満者でもある。やはり現在の薬物減量の先には服薬中止か，他剤への変更といった選択肢が待っているだろう。統合失調症に関して，筆者は一生涯の病と認識している。患者や患者家族との対話の中で，服薬期間の問題が出れば，できるだけ長く飲み続けるように勧めるのが常である。

今後，本症例では上手な切り替えを検討しないといけなくなるであろう。先述の読書の件に表れているように，本症例では患者や患者家族の理解度や治療意欲が極めて高い。これからの検討作業は充分な話し合いの元で行われていくことと予想される。

OLANZAPINE CASE REPORT

1．陽性症状への効果／急性期

皮膚寄生虫妄想にオランザピン単剤投与が奏効した1例

横浜市立大学医学部附属市民総合医療センター　精神医療センター　山田朋樹

[症　例] 68歳，男性
[診断名] 統合失調症＋皮膚寄生虫妄想
[病前性格] 仕事熱心・物静か・控えめ・真面目・内気・敏感
[既往歴・家族歴] 特記すべきことなし．
[生活歴] 同胞5人の第4子．中学校卒業後，機械工として働きながら21歳まで夜学に通っていた．28歳で結婚し，1子をもうける．60歳の定年まで働き，退職後は駐車場管理業を続けていた．
[現病歴] X年10月頃より腹部の違和感を訴え，近医にて精査したところ，「結腸ポリープ」と診断され，X＋1年1月，ポリペクトミーを施行した．その後も右下腹部から右足にかけての違和感を訴え，上部内視鏡，エコー，CTスキャン等の精査を行い，盲腸にポリープが認められ，ポリペクトミーを再施行したが，症状の緩和はなかった．X＋1年10月，神経疾患を疑われ精査加療目的に，当病院神経内科紹介受診．特に異常を認めず，X＋1年10月15日に当院当科に紹介受診となった．
[初診時現症] 小柄な年齢相応の老年男性で，礼節は保たれ，発言内容はまとまっており疎通性は比較的良好であった．診察時，「実は今まで言えなかった」と苦悶状の表情をみせた．次いで，「虫が体中を這い回り，それが食いついてくる」，「トイレの便の中に虫の卵を見つけたことがあるが，人には言えなくて，どうしようかと思うと卵の色は変色してしまってわからなくなる」，「右の胸の所に腸が，すだれのように垂れ下がっていて，そ

のせいで痛くなる」と初めて自らの症状を具体的に説明するに至った．しかし，内容に関しては訂正不能で，症状のせいでイライラすることが多く，歩けないため仕事も行けなくなってしまったと繰り返し訴えた．
[治療経過] 人格水準の低下はなく，頭部MRIも異常所見はまったくなかったため，年齢的にも皮膚寄生虫妄想の好発年齢ということを考慮し，糖尿病のないことを確認して，オランザピン5 mg/日と酒石酸ゾルピデム5 mg/日を投与した．投与3週間後はまったく症状に変化がなく，「両足を挙上して10分間振ると痛みが取れる」などと発言した．唯一，睡眠状態に改善が認められただけであったため，段階的にオランザピンを15 mg/日に増量した．投与5週間後の受診時には「虫の症状は半分くらい軽くなった」，「歩くことに自信が持てるようになった」と語り，投与7週間後には「痛みも大分取れたので」と仕事に復帰することができた．X＋2年4月には仕事にも全面復帰．病識も出てきたため，以降は怠薬に注意し，コンプライアンスを保つよう薬物療法の大切さを繰り返し説明した．その後，症状は安定しているため，X＋2年10月からオランザピンを減量し，X＋2年12月には5 mg/日まで減量した．現在も同量を維持しているが，症状の再燃なく，時々腹部の違和感を感じる程度で，定期的に外来通院を継続している．なお，全治療期間を通して抗パーキンソン病薬は一度も使用していない．
[考　察]
　1．皮膚寄生虫妄想とは　現実には虫がいない

症　例：68歳，男性
診断名：統合失調症＋皮膚寄生虫妄想

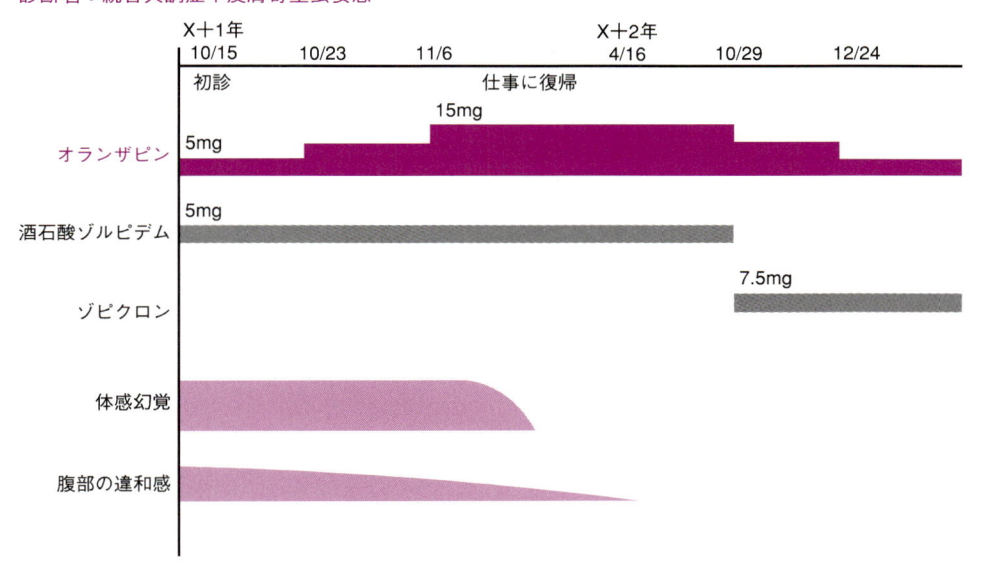

	X＋1年			X＋2年		
	10/15	10/23	11/6	4/16	10/29	12/24
	初診			仕事に復帰		

オランザピン　5mg → 15mg → 5mg
酒石酸ゾルピデム　5mg
ゾピクロン　7.5mg
体感幻覚
腹部の違和感

にもかかわらず，皮膚を虫が這い回り，刺したり，嚙んだりすると訴え，寄生虫に罹っていると確信し，皮膚科など医療機関を受診しては執拗に虫の検出を希望する患者の一群が存在する。これらの疾患を初めて報告したのは，1894年，フランスの皮膚科医 Thibierge で，「ダニ恐怖症」と名付けた。その後，内因性精神疾患や器質性精神疾患との関連性を考慮した報告がなされ，今日に至るまで様々な名称で呼ばれてきた。こうした背景のもと，1938年，スウェーデンの精神科医 Ekbom は，脳と分泌組織の変性を原因とした初老期における幻覚ではない実際の異常知覚が存在するとし，さらにこれと関連した妄想に着目して「初老期皮膚寄生虫妄想」という名を冠して報告した[1]。Ekbom 症候群と呼ぶこともある。本邦では，それらの呼称は一般的に受け入れられており，広く使用されている。英米圏では，1946年，WilsonとMiller が「寄生虫妄想」（delusion of parasitosis）と名付け，統合失調症圏，感情障害圏，器質性精神障害，中毒性精神障害の部分症状として認められ，診断的に特異的な疾患ではないとしている。その後，1978年，Munro が皮膚寄生虫妄想を妄想性醜形恐怖や自己臭妄想とともに "monosymptomatic hypochondriacal psycho-sis"（MHP）という概念で統一した[2]。今日，DSM-IV や ICD-10 では妄想性障害に分類されている。

2．症状について　皮膚寄生虫妄想は，単一症状性の一貫した妄想症状を有し，基本的に人格崩壊は認められない。虫は皮膚を這うことが多いのであるが，まれに体内にいると表現する者があり，これらは存在する場所により，腸管内寄生虫妄想とか口腔内寄生虫妄想とも呼ばれている。寄生する虫はダニ，ノミ，ウジ虫など，多くが小さな虫であり，ときには現実にはいない虫を図示してくる場合もある。そしてその不快な症状から，爪，カッター，ピンなどで皮膚を掻爬し，体中に自傷痕や皮下出血を認める者も少なからずいる。そして，皮膚の垢などを「虫を見つけた！」などと持参してくることもある。実際に本症例でも，剝離した表皮を「これが虫の卵です」と大事そうに抱えてくるエピソードがあった。

3．本症例の治療について　本症例は，老年期に発症，1年間の歳月をかけて腹部の違和感から皮膚寄生虫妄想にまで発展，オランザピンの投与により速やかに改善した1例である。既往に精神疾患はまったく存在せず，発病当時にも仕事を定期的にこなすなど社会適応がなされていた。腹部の

違和感・疼痛に悩みポリペクトミーまで行ったが症状の改善はなく，紹介にて当科の受診に至った。症状そのものと，派生する精神不安から仕事も休みがちとなって社会生活に大きく支障をきたしている状態であった。

　一般的にこのような症状を持つ者は「自分は精神疾患ではない」という考えを持っていることが多く，皮膚科などをより多く受診し，精神科受診に対し抵抗を示すため，紹介を受けた精神科医は，逆説的に「虫によく効く薬です」といって処方を行うこともある。本症例に関しても「虫の卵を見つけた」と言い張り訂正不能であったことや，腹部の症状が中心であったこと，高齢であることから，治療の持続性を考慮すると，薬剤選択は慎重に行う必要があった。

　薬物療法に関しては，MHPにピモジドが奏効するという報告[2]により，その名が世界中に広まった。1日6～8 mg/日のピモジドが，この適応で使用された最初の神経遮断薬であり，妄想の消失と皮膚症状の軽快が認められる報告が相次いだ。そのほかにもハロペリドールや塩酸チオリダジン，フルフェナジンなどの投与が有効とされた。しかし，これらの薬剤は鎮静作用，錐体外路症状（パーキンソニズム・ジスキネジア・ジストニアなど），消化器症状（便秘・イレウス・口腔内乾燥など），心血管系症状（起立性低血圧・致死性不整脈など）の副作用が出現することがある。したがって，特に初老期や老年期に多く発症する皮膚寄生虫妄想はそれだけでも投与に躊躇する場合がある。また，コンプライアンスの面でも支障をきたすことが多い。

　こうした諸問題を鑑みて，皮膚寄生虫妄想に対する非定型抗精神病薬の投与の試みが近年行われつつあり，Weintraubらによるオランザピン著効例の報告[3]なども散見されるようになった。しかし，全体としては使用された症例はまだ少数で，「推奨する」というレベルにとどまっていることが多かった。また，検索し得た範囲内では，本邦において皮膚寄生虫妄想の改善を主な目的として，非定型抗精神病薬を使用したという報告は，ほとんどみられなかった。

　未だ皮膚寄生虫妄想は発生原因に議論があり，奏効するとされる抗精神病薬の作用機序はわかっていない。しかし，今回著効した本症例にみられるように，比較的高齢者への使用にも安全性等の面で優れ，1日1回投与で十分なコンプライアンスを保ちやすいオランザピンの投与は非常に有効であり，かつ合理的と考えられた。

　また，本症例では症状に対し支持と共感を保ち続けたことや，投与初期に副作用がまったく認められなかったことから，薬剤に対する信頼感が生まれ，元来より真面目で，実直な性格を有していたことも有利に働き，服薬は規則正しく行われ，結果として良好な転帰となったことは幸いであった。

　まとめ　皮膚寄生虫妄想に対し，様々な治療法が病因論の問題も含め検討されてきた。しかし，未だに安全かつ有効に使用できる薬物療法は確立されていない。本症例に使用したオランザピンは，1年間の病期を経て遷延し，難治性と考えられた多彩な症状に対しても非常に有効であった。また，日常生活に重度の支障をきたしていた状態にもかかわらず，わずか7週間後には仕事への復帰を果たすことを可能とした。オランザピンは，このような症例に対して第一選択薬として非常に期待の持てる薬剤と考えられ，今後，症例数を積み重ね，エビデンスが確立されることが期待される。

文　献

1) Ekbom, K. A. : Der prasenile Dermatozoenwahn. Acta Psychiatr. Scand., 13 : 227-259, 1938.
2) Munro, A. : Monosymptomatic hypochondriacal psychoses : a diagnostic entity which may respond to pimozide. Can. Psychiatr. Assoc., J 23 (7) : 497-500, 1978.
3) Weintraub, E., Robinson, C. : A case of monosymptomatic hypochondriacal psychosis treated with olanzapine. Ann. Clin. Psychiatry, 12 (4) : 247-249, 2000.

OLANZAPINE CASE REPORT

1．陽性症状への効果／急性期

月経周期に伴った増悪がオランザピンにより抑制された統合失調症の1例

国立精神・神経センター武蔵病院　精神科　中 林 哲 夫

［症　例］30歳，女性
［診断名］統合失調症
［家族歴・既往歴］特記すべきことなし。
［生活歴］短大卒業後から24歳まで事務職に従事した。29歳時に結婚したが1年未満で離婚し，その後は両親と3人暮らし。
［現病歴］元来真面目でおとなしい性格であった。24歳までは交友および就労上の問題はなかった。24歳時に交際相手から結婚を断られたのを契機に，焦燥感および不眠が出現した。急激に亜昏迷状態を呈したため，A精神病院に緊急入院した。ハロペリドール主体の薬物治療で改善し，入院約1ヵ月後に退院した。退院時の処方はハロペリドール3mg/日および塩酸ビペリデン3mg/日であった。服薬はほぼ規則的に行い状態は安定し経過していた。しかし，月経前の約数日間に易怒的になることがあり，この際には家族と口論になることも多かった。退院1年後より復職し，29歳時には恋愛結婚した。A精神病院退院後から結婚までの処方変更はなかった。結婚後に服薬が次第に不規則化した。月経前に出現する易怒性はさらに顕在化し毎月出現するようになった。結婚6ヵ月後には服薬および通院が完全に中断した。

服薬中断約2ヵ月後頃には，焦燥感が出現し家事も手につかなくなった。徐々に刺激的にもなり，家事を行わないことを夫が注意すると急に怒りだすことも多くなった。離婚し両親と再び同居するようになったが，この頃より不眠が持続した。中断3ヵ月後には，「両親が食事に毒を混ぜていて嫌がらせをする」と頻繁に興奮しながら訴えるようになり，食事は外食で済ませるようになった。このため当院精神科外来を受診した。
［治療経過］当院初診時は，「自分を落とし入れようとしている家族が怖い」と訴えた。動揺しやすく，突然泣き出したり怒りだしたりすることもみられた。病的体験に対する苦痛も強く，自ら治療を希望した。以前に有効性が認められたハロペリドールを主体に薬物治療を開始した。しかし，治療開始1週後頃より急激に易怒的になり，些細なことに反応し怒りながら物を投げたり，衝動的に自宅を飛び出すことがみられるようになった。診察中にも興奮し，椅子を蹴ったり，両親への激しい暴言がみられる状態にあった。このため治療開始2週後には当院精神科へ入院した。

入院後は保護室に隔離し，ハロペリドール主体の投薬を継続し増量した。易怒的で協力が得られず，診察にも抵抗した。食事を拒否し，興奮しながら「食事に毒を入れられた，殺される」と訴え，食事や飲み水をばら撒いたりすることもみられた。不眠がみられ，夜間に興奮することもあった。しかし，入院と同時に月経がみられ，月経開始に伴って精神症状は急速に改善し，易怒性や衝動性は入院後3日程で消失した。このため，入院1週後には隔離を解除した。入院2週後には，被害妄想および被毒妄想も消失し，食事の拒否も消失したが，焦燥感と情動易変性が残存し不機嫌になることもみられた。他人との交流は乏しく，自室で閉じこもりがちに過ごすことが多かっ

症　例：30歳，女性
診断名：統合失調症

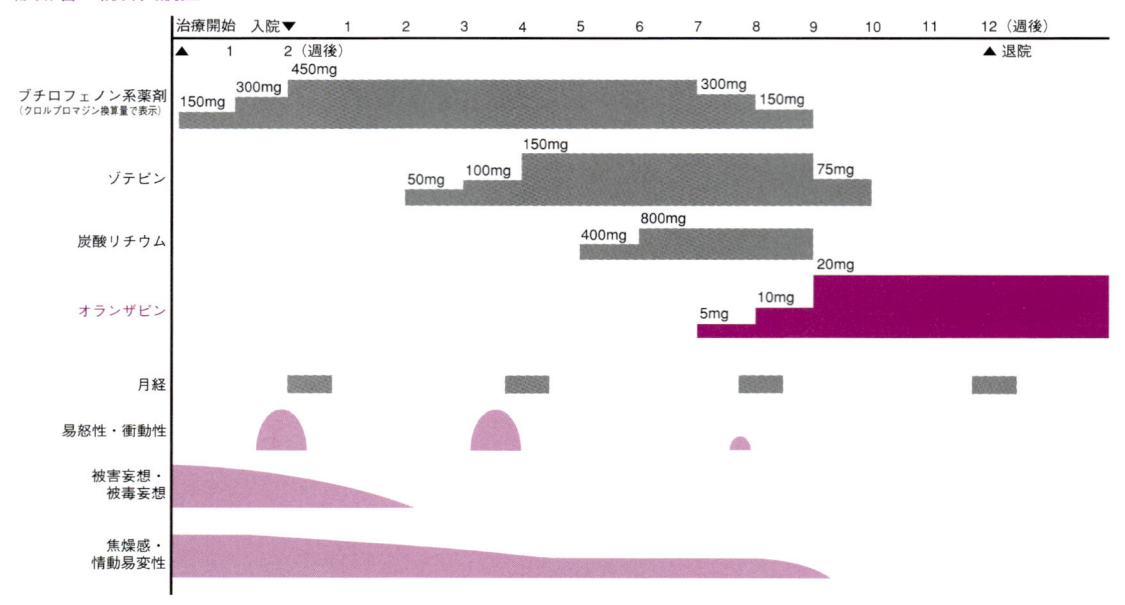

た。塩酸ビペリデン 3 mg/日の投与は継続していたが，薬剤性パーキンソニズムも出現していた。焦燥感および情動易変性に対してはゾテピンを併用投与し，これらは軽快したが，月経前に出現する易怒性はほぼ不変であった。ゾテピンを 150 mg/日まで増量したところ排尿困難が出現した。入院 5 週後頃には焦燥感は軽快したものの，内的不穏が持続し，対人緊張が強く，毎月出現する月経前の易怒性についても治療効果は乏しい状態であった。しかし，使用していた抗精神病薬は，副作用のために増量が困難な状態で治療は難渋した。このため，一時は炭酸リチウムの併用を試みたが状態は不変であった。

入院 7 週後より，ハロペリドールからオランザピンへの切り替えを試みた。オランザピン 5 mg/日の投与から開始したところ，月経前の易怒性の著明な軽減を認めた。ハロペリドールを漸減し，オランザピンを 10 mg/日に増量したことで，被害妄想が再燃することなく焦燥感および情動易変性の改善を認めた。明らかなオランザピンの有効性を認めたため，ゾテピンおよび炭酸リチウムも中止し，最終的にオランザピン 20 mg/日の単剤投与とした。月経前の易怒性も完全に抑制され，焦燥感も消失し，入院 12 週後に退院した。現在は外来治療に移行し 1 年以上経過している。オランザピン 10 mg/日で維持され安定し，事務職のアルバイトを行っている。

［考　察］本症例は 24 歳時に統合失調症を発症し長期安定したが，30 歳時に怠薬を契機に病勢が増悪した。治療開始時には，被害妄想，被毒妄想，焦燥感そして情動易変性が目立っていた。本症例固有の問題として，副作用のために十分な治療効果が得られるまで有効な抗精神病薬が増量できなかったこと，そして月経前に出現する易怒性と衝動性が長期にわたり，治療抵抗性に持続したことが挙げられる。統合失調症患者の月経周期に伴った精神症状の増悪を日常臨床で経験することは少なくない。しかし，これに関する記述は少なく，確立された治療方法もない。この点において，オランザピンが本症例の月経前の易怒性に著効したことは注目すべきことと考えられる。最近では双極性障害に対するオランザピンの効果が報告され[1,2]，本剤の情動安定化作用も注目されている。本症例の周期的な増悪を抑制できたのは，

オランザピンの情動安定化作用によるのかもしれない。今後の更なる症例の蓄積が期待される。

文　献

1) Sanger, T.M., Grundy, S.L., Gibson, P.J. et al.: Long-term olanzapine therapy in the treatment of bipolar I disorder: an open-label continuation phase study. J. Clin. Psychiatry, 62 (4) : 273-281, 2001.
2) Tohen, M., Chengappa, K.N., Suppes, T. et al.: Efficacy of olanzapine in combination with valproate or lithium in the treatment of mania in patients partially nonresponsive to valproate or lithium monotherapy. Arch. Gen. Psychiatry, 59 (1) : 62-69, 2002.

OLANZAPINE CASE REPORT

1．陽性症状への効果／急性期

長期化した隔離の後，オランザピンが奏効し社会復帰に至った統合失調症の1例

静岡県立こころの医療センター　西川　寧

[症　例] 30歳（当センター入院時），女性
[診断名] 統合失調症（妄想型）
[家族歴] A市にて同胞2名，第1子として正常分娩にて出生，生育。以後の発達に異常は認められなかった。
[生活歴] 3歳よりピアノを習い始め，中学，高校時代とも成績は上位でブラスバンド部に所属し，友人は多かった。高校卒業後は音楽大学に進学し，卒業後はドイツに移住し，フルートとピアノの練習をしながら生活していた。1年後にドイツの国立音楽大学に入学し，知人の日本人女性2人とアパートに住むようになった。
[現病歴] X−6年9月（23歳時），留学先の音楽大学に合格後，「一緒に住んでいる女性とその女性の恋人に催眠術をかけられ，ビデオを見せられる」，「ネオナチにつけられている」，「盗聴器や隠しカメラがつけられている」といった関係妄想，「死んでしまえ」といった幻聴が出現し，日本の実家に興奮して電話するようになった。同年10月，母親が説得し日本に帰国，大学は中退した。同年10月，Aクリニックを受診，ハロペリドールを中心とした薬物療法で症状は軽快したが，症状が改善すると服薬を自己中断してしまい，再発を繰り返した。経過中，「おまえが死ねば世の中が良くなる」といった幻聴に左右され，自殺企図を3回繰り返している。

　X−3年8月（26歳時），「片目の車が自分をつけている」と被害関係妄想がみられ，B病院を受診，ブロムペリドール4mg/日を中心とした薬物療法を開始し，症状は徐々に改善した。X−2年3月，斜頸が出現，徐々に増強するため遅発性ジストニアが疑われ，ブロムペリドールの中止や塩酸ビペリデン，クロナゼパム，塩酸チザニジンなどの投与がなされたが症状は改善しなかった。同年6月より不眠，食指不振，胸部苦悶なども出現したためB病院に入院した。幻聴，妄想，考想化声などは次第に悪化し，希死念慮を訴えるようになった。同年7月，全裸になり全身に墨汁を塗るといった奇異行動もみられ，リスペリドンを6mg/日まで投与されたが，症状は改善せず，8月よりハロペリドールを中心とした定型抗精神病薬を塩酸クロルプロマジン（CP）換算で1000mg/日まで投与したところ不安，焦燥は改善した。X−1年2月，幻聴，関係妄想は残遺していたが，切迫しなくなりB病院を退院した。以後，担当医の転勤などもあり，C病院に通院し服薬も遵守できていた。妄想はあるも軽度の不安を訴えるのみで，C病院では最終的にハロペリドールを中心とした定型抗精神病薬（CP換算）500mg/日で維持されていた。
[治療経過] X年4月（29歳時），C病院の主治医の転勤に伴い当センターを紹介された。自宅で無為に過ごし，「仏教かキリスト教かどちらがいいですか」，「右か左かどちらがいいですか」などと唐突な言辞が目立っていた。同年9月より服薬が不規則になり，12月頃より「皇族の子を妊娠している」，「ドイツの友人が来ている」，「父親を殺したいので警察に行かなくては」といった妄想的

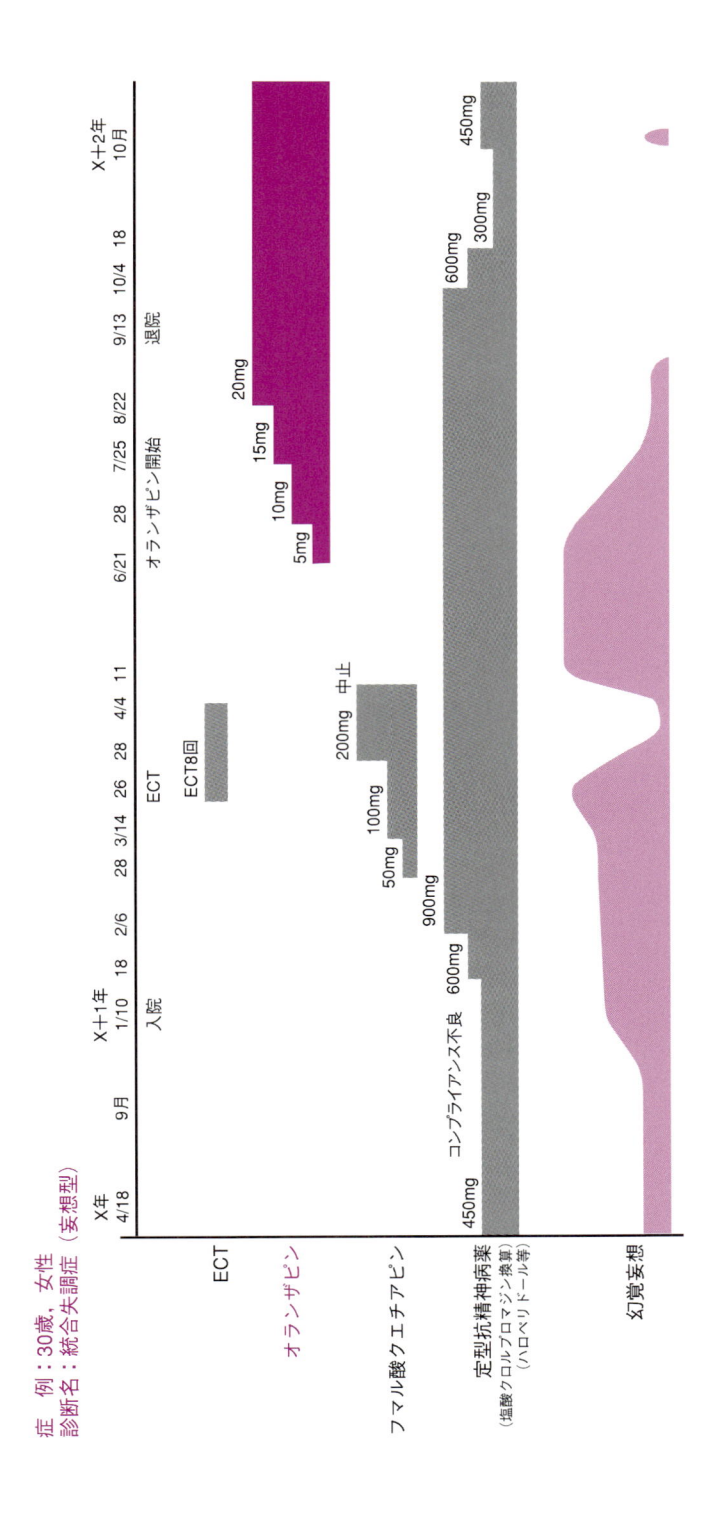

1．陽性症状への効果／急性期　145

症　例：30歳，女性
診断名：統合失調症（妄想型）

| | X年 4/18 | 9月 | X+1年 1/10 | 18 | 2/6 | 28 | 3/14 | 26 | 28 | 4/4 | 11 | 6/21 | 28 | 7/25 | 8/22 | 9/13 | 10/4 | 18 | X+2年 10月 |

ECT — ECT8回

オランザピン — オランザピン開始 5mg, 10mg, 15mg, 20mg

フマル酸クエチアピン — 50mg, 100mg, 200mg 中止

定型抗精神病薬 — 450mg, コンプライアンス不良 600mg, 900mg, 600mg, 300mg, 450mg
（塩酸クロルプロマジン換算）
（ハロペリドール等）

入院 …… 退院

幻覚妄想

言辞が目立ち始めた。警察や皇居に行こうと徘徊したり，妄想に駆られて電話をかけるようになり，同時に希死念慮も生じた。このためX+1年1月，当センターに医療保護入院となった。入院後も支離滅裂で警察に電話をしたり，シャンプーを飲んで自殺企図したため個室隔離とした。ハロペリドールを中心とした定型抗精神病薬（CP換算）を450 mg/日から900 mg/日に漸増するも効果は乏しく，2月28日よりフマル酸クエチアピンを開始し，200 mg/日まで投与したが，眠気，呂律不良，口渇が強く出現し，希死念慮も増悪したため，3月26日より電気けいれん療法（ECT）を8回施行した。ECTは奏効し，幻覚，妄想は一時的に消腿したが数日で再発した。ハロペリドールを中心とした定型抗精神病薬（CP換算）は900 mg/日（血中濃度22.1 ng/ml）のまま，フマル酸クエチアピンを中止した。

6月21日よりオランザピン5 mg/日を開始した。当初は眠気を訴えていたが，1週間後10 mg/日に増量し，次第に疎通はよくなり焦燥も軽減していった。しかし，「皇太子の子供を産みます」などと唐突な妄想的言辞は残遺したままであったため，7月25日より15 mg/日に増量した。妄想的言辞はみられるも病識がみられるようになっていった。8月22日より20 mg/日に増量した後は，妄想的言辞はみられなくなり，8月30日に退院し外来治療に切り替えた。その後は外来通院を続け，服薬も行い，同年10月よりハロペリドールを6 mg/日まで減量した。オランザピンは20 mg/日で維持しているが，アルバイトを始め，ピアノ教師などをしながら生活できていた。X+2年10月，「すれ違う中学生に意地悪なことを言われた」と被害関係妄想が再発し，ハロペリドールを中心とした定型抗精神病薬（CP換算）を450 mg/日に増量したところ，短期間で軽快し社会生活は維持できている。

[考　察] 本症例は以前からブロムペリドールやハロペリドールによって治療され，不十分ながらも効果はみられていたが，X年のコンプライアンス不良を契機に悪化した際には，ハロペリドールはまったく効果がみられていない。このことは，以前に効果のあった薬物が急性増悪時に必ずしも有効でないことを示唆している。また，フマル酸クエチアピン投与時には希死念慮が増悪するなど精神症状の悪化がみられた。一方，ECTの効果は長くは続かないため有用とはいえず，オランザピンも10 mg/日を約4週間投与したが効果は不十分で，15〜20 mg/日を投与後にようやく陽性症状は消腿した。これに関しては，オランザピンで症状が軽快し始めたら，症状の軽減が停滞するまでは増量は控えるべきであったのかもしれない。また，ハロペリドール減量後のX+2年には，微小な再燃が起こっているが，この際にはハロペリドールの増量が有効であった。このことは，本症例においてハロペリドールは時期（病勢）によっては効果が期待できることを示唆していると同時に，オランザピンへの単剤化は困難であるか，または時期を逸してしまったことを示唆している。

陽性症状が残遺している時期には，就労は困難で意欲も減退していたが，寛解後はピアノ教師を務めるなど社会性が著しく向上した。このことは，統合失調症において，単独にも起こり得るような従来からいわれている陰性症状というよりは，陽性症状により社会性の低下が起こっていたと考える方が自然であろう。したがって，オランザピンが陰性症状に有効であるといった大雑把な捉え方をせずに，陰性症状というもの自体を，より詳細に分類し直した上で，その有効性を検討していくべきであろう。

このようなことから，統合失調症の薬物療法を考えるにあたっては，ある症候が起こっている際に，ある薬物が有効であるといった横断面でのエビデンスとともに，病勢などの時間的概念や，病状または薬物による患者の器質的・社会的変化および薬剤感受性やTDMの個人差を包含したエビデンスをさらに増やしていくことが必要であると考える。単剤治療は効果判定の面で断然有利であるが，現時点での統合失調症への抗精神病薬の有効性の低さと，一度の置き換えの失敗による非可逆性の病状増悪の可能性を考えると，非定型抗精神病薬が主流になった現在でも，統合失調症の薬物療法は未だ発展途上にあることを我々はしっかり認識しておくべきであろう。

OLANZAPINE CASE REPORT

オランザピン投与により多飲水行動の消失と，陽性症状のみならず長期間の陰性症状と認知障害にも著効を示した統合失調症の1例

財団法人 東北予防衛生会 青葉病院　永嶋弘道，藤本英生，菅野　道

[症　例] 50歳，男性
[診断名] 統合失調症
[生活歴] 同胞3人の末子として出生。幼少時は活発で成績上位のリーダー的存在であった。
[現病歴] 大学3年時，いらいら，不眠，集中力欠如を訴え，A大学病院精神科に通院。大学4年で中退後，就職したが「テレビの向こうで嫌がらせをしている」と訴える幻覚妄想状態となりB精神病院に入院。その後28歳で帰郷しC大学病院精神科に通院。対人緊張が強く，誇大的となったり，反対に卑屈な態度となるなどの対人接触のぎこちなさがみられ，注意集中困難，思考のまとまりの悪さが続いていた。仕事は長続きせず定職につかないことで婚約も破談となった。その後，抑うつ，無力感の訴えが強まっていった。

40歳以降，農薬服毒，自家用車で崖から海に転落するなどの激しい自殺企図があり，C大学病院に入退院を繰り返した。

C大学病院精神科での処方はリスペリドン2 mg/日，マレイン酸レボメプロマジン25 mg/日，塩酸ビペリデン4 mg/日，塩酸プロメタジン25 mg/日，ニトラゼパム5 mg/日であった。

X−5年，当院に紹介され第1回入院。硬い表情で無為自閉。入院後抑うつは速やかに改善したが，執拗な不眠の訴えが目立っていた。また，他患との交流，行事への参加はほとんどみられず，不完全寛解のままで7ヵ月後退院となった。

退院後は当院外来に通院し，以後，現在まで就職はできていない。この頃からインスタントコーヒーが2日で一瓶なくなるほどのコーヒー多飲と失禁が出現した。風呂に入らない不潔で無為な生活であった。

X−1年，母親急死後，混乱状態に陥り，当院第2回入院となった。

小遣いでジュースを1日5～6本飲んではすぐにベッドに臥床する無為自閉の生活であり，同時に滅裂思考，不機嫌，睨むような眼つき，被害感に基づく攻撃的な言動が持続していた。リスペリドン3 mg/日投与，主剤であるハロペリドールを中止し，フマル酸クエチアピン300 mg/日の投与を順に試みたが，入院後3ヵ月で多量尿失禁と嘔吐など多飲水行動の悪化がみられ，体重変動は最大で朝から夕方までに12.7 kg増に及んだ。顔面浮腫，意識もうろう，低ナトリウム血症などの水中毒症状が出現し，飲水制限を目的に夜間隔離，日中は体重増5 kgで隔離とする管理を行った。その後，不機嫌，不穏に対しフマル酸クエチアピンを600 mg/日に増量したが無効であった。X−1年11月より報告者が担当医となった。水中毒の危険性を教育してもまったく無関心であった。リスペリドンを中止したが，多飲水行動に変化なく，X−1年12月16日，意識障害と20秒間の全身痙攣を伴う水中毒症状をきたし，D総合病院に転院。血中ナトリウム濃度は110 mEq/Lであった。

X−1年12月17日には軽度意識障害，せん妄

症　例：50歳，男性
診断名：統合失調症

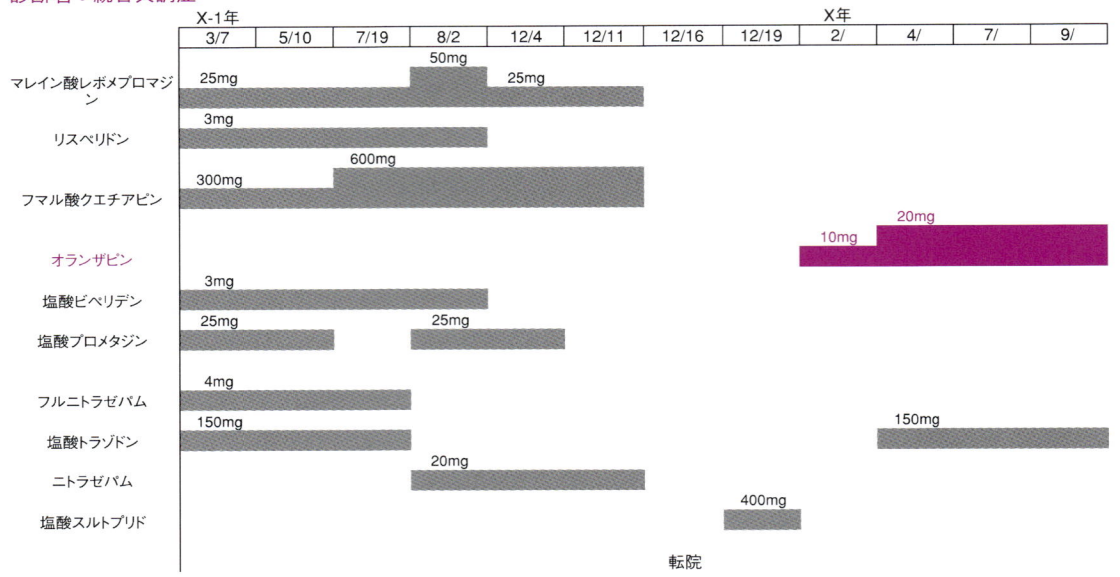

薬剤	X-1年 3/7	5/10	7/19	8/2	12/4	12/11	12/16	12/19	X年 2/	4/	7/	9/
マレイン酸レボメプロマジン		25mg		50mg		25mg						
リスペリドン		3mg										
フマル酸クエチアピン		300mg		600mg								
オランザピン									10mg	20mg		
塩酸ビペリデン			3mg									
塩酸プロメタジン			25mg		25mg							
フルニトラゼパム		4mg										
塩酸トラゾドン		150mg									150mg	
ニトラゼパム				20mg								
塩酸スルトプリド						400mg						

転院

が残る状態で当院第3回入院。投薬をすべて中止したところ，せん妄は消失し，意識清明となった。入院3日目に精神運動興奮状態となり，これまで未使用であった塩酸スルトプリドのみ400 mg/日投与したところ，翌日に軽度の意識障害，筋強剛，38℃の発熱，発汗，頻脈，ナトリウム濃度131 mEq/L，CK 74900 IU/L，CRP 5.4 mg/dl，AST 517 IU/L，ALT 66 IU/Lなど悪性症候群症状を呈し，ダントロレンナトリウム投与後，E総合病院に転院となった。

X-1年12月23日，当院第4回入院。悪性症候群症状は消失していたが，投薬は睡眠薬のみとし，夜間隔離で経過観察した。約1ヵ月後には夕方までの体重増加がほぼ2kg以内に収まるようになり，隔離管理を中止した。しかし一方で，この頃から再び不機嫌と険しい表情が再燃した。

X年2月，抗精神病薬中断後約2ヵ月時には「病棟全員が自分に規制をかける」との被害関係妄想を興奮して訴えるようになり言動が攻撃的となった。

[オランザピン開始後の臨床経過] この時点でオランザピン10 mg/日の投与を開始した。開始後2週間では依然スタッフとのいさかいはあるものの，易怒性が減じ，心理教育を行うことで統合失調症を自覚し，治療に前向きな姿勢となった。余生を充実させる意気込みを書いた手紙を頻繁に持ってくるようになり，知性を感じさせる爽やかな表情をみせることもあった。開始約1ヵ月後，易怒性はさらに減じ，穏やかとなり，心のうちを語り，現実的な人生設計を示すなど，現実検討力，内省力が日に日に向上していった。

X年4月からはオランザピンの適量を決定するため20 mg/日に増量を試みたところ，さらに改善傾向が顕著となった。その後も多飲水行動の再発はなかった。理性的な表情，物腰となり，易刺激性はまったく感じられなくなった。日記や質問事項を書いてくる内容も同じ内容の繰り返しが減り，論理展開が益々良くなった。約束事を十分に話し合うことも可能になったため，将来的には退院を目指す目標を設定した上で，X年4月後半には任意入院とし開放病棟へ移棟した。X年6月には皆と釣りに参加。X年7月以降は図書館通いをして生活づくりを始め，また，堅苦しくない挨拶ができるようになった。X年9月には温かい態度で他患者に声を掛けるなど，元来患者が苦手としていた他者配慮性や自発性など社会性の

向上が認められた。現在，退院可能な状態であるが，長年にわたる実社会からの隔絶のため社会的訓練を行いながら，兄宅の近所に退院後の住居を準備しているところである。

[考察] 本症例は，発病以来30年間寛解状態に至らなかった慢性統合失調症であったが，オランザピン単剤治療により改善した。ハロペリドール，リスペリドン，フマル酸クエチアピンなどの抗精神病薬治療では，陽性症状，陰性症状，認知障害のいずれにも効果不十分であった。さらに，ハロペリドール追加後，多飲水行動の出現がみられ，リスペリドン，フマル酸クエチアピンに置換したが消失せず悪化し，重篤な水中毒に陥った。その後に使用した塩酸スルトプリドにより悪性症候群も誘発された。そのため抗精神病薬を中止したところ，多飲水行動が徐々に消失したが，約1ヵ月後に被害関係妄想，精神運動興奮，攻撃性は再燃した。そこで，次のような報告をもとにオランザピンを試用した。

Gomezらのハロペリドールとの国際的多施設二重盲検試験データから統合失調症患者を対象として再解析した報告[2]によると，PANSSによる陽性症状の合計点でオランザピン投与群がハロペリドール投与群より改善が大きく，なかでも興奮と猜疑心／被害妄想の項目において有意差がついていた。そのことからオランザピンの陽性症状に対する効果はハロペリドールと同等以上であることが期待された。また，オランザピン投与により多飲水と低ナトリウム血症が改善したとする1例報告[3]もあり，The expert consensus guideline 1999[4]でも強迫飲水を認める統合失調症患者への薬物治療でクロザピンの次にオランザピンが挙げられていた。

オランザピン投与後には，多飲水行動の再発はなく，再燃していた陽性症状は消失した。そればかりでなく長年にわたり続いていた陰性症状，認知障害もともに劇的に改善され，対人交流や社会性の向上などがみられた。

オランザピンは長期にわたって寛解に至らず，陰性症状や認知障害が残るいわゆる"欠陥状態"と考えられている慢性統合失調症患者に対しても試みる価値が十分にあると思われた。

これらの症状もオランザピンなどの最近開発された非定型抗精神病薬によって改善される可能性があることから"欠陥状態"という用語も見直される時代を迎えたといえるであろう。

また，近年では福田らによりオランザピンに置換した結果，多飲水行動，精神症状ともに良好な状態が得られた3例が報告されている[1]ことからも，特に他剤によって多飲水行動が誘発され，治療困難に陥っている患者に対してはまず試みてみるべきであろう。

文　献

1) 福田真道，藤井康男：多飲水，水中毒と新しい抗精神病薬治療．臨床精神薬理，5：1053-1061, 2002.
2) Juan-Carlos Gomez, Ann Marie, K., Crawford, P.: Superior efficacy of olanzapine over haloperidol: analysis of patients with schizophrenia from a multicenter international trial. J. Clin. Psychiatry, 62 (suppl 2)：6-11, 2001.
3) Littrell, K.H., Johnson, C.G., Littrell, S.H. et al.: Effect of olanzapine on polydipsia and intermittent hyponatremia. J. Clin. Psychiatry, 58：549, 1997.
4) McEvoy, J.P., Scheifler, P.L., and Frances, A.: The expert consensus guideline series: Treatment of schizophrenia 1999. J. Clin. Psychiatry, 60 (suppl 11)：1999.

2．陽性症状への効果／維持期

オランザピン投与により良好な治療結果を得た破瓜型統合失調症の1例

静岡県立こころの医療センター　福田耕嗣，服部　功

[症　例] 18歳，男性
[診断名] 統合失調症
[主症状] 滅裂思考，無為・自閉，独語・空笑，不穏・興奮，夜間不眠，強迫行為
[既往歴・家族歴] 特記すべきことなし。
[生活歴] 3人同胞第一子長男として正常満期産にて出生。幼少時期に物事へのこだわりが強く言葉の発達が遅いことから，一時期自閉症が疑われたが，保育園に通う頃には友人もでき，他児と比して本人に大きな相違は感じられなくなっていた。それでも母親は言語発達障害を心配し，小学校入学前まで本人を「言葉の教室」に通わせていた。

小学校，中学校，高校を通して友人は少なかったが，対人交流に関し特に問題はなかった。成績は中の下位であり，就学以降，精神発達遅滞，言語発達遅滞，および学習障害を指摘されたことはない。また，いじめに関与することはなく，登校に問題はなかった。高校時代はバドミントン部とコンピュータ情報処理部に所属し，3年間活動していた。

[現病歴] 17歳時の高校3年生2学期より就職活動を始めたが，就職活動等での担当教師の指示が少し複雑なものになると，従来なら対応できていた事柄にうまく対応できず，困惑する様子が目立っていった。統合失調症はこの頃発症したものと推定される。結局就職は叶わず，高校卒業後は自宅に閉居し無為自閉の生活を続けた。家事の手伝い，就職への準備といった社会性を示す行動を何ら取らない一方で，自宅では長時間の入浴を1日に何回も繰り返す，強迫的に歯みがきを続ける，極端な偏食をする，引っ切りなしに自慰行為に及ぶといった様子が出現していた。疎通は極めて不良で，会話は本人が断片的な言葉で一方的に話すだけであった。さらに時々，理由もなく興奮することがあった。生活リズムは乱れ，昼夜は逆転し，夜間不眠も認めたことから，18歳時に母親に伴われ，当センター初診となった。

[治療経過] 初診時，診察室でまったく落ち着かず，終始児戯的な奇妙な笑いを浮かべて周囲を見回し，手足を無目的に動かし続けていた。自ら話をすることはなかったが，問い掛けに対しては辛うじて応答した。しかし，返答までに長い時間を要し，また返答は，質問内容にそぐわない意味不明の事柄を短く述べるだけであった。初診時に行った神経学的検査，血液・生化学・感染症・尿一般検査および頭部CTにおいて異常を認めず，随時血糖値は109 mg/dLであった（図）。病歴および初診時の支離滅裂な言動から破瓜型統合失調症を疑い，オランザピン2.5 mg/日の就寝前経口投与を開始した。

治療開始2週目，夜間不眠はやや改善され，他の精神症状の著変はなかった。手指振戦，筋強剛などの錐体外路症状をはじめとした有害事象も認められなかったため，同日よりオランザピンを5 mg/日に増量した。

治療開始4週目，夜間不眠はおおむね改善したが，時々些細なことで興奮を呈した。オランザピン増量後も錐体外路症状は出現しなかったが，治

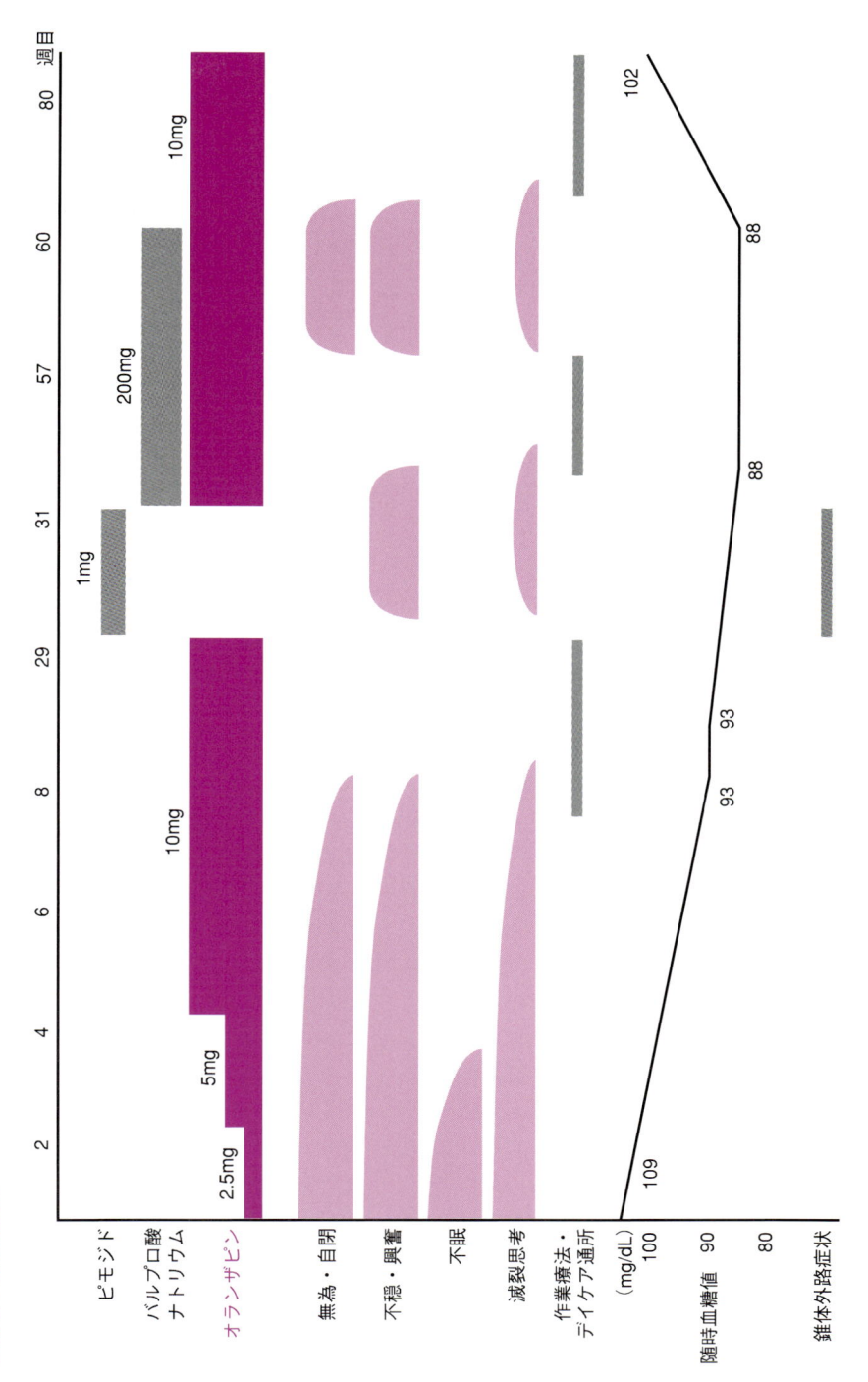

2．陽性症状への効果／維持期　151

症　例：18歳，男性
診断名：統合失調症

	2	4	6	8	29	31	57	60	80 週目
ピモジド									
バルプロ酸ナトリウム						1mg	200mg		
オランザピン	2.5mg	5mg	10mg						10mg
無為・自閉									
不穏・興奮									
不眠									
滅裂思考									
作業療法・デイケア通所									
随時血糖値 (mg/dL)	109			93	93		88		102
錐体外路症状									

療開始から4週間で体重が5kg増加した。本人および母親に，体重増加がオランザピンによる有害事象である可能性を説明した上で，投与継続の可否について相談したところ，母親は投与の継続を希望した。体重測定と血糖値検査を定期的に行うことを前提に，本人および母親の了承の上でオランザピン5mg/日の投与を継続した。

　治療開始6週目に至っても異常体験に左右された言動は消褪せず，意味もなく悪ふざけのように，隣家に力任せにテニスボールを打ち込む，突然大きな奇声を上げるなどの異常行動を認め，この時点よりオランザピンを10mg/日に増量した。

　治療開始8週目，夜間不眠の改善に併せ，言動のまとまらなさが減じ，徐々に正常な自発性が発露し，自分から家事をするようになった。さらに，治療開始18週目からは，当センターの作業療法に参加するようになった。

　治療開始29週目，特に誘因なく独語・空笑が出現し，強迫行為が増悪した。この時点で初診時に比して体重が10kg増加していたこともあり，本人および母親と相談の上，オランザピンは中止とし，ピモジド1mg/日に変更した。しかし，ピモジドを2週間投与しても状態にまったく改善はなく，かつ錐体外路症状（手指振戦，寡動）の出現から塩酸ビペリデンの併用が必要となった。

　さらにその後，気分変動が著しくなり作業療法は中止，治療開始31週目に，従来とは別の抗精神病薬への切り替えを計画し，そのことを本人および母親に説明したところ，母親より「元の薬に戻して欲しい」，「病気を楽にしてあげたい」との強い希望が提示された。主治医が本人と母親に，「以前，オランザピン投与により精神症状が軽減し，作業療法に参加可能となったことから，オランザピンの再投与に精神医学的妥当性はあるが，体重増加や血糖値上昇などの有害事象の再発生の可能性がある」ことを説明した。本人と母親は有害事象発生の可能性を理解した上で再投与を希望，当事者から十分な理解と同意が得られたものと判断し，再びオランザピン10mg/日投与を開始し，気分が安定するまでバルプロ酸ナトリウムを併用することとした。

　治療開始34週目，すなわち，オランザピン再投与3週目より精神症状は軽減し，再び作業療法に参加可能となり，治療開始42週目（再投与11週目）からは保健所主催のデイケアに参加，治療開始44週目（再投与13週目）には作業所への通所が可能となった。当センターでの作業療法に加え，デイケア，作業所も順調に通所することができるようになった。

　治療開始57週目（再投与26週目）頃より，作業や通所に疲れを訴えるようになり，「頭が痛い」，「おなかが痛い」等の心気的訴えが聞かれるようになった。治療開始60週目，すなわちオランザピン再投与29週目になると，集中力低下，独語・空笑が相当目立ってきたことから，作業療法をいったん中止し，自宅静養の上で，さらに併用していたバルプロ酸ナトリウムを中止とし，投与薬剤は治療開始当初と同様にオランザピン単剤とした。

　その後病状は改善し，治療開始62週目（再投与31週目）には集中力が戻り，独語・空笑は減少し，作業に復帰可能となった。そして，治療開始65週目（再投与34週目）以降は，治療開始80週目となる現在に至るまで，精神症状の再燃をみることはなく，作業所やデイケアに休まず通所できている。

［考　察］17歳時の発症が推定される破瓜型統合失調症の1例で，発症時，夜間不眠，困惑，無為自閉，滅裂思考，強迫行為，興奮を認めた。当該症例は，幼少時期に一時期自閉症を疑われたが，その後，広汎性発達障害を示唆する臨床所見はなく，少なくとも高校卒業までは，小児科的および精神科的加療の必要性はなく，本症例が自閉症である可能性は低いものと考えられる。

　本症例の精神症状改善には，オランザピン単剤投与が奏効している。治療開始29週目の急性増悪に対し，ピモジドへの切り替えを行ったが，無効であった。ピモジド1mg/日がオランザピン10mg/日と等価であるか否かは別として，ピモジドで錐体外路症状が出現していることを考慮すると，この時点での同薬剤の増量は望ましい治療選択ではなかった。その他の定型抗精神病薬や，オランザピン以外の新しい抗精神病薬への切り替えの妥当性は，本症例の経過からは不明である。

治療開始31週目からバルプロ酸ナトリウムを併用し，気分安定化に一定の効果を認めた。その後，治療開始60週目，すなわち，オランザピン再投与29週目の病勢増悪時に，併用していたバルプロ酸ナトリウムを中止したところ，症状の改善が認められ，以降，現在まで20週間近く安定している。この改善が，併用していたバルプロ酸ナトリウムを中止したことによる薬理学的要因によるのか，それまで使用していたオランザピンの影響なのか，薬物治療以外の因子が関与しているのか，今後さらに経過をみる中で考察していく必要があろう。

　本症例では，治療前に比して，治療開始4週目で5kg，治療開始29週目時点で10kgの体重増加を認めた。オランザピン投与中に血糖値およびHbA_{1c}の上昇は認められていない（血糖値については経過図参照）ものの，急激な体重増加はオランザピンの有害事象である可能性が高く，治療開始4週目以降，医師より本人および母親に，体重増加がオランザピンによる有害事象である可能性を数回にわたり説明してきた。さらに治療開始29週目の急性増悪時に，ピモジドに切り替えた後，病状の改善をみなかったことから，別の抗精神病薬投与を考慮したい旨を伝えたが，母親は以前のオランザピンの治療効果を認め，投与の再開を希望し，最終的にはオランザピンを再開し，良好な治療効果を得るに至った。なお，体重増加は治療開始29週目以降は認められず，最終的に10kgの増加にとどまった。

　一般に破瓜型統合失調症の予後は不良であり，従来は薬物による治療効果も大変乏しいものであった。しかし，本症例ではオランザピン投与により良好な治療効果が得られたため，その経過を報告した。

OLANZAPINE CASE REPORT

2．陽性症状への効果／維持期

オランザピン単剤化により再入院が抑制できた1例

財団法人慈圭会　慈圭病院　佐藤 創一郎

［症　例］20歳代後半，男性
［診断名］統合失調症
［発病時期］X年3月頃
［生活歴］もともと真面目な性格で勉強するよりも働くほうが好きであった。家業を手伝い，近所の評判も良い青年であった。高校卒業後はトラックの運転手として働いていた。
［既往歴］特記すべきことなし。
［家族歴］同胞3名の第3子次男として出生。母親が「自律神経失調症」として近医にて加療を受けていた。父親はうつ病で近くの単科精神科病院に短期間の入院歴があり，その後，心不全にてX－7年に死去。現在，母親，長男夫婦とその第1子との5人暮らし。
［現病歴］X年3月中旬頃より，トラックに乗っていて急に自分のいる場所がわからなくなることがあった。その後，「警察に連れて行かれる」，「父親が死んだのは，自分が殺したからだ」などと言いはじめ，不眠・焦燥感が出現し，近郊の総合病院心療内科を受診した。投薬を受けるが「薬は飲まない方がいい」と考え，家族の勧めにもかかわらず服薬は不規則であった。運転手の仕事は休んでいたが，店の手伝いはよくしていた。

X年4月中旬より家業の手伝いもできず，夜中になると出歩くようになり，自動販売機でジュースを買っては「シンナーが入っている」と警察に調べてもらいにいったり，店の前で通りがかりの人に大声で怒鳴ったりという行動があった。

X年4月21日，当院初診。X年8月26日まで初回入院（医療保護）。初診時，誰かが家の中に入って来るという妄想と，金を出せと脅されるという幻聴を認めた。X年9月頃より独語，落ち着きのなさを認め，他人に対して攻撃的となり家業の手伝いもできなくなった。

X年10月2日〜12月9日まで2回目の入院（医療保護）。その後は通院しながらアルバイトを始めたが，次第に落ち着かなくなり，夜中に自転車で徘徊しているところを保護され，X＋1年4月1日〜8月26日まで3回目の入院（医療保護）となった。

退院後，家業を手伝おうとしたものの，落ち着きがなく客から逃げるようになったため，X＋1年9月24日〜11月26日まで任意にて4回目の入院となった。その後はアルバイトをするなどして生活していたが，X＋2年7月に入ってから自宅に閉居するようになり，X＋2年7月4日〜8月29日まで5回目の任意入院。この入院時よりデカン酸フルフェナジンのデポ剤が使用されるようになった。

退院後，近くの食品会社でアルバイトをしていたが，急に幻覚が出現したということで，X＋2年10月20日〜12月18日まで6回目の任意入院となった。退院後はアルバイトをするなどして生活していたが，X＋3年6月に入って幻聴が活発となり，X＋3年6月10日〜7月17日まで7回目の任意入院。

この入院機会より筆者が担当することになった。退院時の処方は，ネモナプリド30 mg／日，マレイン酸レボメプロマジン50 mg／日，塩酸ビペリデン2 mg／日，フルニトラゼパム2 mg／日で

2．陽性症状への効果／維持期　155

症　例：20歳代後半，男性
診断名：統合失調症

	X+3年								X+4年									X+5年			
	7/26	8/2	8/30	9/13	10/11	10/18	11/1	11/27	12/6	3/18	4/18	5/2	7/11	8/8	9/5	9/14	10/3	10/17	1/23	2/6	2/20	4/3	4/17

ネモナプリド：30mg → 10mg
マレイン酸レボメプロマジン：50mg → 25mg → 10mg → 5mg
フマル酸クエチアピン：150mg → 225mg → 200mg
オランザピン：5mg → 15mg → 10mg → 5mg → 2.5mg → 5mg → 10mg → 5mg → 10mg → 5mg
ブロムペリドール：6mg → 3mg／6mg
フルニトラゼパム：2mg
ロラゼパム：2mg
塩酸ビペリデン：1mg／25mg 1回/2W or 4W／1mg
デカン酸フルフェナジン：以後中止

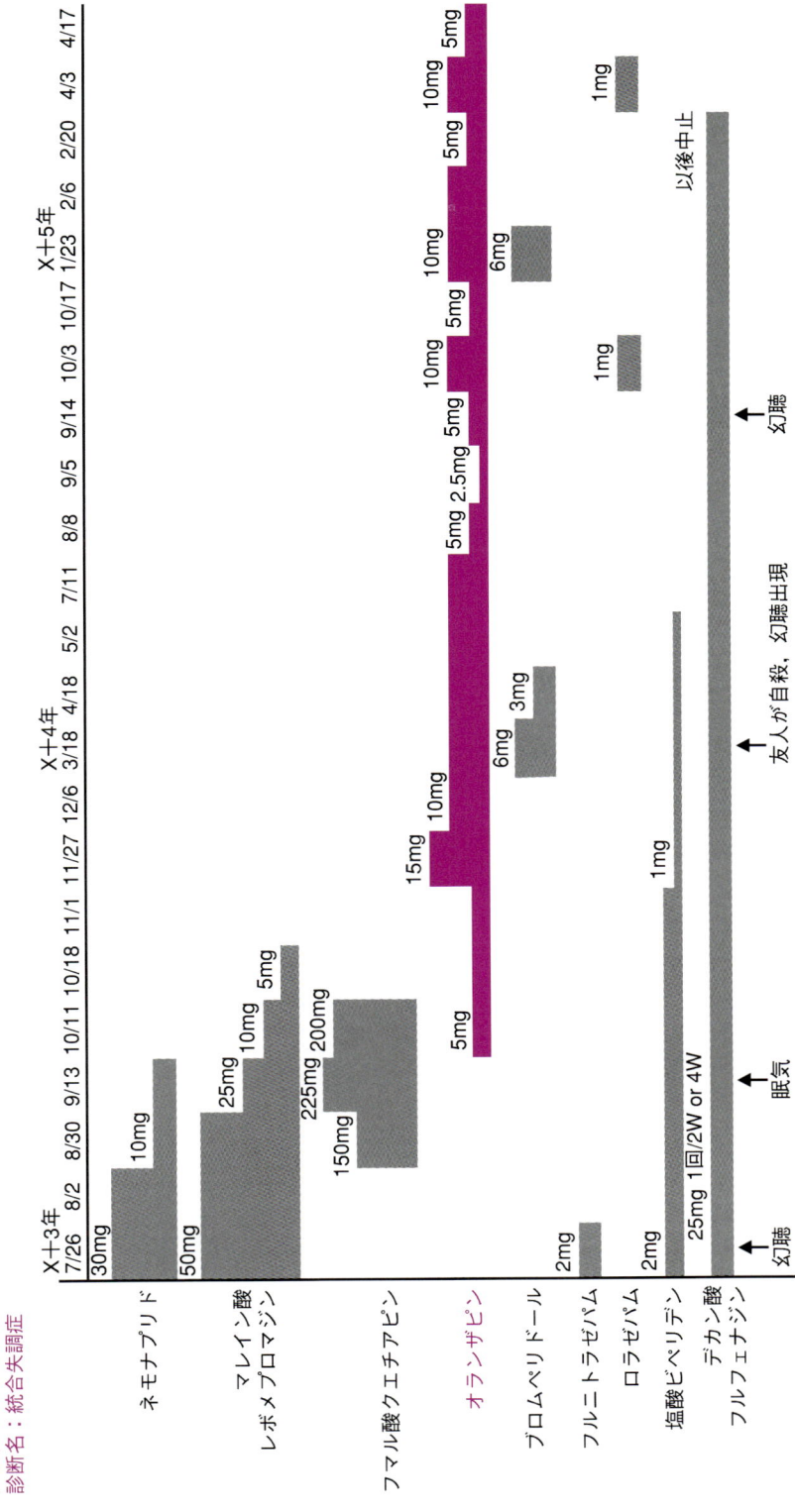

←幻聴　←眠気　←友人が自殺，幻聴出現　←幻聴

あり，デカン酸フルフェナジン 25 mg/4 w を併用していた。

[治療経過] 7 回目の入院まではマレイン酸レボメプロマジン 25～150 mg/日にハロペリドール 2～6 mg/日と塩酸ビペリデン 2 mg/日という処方が時期により増減される形で使用されてきていた。初めの 3 回の入院時には病識はなく，幻聴を否定する時期もあったが，4 回目の入院以降は自ら幻聴の存在を認め，言語化することができるようになってきていた。しかし，それまで服薬中断などが契機になって悪化することが続いていたことから，5 回目の入院期間中にデカン酸フルフェナジンのデポ剤が導入された。

　筆者が担当した 7 回目の入院時に診察し，当院にて治療を開始した頃には著しい幻覚・妄想があり，病識も不十分であったようであるが，担当時点では，ときに自分の名前を呼ぶ幻聴とそれに伴う被害関係妄想がエピソード性に出現するものの，中核症状は軽度の連合弛緩であり，後半の入院に関しては，退院後の社会生活上，周囲と折り合わなかったり，将来的な不安が増してきた状態で幻聴が悪化してきていることから，統合失調症妄想型であるが陰性症状が強い状態と診断した。そして治療の設計としては，早期の退院にて社会性の保持を図り，まだ若く，病感も出てきていることから，錐体外路系の副作用を軽減して活動性を高めることを目的に非定型抗精神病薬への切り替えを行うこととした。入院後速やかに幻聴が消失していたため，約 1 ヵ月間で退院とした。入院の直前にネモナプリドが投与開始となっていたことから，退院後 3 ヵ月目の X 年 10 月までかけて中止し，同時にマレイン酸レボメプロマジンからフマル酸クエチアピンへの切り替えを行った。フマル酸クエチアピンを選択したのはマレイン酸レボメプロマジンを減薬することによる不眠への対策と，剤型上の微調整が可能であろうと考えたからであった。

　しかし，フマル酸クエチアピンを 225 mg/日まで増薬したところ，日中の眠気が強く，家業の手伝いをすることもできないという状態になったため，オランザピンに切り替えることにした。そして，退院 4 ヵ月後の X 年 11 月には，経口ではオランザピン 5 mg/日と塩酸ビペリデン 1 mg/日だけとなり，デポ剤としてデカン酸フルフェナジンが併用されていた。

　その後，X+1 年 3 月には友人が自殺したというエピソードがあって動揺し，幻覚が悪化した時期があったが，約 1 ヵ月間ブロムペリドールを 6 mg/日使用することで対応可能であった。また，就労や独立に向けて単独で行動することが何度かあり，負荷がかかり動揺すると幻覚が出現することがあったが，一時的にオランザピンを 10 mg/日に増薬したり，ブロムペリドールを 6 mg/日使用したり，ロラゼパム 1 mg/日を併用したりすることによって持ち直している。

　オランザピンに関しては，本人の希望で一時 2.5 mg/日まで減薬した時期もあったが，1 週間程度で幻聴が再燃してきたため 5 mg/日を維持量として考えている。なお，塩酸ビペリデンは X+1 年 7 月に，デカン酸フルフェナジンは X+2 年 2 月に中止し，現在はオランザピン 5 mg/日単剤で通院治療中であり，それ以前のように 1 年に 2 回のペースでの入院もすることなく維持できている。オランザピン導入による体重の増加は特に著しくなく，定期的に血糖値も測定しているが正常範囲内で維持できている。

[考　察] エピソード性に幻覚・妄想が出現する妄想型の統合失調症に対して，定型抗精神病薬では年間 2 回のペースで入院が必要であった本症例に対し，オランザピン単剤治療への切り替えにより，再入院を予防し，病感をもって社会生活を維持することが可能であった。本症例では，現段階ではオランザピンの至適用量は 1 日 5 mg/日と考えられ，通常は抗コリン薬や睡眠薬，下剤などの併用は不要であった。これまでの経過で，著明な体重増加や血糖値の上昇は認められず，副作用も認められていない。単剤化以降も，環境因子によるエピソード性の幻覚妄想の出現は認めたが，一時的に定型抗精神病薬やベンゾジアゼピン系薬剤の追加を行うことでその時期を乗り切ることが可能であった。

　本症例のように，比較的安定した経過でありながら，環境因子などによりエピソード性に一部の症状の再燃が認められる症例では，オランザピン

単剤治療が可能であり，こうしたエピソードに対しては定型抗精神病薬の一時的な追加が有効であると考えられる。

OLANZAPINE CASE REPORT

2．陽性症状への効果／維持期

悪性症候群発症後の妄想型統合失調症患者にオランザピンが著効した1例

医療法人禄静会 岡本病院　千葉 正之

[症　例] 46歳，男性
[診断名] 統合失調症（妄想型）
[既往歴] 特記すべきことなし
[生活歴] 同胞4人の次男として出生。生来，温和な性格であった。
[現病歴] 高校卒業後，就職するも，言動がおかしいと両親に連絡が入り，2ヵ月で帰郷した。X−28年，A精神病院へ入院したのを初回とし，A精神病院に3回，B精神病院に2回，C精神病院に1回と入退院を繰り返した。

X−10年7月に幻覚妄想状態にて当院を初診し，4ヵ月後に不完全寛解にて退院となった。以降，外来加療を続けるもX−8年4月に再燃し，再入院となり，1年後に退院となった。その後は，デイケアセンターに通所しながら母親との二人暮しをしていた。X−1年3月からは近くのクリニックにて外来通院を開始した。

X年11月より，母親の肺炎罹患を契機に不安・焦燥感が強くなるとともに，不眠，幻聴が著しくなっていった。思考も滅裂となったため，X年12月，家人に伴われ当院に来院，入院となった。来院時は，幻聴を主体とする幻覚妄想状態にあり，高度の不安焦燥感を伴い，診察中も突然立ち上がり徘徊したりと，まとまらない行動を呈していた。

来院時の処方は，ブロムペリドール 18 mg/日，塩酸ビペリデン 6 mg/日，クアゼパム 20 mg/日，ロルメタゼパム 1 mg/日，不安時の頓用としてマレイン酸レボメプロマジン 50 mg/日，塩酸プロメタジン 60 mg/日であった。

入院直後，病棟内を無目的に徘徊し，病室の窓ガラスを破損し，ベッド下に潜りこむというように，行動のまとまりを欠く精神運動興奮状態にあった。そのため隔離室での管理となる。来院時の薬物療法での等価換算を参考としてリスペリドン 10 mg/日を主剤とした治療を開始し，入院4日目から鎮静効果が得られてきた。摂食は少なめであったが，飲水量は1日1000 mlを確保し，正常であった。

しかし，入院6日目から体温が38℃台に上昇し，発汗過多・呼吸促迫となり，10日目には流涎・軽度筋硬直を認めた。同時に測定した血液データでCPKの上昇が確認され，傾眠状態も加わった。16日目にはCPK 1520 IU/Lに至り，MM型アイソザイムの上昇も確認された。Popeの診断基準に則り，悪性症候群と診断し治療開始となった。

まず，すべての抗精神病薬の中止と全身管理を行った。その後，悪性症候群発症4日後よりメシル酸ブロモクリプチン 7.5 mg/日を開始し，10日後からはダントロレンナトリウムを7日間投与した。

悪性症候群発症11日後にはCPKも正常化し，意識清明で筋硬直も緩和した一方，単純部分発作を認めたため，バルプロ酸ナトリウム 600 mg/日を追加投与した。

また，妄想が同時期より活発となり，思考障害も著明であったため，悪性症候群発症後14日目

症　例：46歳，男性
診断名：統合失調症（妄想型）

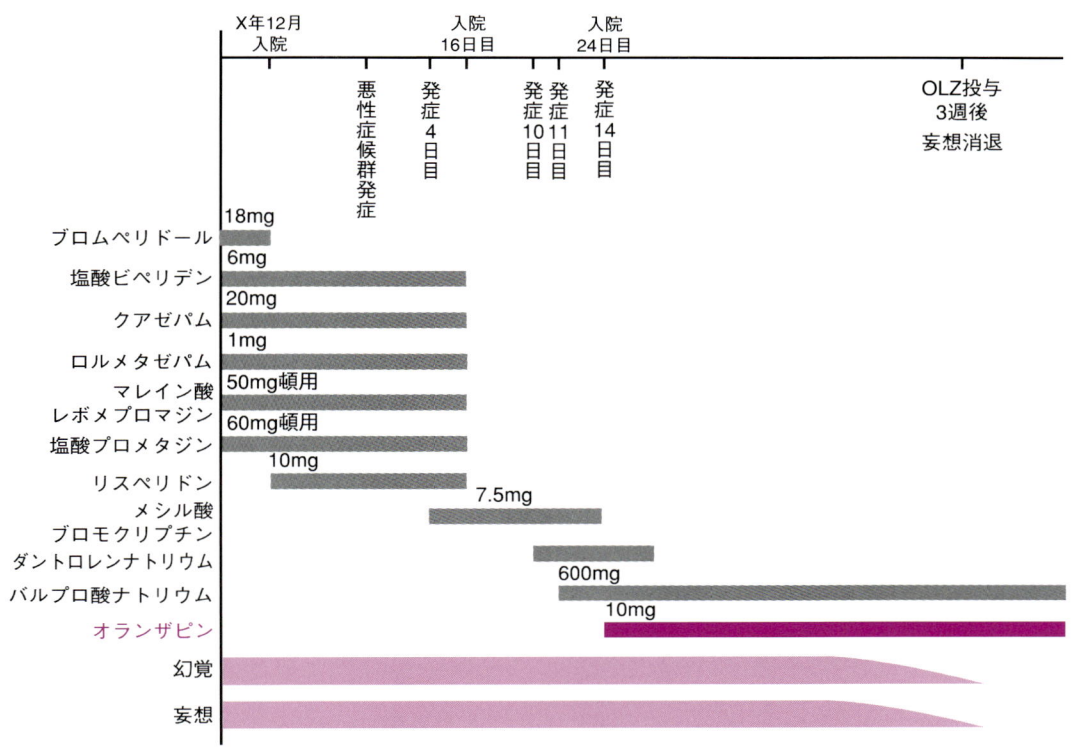

	X年12月入院	悪性症候群発症	発症4日目	発症10日目	発症11日目	発症14日目	OLZ投与3週後妄想消退
			入院16日目			入院24日目	
ブロムペリドール	18mg						
塩酸ビペリデン	6mg						
クアゼパム	20mg						
ロルメタゼパム	1mg						
マレイン酸レボメプロマジン	50mg頓用						
塩酸プロメタジン	60mg頓用						
リスペリドン	10mg						
メシル酸ブロモクリプチン			7.5mg				
ダントロレンナトリウム				600mg			
バルプロ酸ナトリウム							
オランザピン						10mg	
幻覚							
妄想							

（入院後24日）からはオランザピン10 mg/日の投与を開始した。

[オランザピン開始後の臨床経過］オランザピン投与後，表情がすっきりとし，笑顔も見られるようになった。投与開始10日後には他患との会話にもニコニコしながら返答するようになった。投与開始15日後には精神運動興奮状態も落ち着いたため隔離室退室となった。

オランザピン投与3週間後には妄想は完全に消褪し，つじつまの合う会話ができるようになるなど，思考のまとまりも認められるようになった。また，以降，SSTに参加したり，映画会に参加したりと自発性の向上も認められた。リハビリテーションにも楽しそうに参加しており，同室者を気遣うなどの他者配慮性も出てきたため，現在は退院を目標設定としリハビリテーションをしているところである。

[まとめと考察］本症例は，18歳のとき幻覚妄想状態で発症し，精神科病院入院を繰り返していた妄想型統合失調症であるが，症状の悪化による摂食不良と，急性精神運動興奮に伴う身体疲弊・脱水状態のために入院した。入院後，悪性症候群を発症したため，抗精神病薬の中止と全身管理の下，メシル酸ブロモクリプチン経口投与とダントロレンナトリウム静脈内注射により治療し回復した。

その後，精神症状の再燃が認められたため，抗精神病薬の再投与を考慮した。

Gomezらのオランザピンとハロペリドールとの国際的多施設二重盲検試験データから，統合失調症患者を対象として再解析した報告[3]によると，PANSSによる陽性症状の合計点でオランザピン群がハロペリドール群より改善が大きく，なかでも興奮と猜疑心／被害妄想の項目において有意差がついていた。

また，治療困難な妄想型統合失調症患者にオランザピンまたはハロペリドールを14週間投与したAltamuraらの報告[1]によると，治療困難な妄

想型統合失調症に対しオランザピンはハロペリドールより有効であり，忍容性が高いことが示されている。

さらに，エキスパートコンセンサスガイドライン[5]では悪性症候群後の治療選択肢としてオランザピンが第一選択薬の1つとして挙げられている。

本症例は悪性症候群発症後であり，妄想，思考障害が活発であったためハロペリドールと同等以上の効果が示唆されるオランザピンを選択した。オランザピンを 10 mg/日より開始したが，悪性症候群の再発はもとより，その他の副作用も認められなかった。また，Beasley らの急性期統合失調症患者に対する国際的多施設二重盲検試験の報告[2]では，オランザピン 15 mg±2.5 mg/日群は最初の1週間でハロペリドールと同等の効果発現スピードであったというように，初期に十分な用量で開始することが重要である。

本症例では陽性症状のみならず，陰性症状の両面に対して，これまで使用した薬剤以上の劇的な効果が得られた。オランザピンは本症例のような悪性症候群回復後において，高い精神症状改善効果を期待して選択できるものと思われる。

今回は悪性症候群により，一時的に抗精神病薬をすべて中止したことにより，オランザピン単剤治療をスムーズに導入することができ，前治療薬では得られなかった劇的な精神症状への効果があった。国内の長期安全性試験[6]では，単剤治療群における中等度改善以上の改善率は 62.5％，他の抗精神病薬との併用群における改善率は 33.3％であり，また，治療抵抗性の統合失調症患者を対象とした難治性試験[4]でも，前治療薬を中止して直ちにオランザピンを開始した患者のそれは 40.0％，前治療薬を wash out 後オランザピンを投与した患者は 30.0％であり，最終的な中等度改善以上の改善率は 65％であった。このような報告から，オランザピンは統合失調症患者の症状が良くなったから単剤になるのではなく，単剤治療を行うからこそ，その効果を発揮すると思われる。

文　献

1) Altamura, A.C., Velona, I., Curreli, R. et al.: Is olanzapine better than haloperidol in resistant schizophrenia? A double-blind study in partial responders. Int. J. Psychiatry clin. Practice, 6：107-111, 2002.
2) Beasely, C.M., Hamilton, S.M., Crawford, A.M. et al.: Olanzapine versus haloperidol：acute phase results of the international double-blind olanzapine trial. Eur. Neuropsychopharmacology, 7：125-137, 1997.
3) Gomez, J.C., Crawford, A.M.K.: Superior efficacy of olanzapine over haloperidol: Analysis of patients with schizophrenia from a multicenter international trial. J. Clin. Psychiatry, 62 (suppl 2)：6-11, 2001.
4) 小山司，井上猛，高橋義人，他：治療抵抗性精神分裂病に対する olanzapine の長期投与時の臨床効果．臨床精神薬理，4：109-125, 2001．
5) McEvoy, J.P., Scheifler, P.L., Frances, A.: The expert consensus guideline series: Treatment of schizophrenia 1999. J. Clin. Psychiatry, 60 (suppl 11)：1999.
6) 小椋力，工藤義雄，三浦貞則，他：Olanzapine の精神分裂病患者に対する長期安全性試験．臨床精神薬理，4：251-272, 2001．

OLANZAPINE CASE REPORT

2．陽性症状への効果／維持期

ハロペリドールからオランザピンへ切り替えた症例

医療法人社団恵友会　三恵病院　丸山　徹

［症　例］41歳，男性
［診断名］統合失調症
［家族歴・生活歴］2人同胞，第2子，次男。兄は結婚し，他県で銀行に勤務している。父親はX＋5年に死亡し，当院入院時は母親と2人暮しであった。公立高校卒業後，専門学校に入ったが，思っていたのとは違ったため1年で退学。2年ほどアルバイトをした後，コンピュータソフトの会社に勤務。
［既往歴］X年6月当院初診。電話の音が聞こえてきたり，他人から圧迫されているような感じがして，自分の神経の状態が普通ではないような気がする。このままでは参ってしまうと思うと訴え，外来で治療を受ける。X年秋から会社を休むようになり，X＋1年3月で退職。4月下旬，食品関係の会社に就職。5月から医療を中断し，服薬もしていなかったが，会社勤務は続けられていた。
［現病歴］X＋4年秋頃に腰痛が出現し会社を休むようになり，下痢，発熱などもあり，内科を受診したが，特別の異常はなかった。X＋5年3月，体調不良を理由に退職。X＋5年11月，父親が死亡。本人は失業状態のまま母親と2人で自宅で過ごしていたが，X＋6年3月，当院を再受診した。
［受診時所見・経過］「世間が怖くて外へ出られない」，「死んだ父の声が聞こえる」，「留守番電話の録音の中に父のため息が入っている」，「自分の周りで妙なことが起こっている」などと訴え，幻覚妄想状態，自閉的生活であった。精神変調を自覚し自分から外来を受診している。当初，非定型抗精神病薬で治療を再開したが，活動性の低下，アカシジア，眠気などの副作用のため，処方は非定型抗精神病薬を主剤として，数回変更しているが，これという処方に落ち着かないまま，X＋6年10月からは以前使用されていたハロペリドール3mg／日に抗パーキンソン病薬を併用する処方になっていた。幻覚妄想については服薬により軽快していた。X＋7年春頃，「不景気で社会に出るのが怖くなった」と訴え，デイケアから自信をつけて社会へ出ることを目指したいとデイケアに参加したが，夏には「デイケアに出るよりも，自分で走ったりトレーニングするほうが良い」と言い，デイケアを休み，毎日ジョギングをするようになり，多動の傾向がみられた。8月に入った頃から下痢の訴えが出現，不眠傾向となり，「毎日6kmくらい走ってます」と気分高揚がみられた。8月下旬，「自信がつきました，アルバイトのあてはあるんです」と言い，非現実的な内容の訴えがみられるようになり，早朝覚醒，徘徊も出現した。ハロペリドール，睡眠薬等を追加したが，夜中に大音量でCDを聞く，夜間も徘徊する，近所から苦情があり，母親が注意すると怒鳴ってしまうという状態になり，病識の低下がみられ，9月，医療保護入院となった。
［入院後経過］「自分の病気は悪くない，母親のほうが精神病になったんです。自分は下痢が治れば働けるんです」と訴え，興奮があり，攻撃的であった。入院時からハロペリドールを中止し，オランザピン10mg／日とニトラゼパム5mg／日を処

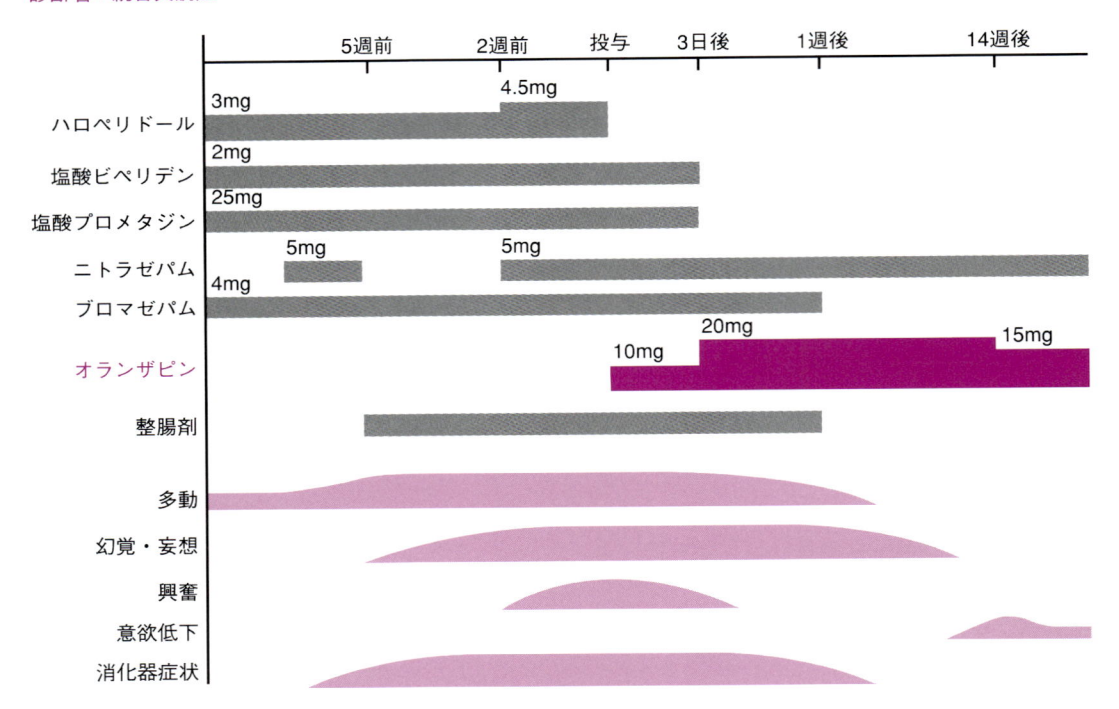

症　例：41歳，男性
診断名：統合失調症

薬剤	5週前	2週前	投与	3日後	1週後	14週後

ハロペリドール 3mg → 4.5mg
塩酸ビペリデン 2mg
塩酸プロメタジン 25mg
ニトラゼパム 5mg / 5mg
ブロマゼパム 4mg
オランザピン 10mg → 20mg → 15mg
整腸剤

多動
幻覚・妄想
興奮
意欲低下
消化器症状

方した．抗パーキンソン病薬を減らし，オランザピンを 20 mg/日に増量し経過をみた．以前，アカシジアの出現で本人がじっとしていられず診察室内で徘徊することがあったが，入院中，アカシジアの出現はなく経過した．母親の面会時の対応も，当初の拒否的，攻撃的な態度から，穏やかな会話が可能となり，病識の欠如という問題も，1，2週で消退した．多動傾向の消退とともに消化器症状の訴えも消え，整腸剤も不要となった．睡眠薬については，本人が「飲んだほうがよく眠れて次の日の調子が良い」と希望することもあり継続している．退院時には，オランザピン 10 mg 錠が2錠とニトラゼパム 5 mg 錠が1錠，1日1回，眠前のみの処方であった．4週間で軽快退院となった．

[退院後経過] 患者本人が2週ごとに外来受診し，母親が月に一度，近況報告と患者への対応の相談という形で来院している．毎日1時間程度の散歩は続けており，自宅閉居はない．入院前に話していたアルバイトのことは，実際には具体的な話はなく，いまだに就職はできていない．以前，活動性が亢進して良い兆候とみていたところ，多動，興奮状態に至って入院になってしまったことがあり，減薬には慎重になっているが，退院後2ヵ月頃，母親からみてもやや元気がないと報告があり，オランザピンを 15 mg/日に減量し経過をみている．

[考　察] 本症例は，33歳頃，幻覚，妄想状態で当院外来に通院し，軽快により再就労し，医療中断後も数年間会社に勤務していた．腰痛から，会社を休み始め，自宅閉居，幻覚妄想の再燃があり，受診を再開している．非定型抗精神病薬で治療を再開したが，眠気，アカシジアなどの副作用により，過去に使用されたハロペリドールでの治療に戻り，一時軽快し，デイケアの参加もみられたが，無為自閉の生活から，次第に多弁多動となり，攻撃的な態度，興奮が出現し，医療保護入院となってしまっている．父の声がする，霊感があるという妄想も一時再燃していた．入院をきっかけとして，オランザピンへの切り替えを図った．

入院直前の抗精神病薬がハロペリドール 4.5 mg/日のみであり，服用にもかかわらず，精神症状の増悪がみられたため，入院時に全量を中止し，オランザピンに切り替えている。切り替え後，数日で多動傾向が収まり，攻撃的言動も減少がみられた。数日後には，抗パーキンソン病薬も中止したが，過去に本人を悩ませたアカシジア等の副作用も出現せず，切り替えはスムーズに行えた。本人の感覚でも，「以前に服用した薬よりも体が軽く感じられる」と良い評価であった。就労については，「失業率 5％で，自分も 40 歳を過ぎましたから，なかなか見つかりません」と，現実的に難しいことを自覚しており，無理な就職活動は勧められないのが現状である。数週間服用を続けた後，オランザピンを 15 mg/日に減量したが精神状態は安定しており，少し活動性は増加した印象がある。今後，再燃防止に必要な用量を考えながら，もう少しの減薬を考え，経過をみているところである。

2．陽性症状への効果／維持期

治療困難と思われたが，オランザピン使用で著効を示した1症例

千曲荘病院　遠藤謙二

［症　例］35歳，女性
［診断名］統合失調症
［家族歴・生活歴］2人同胞第2子長女で，もともと気が強く我がままであったという。父親は本人18歳の時に胃がんで死亡，その後，母，兄，父方祖父母および父の伯母と生活していた。専門学校（スタイリスト）中退後，化粧品会社に勤務していたが，X−2年，発病により退職。現在は独身の兄（4歳上）と母親（66歳）との3人家族。
［既往歴］特記すべきことなし。
［現病歴］専門学校中退後，化粧品会社に勤めていたが対人関係に悩んでいた。X−2年5月（29歳）に失恋し，夏頃から寡黙，出社困難となり，10月で退職となった。10月28日，総合病院精神科を受診，被注察感，不安，緊張，情動不穏を認めハロペリドール3 mg/日，ロラゼパム1.5 mg/日の処方を受けた。11月11日には不安，緊張，注察感が軽快した。12月1日の診察では一過性の反応症状と判断され薬物療法を中止し経過をみる予定としたが，12月15日で通院中断となった（今回症例をまとめるにあたって，当時の主治医からカルテ資料の提供を受け詳細が初めて判明）。その後2ヵ所で再就職したが，数ヵ月しか続かず，徐々に自宅に閉じこもりがちの生活となった。

X−1年9月頃より，月に1回程度の頻度で，同居している父の伯母（96歳）に物を投げつけたり，大声で叫んだりするようになった。

X年4月27日，激しい暴力をきっかけに総合病院精神科を再診し，入院施設のある精神科病院を勧められた。母親は精神科病院受診を希望したが，本人が強く拒否し母親と本人で保健所に相談。同じく精神科病院受診を勧められた。

X年5月13日，当院初診。初診時，焦燥感が強く，情動不穏，希死念慮，自殺企図も認めた。微熱，めまい，胃部不快感などの身体症状の訴えもあった。話はまとまりに欠け，ラポールは不良であった。異性に対する恐怖，拒否感情も強く，身体診察をしようとすると拒否し部屋を出て行こうとした。心理的状況が語られないため，診断を保留とし，境界例水準の不安抑うつ状態の病態ととらえ，まず，エチゾラム3 mg/日，クエン酸タンドスピロン30〜60 mg/日を処方した。一時，情動が安定化したと思われたが，8月頃より器物破壊（母親の服を切り刻む，物を投げたりする）や鍵を掛けて終日部屋に閉じこもり，拒食したりするようになった。診断確定および治療のため入院も考えたが，本人は拒否的であった。不眠時に塩酸クロルプロマジン12.5 mg/日を処方し，やや安定するも精神状態は動揺傾向にあり，安定期には家事の手伝いはできていたが自閉傾向は続いていた。X＋1年1月より，処方のみで診療中断となった。X＋1年9月より本人の希望でサテライトクリニックに転医した（主治医は変わらず）。

X＋2年1月，強い頭痛を訴えて夜間緊急受診した。頭痛の改善および情動の安定化をねらい，2月26日よりカルバマゼピン200 mg/日を開始した。X＋2年3月5日，本人の希望で個室に入

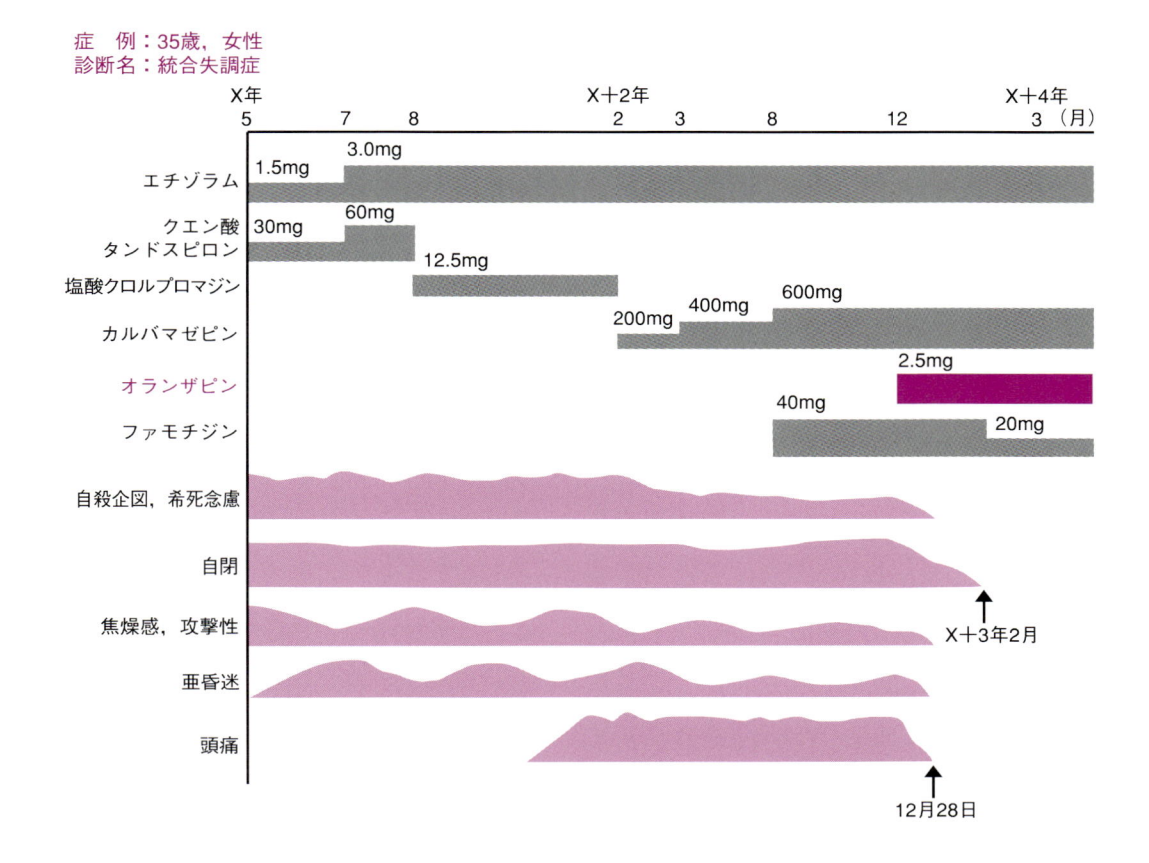

症　例：35歳，女性
診断名：統合失調症

	X年			X+2年				X+4年	
	5	7	8	2	3	8	12	3	(月)

エチゾラム　1.5mg　3.0mg
クエン酸タンドスピロン　30mg　60mg
塩酸クロルプロマジン　12.5mg
カルバマゼピン　200mg　400mg　600mg
オランザピン　2.5mg
ファモチジン　40mg　20mg

自殺企図，希死念慮
自閉
焦燥感，攻撃性　　　　　　　　　　　　　　X+3年2月
亜昏迷
頭痛

12月28日

院となった．入院当日は失恋相手に対する恨み，被害的訴えが多かった．翌日より，突然治療に拒否的となり拒食，拒薬の状態であった．離院を意図して荷物をまとめ，タクシーを呼ぼうとするところを看護者が発見した．入院治療の継続を説得するも，聞き入れず，やむなく外泊を許可したが，そのまま帰院せず第4病日に退院となった．外来には受診し，3月26日よりカルバマゼピンを400mg/日に増量した．情動的には少しずつ安定したが，頭痛の訴えは続いていた．8月27日よりカルバマゼピンを600mg/日に増量した．

ただ，その後も気分，行動の波は消失せず，母親の話を詳細に聞くと空笑を認め，また，興奮および亜昏迷の波を繰り返しているようにも感じられ，感情障害に加えて，従来から認められていた攻撃性，不安などの多彩な精神症状の基礎に統合失調症の存在を疑うようになった．この時点で治療の行き詰まりを感じていた筆者は，当年6月に発売されたMARTA系抗精神病薬であるオランザピンの処方が適切と思われ，12月17日より2.5mg/日の投与を開始した．すると数日で頭痛が緩和し，情動の波が消失し自覚的にも安定してきた（後の本人の弁では体が楽になり，感情が安定してきたという）．12月28日の診察では夢から覚めたように種々の精神症状が消失し，ラポールも改善した（筆者の印象では別人になった感じ）．X+3年2月からは仕事への意欲も出て就職活動を自ら開始した．4月より1日4時間，書店でのアルバイトを開始した．最初は失敗もあり，叱られ落ち込んだこともあったが，最近は6時間勤務にも慣れ，X+4年4月現在，家事も手伝い安定した社会生活を営んでいる．家族関係も良好となり，規則正しい通院治療を継続している．これからの人生の希望を筆者が問うと，「今後は平凡で良いから，結婚して子供を育てたい．ただ，現在は出会いがない」と自然な笑顔で夢を

語る。

　(検査)脳波　X年9月17日：10Hzのアルファ波が基礎律動で正常所見。一般血算，生化学検査は血糖値を含めて正常。体重増加は軽度あり。心理テスト：TPIではRrを含めて精神病的尺度で50以上のものはなかった。TEGはNP低位型。ロールシャッハテストでは，内向型，自閉的傾向で認知の歪みは認められなかった。衝動のコントロールは不良と推測された。

[考察]治療開始当初は，拒絶，不安，情動不穏，自殺企図，種々の身体症状を認め，診断に迷い，境界例水準の不安抑うつ状態として対症療法を行っていた。しかし，精神症状は改善されず社会適応も低レベルのままであった。その後，空笑，亜昏迷様のエピソードの存在を家族より示唆され，統合失調症を強く疑い，X+2年12月よりオランザピンを少量投与（2.5mg/日）した。その結果，精神症状，社会適応ともに著明に改善した症例である。体重増加が軽度に認められるが錐体外路症状，月経不順などの副作用もみられず，コンプライアンスも極めて良好な経過を現在までたどっている。本人自身が，後に「この薬（オランザピン）にしてから症状が改善した。良かった。当初は働くなんて考えられなかった。今はこの薬があるから大丈夫と思う」と述べている。筆者も，この改善に驚きを隠せず，本人，家族から感謝されている印象深い症例である。

　本症例は現在，良好な経過をたどっているが，2，3の点を考察したい。

　まず，オランザピンの用量である。本症例はオランザピンの有効処方量（5〜20mg/日）と比して低用量で継続しているが（食欲増進，体重増加を気にしており，実際，増量しにくい），これは低用量で改善する症例があることを示すとともに，今後の経過，状態によって適切な用量の選択を迫られることになる。一方で，幻覚・妄想の改善しない統合失調症難治例で，オランザピン20mg/日の投与で病状が改善する症例も経験する。オランザピンの症例および経過による適正用量の選択は今後の重要な臨床研究課題であろう。

　次に，診断が不確定な症例に対するオランザピンの処方の可否である。本症例も診断に迷いつつ施行したオランザピン処方が好結果をもたらした。オランザピンは，気分障害，境界型人格障害，強迫性障害などに対して有効な場合があり，副作用も少ない。診断に迷いつつ，平行して治療的介入を積極的に行わなければならないケースの場合，筆者はしばしばスルピリドの処方を好んでいたが，現在ではオランザピンが極めて有効な選択肢になっている。

　これ以外でも，オランザピンの服用で自然な形で精神状態，社会適応レベル共に改善するケースを何例か経験し，本人，家族共の喜びに接し臨床家とすると望外の喜びである。

　また，診断の重要性，病状の理解，見方の柔軟さ，治療に行き詰まった時の打開策の探り方などの点で治療者として反省の多いケースでもあったが，副作用が少ないと考えられるオランザピンは，多忙を極める一般臨床家にとって治療的診断のプロセスも踏める強力な武器と感じている。

OLANZAPINE CASE REPORT

2．陽性症状への効果／維持期

オランザピンの導入により意欲回復がみられ，知覚変容発作が消失した1例

慶應義塾大学医学部　精神神経科学教室　内田 裕之

[症　例] 20歳，男性
[診断名] 統合失調症
[生活歴] T県にて同胞2人中の第1子として出生。精神科的遺伝負因はなし。地元の高校を卒業後，A大学に入学した。
[現病歴] X−1年（18歳）5月，大学入学後，意欲低下，抑うつ気分が出現し，A大学保健管理センターを受診したところ，うつ病の診断を受け，抗うつ薬等の治療を受けたが症状は軽快しなかった。X年（19歳）7月，必修科目を落としたことを契機に抑うつ気分が増悪し，被害関係妄想，考想伝播も出現したため，同センターにてリスペリドン2 mg/日，ハロペリドール2 mg/日，マレイン酸レボメプロマジン200 mg/日，塩酸ビペリデン4 mg/日を処方された。しかし，症状は軽快せず，大学を休学して両親のもとに帰省し，同年同月，近医である当院外来を受診した。
[臨床経過] 当院外来受診時，明らかな幻覚はなかったが，「周囲の人が自分をバカにしています」という被害妄想，意欲低下を認め，初診医はリスペリドン3 mg/日，マレイン酸レボメプロマジン50 mg/日，塩酸ビペリデン2 mg/日，ニトラゼパム10 mg/日を処方した。2週間後，被害妄想は急速に消褪したが，意欲低下は不変で自宅に引きこもりがちとなった。X年9月，主治医がリスペリドンからスルピリドに主剤を変更し800 mg/日まで増量したところ，意欲にわずかの改善の兆しがみられ，近所に自ら外出するようになったが，被害妄想が再び出没するようになった。

同年11月，通院曜日の変更に伴い著者が主治医となった。初回診察時，「自分の考えが漏れ出て人に伝わる時がたまにあります」という軽度の考想伝播体験や不眠を認め，「おっくうで何もする気にならない」という意欲低下は残存しており大学は休学していた。また，前医がスルピリドを800 mg/日まで増量した頃から，週に1〜2回，夕方になると「音がビンビン聞こえる」という聴覚過敏と同時に極度に不安になる症状（知覚変容発作）が2〜3時間出現していた。そのため，空腹時血糖値およびHbA_{1c}が正常範囲内である事を確認した上で，現処方（スルピリド800 mg/日，マレイン酸レボメプロマジン50 mg/日，フルニトラゼパム2 mg/日）をオランザピン10 mg/日に変更した（図）。オランザピン導入4週間後，考想伝播は消失し，徐々に意欲も向上し，簡単なアルバイトを開始するようになった。しかし，知覚変容発作が出現すると不安が強く仕事を中断せざるを得なくなり，本人は苦痛に感じていた。そこで，スルピリド減量の速度を速めた結果，9週間後，知覚変容発作は消失し，アルバイトも特に問題なく行えるようになった。また，11週間後，フルニトラゼパムを中止しても良眠が得られ，13週間後以降，スルピリドも中止し，オランザピン10 mg/日のみで経過を観察した。その後，アルバイトを続けながら復学の準備をし，X+1年（20歳）4月，大学に復学した。
[考察とまとめ] 本症例は残存している妄想，意欲低下，不眠，および前処方で出現していた知覚変

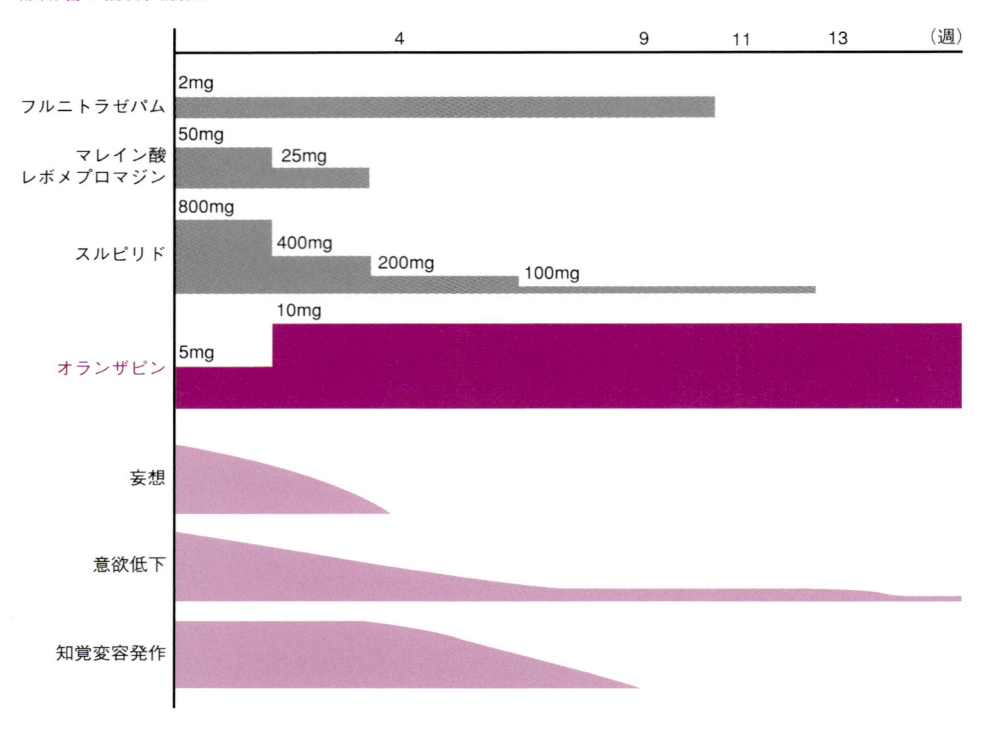

症　例：20歳，男性
診断名：統合失調症

薬剤	～4週	4～9週	9～11週	11～13週	13週～
フルニトラゼパム	2mg	2mg	2mg	2mg	
マレイン酸レボメプロマジン	50mg	25mg			
スルピリド	800mg	400mg	200mg	100mg	
オランザピン	5mg	10mg	10mg	10mg	10mg

症状経過：妄想、意欲低下、知覚変容発作はいずれも経過とともに軽快。

容発作が，オランザピンの導入・単剤化により軽快した１例である。

まず，初期治療で使用されたリスペリドン3 mg/日では，妄想は消失したが意欲低下が残存した。引き続いて使用されたスルピリド800 mg/日では，意欲の賦活はみられたが，リスペリドンにて軽快していた妄想が再出現した。この場合，リスペリドンは3 mg/日までしか試されておらず，再度リスペリドンに切り替え，用量調整をするという選択肢もあったが，本人が別の薬剤を希望したためオランザピンを使用した。そのオランザピンにより妄想および意欲低下の両者の改善がみられ，不眠も軽快したため，単剤化が可能となった。抗精神病薬の単剤化は多くの場合順調に進むが，不眠が残存することがあり，そのような場合，睡眠薬の併用を余儀なくされることがある。しかし，本症例ではオランザピンにより良眠が得られ，真の意味での単剤化となったといえよう。

抗精神病薬を服用中の慢性統合失調症患者において，発作性の視覚を中心とした多彩な知覚変容体験が出現することを山口（1985）が最初に報告し，知覚変容発作と名づけた[5]。その後，抗精神病薬を服用中の躁うつ病患者にも生じ得ることが数例報告され，現在この発作をめぐる見解として，統合失調症固有の症状であるとする精神病理学的立場と，抗精神病薬の薬理作用が関係しているとする精神薬理学的立場に大別できる。また，両者の混合である，と主張する立場もある[4]。しかし，抗精神病薬の減量や抗パーキンソン病薬の使用により知覚変容発作が消失することから[2,3]，副作用とする立場が近年強まりつつあり，ハロペリドールの添付文書には頻度不明ながらも副作用として収載されている。この発作は，きわめて自己違和的で苦痛や恐怖を伴い，その予期不安のために生活の質を著しく低下させることが多いが，臨床において見過ごされがちである。著者らの調査によると，その罹患率は3.25%であり，特に高力価抗精神病薬において3.91%と高かっ

た（中・低力価では1.16％）。また，眼球上転発作を伴う率は26.7％であり，ジストニアとの関連が強く示唆された[3]。このように，知覚変容発作は抗精神病薬の副作用である可能性が強く疑われる。ゆえに，知覚変容発作に対する治療は，本来は現在投与中の抗精神病薬を減量するべきである。しかし，本症例では妄想症状が残存し，その増悪の可能性もあったため，減量ではなく切り替えの方法を取った。また，抗パーキンソン病薬や抗不安薬により知覚変容発作は軽快することが多いが，その薬剤によるさらなる副作用として認知障害等が生じた場合，復学が困難になる可能性もあったためにあえて使用しなかった。その結果，本症例にオランザピン追加後，発作の頻度に変化はなく，スルピリド減量に伴いその頻度は減少し，最終的に消失した。この結果からいえることは，オランザピンが知覚変容発作を起こしにくいということではなく，他の薬剤で知覚変容発作が惹起されている場合に切り替えの選択肢になり得るということである。しかし，オランザピンにより知覚変容発作が惹起された1症例報告もあり[1]，オランザピンと知覚変容発作の関連性はさらなる調査を必要とする。

　以上のように，他剤治療で精神症状および副作用のコントロールが困難な場合，オランザピンは切り替えの選択肢になり得ると考えられる。

文　献

1) 原田貴史, 友竹正人, 大森哲郎：Olanzapineにより知覚変容発作を来した統合失調症の1症例. 精神医学, 45：65-68, 2003.
2) Higuchi, H., Shimizu, T., Hishikawa, Y. : Recurrent paroxysmal episodes characterized by perceptual alteration in three schizophrenic patients on neuroleptic medication. Psychiatr. Clin. Neurosci., 51：99-101, 1997.
3) Uchida, H., Suzuki, T., Tanaka, K. F. et al. : Recurrent episodes of paroxysmal perceptual alteration in patients treated with antipsychotic agents. J. Clin. Psychopharmacol., in press.
4) 渡辺憲：慢性期分裂病における眼球上転発作ならびに発作性知覚変容体験について. 精神経誌, 93：151-189, 1991.
5) 山口直彦, 中井久夫：分裂病者における「知覚潰乱発作」について. 内沼幸雄編：分裂病の精神病理14. 東京大学出版会, 東京, 1985.

2. 陽性症状への効果／維持期

持効性抗精神病薬による逆説性反応を呈した統合失調症に対するオランザピンの有用性

仁明会病院　江原　嵩

[症　例] 43歳，女性
[診断名] 統合失調症
[生活歴] 無職，父親と同居。
[現病歴] 20歳頃のある期間に覚醒剤の使用歴がある。20余歳頃より，抑うつ，不眠，焦燥などの精神症状を発症し，少量の抗精神病薬などを不規則に内服していたが，詳細は不明。X年3月30日（41歳時）に統合失調症の陽性症状が強くなり，同年10月15日まで第1回目の入院。大量の抗精神病薬による治療を行ったが難治性経過を示した。退院時所見は，軽度の陽性症状はみられるが，陰性症状を主とする状態であり，病識は欠如していた。外来通院と抗精神病薬内服を退院直後より中断し，無為・閉居の自閉的な生活を送っていたが，X+1年5月3日に失火（？）により自宅を全焼したため，同日に第2回目の入院となった。
[入院時所見] 毛髪の手入れはなく，頸部と足甲部に垢が沈着し，顔面に脂漏性皮膚炎を認めるなど，身だしなみはできていなかった。精神症状は，緘黙的・拒絶的で質問に答えようとせず，感情は内的不穏が強く易怒的・不安定であり，病棟への案内には大声と拒絶的動作で拒否した。
[臨床経過] 「食事に覚醒剤を入れられた，『病院から抜け出せ』と前主人が言っている，怖い怖い」などの幻覚妄想および攻撃拒絶的な感情障害などの陽性症状がみられたため，その改善を目的として，また，退院後の内服拒否を解決するために持効性のデカン酸ハロペリドールとデカン酸フルフェナジンの筋肉注射を連用した。入院7週目頃より，被毒妄想，被害妄想，幻聴，非協力的，易怒的，不眠などの精神症状が増悪し，同時にパーキンソニズム，アカシジア，肩ジストニア，体感幻覚などよりなる逆説性反応が発症し，これらの臨床症状は約2ヵ月にわたって持続した。持効性抗精神病薬を中止し，マレイン酸レボメプロマジン，塩酸クロルプロマジン，塩酸モサプラミンなどを投与したところ，逆説性反応は再発しなかった。しかし，被害関係妄想，幻聴，易怒的，暴力行為などの陽性症状と自閉，好褥性，入眠障害などの陰性症状は，その後も長期にわたり持続していた[2]。

X+2年8月1日より，オランザピン10mg/日を追加投与し，2週間後には20mg/日に増量した。同年10月初旬より過眠，全身倦怠感，食欲亢進を認めたため，マレイン酸レボメプロマジンと塩酸クロルプロマジンを減量し，塩酸モサプラミンを中止した。同年11月初旬には，被害関係妄想，幻聴，感情不安定は軽減し，自閉・好褥性も改善し，病棟内の作業療法に参加するようになり，1年6ヵ月ぶりに外泊が可能となった。さらに，同年12月初旬には，幻聴と妄想の陽性症状は持続しているものの，異常体験に支配された反社会的な行動は認められなくなり，感情は安定し，外泊の繰り返しが可能となった。
[考　察] 統合失調症に対する抗精神病薬による治療中にきわめてまれに発症する逆説性反応は，知覚変容発作，逆説性興奮，発作性知覚・精神・

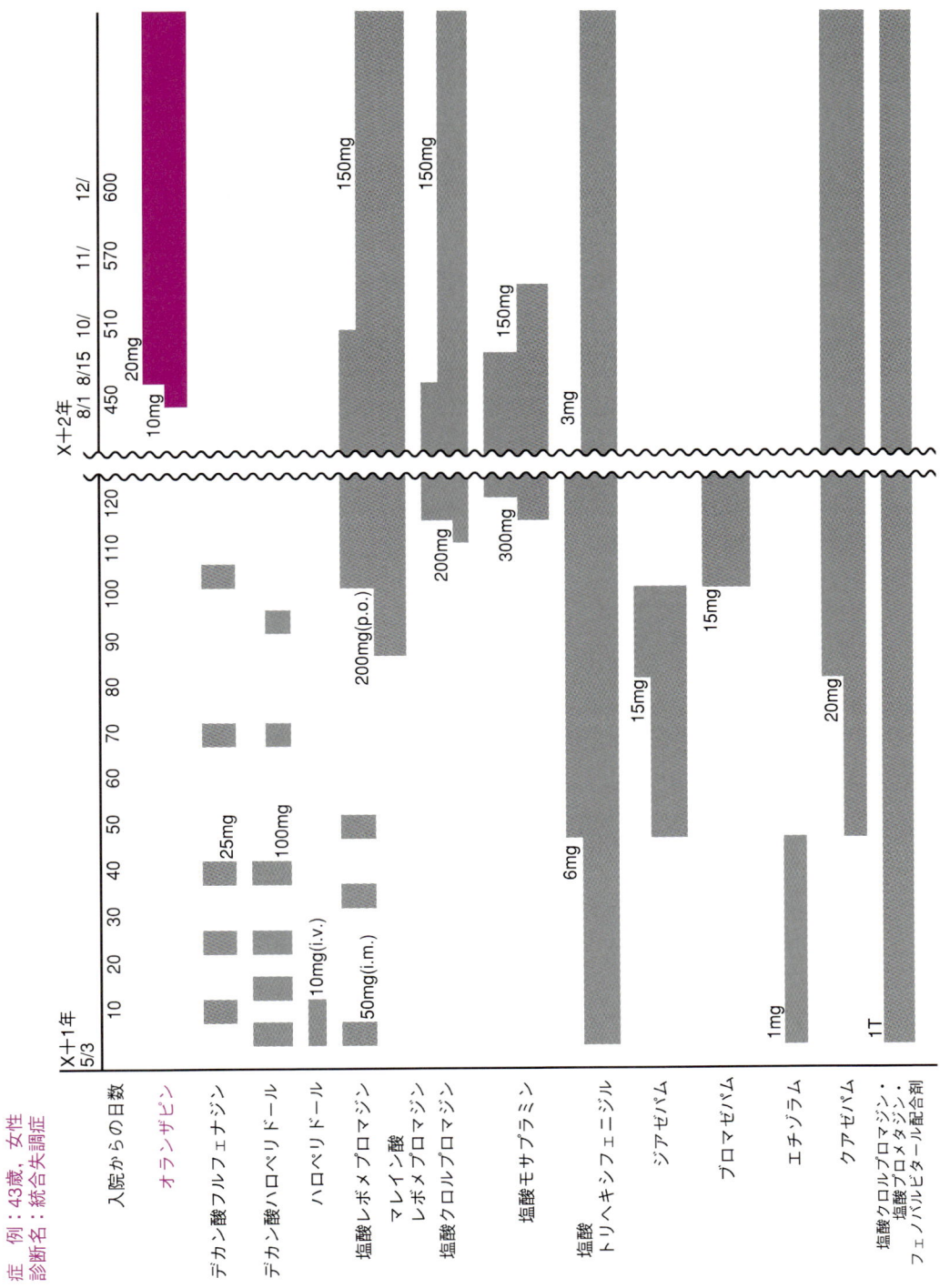

2．陽性症状への効果／維持期　171

症　例：43歳，女性
診断名：統合失調症

入院からの日数	(X+1年 5/3 ～ X+2年)
オランザピン	10mg → 20mg
デカン酸フルフェナジン	25mg
デカン酸ハロペリドール	100mg
ハロペリドール	10mg(i.v.)
塩酸レボメプロマジン	50mg(i.m.) → 200mg(p.o.) → 150mg
マレイン酸レボメプロマジン	200mg → 150mg
塩酸クロルプロマジン	300mg
塩酸モサプラミン	150mg
塩酸トリヘキシフェニジル	6mg → 3mg
ジアゼパム	15mg
ブロマゼパム	15mg
エチゾラム	1mg
クアゼパム	20mg
塩酸クロルプロマジン・塩酸プロメタジン・フェノバルビタール配合剤	1T

運動変容症候群などと呼称されている[2,3]。そして，逆説性反応の生化学的発症機序には，抗精神病薬による中枢神経系のドパミン作動性神経伝達機構の過剰抑制と同時に，ノルアドレナリン作動性神経伝達機構の過活性などが推測されている[3,4]。さらに，抗精神病薬の血中濃度の異常高値が認められないことと，血中濃度の変動がない持効性抗精神病薬注射剤の治療中においても発症したことより，中枢神経受容体のオートレギュレーションの脆弱性の存在が考えられる[2]。本症例においては，ドパミン受容体遮断作用がとりわけ強いハロペリドールとマレイン酸フルフェナジンを中止し，ドパミン受容体遮断力価がハロペリドールの約1/50のマレイン酸レボメプロマジンと塩酸クロルプロマジンなどの抗精神病薬を選択したところ，逆説性反応の再発は認められなかったものの，幻覚・妄想と感情障害などの陽性症状は改善されなかった。それゆえ，ドパミン受容体遮断力価がハロペリドールの約1/10とされているオランザピン[1]を追加投与したところ，陽性症状は外泊ができる程度にまで改善された。なお，本症例で投与されていた抗精神病薬のオランザピン，マレイン酸レボメプロマジン，塩酸クロルプロマジンなどの塩酸クロルプロマジンに換算した総量は1,000 mg/日を超えていなかった。

以上の臨床経験より，逆説性反応の既往歴のある症例において，ドパミン受容体遮断作用がとりわけ強い抗精神病薬の再投与は，逆説性反応を再発症する可能性が高いため，かかる抗精神病薬の投与は控えねばならない。そして，ドパミン受容体遮断作用をもつが，その他の受容体の遮断作用を併せもつ非定型抗精神病薬，とりわけ多元受容体標的化抗精神病薬（Multi-Acting Receptor-Targeted Antipsychotics）による治療が好ましいものと考えられた。

文　献

1）秋山一文：新しい抗精神病薬（クエチアピン，オランザピン，ペロスピロン）の薬理特性．精神医学，44：238-243, 2002.
2）江原　嵩，植村太郎：持効性抗精神病薬による逆説性反応と考えられる1症例．臨床精神医学，30：1009-1014, 2001.
3）渡辺昌祐，江原　嵩：抗精神病薬の選び方と用い方 改訂第3版．新興医学出版社，東京，2000.
4）渡辺　憲：抗精神病薬使用中にみられる発作性の知覚変容を中心とする症候群，II. 臨床および薬理学的側面から．精神科治療学，6：135-148, 1991.
5）山口直彦，岩井圭司：抗精神病薬使用中にみられる発作性の知覚変容を中心とする症候群，II. 臨床精神病理学的側面から．精神科治療学，6：129-134, 1991.

難治性の幻覚に対するオランザピンの著効例

徳島大学医学部情報統合医学講座精神医学分野　谷口隆英，大森哲郎

［症　例］29歳（オランザピン開始時27歳），女性
［診断名］妄想型統合失調症
［家族歴］特記すべきことなし。
［生活歴］同胞3人中第2子，長女。両親に育てられた。高校卒業後，短大に進学した。大学卒業後に就職したが，現病のため約半年で退職した。その後はアルバイト程度で，長期間就労した経験はない。
［現病歴］X－7年頃（20歳）より，最初は物音，次いで人の声が耳元で聞こえてくるようになった。X－6年1月，災害に巻き込まれてショックを受けた後，意味不明の発言がみられるようになったという。このため，X－6年3月，O病院精神科を受診した。幻覚等が認められ，統合失調症と診断され，以後月に1〜2回通院していた。マレイン酸フルフェナジンを処方され，いったん症状は軽減したものの，その後は幻覚の軽快・増悪を繰り返していた。

家庭の事情により紹介され，X－3年4月，当科初診となった。しかし，通院は不規則で服薬もほとんどできていなかった。

X－3年10月，「声」に命じられるまま外出し，言動がおかしかったため警察に保護されるというエピソードがあり，X－3年11月，当科に入院となった。

当時，家族や友人の声での幻聴が活発であり，また，脳を他人のものと入れ替えられる，嫌な気分にさせられる，体を動かされる，といった，作為体験・被影響体験も認められ，情動不安定であ

った。マレイン酸フルフェナジンからプロペリシアジン，次いでハロペリドール中心の処方に変更するなど薬物療法の調整を行い，完全には消失しなかったものの，病的体験が軽減したため，X－2年3月，退院となった。その後は，定期的に外来に通院していたが，幻聴の増悪・軽快を繰り返し，何とか家庭生活は送れていたものの，しばしば一時的に情動不安定となった。

X－1年1月になって幻聴がほぼ終日聞こえてくるようになり，また，同居している家族の過干渉もあって焦燥感が強まり，X－1年2月，当科に再入院となっている。入院後，ハロペリドールからリスペリドンへの切り替えを行った。焦燥感は改善したものの，幻覚および作為体験には調子の波があり，日によって増悪・軽快を繰り返した。結局，本人の早期退院の希望もあって，約1ヵ月で退院となっている。

その後も幻覚は軽快・増悪を繰り返した。このため，塩酸スルトプリド（最大600 mg/日），ブロムペリドール，塩酸モサプラミン（最大150 mg/日）をリスペリドンなどと併用しながら投与したが，病状が不安定なことに変わりはなかった。一方で，抗精神病薬の投与量が増えるにつれ，手指振戦，立ちくらみ，眠気，乳汁分泌などの副作用が目立つようになっていった（以下経過図参照）。

X年4月より塩酸ペロスピロン（最大48 mg/日），次いでX年6月よりフマル酸クエチアピン（最大600 mg/日）を投与した。しかし，幻覚の軽快・増悪の波は不変であった。ただし，副作用

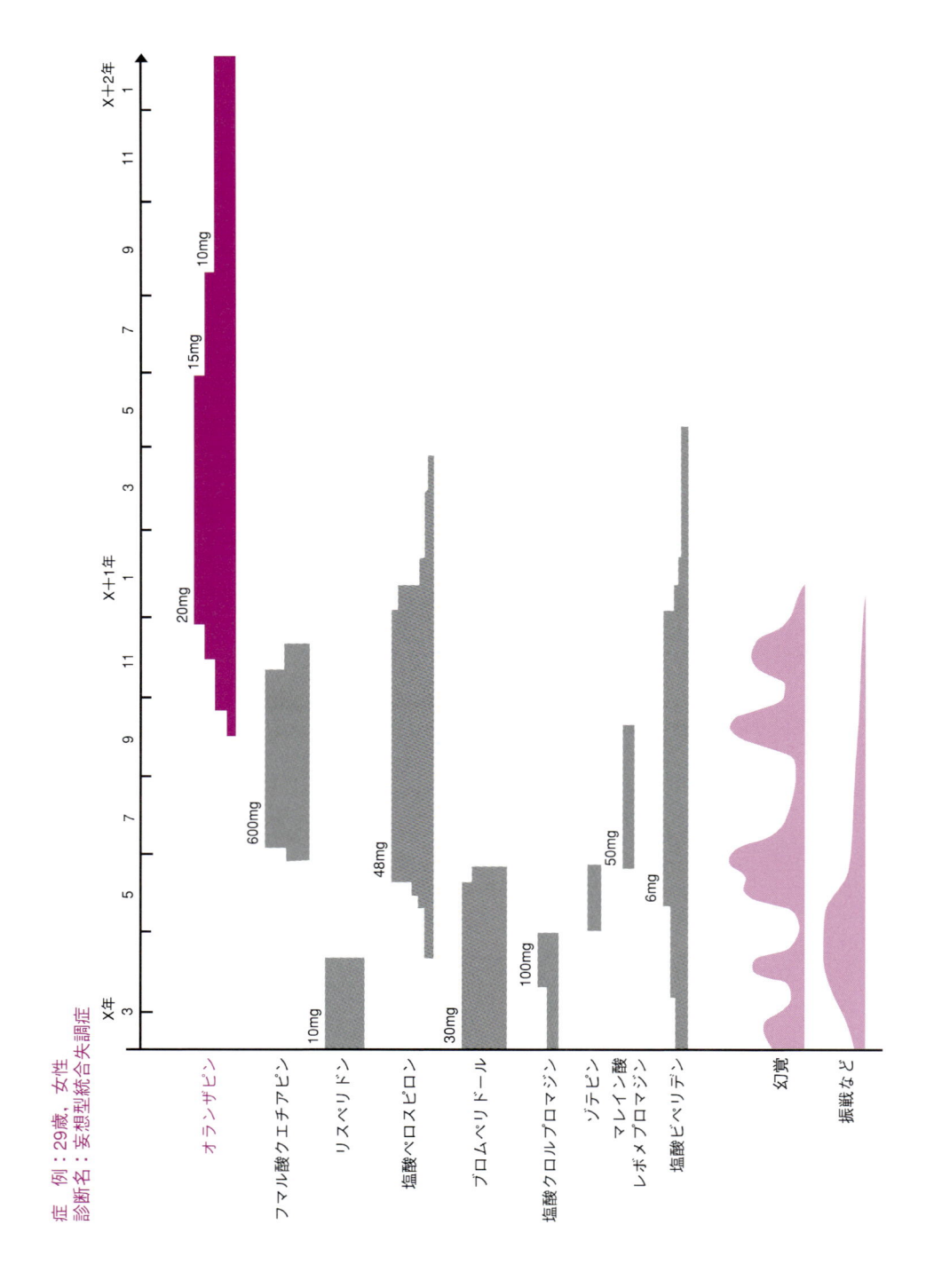

174　第2部　Olanzapine Case Report

症　例：29歳，女性
診断名：妄想型統合失調症

横軸：X年 — 3, 5, 7, 9, 11, X+1年, 1, 3, 5, 7, 9, 11, X+2年

- オランザピン：20mg → 15mg → 10mg
- フマル酸クエチアピン：600mg
- リスペリドン：10mg
- 塩酸ペロスピロン：48mg
- ブロムペリドール：30mg
- 塩酸クロルプロマジン：100mg
- ゾテピン
- マレイン酸レボメプロマジン：50mg
- 塩酸ビペリデン：6mg
- 幻覚
- 振戦など

については，眠気は残ったものの，振戦や乳汁分泌は改善していた。

[オランザピン投与後の経過]このため，X年9月よりオランザピン5mg/日の投与を開始した。当初は幻聴が活発で，オランザピン開始後2週目には，声が「死ね」と命じたため眠剤を服用するというエピソードもみられた。この後，塩酸ペロスピロンと併用しながらオランザピンを段階的に増量し，X年12月（開始後2ヵ月）より20mg/日とした。この2ヵ月間は以前と同様に幻覚が一日中聞こえる日もあれば，ほとんど聞こえない日もあり，症状の変動はやはり激しかった。

しかし，X+1年1月（開始後3ヵ月）以降は幻聴がまったく聞こえなくなり，その状態が維持されるようになった。この時点でオランザピンが有効と考えられたため，併用していた塩酸ペロスピロンは段階的に減量することとした。その結果，X+1年5月（開始後8ヵ月）にはオランザピン単剤とすることができた。また，眠気の訴えはみられたものの錐体外路症状は軽減していたため，併用していた塩酸ビペリデンも順次漸減し，X+1年5月末には投与を中止した。

幻覚以外の症状として，ときに焦燥感がみられたが，これも含め，他剤と併用投与していたときよりも，オランザピン単剤としてからの方が精神状態はより安定していた。

これらの経過と患者本人より眠気の訴えがみられたことから，X+1年7月（開始後10ヵ月）よりオランザピンを減量し，X+1年9月（開始後12ヵ月）以降は10mg/日としている。この間，幻覚が生じる日は1日もなく，家族との関係でストレスにさらされた際に若干の焦燥感が生じることはあるものの，病的なものではなく，現在に至るまで1年以上にわたり寛解状態が維持されている。

[考察]20歳頃発病の活発な幻聴および被影響体験等が主症状の妄想型統合失調症の症例である。発病後，種々の定型抗精神病薬やリスペリドンが用いられたが，その効果は限定的で，症状の軽快・増悪の波が繰り返され，さらには錐体外路症状などの副作用が目立つようになっていた。新規非定型抗精神病薬が処方できるようになってから，塩酸ペロスピロンおよびフマル酸クエチアピンを順次用いたが，副作用は軽減したものの，精神状態は依然として不安定であった。

しかし，オランザピン開始後は，病的体験が次第に軽減し，幻覚は完全に消失し寛解に至ることができた。

本症例において特筆すべきことは，オランザピンを他剤と併用していたときよりも単剤としてからの方が精神症状がより安定していたことである。

非定型抗精神病薬の使用時に他の抗精神病薬を併用すると，その薬剤の持つ本来の特徴が打ち消されてしまう可能性が指摘されている[1]。しかし，実際には精神症状が非常に活発で難治性の症例も数多く存在し，単剤ではコントロール不能なことも多い。また，病状が安定したとしても，多剤併用から単剤への変更にはためらいを感じる場合も少なからずあろう。

しかしながら，本症例のように特定の非定型薬が著効した場合には，多剤併用からその薬剤への単剤化を行った方が，メリットは大きい。つまり，単剤化した方が，その薬剤の持ち味を十分生かせられ，結果として，より少量の投与量で精神症状のコントロールができ，副作用の軽減を図れる可能性がある。

未だ数少ない臨床経験上のことではあるが，オランザピンに限らず他の非定型薬でも同様の傾向はあると感じられる。今後，個々の統合失調症患者にとって，どの薬剤を用いれば最小の投与量で最大の効果が得られるものなのか，さらなる臨床経験の蓄積とととともに検討してゆく必要があろう。

文　献

1) 高柴哲次郎：分裂病慢性期における多剤併用・大量処方からの切り替え—Risperidoneの臨床—．臨床精神薬理，4：1643-1651, 2001.

OLANZAPINE CASE REPORT

2．陽性症状への効果／維持期

オランザピンにより思考伝播が消褪した1例

北津島病院　中西伸介

［症　例］31歳，男性
［診断名］統合失調症（妄想型）
［家族歴］精神疾患の負因は認めない。
［生活歴］A県にて出生。2人同胞の第1子。出生時特に異常なし。
　小・中学校時代は特に問題なし。高校3年から成績が下降し，タバコを吸うようになった。大学受験に失敗した後，アルバイトを転々としている時に発病。父と母と3人暮らし。性格は内向的で対人関係に敏感である。
［既往歴］4歳頃，階段から落ち頭部を打撲，2〜3針縫合した。ほかに特記すべきことなし。
［現病歴］X−6年頃（本人21歳）より，物を投げたり，家具を壊したりする行為が目立つようになった。X−5年頃より，自宅に引きこもり，昼夜逆転した生活を送るようになったため，その後，同年3月，近くの精神科クリニックを受診したところ「統合失調症」と診断された。月に2回の外来診察を受けたが，X−4年になってから「調子がいい」と服薬を怠るようになった。一方，同年4月より，近くの工場でアルバイトを始めたが，無断欠勤が多く，半年程で解雇された。この頃から表情が険しく，食事もとらなくなり，「死にたい」と訴えるようになったため，X−3年10月，K病院に入院となった。
　入院時，幻声，被害妄想，思考伝播，抑うつ等の症状がみられたため，ハロペリドールを中心とした薬物療法を開始したところ，3ヵ月程で思考伝播を除く陽性症状はほぼ消失した。一方，感情の平板化，発動性低下等の陰性症状とともに，日常生活能力の低下がみられたため，生活療法を中心とする治療に切り替えると同時に，開放病棟へ転棟した。転棟後，開放病棟にて安定した精神状態およびQOLの向上を見届けた上，X−2年10月，同病院を退院した。退院後は，K病院の外来に通院する一方で，同病院のデイケアにほぼ毎日通所，陽性症状としては思考伝播のみが残存し，抗精神病薬を何種類か試してみたものの改善はみられなかった。
［治療経過］X年4月，筆者が前医から引き継ぎ外来治療を続けることになった。引き継いだ当初は，硬い表情で自分から話そうとせず，質問にも短く答えるのみであったが，思考伝播の話になると「デイケアの○○君と△△君に僕の考えていることが伝わる」と具体的に訴えた。その後，ハロペリドールをはじめブロムペリドール，塩酸モサプラミン，チミペロン，スルピリド，塩酸チオリダジン等，幻覚妄想に有効な薬剤を単剤または組み合わせて試みたが，思考伝播は持続し，治療に行き詰まりを感じていた。
　その後X+3年になって，当院に非定型抗精神病薬が次々に採用されたのに伴い，同年6月，本人了解のもとに従来の抗精神病薬からオランザピンへと定期処方を切り替えた。切り替えは段階的に行わず，従来の薬剤をゼロにして同時にオランザピンを処方する方法をとった。なお，睡眠薬，下剤はもとのままで通した。切り替え6日後，「新しい薬を飲むと眠れない，イライラする，ソワソワする」と訴えたため，アカシジアなどの副作用が出現したと考え，ジアゼパムおよび眠前に

症　例：31歳，男性
診断名：統合失調症（妄想型）

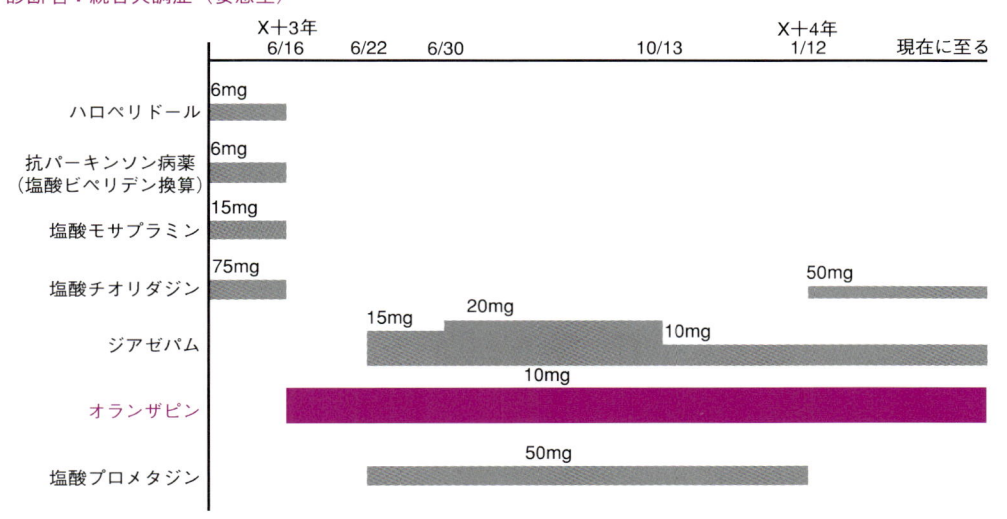

	X＋3年				X＋4年	
	6/16	6/22	6/30	10/13	1/12	現在に至る
ハロペリドール	6mg					
抗パーキンソン病薬（塩酸ビペリデン換算）	6mg					
塩酸モサプラミン	15mg					
塩酸チオリダジン	75mg				50mg	
ジアゼパム		15mg	20mg	10mg		
オランザピン		10mg				
塩酸プロメタジン		50mg				

塩酸プロメタジンを処方した．1週間後，症状は軽減したが，まだイライラする，眠れないという訴えがあったため，ジアゼパムを増量した．また，不眠時にはエチゾラムの頓服を処方した．その後，イライラ，不眠の症状は消褪していったため，減量し，同年10月よりオランザピンとジアゼパムのみの処方で維持することにした．

一方，オランザピンを中心とする処方に切り替えて約3ヵ月後の9月末，思考伝播についての質問に「少しは軽くなった」という返答があった．筆者が担当医になってから約3年半経つが，はじめてのことである．それに加え，次第に表情が柔和になり，それまでは診察中こちらの質問に答えるのみであったが，自分から積極的に話すようになった．さらに同年10月に入ってからは，デイケアでの意欲，作業能力の評価が目立って向上し，ミーティングでは，「マイクロバスで皆と野外活動に行きたい」というような前向きな発言も飛び出すようになった．その後X＋4年1月の診察時，友達の声で幻声があったと訴えたため，塩酸チオリダジンを追加した．一方，考えが伝わるということに対しては，「相手によって，日によって変わる」と動揺傾向にあることがうかがえた．そして，同年4月，はっきり「前より減った」と答え，5月には「少し気になる」，6月には「あまりな

い」，7月には「気にならない」というように，明らかな消褪傾向がみられた．そして同年12月の診察において，「自分の考えが伝わることがありますか」という質問に対して，はじめて「わかりません」という答えが返ってきた．その後，月2回の診察ごとに同じ質問を繰り返しているが，X＋5年4月現在においても相変わらず「わかりません」という答えが返ってくる．

一方で，X＋4年6月より，自ら「仕事をさがしたい」という発言がみられるようになり，いくつか当たった結果，同年9月，老人ホームの清掃の仕事に採用になった．その後，現在（X＋5年4月）に至るまで，まじめに仕事をこなしている．

［考　察］入院期間を含めて約6年間続いた思考伝播が，オランザピンを処方後約1年半かけて徐々に消褪したケースである．この思考伝播の消褪は，まさにオランザピンの効果であるといってよいと思われる．一方，同時に自発性の向上，作業能力の向上，社会性の獲得等，陰性症状の改善がみられたが，この理由として，①オランザピンの薬理作用により陰性症状が改善した，②切り替え前の薬剤により薬物由来の二次的な陰性症状が発現していたが，前薬を中止することにより，見かけ上陰性症状の改善がみられた，の2つが考え

られるが，これに加え，次の理由が大きいと思われる．すなわち，思考伝播の消失である．思考伝播は本人にとって大変辛い体験である．もしあなたの考えていること，どんなに恥ずかしいことでもどんなに秘密にしたいことでも，残らず他人に伝わってしまうと，自分がどういう状態になるかを想像してみてほしい．おそらく，いつも他人の視線やしぐさが気になり，偶然視線が合ってその目が笑ってでもいようものなら，気になってその夜眠れないのではないだろうか？　こうした不安を慢性的にかかえている状態で意欲的になれという方が無理なのではないだろうか？　実際2週間に一度の診察で，思考伝播の消褪と陰性症状の改善と同時に診察していった印象から判断して，陰性症状の改善に最も寄与したのは思考伝播の消褪ではないかと考える．もう1つ，「考えが伝わるのか？」という質問に対して，「伝わりません」と答えず「わかりません」と答えるのはどうしてだろうか？　このことについて詳しく聞いても，考えが伝わるのか否かわからないと言う．ただ，もし少しでも思考伝播があると感じれば，あると答えるはずであり，陰性症状の改善等の客観的評価，さらに「わかりません」という答えに至るまでの1年半の答えの変化をたどると，「わかりません」イコール「伝わりません」と考えて差し支えないと思う．最後になるが，思考伝播は統合失調症の主観的体験の中でも最も辛いものの1つであるにもかかわらず，治療法がほとんど確立されていない症状である．そういう意味で本症例の結果は，統合失調症の治療上，非常に画期的なことであると考えられる．

OLANZAPINE CASE REPORT

2．陽性症状への効果／維持期

攻撃性の激しい統合失調症患者にオランザピンが奏効し，退院が可能となった1症例

藍里病院　精神科　吉田精次

［症　例］29歳，女性
［診断名］統合失調症
［家族歴］母親の弟が統合失調症で治療を受けている。
［既往歴］特記すべきことなし。
［現病歴］

（1）高校1年の時にいじめにあい，それをきっかけに不登校が始まった。高校2年の秋頃から，「テレビの中の人が自分を見ている」，「誰かに監視されている」，「自分の悪口が聞こえてくる」，「毎日毎日見られているので耐えられない」と家族に訴えるようになり，母親に連れられX年10月，当院を受診した。ハロペリドール2.25 mg／日で症状は次第に軽減し，翌年春に高校に復学したが，数日で登校できなくなり，家に閉じこもるようになった。

X＋2年に通院を中断。その後2ヵ月程，部品作りの仕事をしていたが，「テレビが自分を見張っている」等，被害妄想が活発となり，「自殺する」と口走ったりするようになった。「家を出てアパートで一人暮らしをする」ということにこだわり，父母が経済的な理由や患者の状態を考えて反対すると怒り出し，母親に対する暴力が始まり，包丁を持ち出すこともあったため，1回目の入院（3ヵ月間）となった。

（2）退院後は通院を続けていた。ときに拒薬し，母親への攻撃性が強まることがあったが，何とか外来で維持できていた。しかし，X＋8年1月（24歳），父親と口論になり，興奮がおさまらず，警察官を呼ぶ事態となった。翌日，些細なことで興奮し，家と伯父の車の窓ガラスを叩き割ったため，二度目の入院となった。入院中も易刺激的で暴力的となりやすく，保護室に隔離された。退院要求が強く，入院10日目で外泊すると，そのまま帰院せず，退院となった。

（3）退院後すぐに母親への暴力が始まり，「殺してやる」，「家に放火する」と暴れるため，すぐに再入院，三度目の入院となった。X＋8年4月から，X＋9年11月まで入院したが，易刺激的，拒薬傾向，一方的な退院要求等が強く，処遇困難な状態が続いた。抗精神病薬の投与量もかなり増え，エナント酸フルフェナジン静注に加え，ハロペリドールを中心とした定型抗精神病薬（塩酸クロルプロマジン換算）680.89 mg／日，カルバマゼピン600 mg／日，炭酸リチウム600 mg／日，クロナゼパム1 mg／日，アルプラゾラム1.2 mg／日等の処方となっている。結局この入院も，外泊したまま帰院せず退院となったが，家に帰るとすぐに拒薬し，病的体験が活発となり，興奮し暴れだしたため，4日後に再入院となった。

（4）X＋9年11月（患者25歳）から四度目の入院となった。2週間ごとのエナント酸フルフェナジン静注に加え，前記の内服薬の投与を行ったが，治療には拒否的で診察室にも来ないため，担当医が診察のために病室を訪れることが多かった。処方変更が何度か試みられたが，症状の改善はみられず，特にX＋10年11月からは4ヵ月間と長期にわたり隔離が必要な状態が続いた。

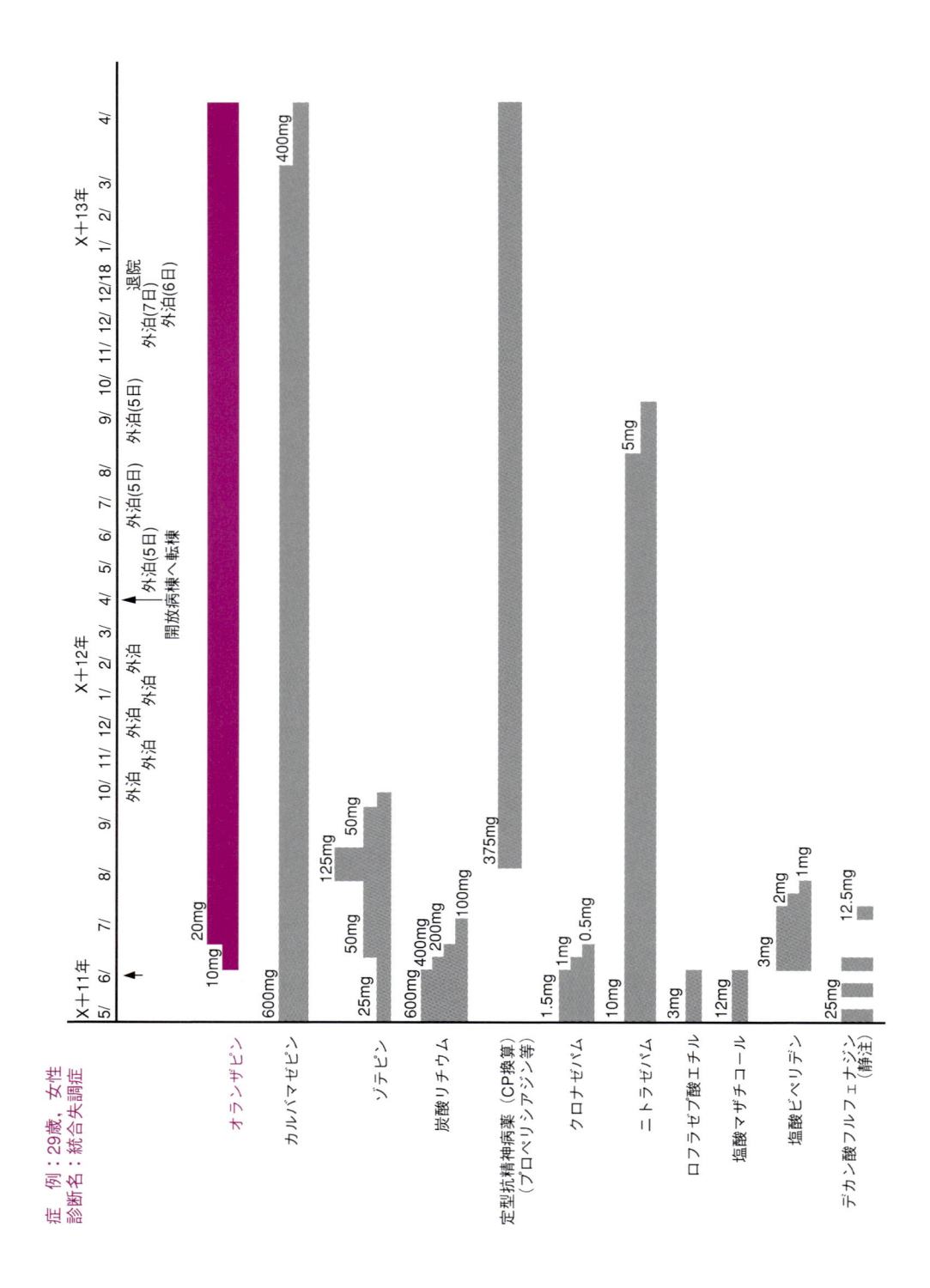

第 2 部　Olanzapine Case Report

症　例：29歳，女性
診断名：統合失調症

薬剤	X+11年 5/ 6/ 7/ 8/ 9/ 10/ 11/ 12/	X+12年 1/ 2/ 3/ 4/ 5/ 6/ 7/ 8/ 9/ 10/ 11/ 12/12/18	X+13年 1/ 2/ 3/ 4/
		外泊 外泊 外泊 外泊(5日) 外泊(5日) 外泊(5日) 外泊(7日) 退院 外泊(6日)	
		↑開放病棟へ転棟	

オランザピン：10mg → 20mg
カルバマゼピン：600mg → 125mg → 50mg → 400mg
ゾテピン：25mg → 50mg
炭酸リチウム：600mg → 400mg → 200mg → 100mg → 375mg
定型抗精神病薬（CP換算）（プロペリシアジン等）：1.5mg → 1mg → 0.5mg
クロナゼパム：10mg → 5mg
ニトラゼパム：3mg
ロフラゼプ酸エチル：12mg
塩酸マザチコール：3mg → 2mg → 1mg
塩酸ビペリデン：25mg → 12.5mg
デカン酸フルフェナジン（静注）

(5) X＋11年6月，筆者が担当となった。「テレビに監視されている」等の病的体験が続いている点，易刺激的で興奮しやすい点（怒った時の病棟の壁蹴りは日常的にみられた），元来早口な上に抗精神病薬の副作用で呂律がまわらず，何をしゃべっているのかほとんど聞き取れない点，拒薬を含め治療行為に対する拒否的態度が強い点（採血するのもかなりの困難を要した）がこの患者の特徴であった。筆者は，興奮しやすく，暴力的になりやすい統合失調症の患者に対して，オランザピンが効果的であるという感触を持っていたので，同年6月よりオランザピンの投与を始めた。6月末より20 mg/日に増量し，他の薬剤を漸減，除去していった。オランザピン投与を始めて1ヵ月ほどして，話の内容が聞き取れるようになった。2ヵ月後にはほぼ毎回診察室に来て，診察を受けるようになり，興奮している時も何とか会話が成り立つようになった。

最終的な処方は，オランザピン20 mg/日を主剤とし，カルバマゼピン600 mg/日にプロペリシアジンを加えたものにし，抗パーキンソン病薬，ベンゾジアゼピン系眠剤も中止した。保護室への隔離はX＋11年9月を最後に以後は必要なくなり，10月以降は「壁蹴り」もほとんどみられなくなった。外泊を月1回ペースで開始し，必ず帰院するという約束も守るようになり，X＋12年4月には開放病棟へ転棟した。その後も，外泊を何度か繰り返し，同年12月に退院，通院治療に切り替えた。自宅では母親の手伝いをするようになり，以前のような母親への暴力はまったくみられなくなった。通院も定期的に自らするようになった。X＋13年3月にカルバマゼピンを400 mg/日に減量したが，調子に変化はみられていない。「誰かに見張られている感じはまだ少しある」というが，易刺激性，攻撃性はみられず，拒薬もない。

［考　察］本症例は激しい易刺激性，攻撃性に対し，オランザピンが有効であった1例である。入院中の処遇困難な状態から退院でき，家事手伝いができるようになり，多少の気に入らないことも何とか許容できるまでになったことは，患者のQOLからいえば，かなりの改善が得られたとみていいだろう。

オランザピンは錐体外路症状などの副作用が少なく，1日1回投与が可能であり，服薬コンプライアンスの面からも使いやすい薬剤であるが，本症例のような攻撃性の強い統合失調症の患者に，かなり有効な薬剤であると思われる。専門外なので感触だけの話であるが，認知機能の回復だけでなく，攻撃性のメカニズムに対する直接的な作用もあるのではないかと思われる。効果が現れるまで少し日数を要するが，オランザピンの特徴をさらにつかんでいけば，その有用性もさらに増すと思われる。

2. 陽性症状への効果／維持期

オランザピンと塩酸パロキセチン水和物を併用して奏効した非定型精神病の1症例

松蔭病院　渡邉俊之

［症　例］39歳，男性
［診断名］統合失調症
［生活歴・現病歴］N市出生。発育は順調。性格は，引込思案。小・中学校の成績は中。運動は苦手，友人は少なかった。高校は商業科。高校卒業後は，某自動車会社の業務課に就職。2年目より上司が変わり，合わなくなり，3年目で対人関係がうまくゆかないという理由で退職した。その後，溶接工として仕事に従事するが，疲れやすいという理由で欠勤が目立つも，無理を押して働くときもあった。X－13年4月頃から，急に多弁・多動となり，会社は電話番だけでよいというのに，背広を着用したり，花束を持ってきたりと奇異な行動が目立った。占いに凝ったりもした。タロットをしながら，「人間には悪魔が潜んでいる」と言ったりした。同月，職場に護身棒を持ってくるようになり，気も大きくなった様子であった。同じ頃，交通事故を起こした。本人過失で示談になったが，本人はそのことでしばらく腹を立てていたようであった。公園を徘徊し大声を出すなどして，近くの人たちをからかうなどしていたため，警察に保護され，X－13年4月，当院受診となった。
［現在の主治医による治療の経過］X－13年に2回，X－9年，X－6年に1回ずつ合計4回の入院歴がある。今の主治医が交代する頃（X年）の状態は，躁状態ではなく，些細なことで緊張し，不眠・不安・焦燥などを呈し，抑うつ的で自責的であった。前主治医は，非定型精神病という診断であった。今の主治医も，躁うつ病圏寄りの非定型精神病として，通院での治療を引き続き行った。その頃の患者の様子は，律儀で，主治医の指示をよく守り，誰に対しても腰が低いという印象であった。また，しつこい不眠の訴えが目立った。睡眠・覚醒のリズムが不規則であり，一度，毎日のパターンの表を書いてもらったが，リズム障害は否定的であった。自分の将来を悲観して自責的になることが多く，治療は支持的な精神療法と薬物療法であった。

たとえば，X＋1年12月頃は以下のような処方であった。

　（1）リスペリドン3 mg/日，スルピリド150 mg/日，塩酸ビペリデン3 mg/日，毎食後分3，（2）カルバマゼピン400 mg/日，朝夕分2，（3）配合剤A（塩酸クロルプロマジン・塩酸プロメタジン・フェノバルビタール配合剤）1錠，クロナゼパム0.5 mg/日，ブロチゾラム0.25 mg/日，眠前。

その前に，塩酸ミルナシプラン（75 mg/日分3）を試してみたが効果がなく，カルバマゼピンに切り替えたが，しつこい不眠はなかなかとれなかった。塩酸ミアンセリンなどもそれ以前に試している。「次の日に用事があるともう寝れない」，「寝過ごして起きれないのではと不安になる」，「寝つくまでに深みに落ちてゆく感じがあって恐怖である」とも話していた。

X＋2年2月の処方は次の通り。

（1）炭酸リチウム400 mg/日，マレイン酸フルボ

症　例：39歳，男性
診断名：統合失調症

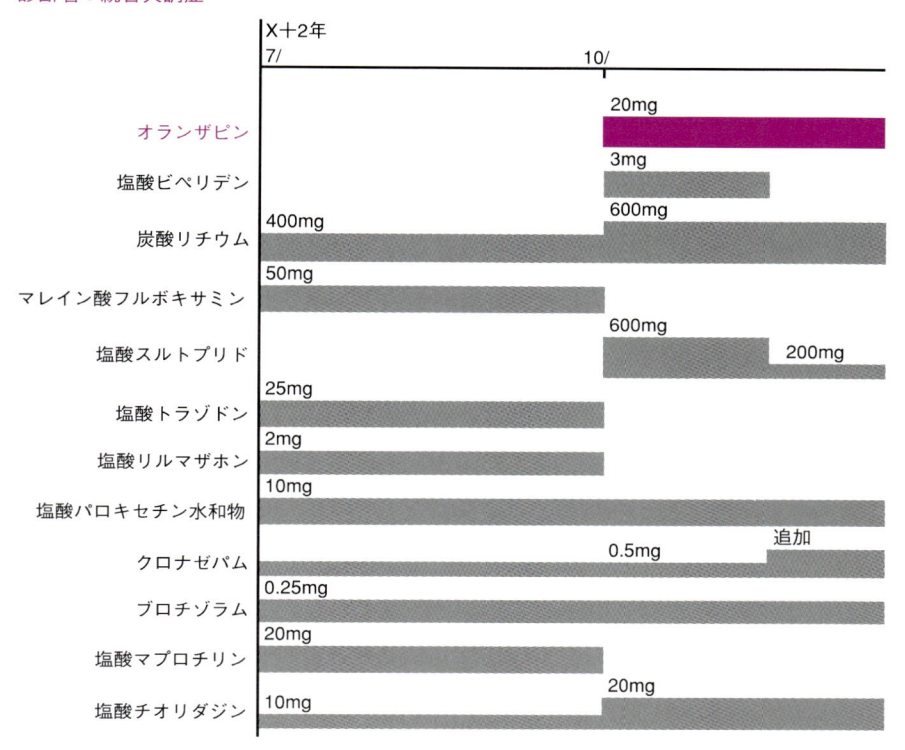

薬剤	X+2年 7/	10/	
オランザピン		20mg	
塩酸ビペリデン		3mg	
炭酸リチウム	400mg	600mg	
マレイン酸フルボキサミン	50mg		
塩酸スルトプリド		600mg	200mg
塩酸トラゾドン	25mg		
塩酸リルマザホン	2mg		
塩酸パロキセチン水和物	10mg		
クロナゼパム		0.5mg	追加
ブロチゾラム	0.25mg		
塩酸マプロチリン	20mg		
塩酸チオリダジン	10mg	20mg	

キサミン 50 mg/日，朝夕分 2，(2) 塩酸トラゾドン 25 mg/日，塩酸リルマザホン 2 mg/日，夕食後，(3) 塩酸マプロチリン 20 mg/日，塩酸チオリダジン 10 mg/日，ブロチゾラム 0.25 mg/日，クロナゼパム 0.5 mg/日，眠前．

塩酸トラゾドンの前に，塩酸アミトリプチリンを試したが，あまり効果はみられなかった．「落ちていく感じ」はなくなったが，昼夜逆転気味で，不眠は続いていた．

X+2 年 7 月頃，上記 (2) の処方に塩酸パロキセチン水和物 10 mg/日を追加した．夕食後，気持ち，頭がぼうっとすると訴えたが，多少寝つきはよくなった．しばらくそれで様子をみていたが，10 月になり，ノートに思いつくまま反省文や自分の考えを綴った文章，あるいはデッサンを主治医に見せ，「自分の存在がおこがましい」と話した．10 月末頃，診察に来るなり，「奇病にかかりました．手足が勝手に動く．町の中を歩いていても車が止まったり，音に反応する．奇々怪々，マリオネットみたい．人のこころが感じ取れるような．きっかけは，押入の整理をし，昔の写真や日記などを見ていたら，急に落とされるような，舞い上がったような感じになって」と話した．

状態としては，関係妄想や作為体験などを主体とする急性精神病状態と考えられ，それまでのうつ状態を標的とする薬物療法とは内容を変えざるをえず，幻覚妄想状態の改善および鎮静を目標に，オランザピンおよび塩酸スルトプリドを中心に，薬物の調整を行った．その日の処方は，以下の通りである．

(1) 炭酸リチウム 600 mg/日，塩酸スルトプリド 600 mg/日，塩酸ビペリデン 3 mg/日，毎食後分 3，(2) オランザピン 20 mg/日*，朝夕分 2，(3) 塩酸パロキセチン水和物 10 mg/日，夕食後，(4) 塩酸チオリダジン 20 mg/日，クロナゼパム

0.5 mg/日，ブロチゾラム 0.25 mg/日，眠前．

4日後，勝手に手足が動くのは治まった．昼の薬が強いと患者が訴えたため，昼食後は中止した．その後，塩酸スルトプリドを 200 mg/日に減量し，夕食後にクロナゼパムを追加し，現在に至っている．現在，状態は安定しており，睡眠のリズムもとれ，寝つきも問題ないようである．10時頃寝て，朝は 6 時頃覚醒．焦燥・不安も目立たず，経過している．

[考　察] 前主治医に非定型精神病と診断され，抑うつ状態で経過していた患者が，急性精神病状態を経て，それまで，さまざまな抗うつ薬に対し抵抗性であった不眠が改善し，状態が安定した症例である．最終的に塩酸スルトプリドを減量しても問題がないところから，以前から処方が続いている炭酸リチウムおよびクロナゼパムに加え，塩酸パロキセチン水和物およびオランザピンを追加したことが，状態の改善に効果があったものと考えられる．すなわち，このような症例における薬物抵抗性の難治性不眠に対して，以上のような処方がきわめて有効である可能性が示唆された．

＊オランザピンの本邦における承認用法・用量は「通常，成人にはオランザピンとして 5～10 mg を 1 日 1 回経口投与により開始する．維持量として 1 日 1 回 10 mg 経口投与する．なお，年齢，症状により適宜増減する．ただし，1 日量は 20 mg を超えないこと」です．

OLANZAPINE CASE REPORT

2．陽性症状への効果／維持期

妄想と焦燥感が前景にある統合失調症患者にオランザピンが著効した1例

神戸大学医学部　精神神経科学教室　山口道彦，福武将映，橋本健志

［症　例］36歳，女性
［診断名］統合失調症（妄想型）
［家族歴・既往歴］兄夫婦とその子供，母と同居している。父親は患者が14歳の時に死別。特記すべきことなし。
［生活歴］大学卒業後，4年ほど勤めていたが（会社受付業務），抑うつ的になり退職，その後は家事手伝いをして過ごしていた。
［現病歴1］X−9年に対人関係上のストレスからふさぎ込むようになり，会社を退職。同年2月にK病院精神科外来を受診する。投薬は行わず，医師・臨床心理士の精神療法のみで加療していたが，X−8年の大震災を契機に治療中断となる。
［現病歴2］X−6年頃より，友人宅に約束なく押し掛ける，自室で一晩中立ち続けるなどといった行為がみられ，家族の諫めに怒りをあらわにするようになったため，同年6月より外来診療を再会し，少量の抗精神病薬で落ち着きをみせた。その後，兄の結婚，出産などの家庭内状況の変化があったが，特に問題はなかった。
　処方内容：少量の抗精神病薬（マレイン酸フルフェナジン1〜2mg／日）と抗不安薬，睡眠導入薬にて安定していた。X−2年7月より本人が月経不順を訴えたため，フマル酸クエチアピン75mg／日に変更したが問題なく過ごせていた。
［現病歴3］X年5月より，今まで分担していた家事を突然しなくなり，兄の子供に「勉強を教えなければならない」という焦燥にかられ，諫める家族に対して易怒性がみられるようになった。同年

6月上旬より，みだりに知らない人に声をかける，無銭飲食，公園で犬や子供に菓子を与える，近隣住民に妄想的な話をする等の行為がみられるようになった。不眠傾向も強かった。このエピソードに前後して，服薬も不規則になり，大量に余った薬を家族が確認している。その後，6月中旬より入院となった。
　処方内容：今回のエピソード中，フマル酸クエチアピンを100mg／日，150mg／日に漸増するも，服薬不規則であったため，明らかな効果は認められなかった。
［現病歴4］6月中旬，兄，母親に付き添われて入院となる。患者が中学2年の時に没した父親のことを「生きている」，兄の子供のことを「父の子」と妄想的な家族相関を語り，自分の入院を「K大学に入学し勉強している」と位置づけていた。服薬（フマル酸クエチアピン150mg／日）は拒否的ではなかったが，勉学に対する焦燥感，他患との過剰な接触，易怒性，独語はおさまらなかった。毎日のように主治医宛にメモ書きを届けるが，文面は兄の子が主語であり助詞の使い方を中心に文法もおかしいものであった。イラストも多く描いており，雑誌などを強迫的な精密さで模写したものが多かった。入院中の担当医や看護師，他患などを「デタラメな名前」で呼び，その都度訂正したが，訂正不可能であった（人物誤認ではなく，昔の知り合いからよく似た人の名前をあてがっていたようである。自分との関係性，相手の役割（治療者，看護者など）については概ね混乱

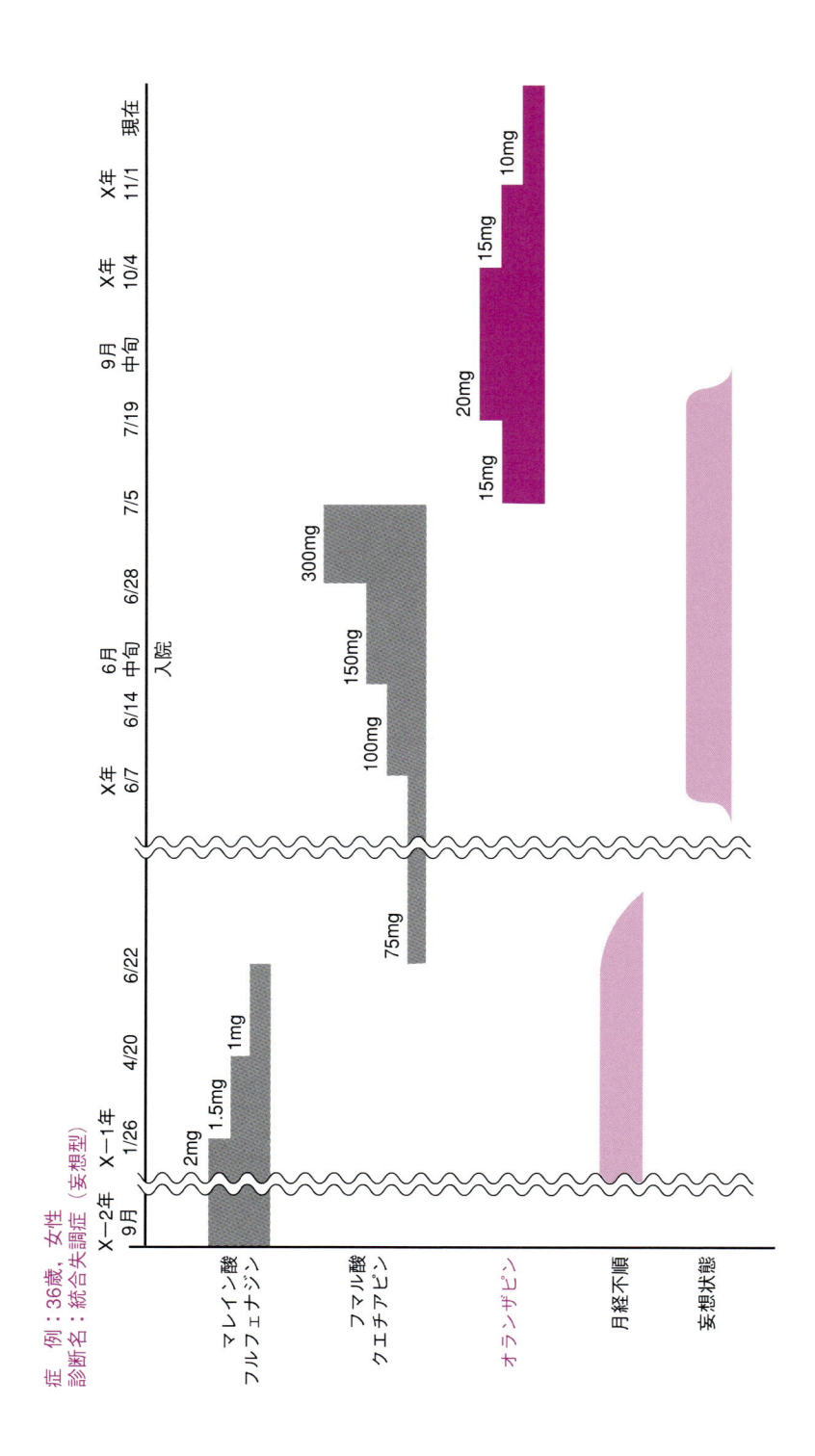

186　第2部　Olanzapine Case Report

症例：36歳、女性
診断名：統合失調症（妄想型）

| | X−2年 9月 | X−1年 1/26 | 4/20 | 6/22 | X年 6/7 | 6/14 | 6月中旬 | 6/28 | 7/5 | 7/19 | 9月中旬 | X年 10/4 | X年 11/1 | 現在 |

マレイン酸フルフェナジン：2mg / 1.5mg / 1mg

フマル酸クエチアピン：75mg → 100mg → 150mg → 300mg

オランザピン：15mg → 20mg → 15mg → 10mg

入院

月経不順

妄想状態

はなかった）。6月下旬よりフマル酸クエチアピンを300 mg/日に増量した。上記メモ書きの主語・文法は正しくなり，独語も消失したが，焦燥感，妄想等については軽快せず落ち着きなく過ごす日々が続いていた。症状に明らかな改善が認められないことに対して，7月上旬からフマル酸クエチアピンを中止し，オランザピン15 mg/日＊を投与した。焦燥感がやや軽減し発言にまとまりが出てきたが大きな変化はなく，7月中旬よりオランザピン20 mg/日に増量した。7月下旬より，他者を「デタラメな名前」で呼ぶことを突然やめ，現在同居している家族関係についての陳述も正しく行えるようになった。メモ書きはその都度書いてきたが，文法的に正しくまとまりのある内容であった。絵は強迫的な模写ではなく，フリーハンドで描けるようになった。他患に対する接し方も社会性を帯び，慈愛に満ちたものとなった。何度かの外泊を繰り返した後，9月中旬に退院となった。

　処方内容（退院時）：オランザピン20 mg/日，クロキサゾラム6 mg/日

［現病歴5］その後，K病院外来に2週に1回のペースで来院している。家事については以前のように兄嫁と分担して行っているが，トラブルもなく上手くできているようである。年末にアルバイトをしたが，問題なく遂行できたようであった。家庭内で多少の軋轢はあるようであるものの，「自分も良くないところがある」と内省的な発言もみられる。本人はX年より作業所に通っているが，対人関係も円滑で楽しく生活できているようである。症状の安定化に伴いオランザピンを漸減し10 mg/日とするが，問題となる症状の出現はない。現在までオランザピン使用中の経過において，耐糖能異常・月経異常およびその他の副作用はみられていない。

　処方内容（現在）：オランザピン10 mg/日，クロキサゾラム6 mg/日

［考　察］妄想と焦燥感が前景にある統合失調症患者でオランザピンは著効を示した。向精神薬の等価換算によれば[1]，今回のフマル酸クエチアピンからオランザピンへの変更において，フマル酸クエチアピン300 mgに対して，オランザピン12 mgが等価となる。症状の改善も芳しくなかったことから，オランザピン15 mg/日への変更は妥当といえる。オランザピンへの切り替えに関しては，前薬を突然中止せず，オランザピンを上乗せしてから前薬を減量していくのが推奨されている[2]。本症例では，フマル酸クエチアピンからオランザピンへ突然切り替えたが，それによる新たな副作用の出現などはなく，妄想・焦燥感などの症状は次第に改善した。文献によって差異はあるが，両薬剤とも多元受容体標的化抗精神病薬（MARTA）に属する薬剤である。今回の経験から，MARTA間の切り替え（今回はフマル酸クエチアピンからオランザピンである）に関しては，投与量にもよるであろうが，前述のようなステップを踏む必要がなく，迅速な変更をもって経過観察が可能と思われる。

＊オランザピンの本邦における承認用法・用量は「通常，成人にはオランザピンとして5～10 mgを1日1回経口投与により開始する。維持量として1日1回10 mg経口投与する。なお，年齢，症状により適宜増減する。ただし，1日量は20 mgを超えないこと」です。

文　献

1）稲垣中，稲田俊也，藤井康男，八木剛平：向精神薬の等価換算シリーズ　向精神薬の等価換算　新規抗精神病薬の等価換算　Olanzapine．臨床精神薬理，4（7）：997-1000，2001．
2）Jones, B.：抗精神病薬を切り替えるにあたっての留意点．臨床精神薬理，4：694-700，2001．

2. 陽性症状への効果／維持期

妄想型統合失調症にオランザピンが有効であった1例

須田病院　加藤　秀明

[症　例] 37歳（発症時），女性
[診断名] 統合失調症（妄想型）
[生活歴] 23歳頃結婚。名古屋方面に就職。真っ暗なところで家事をし，皆と食事をしなかった。急に大きな声を出す，昔のことをしつこく話す，つじつまが合わないことを言うなど，被害妄想があった。
[現病歴] X年8月，1回目入院。まとまりのない状況が続き，ゾテピン，スルピリド，塩酸トリヘキシフェニジル，塩酸ビペリデンで治療した。症状は少しずつ軽快し，X+1年4月に退院した。X+5年に離婚。味噌汁にマーガリンを入れるなど奇妙な行動が目立った。

　近所からの苦情があり，幻聴（おなかの中からいじめの声が聞こえる）を訴え，X+6年1月，再入院。注察妄想，独語があり，ハロペリドール，ペルフェナジン，塩酸ビペリデン，塩酸プロフェナミンで治療した。患者から「ボーッとする」など体のだるさに対する訴えがあった。X+7年6月，院外作業ができるまでに回復したが，だるさによる怠薬傾向がみられた。幻覚等の訴えが出現し，作業能力の低さが目立ったが，X+8年11月に退院した。同僚に対して被害妄想的な言動が目立ち，トラブルが目立つようになり，職場を解雇された。タバコの本数が増え，不眠などを訴えていた。

　X+15年11月，3回目の入院。音に敏感でそわそわ感があり，興奮，まとまらない言動が目立った。被害妄想，関係妄想あり。入院後よりオランザピンを処方した。X+15年11月16日よりオランザピン10 mg/日の投与を開始し，11月26日より15 mg/日に増量し，さらに11月30日には20 mg/日まで増量した。同時に，焦燥感がかなり強かったので，X+15年11月16日～X+16年1月19日まで，ロラゼパム1.5 mg/日を処方した。オランザピンを20 mg/日（夕食後）にしてから，物を取られたなどの被害妄想や興奮が軽減した。後に，まとまらない言動も少しずつ改善し，同年12月に落ち着いたと判断した。1月17日に外泊したが家族の評価もよかった。X+16年2月15日に退院。以後，現在にいたるまで1日1回夕食後の20 mg服用を遵守し，月1回の通院も遵守している。

　安全性については，空腹時血糖：100 mg/dL以下を続けている。また，オランザピン投与開始時より，錐体外路症状は出現せず，抗パーキンソン病薬は併用していない。
[考　察] 本症例は30歳代後半に発症した妄想型の統合失調症で，かなり多種多量の定型抗精神病薬を中心に十数年間，治療を続けていたにもかかわらず，被害妄想的な症状が改善せず，当院に入院しオランザピンの単独投与により症状が改善した1例である。

　オランザピン投与後は被害妄想や興奮が軽減し，まとまらなかった言動も少しずつ改善し，その後は安定して治療関係が継続している。また，血糖値も正常であり，錐体外路症状も出現していない。

　以上のことから，オランザピンは妄想型の統合失調症に対して有用な薬物であると考えられる。

症　例：37歳（発症時），女性
診断名：統合失調症（妄想型）

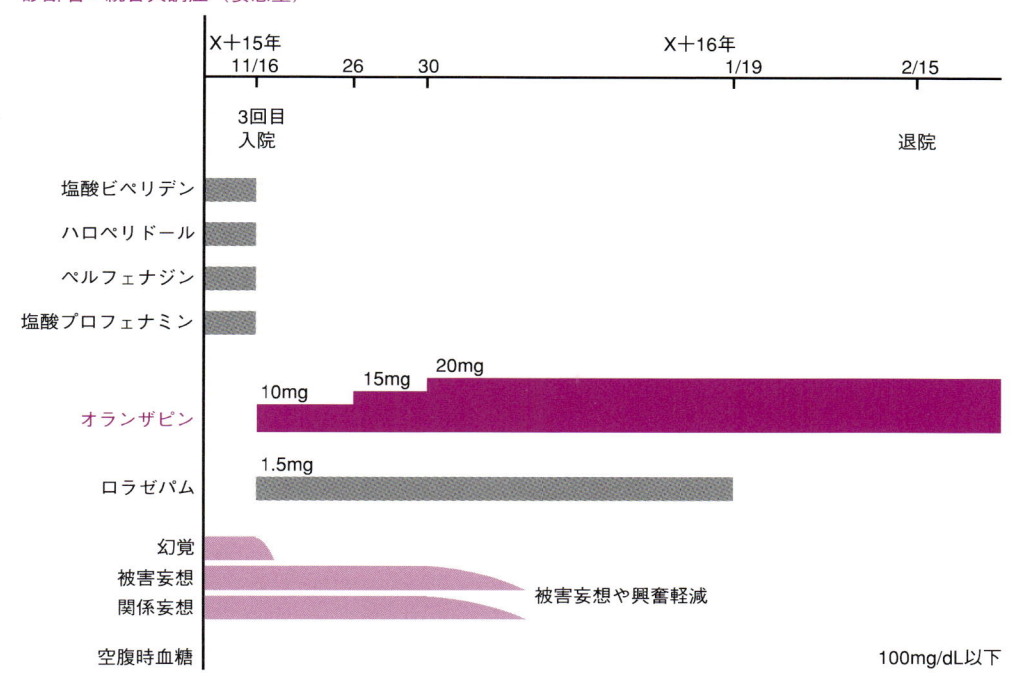

	X＋15年 11/16	26	30	X＋16年	1/19	2/15
	3回目入院					退院
塩酸ビペリデン	■					
ハロペリドール	■					
ペルフェナジン	■					
塩酸プロフェナミン	■					
オランザピン		10mg	15mg	20mg		
ロラゼパム		1.5mg				
幻覚	■					
被害妄想	■■			被害妄想や興奮軽減		
関係妄想	■■					
空腹時血糖					100mg/dL以下	

2．陽性症状への効果／維持期

慢性期の統合失調症におけるオランザピンの有効性
―10年以上の幻聴妄想が軽快した症例―

静風会　大垣病院　精神科　纐纈　多加志

[症　例] 56歳, 男性
[診断名] 統合失調症
[現病歴] 3人同胞の第一子として○県にて出生。幼少時より気が小さく, 無口な方で, 小学時代, 友人も少なく1人で遊ぶことが多かった。中学に入り環境も変わったせいか少し社交的にはなったものの, 自ら積極的に何かにかかわることは少なかった。中学卒業後2年程職業訓練校に進み, 同校卒業後郵政省（郵便局）に入った。その後は郵便局員としてまじめに働いていたが, 24歳になった頃より精神的に不安定となり, 幻聴, 被害妄想, 関係妄想, 精神運動興奮状態が著明となったが, 2年程入院し, 症状は軽快した。再び職につくようになったが, その後は怠薬傾向もあり, 7回の入退院（いずれも6ヵ月～1年程）を繰り返している。

10年ほど前に幻聴, 被害妄想, 作為体験, 無為自閉, 感情の平板化など, 統合失調症の典型的な状態で9回目の入院をした。入院後は薬物療法を直ちに開始したが, 精神運動興奮状態はすぐに改善したものの, 幻聴, 妄想, 不定愁訴（幻聴に基づく作為体験で, 詰め所に数十回も毎日くる状態）は依然として残っていた。

このためいろいろな抗精神病薬を試したが, どれも著効せず一進一退を繰り返していた。オランザピンに変える前の薬剤は以下の様であった。

処方1：①ブロムペリドール18 mg/日（3 mg 6錠）, ゾテピン150 mg/日（50 mg 3錠）, 塩酸ビペリデン3 mg/日（1 mg 3錠）, ジアゼパム30 mg/日（10 mg 3錠）分3, ②クアゼパム15 mg/日（15 mg 1錠）服用。

この頃の状態は「爬虫類が口のまわりにいる」といった体感幻覚や「風の便りで聴こえてくるんです」といった幻聴による作為体験にて詰め所に1日中訴えてくるというものであった。

そして1ヵ月かけて（処方1）を（処方2）→（処方3）のように変更した。

処方2：①ブロムペリドール9 mg/日（3 mg 3錠）, 塩酸ビペリデン3 mg/日（1 mg 3錠）分3, ②オランザピン10 mg/日（10 mg 1錠）服薬

処方3：①オランザピン20 mg/日（10 mg 2錠）服薬

すべてオランザピンに変更した頃より少しずつ症状に変化がみられるようになった。あれほど頑固であった幻聴, 妄想が1/10ぐらいまで減少し, オランザピン投与後1ヵ月を過ぎた頃より幻覚, 妄想は消失しはじめ, 2ヵ月半過ぎてすべてなくなっていった。そして幻聴の消失とともに数十回も毎日詰め所に来ていろいろ訴えていたこともまったくなくなってしまった。

その後は本人も「自分でも良くなったことがはっきりとわかる」と言うなど, 目を見張るほど社会性も良くなっていった。以前は他患との交流もまったくなく, 詰め所に来るか1人で自閉的生活を送っていたのが, 他患と卓球やオセロをしたり, 「今日はアメリカのテロが起きて丁度1年ですね」と言うようになり, 社会に対しても目を向けるようになった。そして現在も同様の安定状態

症　例：56歳，男性
診断名：統合失調症

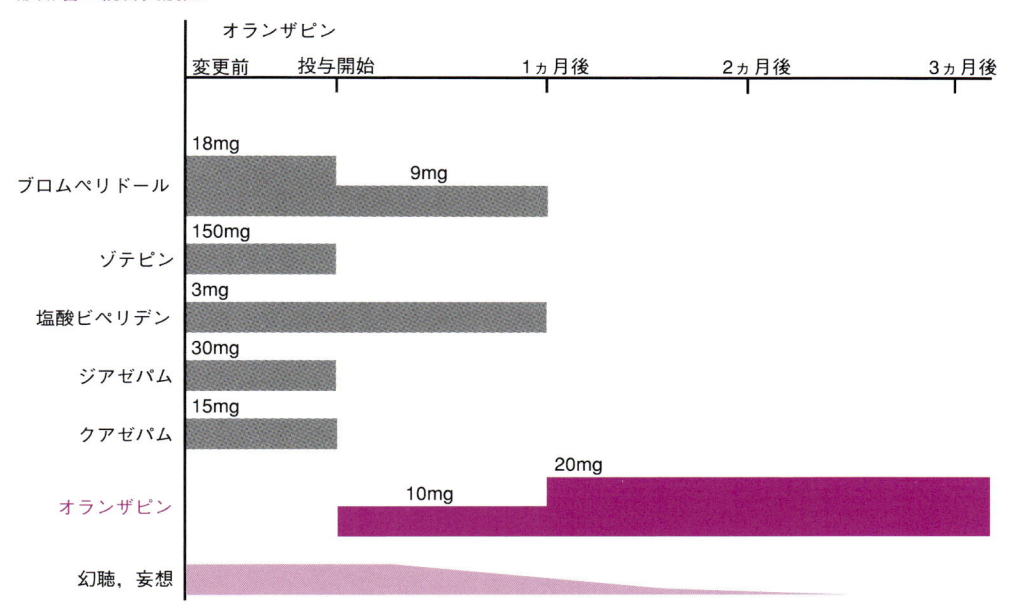

| | オランザピン変更前 | 投与開始 | 1ヵ月後 | 2ヵ月後 | 3ヵ月後 |

ブロムペリドール：18mg → 9mg
ゾテピン：150mg
塩酸ビペリデン：3mg
ジアゼパム：30mg
クアゼパム：15mg
オランザピン：10mg → 20mg
幻聴，妄想

であり，社会的入院をしている。

[考　察] オランザピンを使用した症例のなかで著効したものの1つを紹介したが，本症例のごとくオランザピン単剤でも陽性症状，陰性症状にも効果のあることが認められた。特に固着した妄想の消失や対人関係の改善など極めて有効であったことは特筆されることである。また，以前は自閉的でテレビ，新聞なども読むこともなかったが，アメリカでのテロの事件やイラク問題などを語る患者をみていると，その効果の程をうかがい知ることができる。これらは従来の抗精神病薬等にはなしえなかったことである。

しかし，オランザピン単剤投与にした症例すべてが，著効を示したわけではなく3割程は他の薬剤を併用することにより安定感が増すことも体験した。すなわち，ハロペリドールあるいはリスペリドンを併用するとより安定したということである。

また，1割ぐらいの症例では賦活作用という観点からもいえるように躁状態もしくは幻覚妄想が悪化したこともわかった。

いずれにせよ，定型抗精神病薬がなしえなかった状態をもたらすという意味では非常に興味の持てる薬剤であるといえる。

2. 陽性症状への効果／維持期

オランザピンへの切り替えにより，
14年ぶりの退院が実現した症例

好生会三方原病院　浅井信成

[症　例] 63歳，男性
[診断名] 統合失調症（クラインフェルター症候群，心房細動，心室性期外収縮，多発性脳梗塞）
[生育歴] 幼少期より，几帳面で短気な所もあったが，正直で隠し事ができず，いたずらをしたこともほとんどなく，自己主張の乏しい優しい性格であったという。商業高校2年生時，経済的な問題と成績低下から高校を中退。19～38歳まで高校の用務員を勤めた。23歳で見合い結婚をしたが，子供はいない。
[現病歴] 31歳頃から「家の中に盗聴器が仕掛けてあり，家のことがすべて外に知られてしまう」と悩むようになったが，仕事は何とか続けていた。35歳の11月，勤務先の記念行事で表彰された翌日より「盗聴されているので話ができない」，「誰かがつけてくる」と奇妙な発言をするようになった。37歳1月には，勤務中に亜昏迷状態となり，精神科診療所に通院するようになった。1～2ヵ月，自宅療養した後復職したが，「フタを開けるなどの動作をする時も考え込んでしまい開けられない」状態になり，仕事の能率も低下。妻とテレビ鑑賞中にも「お前が見たから消えた」など奇異な言動を呈するようになった。同年4月，大声を張り上げガラスを割るなど興奮し，2日後にはカタレプシー様の姿勢で溝にはまりくるくる廻っている所を警察官に保護され当院初診となった。

同年4月～42歳9月中旬まで約5年入院。40歳時には総合病院で乳腺炎の治療を受けた。外来通院中の45歳時，チアノーゼなどの心不全症状で大学病院内科を受診し，発作性心房細動・クラインフェルター症候群の診断を受け，以後，内科からも現在まで心不全治療薬・抗不整脈剤等が投与され続けている。

その後，外来通院をしていたが，48歳時の6月，再び自宅で菊の花を抜いてしまったり，食器の並べ方にこだわるなどの奇異な行動が増加し，当院に再入院となった。

入院後も食器の並べ方や食事を食べる順序への妄想的こだわりは持続し，診察時には「僕が食器の並べ方や食べる順を間違えたために，政治経済に悪影響が出ているのではないか。同室者の態度やメッセージでそれがわかる」と一貫して苦悩を述べ，自殺企図へと発展してしまうこともあった。

[治療経過] 37歳の当院初診から入院中には，ハロペリドール，ピモジド，マレイン酸フルフェナジン，塩酸チオリダジンなどが投与されており，42歳の退院時の処方はハロペリドール4.5mg，プロペリシアジン30mgが主剤であった。

48歳，再入院時の精神科処方は，ハロペリドールを主として塩酸クロルプロマジン（CP）換算900mgで，内科からメチルジゴキシンとアテノロールも投与されていた。

筆者が担当を引き継いだ55歳時の精神科処方は，ハロペリドール，塩酸モサプラミンを主とするもので，CP換算1,606mgであった。内科からメチルジゴキシンも持続投与されていたが，心

2. 陽性症状への効果／維持期   193

症　例：63歳，男性
診断名：統合失調症

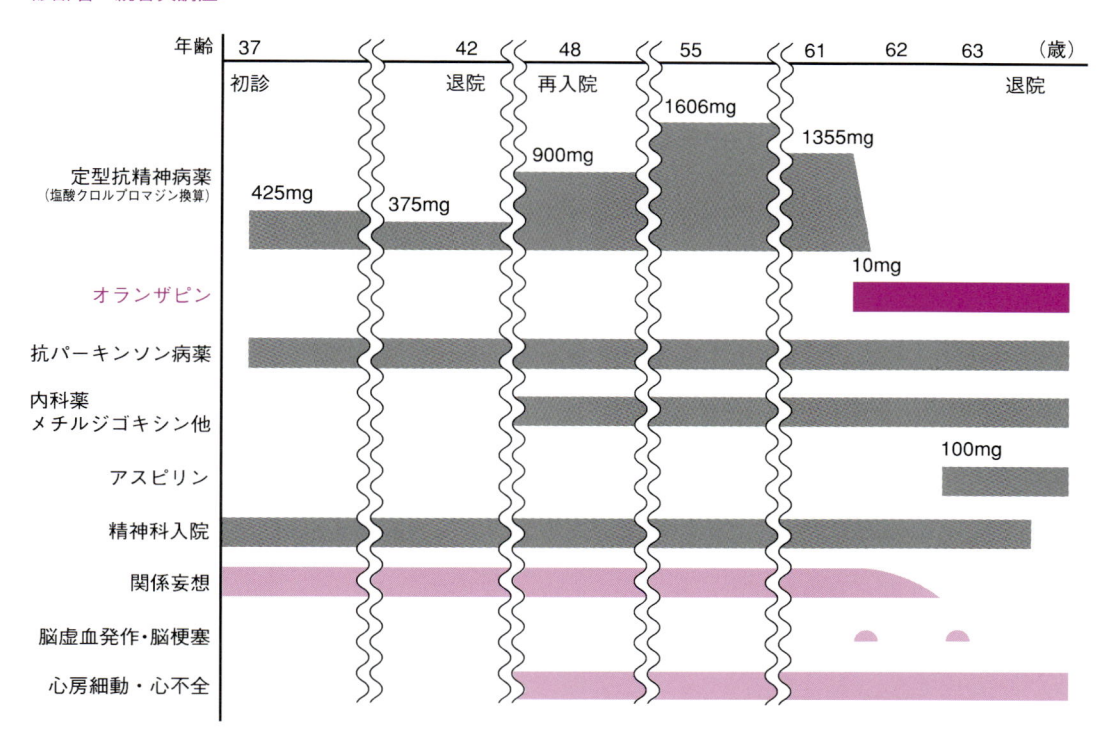

年齢	37	42	48	55	61	62	63 (歳)
	初診	退院	再入院				退院

定型抗精神病薬（塩酸クロルプロマジン換算）：425mg → 375mg → 900mg → 1606mg → 1355mg
オランザピン：10mg
抗パーキンソン病薬
内科薬　メチルジゴキシン他
アスピリン：100mg
精神科入院
関係妄想
脳虚血発作・脳梗塞
心房細動・心不全

房細動は持続し，心室性期外収縮も頻発していた。便秘や頑固な不眠の訴えも多く，些細な身体的不調に心気的になりやすい傾向もあったため，パンテチン，酸化マグネシウム，シサプリドなどの併用薬も多かった。61歳時もハロペリドール，塩酸モサプラミンが精神科の主剤で，CP換算1,355 mgであったが，食事に手をつける順序に対する妄想的拘りは持続し，「病院の水には覚醒剤が入っているのではないか？　私を追いだそうとする職員がいる」と閉鎖病棟から開放病棟への転棟の勧めにも一貫して拒み続けていた。

61歳時の7月，突如脳虚血によると思われるパーキンソン症候群悪化様の歩行障害が出現。数週間で回復したが，当時の頭部CTでは，両側側脳室の拡大とPVLを認めた。この時に，より副作用の少ない非定型抗精神病薬への切り替えを決定し，ハロペリドール，塩酸モサプラミンを半減し，代わりにオランザピン10 mgの投与を開始（1日1回夕食後）した。心配された副作用もな

かったため，1週間後には，塩酸モサプラミンを中止し，さらに翌週には，半減していたハロペリドールも中止した。9月上旬には配合剤（塩酸クロルプロマジン・塩酸プロメタジン・フェノバルビタール配合剤）なども中止し，抗精神病薬はオランザピン単剤へと集約した。

9月頃より，患者の表情が柔らかくなり，「朝も早く起きられる」と笑顔で報告するようになった。また，自分の食事の順番や食器の並べ方が世界の政治経済に影響を与えてしまうという，長年持ち続けていた妄想も背景化し，当時勃発した米国同時多発テロ事件に対しても余裕ある態度を示した。

同年12月上旬には開放病棟へ自ら転棟。転棟当初「初日に食器の位置を間違えたが，以後は誤ることもないし，心配ない」と述べ，診察時の話題も妄想や心気的な訴えから日常の出来事へと変わり，レクリエーション時も自ら歌を歌うなど行動にも変化がみられるようになった。患者の明る

い表情と振る舞いに，古くから彼を知る複数のスタッフも驚きを表明することが多くなった。翌年6月には任意入院に変更，この時から妻に自宅退院を打診し始めた。妻は留守中の本人の行動に不安を示したが，少しずつ外泊を試みていくことには同意した。62歳の7月，多発性脳梗塞併発。以後，現在も総合病院脳神経外科の指示で血小板凝集抑制薬アスピリンも併用されている。心不全症状も時に軽度悪化がみられ，内科処方の調整が適宜行われているが，抗精神病薬はオランザピン単剤で維持され，妻の不安も軽減したため，63歳の11月末に自宅へ退院となった。現在，妻と2人暮らしで，隔週定期的に通院している。

現在本人は，長年こだわっていた食器の配置や食する順序の悩みについて，「今はまったくない。よくわからないけど，不思議」と笑いながら語っている。

[考 察] 本症例は，様々な身体合併症を有し，かつ頑固な妄想・病的体験のために，自由な行動や生活の質が制約され，約14年にわたり入院し，比較的難治例と思われていた症例である。

脳梗塞を疑う発作を契機に，オランザピンへの切り替えを試みたところ，意外なことに，長年持続していた妄想的な訴えも激減し，14年ぶりに自宅への退院が可能なまで回復した。加齢もしくは多発性脳梗塞のような身体合併症の併発による病状の自然軽快傾向も考えられるが，オランザピンへの切り替えによって精神症状にも大きな改善がもたらされたと考えている。

筆者は他にも，「腸が詰ってしまっている」という妄想を執拗に訴え，毎日の排便量のみにこだわり，固形物摂取を4年以上拒み続けていた30歳代男性統合失調症例において，オランザピンへの切り替えで著明な改善がもたらされた事例を経験している。成功事例がまだ少ないので即断はできないが，オランザピンは，妄想や病的体験が持続し，定型抗精神病薬では長年治療抵抗性を示した事例にも一度は試みる価値がある薬剤ではないかと考えている。

OLANZAPINE CASE REPORT

2．陽性症状への効果／維持期

激しい陽性症状を示した症例に
オランザピンが著効を示した1例

医療法人社団東迅会　にしの木クリニック　伊　藤　朋　子

［症　例］53歳，女性
［診断名］統合失調症
［生活歴］高卒後，職につき，23歳時，職場で知りあった男性と結婚後，専業主婦をしている。
［家族歴］実弟が統合失調症で当院に通院中。
［既往歴］特記すべきことなし。
［現病歴］結婚前は，バリバリ働き，明るく社交的な性格であったが，結婚後，いつのまにか近所づきあいも友達づきあいもなくなり，家にこもって家事だけこなす生活になった。家族との会話はややちぐはぐで，ときにカッとなって興奮することもあったが，すぐにおさまるので，家族は気にとめず，精神科を受診させたことはない。

X年2月1日，配線工事の人が家に来たあとで，突然「行かなくてもいいのかなあ」と誰かに呼ばれているようなことを言い出した。本人によると「突然，激しい不安感と動悸がはじまり，幻聴，テレパシー体験があった」という。独語，空笑があり，家事はまったくできなくなった。家族との会話はまったく成りたたなくなり，「霊が……」と口走っておちつかないため，夫と母親が本人をつれて，同年2月9日，当院を受診した。
［臨床経過］初診時は，多弁で話にまとまりがなく，的はずれ応答も目立ち，疎通性も悪い。「仏様は見ていてくれる」と唐突に言ったかと思うと「家族と話し合わないと」と涙ぐむ。「不眠，不安，動悸が出現して，自分も受診しなければと思って来院した」と言う。「誰かによばれている」と幻聴を認め，「先祖の霊の考えがテレパシーで伝わってくる」と言う。「眠れるように」と説明して，オランザピン5mg/日の経口投与を開始した。

1週間後の外来受診時には，本人が1人で来院した。「ぐっすり眠れるようになり，昼も元気になれた」，「動悸や冷汗がなくなった」と喜んでいる。幻聴，テレパシー体験は消失し，会話もスムーズになってきた。2週間後の受診時には，家事もできるようになった。症状もなく，疎通性もよい。

その後も，2週に一度の通院で，オランザピン5mg眠前の服薬を継続し，安定している。今後の再発予防のため，服薬継続が必要であること，副作用として高血糖を起こす可能性があり，定期的な血液検査が必要であることを説明した。本人の認識としては，「動悸や不安感がなくなり，眠れる薬」である。副作用は出現していない。生活の範囲はせまいが，主婦としての日常生活に問題はなく，以前よりはおだやかな生活を送っているようである。
［考　察］本症例は，おそらく，今回が初発ではなく，結婚後しばらくして既に発病していたものと思われる。あまり人づきあいをしなくてすみ，家族も仕事等に忙しくて本人に向き合うことがなく，かえって刺激のない安定した環境で，大きく破綻することなく，過ごしていたのであろう。

今回初めて，激しい陽性症状が出現し，入院も検討したが，家族も本人も外来通院を望んでいた。本人に病識はなく，服薬も初めてであり，副

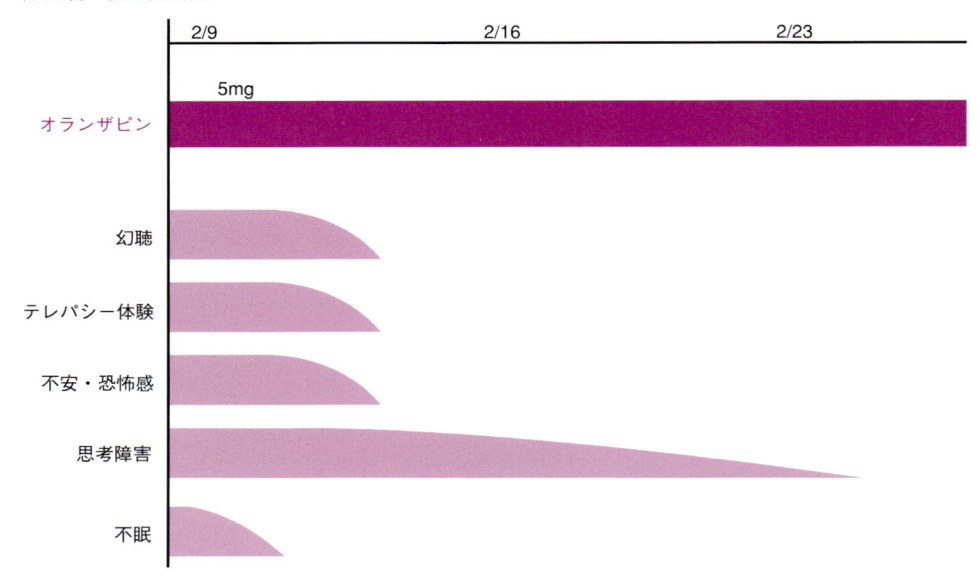

症　例：53歳，女性
診断名：統合失調症

| | 2/9 | 2/16 | 2/23 |

オランザピン　5mg
幻聴
テレパシー体験
不安・恐怖感
思考障害
不眠

　作用の少なさと効果発現の速さに期待して，オランザピンを選択し，著効を示した。現在も病識は「完全にある」とは言えないものの，本人なりに「薬が効いた」という認識をもっているためか，コンプライアンスもよい。「もともとこんなものです」と夫が言っていた話のまとまりの悪さもなくなり，思考障害にもオランザピンが著効したと考えられる。

OLANZAPINE CASE REPORT

3．陰性症状への効果

無為・自閉が主訴にある統合失調症患者における オランザピン著効の1例

久留米ヶ丘病院　落　裕美

[症　例] 31歳，女性
[診断名] 統合失調症
[生活歴] N区で着物の刺しゅう業を営む両親のもと，2人姉妹の長女として出生。幼稚園の時，K市に転居する。公立中学校，公立高校と進学し，卒業後は社会福祉専門学校へ進む。専門学校卒業後は知的障害児の作業所や学童保育に約10年携わっている。病前性格としては，おとなしく口数は少なく，皆と一緒に騒ぐより1人でいるほうが楽という内向的な面が強い。
[現病歴] X-2年5月頃，急に人の声が聴こえてきて，相手に自分の考えていることがわかられてしまうようになったり，自分の行動を実況中継する声が聴こえてくるようになった。初めは驚きながらも，周囲から見て大きな変化なく生活を送っていた。6月，車の運転中に聴こえている声が大きくなり，しかもいろいろな人の声が一度に出現し運転しているのが苦しくなることがあった。その後もこうした現象は絶え間なく続き，苦しさが増悪するため，自ら公立E病院精神科を6月18日に受診し，統合失調症の診断にて即日入院療養を開始した。

入院約3ヵ月程度でおおむね病状が改善し，退院時（9月30日）には，幻覚妄想は消失していた。外来は通院時間の関係上，公立のM病院に移り，X-2年10月より開始した。日常生活は，外来受診以外に外出することはほとんどなく，自宅においても服薬はきちんとするが，終日ゴロゴロと過ごす日々が続いていた。このため，デイケア参加目的で，自宅近隣のクリニックへX年4月より移った。しかし，生活リズムは昼夜逆転に近く，自宅に引きこもることが多く，デイケアにはほとんど参加できなかった。本人の自覚症状としては，気分は冴えず，体はだるく疲れやすく，頭はいつもぼっとし何も考えることもできず，意欲なく，何をするにしても長続きせず，集中力もないという。同居する母親は「薬が多すぎるのでは」と心配し，クリニックの医師に相談し，患者本人了解のもと，投与薬剤の減量を開始した。しかし，しばらくして病状再燃はないが，患者自身が減量することへの不安を強く訴えたため，減量を中止し元の投与量に戻した。とりあえず患者は安心を取り戻すも，将来への希望も失ってしまった。

母親の勤める老人施設の嘱託医師の紹介で，X年8月17日，当病院外来を受診。外来受診時の所見としては，表情は若干弛緩気味で，動作や話し方は緩慢であるが，質問に対してはきちんとした内容の答えをしていた。無為，自閉傾向の強い生活リズムで，明らかな幻覚は認めないが，注察感を認めた。薬剤性の錐体外路症状としては，手指の振戦（軽度～中等度），筋強剛（軽度）を認めた。処方されていた抗精神病薬，抗パーキンソン病薬の1日投与量は次の通りである。ブチロフェノン系抗精神病薬クロルプロマジン（CP）換算 1050 mg/日，リスペリドン 12 mg/日，塩酸トリヘキシフェニジル 10 mg/日，塩酸プロメタジン 50 mg/日。さらに，睡眠導入薬と，投与薬剤

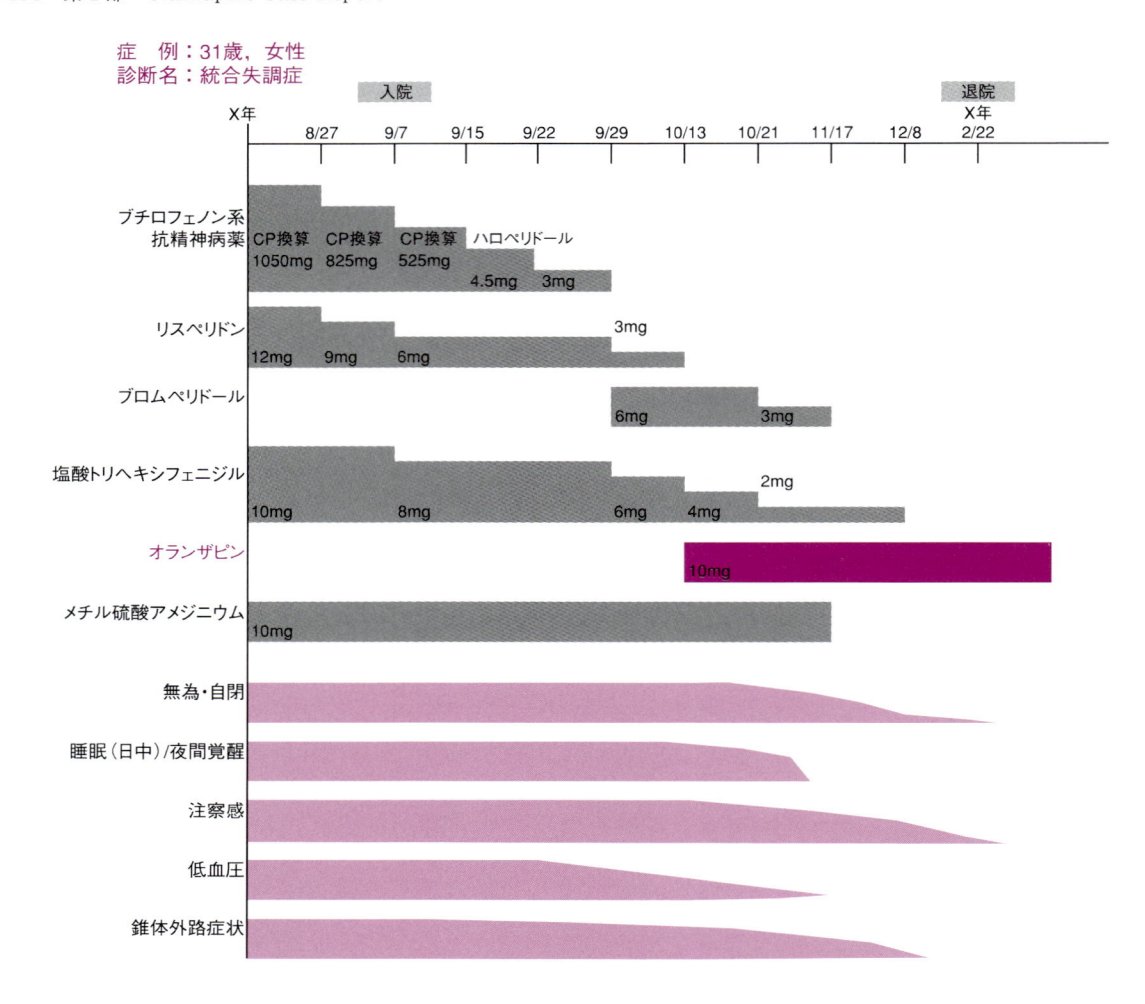

症　例：31歳，女性
診断名：統合失調症

	8/27	9/7	9/15	9/22	9/29	10/13	10/21	11/17	12/8	2/22

入院：9/7〜　退院：X+1年 2/22

ブチロフェノン系抗精神病薬　CP換算 1050mg → CP換算 825mg → CP換算 525mg → ハロペリドール 4.5mg → 3mg
リスペリドン　12mg → 9mg → 6mg → 3mg
ブロムペリドール　6mg → 3mg
塩酸トリヘキシフェニジル　10mg → 8mg → 6mg → 4mg → 2mg
オランザピン　10mg
メチル硫酸アメジニウム　10mg

無為・自閉
睡眠（日中）/夜間覚醒
注察感
低血圧
錐体外路症状

の副作用の改善のために昇圧薬，下剤も処方されていた。

まず，投与薬剤の整理が必要であったが，患者はそれに対して不安を訴える反面，現状では将来への展望がないことも理解していた。そのため，薬剤の整理および変更を提案し，X年9月7日，当病院へ任意入院となった。

[入院後経過] 入院時現在症と問題点は次の通り。①明らかな幻覚妄想は認めないが，注察感は存在する。②意欲低下，緩慢な動作で自閉傾向が強い。③感情の表出不良であるが，疎通性はよく現実認知も良好。④日中から眠気が強く終日横になっている生活が多い。⑤投与薬剤は2年前退院時からほとんど変わっておらず，結果として過剰傾向である。⑥薬剤変更については患者自身の不安

が強いが必要である。

上記の点を，入院に際して患者に説明し，治療者と共通認識を持ってもらい，そのうえで治療方針を次の通り伝えた。

①投与薬剤は漸次減量し，オランザピンに変更する。②病棟での生活は，当面はベッド上安静主体でよいが，漸次動くよう指示を出すので努力する。

初診から入院までベッド待ちが3週間あったため，外来にて抗精神病薬の漸減を開始した。入院開始時点での薬剤は，ブチロフェノン系抗精神病薬CP換算 525 mg/日，リスペリドン 6 mg/日，塩酸トリヘキシフェニジル 8 mg/日である。その他に昇圧薬と睡眠導入薬を併用。

患者は，外来にて初診時と比較して，約50％

投与薬剤を減量していたにもかかわらず，入院後，病棟においても，表情は生彩を欠き，感情の表出は乏しく，行動は緩慢でベッドに横になっていることが多かった．本を読んでも30分で疲れてしまうし，集中もできないと述べる．6人部屋であるが同室者との交流もほとんどなく過ごしていた．

[投薬状況と精神症状の変遷] 投薬状況については図を参照．入院当初は「他患の視線が気になる．何か怒っているようで恐い」と述べた．しかし，それ以上の発展はなかった．幻聴の再燃もない．外出については指導すればするものの，ベッドで横になっている姿が多かった．

9月25日，体のだるさはなくなるも，錐体外路症状はまだ軽度ながら認めた．しかし，未だ自発的に外出したり，他患と談笑することは乏しかった．10月9日，あいかわらず意欲乏しく，読書はするも集中力，持続力の低下を訴えた．幻聴等の再燃はないが，大勢の人のなかにいると，ときとして恐くなるとの訴えは認めた．オランザピン投与開始に際して，投与目的および副作用として食欲の亢進にともなう体重増加と高血糖出現の可能性を説明し，食事量，体重のコントロールおよび運動の必要性を伝えた．

10月13日，オランザピン10 mg/日（夕）投与開始．10月23日，オランザピン投与10日目，幻聴等の再燃はなく，睡眠でこれまでときどき認められていた夜間の中途覚醒が消失し改善を認めた．しかし，全体としての動きが乏しいのは変わらない．11月6日，質問に対する反応も早くなり，表情も明るくなり，自宅へ外出する回数も週3回と増えた．自宅では母親が指示する課題（洗濯，掃除など）をこなす速度があがり，作業能力の改善が認められた．さらに，院内においては週2回のSSTに参加を開始．

11月30日，ブロムペリドールを中止し2週間経過．幻覚妄想の再燃は認めない．前薬で認めた起立性低血圧症も消失したため，昇圧薬は11月24日で中止した．11月25〜27日まで，母親，妹との3人で旅行．患者は，「家族とは普通に話せる」と語る．ただし，母親の評価は，まだ動きが鈍く，疲れやすいと厳しいが，主治医からは焦らず回復をゆっくり待ちながら，前向きの評価をしてほしいと伝えた．

12月8日，抗パーキンソン病薬を中止し，投与薬剤の調整を終了した．この時点での処方は，オランザピン10 mg/日，フルニトラゼパム4 mg/日（眠前）である．

X+1年1月15日，血糖正常，体重増加なし．退院後の生活について考え始め，こちらに質問をしたり，提案をしてくる．外泊の際，友人に会いに出かけたり，親戚の家に遊びに出かけるようにもなった．2月20日，病的体験再燃の徴候なく，表情にも感情豊かになり，行動もスムーズであり，錐体外路症状は認めず．家族は病前と比して80％の回復と評価している．2月22日，退院．

[考　察] 本症例は，幻覚妄想状態改善後の意欲の減退，感情的引きこもり，自閉などの陰性症状が強く，さらに投与薬剤によると思われる過剰鎮静に対してオランザピンが著効を示した1例である．自宅生活においては，外来通院することがやっとの状態で，終日横になっての生活．家事もふくめほとんど何もできず，デイケアにも参加できない生活を，退院後約2年間過ごしていた．

外来にて一度は投与薬剤の減量を試みるも，患者自身が不安を募らせ中断している．こうした経過は，統合失調症の患者の治療経過のなかでは往々にして認められる．しかし，投与薬剤の減量や変更は口でいうほど簡単ではなく，ときとして病状の悪化をきたし，再び落ち着いた状態を獲得するまでにたいへん困難な経過を経験しなくてはならない事実は，多くの精神科医の知るところである．

しかし，オランザピンの開発およびスイッチングプロトコールの導入によって，他剤からの切り替えが比較的容易となり，さらに本症例のように劇的に病像の改善をもたらし，社会復帰が促進される症例が増えてきている．また，オランザピンは統合失調症の陽性症状に対する効果も充分に認められている．さらに睡眠状態改善作用もあるので，睡眠薬の減量も可能となるなど，統合失調症患者の治療にとって非常に有効な治療薬である．

OLANZAPINE CASE REPORT

3．陰性症状への効果

リスペリドンからオランザピンへの切り替えにより陰性症状が改善した1例

総武病院　安藤智道

［症　例］23歳，男性
［診断名］統合失調症
［既往歴・家族歴］特記すべきことなし。
［現病歴］出生，成育上は特に問題なかった。X年3月初旬から，電話で家族と話すときにつじつまが合わないことが出現していたが，放置していた。3月中旬に大学の卒業式で特に誘因なく幻聴が出現した。これにしたがい，立ち上がってその場で奇異行為をし，大学職員に保護され当院を受診した。

来院時には，担当医の質問に対して「宇宙に行っていた」「太陽の上の星があり，そこの人が下っ端で……」「身を守るため，たばことライターで武装しなくては」と支離滅裂であった。また，幻聴に聞き入っていて質問に答えられないことも頻回であり，幻覚妄想状態で同日入院した。

入院直後よりリスペリドンを中心とした抗精神病薬による薬物療法を行った。最大7mg/日まで増量し，幻覚妄想が消失したため5月初旬に退院した。

その後，眠気の訴えが強くなり，リスペリドンを減量していったところ，7月には意欲も回復し，外出できるようになった。同時期より社会復帰についても口にするようにはなっていたが，実際に何かの行動をすることはなかった。

9月になると，リスペリドンの副作用と思われる希死念慮が出現したため，これ以降，オランザピンを開始するとともに，リスペリドンを漸減した。11月13日より抗精神病薬はオランザピンのみとなった。この頃には希死念慮も消失しており，社会復帰のためにアルバイトを始めてみたいと訴えるようになった。X+1年3月には週5日のアルバイトを開始した。

その後，特に問題となることなくアルバイトを継続していたため，X+1年8月より，その他の向精神薬や抗パーキンソン病薬も中止し，オランザピン単剤投与とした。X+2年春にはアルバイトをやめて社員として雇用されたいと希望し，就職活動を始めている。

［考　察］本症例では，SDAであるリスペリドンで陽性症状は消失したが，陰性症状に対してはある程度の効果はあったものの不十分であった。さらに，副作用と考えられた希死念慮も出現したため，オランザピンに切り替えを行った。すると陰性症状が著明に改善し，それまで自室に自閉していた状態から，約1年の期間で定期のアルバイトから正社員として就職活動を開始するまでに到った。オランザピン自体が認知機能を改善するという報告[1]もあり，また，投与が単回で済むこと，副作用が少ないことが総合的に作用し，社会復帰に対して非常に良好な結果が得られたと考えている。オランザピンは，社会復帰を目指す症例に対しては積極的に選択していくべき薬剤であると考えられた。

文　献

1) Purdon, S.E., Jones, B.D., Stip, E. et al.: Neuropsychological change in early phase schizophrenia during 12 months of treatment with

olanzapine, risperidone, or haloperidol. The Canadian Collaborative Group for research in schizophrenia. Arch. Gen. Psychiatry, 57 : 249-58, 2000.

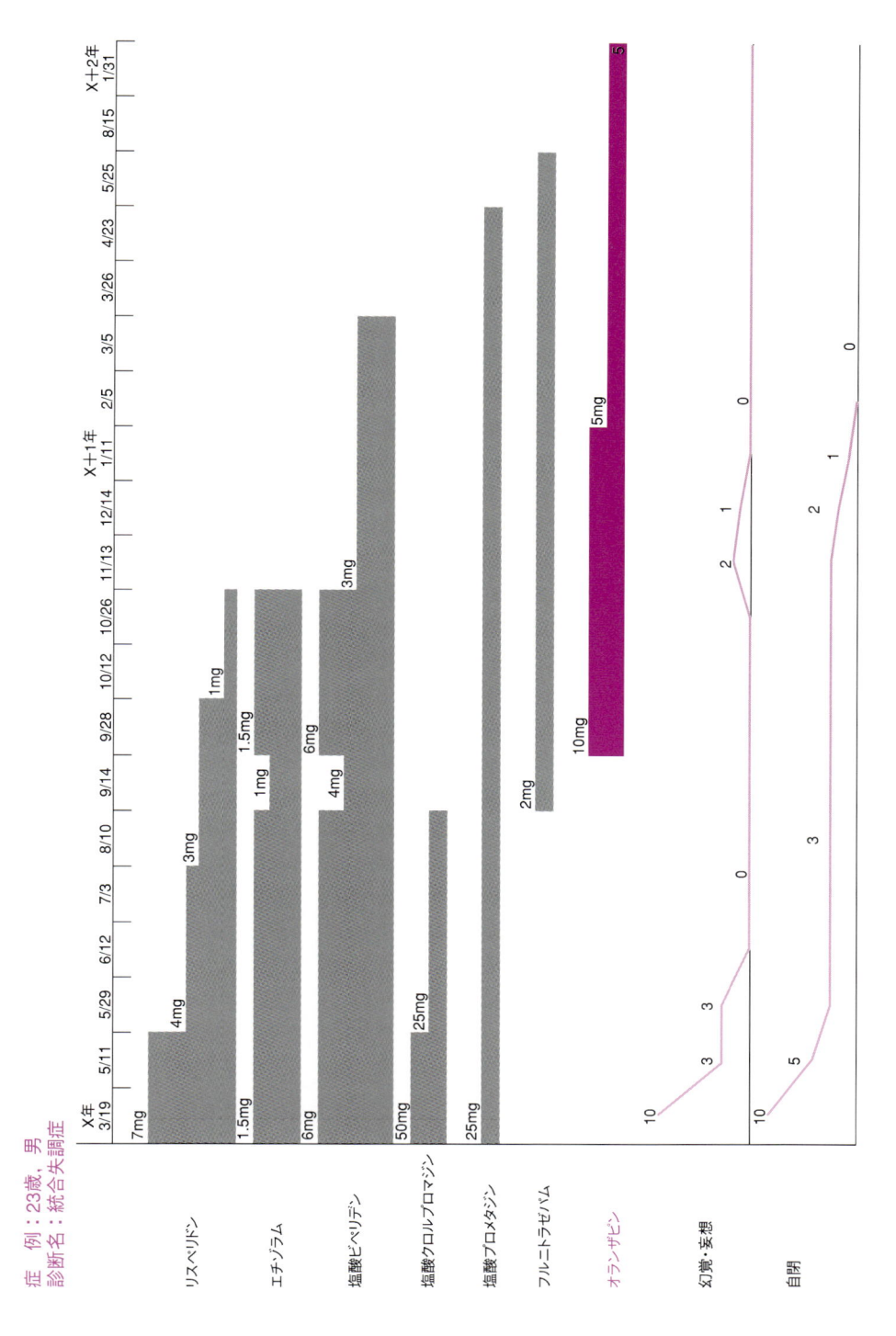

3．陰性症状への効果　201

症　例：23歳，男
診断名：統合失調症

	X年 3/19	5/11	5/29	6/12	7/3	8/10	9/14	9/28	10/12	10/26	11/13	12/14	X+1年 1/11	2/5	3/5	3/26	4/23	5/25	8/15	X+2年 1/31
リスペリドン	7mg	4mg				3mg		1mg												
エチゾラム	1.5mg						1mg	1.5mg												
塩酸ビペリデン	6mg					4mg	6mg			3mg										
塩酸クロルプロマジン	50mg	25mg																		
塩酸プロメタジン	25mg																			
フルニトラゼパム							2mg													
オランザピン									10mg				5mg							
幻覚・妄想	10	3	3	0								2	1	0						
自閉	10	5	3	3								2	1	0						

3. 陰性症状への効果

統合失調症の慢性期における心気的訴え，自発性低下に対し，オランザピンが奏効した1例

秋山会両毛病院　中 村 晃 士，山内 美和子，井 上 栄 吉
　　　　　　　　　秋 山 伸 惠，秋 山 一 郎

[症　例] 34歳，男性
[診断名] 統合失調症
[家族歴・既往歴] 特記すべきことなし。
[生活歴および現病歴] 高校3年生の時，頭重感の訴えで内科を受診し，問題がなかったため精神科を紹介された。精神科を受診したところ，入院を勧められ，A病院に1ヵ月間の入院となった。家族は「神経症」と言われたと話すが，実際の診断名は不明である。高校卒業後，専門学校に通ったが，「難しくて，ついていけない」と中退した。その後，パチンコ店でアルバイトなどするも続かず，1年間でやめ，その後は昼夜逆転の生活をしていた。

21歳の時，再び頭重感を訴えA病院に2回目の入院となった。しかし，自己都合で退院し，その後は服薬もしなかった。この頃から，不眠の訴えや家族への暴言が出現した。22歳の夏，食品関係の仕事に就くが，X年9月頃より夜間に独語がみられるようになり，仕事場へもサングラスを掛けて行き，周囲を警戒しているような素振りであった。同年10月からは，独語，放歌，空笑がみられるようになり，ときにニタニタしたかと思うと「てめえら，ぶっ殺すぞ」と興奮するようになったため，同年11月5日B病院入院となった。

入院時，精神運動興奮がみられ，「いろいろな人間が俺をはめた。会社では俺のことを狂犬病だと思っている」など，妄想的な発言が聞かれた。そのため下記処方にて薬物療法を開始した。

B病院入院時の初期の処方：マレイン酸レボメプロマジン 75 mg/日，ゾテピン 150 mg/日，炭酸リチウム 800 mg/日*，カルバマゼピン 200 mg/日を朝・昼・夕分3投与，および塩酸クロルプロマジン 50 mg/日，塩酸プロメタジン 12.5 mg/日，フェノバルビタール 30 mg/日を眠前投与。

上記投薬により，次第に幻覚妄想状態は消褪し，独語，空笑もみられなくなっていったが，感情鈍麻，自発性低下がみられ，臥床傾向が強かった。入院半年後くらいから作業療法を勧め，退院へ向けてリハビリを行い始めたが，頭重感や体のだるさを訴えては作業を休むことが繰り返され，なかなか退院へとは結びつかなかった。その後，残遺状態が続き，年に2，3回の外泊をするのみで，ほとんど病棟内で過ごすといった状態が続き，数年が経過した。

X+7年には，精神状態は安定しており，本人の自発性を促す目的もあって，話し合いの上，開放病棟に移棟したが，これを機に落ち着かなくなり，1ヵ月ほどで閉鎖病棟に戻った。しかし，閉鎖病棟に戻った後も落ち着かず，家族の面会時に小遣いをしつこく要求し，要求が通らないと興奮するといったそれまでにはみられなかった行動が頻回にみられるようになったため，ハロペリドールを追加したところ，症状は再び安定した。しかし，頭重感などの心気的訴えは続き，また，診察のときには「今週は調子がよかった」と言ったか

3. 陰性症状への効果　203

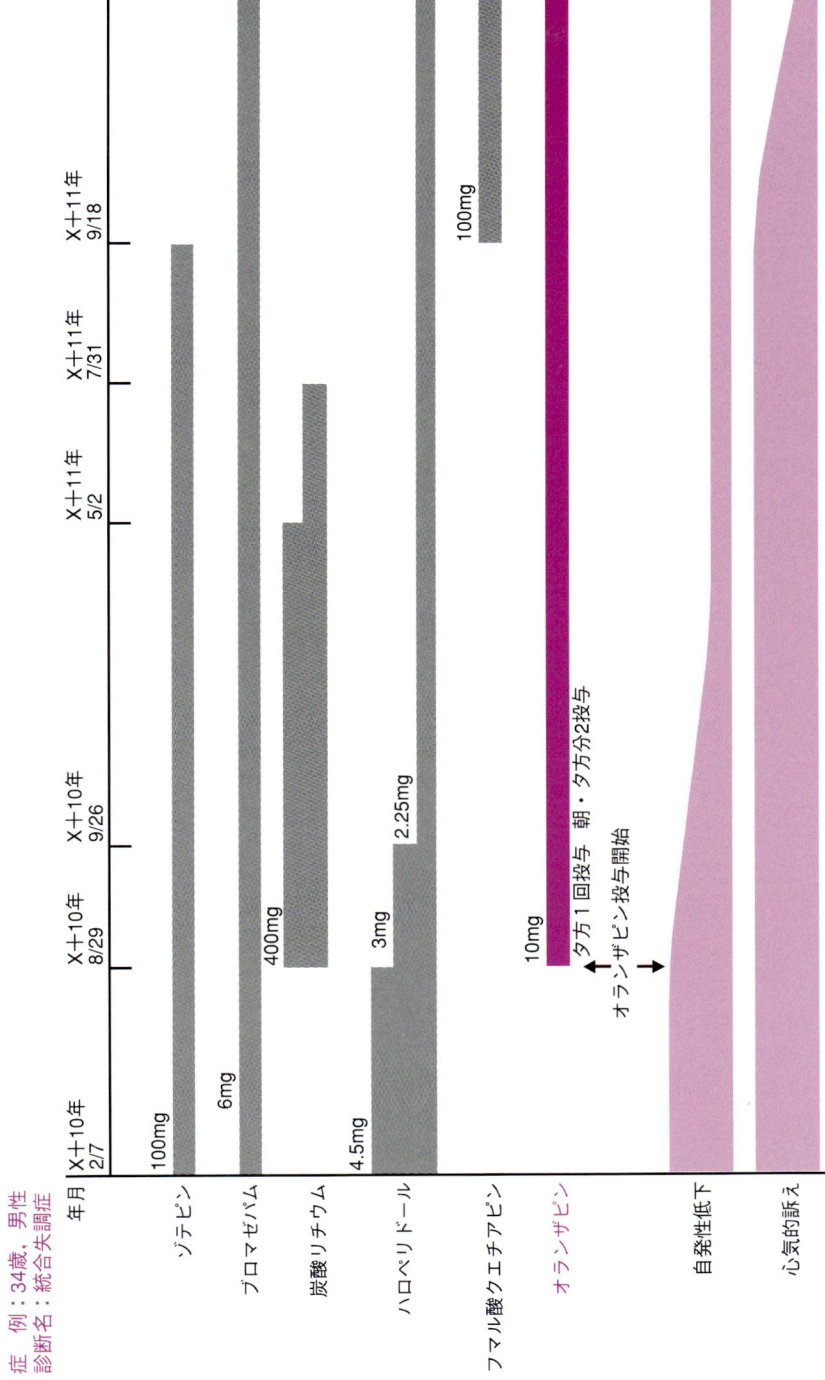

症　例：34歳，男性
診断名：統合失調症

| 年月 | X+10年 2/7 | X+10年 8/29 | X+10年 9/26 | X+11年 5/2 | X+11年 7/31 | X+11年 9/18 |

ゾテピン　100mg

ブロマゼパム　6mg

炭酸リチウム　400mg

ハロペリドール　4.5mg　3mg　2.25mg

フマル酸クエチアピン　10mg　100mg

オランザピン　夕方1回投与　朝・夕方分2投与
←オランザピン投与開始→

自発性低下

心気的訴え

と思えば，翌週には「今週は調子が悪い。波があるんです」と週替わりで調子の波があるようであり，また，診察時の会話の内容は，その1週間の調子がよかったかどうかだけに終始した。調子が悪いときには1日中ベッドに横になっており，調子がいいときでもホールで他患と交わることなく過ごしている程度で作業療法への不参加が続いていた。また，熟眠感のなさの訴えも少しずつ増えてきていた。

オランザピン投与前の処方：ゾテピン100 mg/日，ハロペリドール4.5 mg/日，ブロマゼパム6 mg/日を朝・昼・夕分3投与，眠前投薬なし。

そこで心気的訴え，自発性低下に対して，X+10年8月29日，オランザピン10 mg/日を開始し，同時に気分の変動に対して再び炭酸リチウム400 mg/日を併用した。

オランザピン投与開始時の処方：ゾテピン100 mg/日，ハロペリドール3 mg/日，炭酸リチウム400 mg/日，ブロマゼパム6 mg/日を朝・昼・夕分3投与，オランザピン10 mg/日を夕方1回投与，眠前投薬なし。

9月3日には，今まで参加していなかった作業療法に自ら参加してみたいとの申し出があり，1日おきに参加するようになった。また，11月に入ると，それまでしていなかった外出もするようになり，調子の波を訴えることも少なくなり，自発性の向上がみられた印象であった。しかし，頭重感，頭がもやもやする感じ，日中のだるさはなかなか抜けず，心気的な訴えは続いた。

X+11年1月には，「だんだん作業も面白くなってきた」と作業内容（ボールペンの組み立て）に興味を持つようになり，作業の延長で自らプラモデルを買ってきて組み立てるようにもなった。また，オランザピン投与前に訴えていた熟眠感のなさも訴えなくなっていった。診察時には，自分のことを話したり，ときに冗談を言って笑うようにもなり，「20代の気持ちに戻りました」と調子のよさを表現した。この頃から頭重感などの心気的訴えは影を潜めていったが，体のだるさと薬の減量をして欲しいとの訴えがあったため，炭酸リチウム，ゾテピンを減量し，代わりにフマル酸クエチアピンを投与し，最終的な処方に落ち着いている。

X+12年4月現在，自ら街中へ外出して買い物などもし，以前のような心気的な訴えは聞かれなくなっている。診察時には，以前であれば一生懸命自分の調子の悪さを訴えていたが，この頃には落ち着いて自分の調子について話し，笑顔もみられ，自分の調子以外の話題ものぼるようになってきている。また，オランザピン投与開始時から現在まで血糖値や体重の有意な変化も認められていない。

最終的な処方：オランザピン10 mg/日，フマル酸クエチアピン100 mg/日を朝・夕分2投与，ハロペリドール2.25 mg/日，ブロマゼパム6 mg/日を朝・昼・夕分3投与，眠前投薬なし。

[考　察] 本症例は統合失調症の陰性症状（主に自発性低下と感情鈍麻）と心気的傾向に対し，オランザピンが有効であった症例である。入院後長きにわたり，心気的訴えを続け，また，そのために調子の悪さを訴えては臥床していた症例であったが，オランザピン投与後は作業療法に自ら参加するようになり，外出の回数も増え，患者の活動範囲が明らかに広がっている。そして，オランザピンを投与開始してからの長い経過においても，他の薬剤を併用していることもあるが，特に焦燥感が強まったり，行動がまとまらなくなったりといったこともなく，問題なく経過している。慢性期にある統合失調症の心気的な訴えに対してもオランザピンが有効であったと思われ，今後もこのような症例の報告が増えるとともに，有用性が高まっていくものと思われる。

＊炭酸リチウムの承認された用法・用量は「1日400〜600 mgから開始，2〜3回に分服。以後3日〜1週間ごとに1日1,200 mgまでの治療量に漸増，改善がみられたならば症状を観察しながら，維持量1日200〜800 mg，1〜3回分服に漸減（増減）する」です。

OLANZAPINE CASE REPORT

3．陰性症状への効果

オランザピンの内服により統合失調症による（5年以上にわたる）引きこもりが著明改善した症例

新潟厚生連　中条第二病院　須賀良一

［症　例］31歳（初診時），男性
［診断名］統合失調症
［既往歴］X−7年，N病院神経内科にてWilson病*と診断された。
［現病歴］中学・高校と大きな問題なく過ごした。X−11年3月，コンピュータ関連専門学校卒業。この頃より，身体がぴくつくような症状（本人は身体がひくひくすると表現）出現。それでも卒業後は就職したが，1年4ヵ月程勤めて退社。その後は，しばらく就職と失職を繰り返した。

X−7年（25歳時）頃，身体がひくひくする，じっとしていられない，歩行が不安定，身体がイライラする，などの症状を訴え，N病院神経内科を受診。Wilson病と診断され，治療を受け始めたという（治療内容については不明）。

X−3年1月6日，精神的に落ち着かないということを理由に，同病院精神科受診。この頃既に自宅に引きこもった生活をしていた。この時は，はっきりとした診断をつけられず，うつ状態として，スルピリド150 mg/日→300 mg/日を投与された。しかし，X−3年2月には中断。この頃より，被害妄想，まとまらない言動，自閉，イライ

ラ感，不眠などの精神症状が目立つようになっていた。しかし本人は，自分はWilson病だと言い張り，精神科受診を拒否していた。

本症例をフォローアップしていた，N病院神経内科も，Wilson病であることに疑問を持ち，X−1年11月，B病院神経内科へ紹介。

X−1年11月5日〜12月27日まで入院し，改めてWilson病であるか否かについて検査を行った。その結果Wilson病ではないという結論が出された。

B病院でWilson病を否定され，本人は，ますます自宅に引きこもり，イライラして家族にあたり散らすようになった。

X年1月13日午前9時頃，処方されていたクロナゼパム0.5 mg錠を30〜40錠とアルコールをまとめて飲みN病院内科へ緊急入院。内科からの紹介により，X年1月15日，当科初診。

初診時，薬をまとめて大量に飲んだ理由として，自分が病気だと信じていたWilson病が否定され，どうしていいかわからなくなった，家族との関係も悪くなってしまい，精神的に追い詰められた。神経が休まらない，睡眠が取れないなど，いろいろなことを訴えていた。幻聴については否定。

本人は否定するが，家族からみると被害妄想がすごいという。他人とのコミュニケーション障害があり，思考にまとまりがなく，情緒的引きこもりが目立った。猜疑心が強く，病識を持てず，抗精神病薬を服用することについて拒否的であっ

---

*注）Wilson病とは，常染色体劣性遺伝の銅代謝異常症で，発症頻度は3〜4万人に1人，保因者は100人に1人である。本症の病因は銅輸送ATPase（ATP 7 B）の欠損で，単細胞のサイトソルに銅が蓄積し，胆汁および血中に銅が分泌されない。症状は，肝機能障害，錐体外路症状（パーキンソン病様歩行障害，構音障害，嚥下障害，振戦，ジストニア），精神症状（うつ気分，情緒障害，多動），腎障害，角膜のKayser-Fleisher輪，などである。

症　例：31歳（初診時），男性
診断名：統合失調症

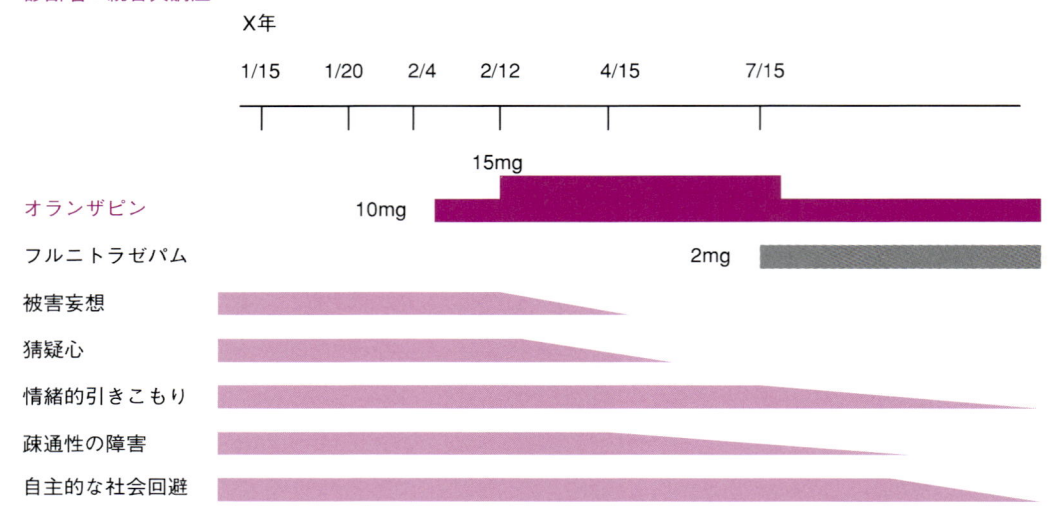

```
X年
1/15  1/20  2/4  2/12    4/15    7/15
```

オランザピン　10mg → 15mg（2/12〜7/15）→ 10mg
フルニトラゼパム　2mg（7/15〜）
被害妄想
猜疑心
情緒的引きこもり
疎通性の障害
自主的な社会回避

た。
　X年1月20日，口が渇く，身体がけいれんする，めまいがする，眠れない，イライラして困る，など訴えるため，本人を説得し，オランザピン10 mg/日を投与（1×夕食後）。しかし，ほとんど服用しなかった。2月4日，昨日から一睡もできない，発汗，胸が苦しいなど訴え，救急搬送を依頼し，同日救急搬送され，当科再受診。広告などを見て「自分のことを書かれている，それを見るとイライラする」という。1月20日，「処方されたオランザピンは服用しなかった」と述べた。
　毎日のようにわけがわからないことを言う，「誰かがいる」と言って何回も外に出てみる，自分の食べ物に毒を入れられたのではないかと疑う。混乱しており，ここ2〜3日言ったことをよく覚えていない。家族の話では，5年以上ほとんど家に引きこもっているという。
　本人に，統合失調症である可能性が高いこと，薬物療法により症状の改善が期待できること，今のまま家に引きこもっていても，本人も家族も苦しむだけであることなどを説明し，入院承諾を得て，X年2月4日，任意入院。
　［入院後の経過］入院時一般検査，EEG，頭部CT検査では異常所見なし。被害妄想，まとまりのない言動，気分不安定，不眠，他人とのコミュニケーション障害などの症状があり，統合失調症と診断。オランザピン10 mg/日（1×夕食後）内服より治療を開始した。
　7日目よりオランザピン15 mg/日（1×夕食後）に増量し，不眠，イライラ感，被害妄想，まとまりのない言動などが徐々に改善した。しかし，オランザピン15 mg/日投与28日目頃より軽いアカシジアが出現した。
　この頃には，コミュニケーション障害も著明改善し，服薬についての拒否感もなくなり，自宅への外泊中も問題を起こさなくなった。症状は改善し，X年4月15日退院した。
　退院後，就職を目指したが，就職できず，デイケアに通うことになった。オランザピン15 mg/日（1×夕食後）を続けてきたが，アカシジアが続き苦痛が大きくなってきたため，X年7月15日よりオランザピン10 mg/日，フルニトラゼパム2 mg/日（1×就眠前）へ変更した。7月29日にはアカシジアが消失した。その後は落ち着いて生活し，引きこもりもなくなった。
　X＋1年1月，パン工場に就職。2ヵ月半勤めたが，仕事がきつくて3月にはやめてしまった。X＋1年4月より再就職。パソコンを教える仕事の補助をしているという。

[考　察] 本症例は，身体がひくひくするという身体症状から始まり，一時，神経内科にてWilson病と診断され治療を受けてきた。その結果，5年間以上にわたる自宅への引きこもりやイライラ感，被害妄想，まとまりのない言動，コミュニケーション障害などの精神症状も，Wilson病によるものと思い込んで精神科治療を拒否してきた。ところが，B病院神経内科に入院し，再検査によってWilson病であることが否定されたため，本人はますます引きこもって，家族にあたり散らし，さらに，処方されていたクロナゼパムをアルコールと一緒に大量服用し，内科緊急入院となった。この緊急入院から精神科治療へ結びついた。

主症状は，被害妄想，興奮，猜疑心，情動的引きこもり，疎通性の障害，不安，非協調性，不自然な思考内容，判断力と病識の欠如，自主的な社会回避などである。幻覚（幻聴）は過去も現在もないという。はじめは外来治療のつもりであったが，服薬拒否が強く，やむなく入院治療から始めた。

服薬拒否が強い症例であるため，1日1回投与ですみ，かつ，なるべく副作用の少ないという条件で投与薬物を探し，オランザピン10 mg/日単剤投与から始めた。途中，15 mg/日まで増量したが，アカシジアが出現し，退院後，オランザピンを10 mg/日に減量した。フルニトラゼパム2 mg/日併用で1日1回投与に変更した。現在，治療開始後1年以上経過したが，引きこもりは消失し，X+1年1月より就職することができた。薬に対する拒否もなくなった。被害妄想，猜疑心，不安も取れ，かなり常識的な判断ができるようになった。

定型抗精神病薬で治療するとすれば，妄想や興奮，猜疑心などを標的に薬物を選ぶことになる。このような症状は，従来の薬物でも充分に効果は得られるが，経験的にみて情緒的引きこもり，疎通性の障害，非協調性，自主的な社会回避などの症状には，さほど効果は期待できない。副作用も多く出現し，1日2～3回の投与が必要になる。オランザピンは，本症例のように，異常体験は比較的軽く，引きこもり，非協調性などのコミュニケーション障害に関係した症状が強い症例には，従来の抗精神病薬より著明改善が期待できる薬物である。

3．陰性症状への効果

オランザピンが用量依存的に奏効した1症例

秋田大学医学部精神科学講座　塩田　睦，鈴木　稔

[症　例] 27歳，女性
[診断名] 統合失調症
[家族歴，既往歴] 特記すべきことなし。
[病前性格] 几帳面，真面目，引っ込み思案，悲観的。
[生活歴] 2人同胞の2番目として出生。両親と4人家族。周産期，発育発達は正常であった。
[現病歴] 小学生の頃より人の輪に入れない内気な性格で，背後に人が立つと「襲われそうで怖い」と不気味に思う癖があった。中学生の頃から緊張すると腹痛や下痢を起こすようになったが，大きな破綻はなかった。地元高校を卒業し一浪後は実家から遠い大学へ進学し，一人暮らしをしながら学業やアルバイトに忙しく過ごしていた。大学2年時，同棲していた男性との別離が原因で，大量服薬による自殺未遂をしたことがある。

X年（22歳），実家へ戻り事務職に就職した頃から，なんとなく「他人に見られている」ような被注察感，買い物先の店員に「あなたの来るところではない」と思われている，あるいは全く知らない人，通りすがりの人にも「変な格好をしている」と思われている，他者の笑い声を聞くと「自分のことを笑っている」と感じるという内容の被害関係妄想が出現した。しかし周囲もこれらの症状に気付かず，何とか職場には適応していた。

X+2年（24歳）に配置転換で責任ある立場になった頃から，徐々に自信喪失し，イライラしやすく一人で悩むようになった。

X+4年（26歳）4月，疲れやすくなり，食欲が低下し，わけもなく涙が出たり，意欲低下のため仕事時間以外は寝て過ごすという状態になった。小さな虫が目の前を横切るのが見えるようにもなった。8月に親の勧めで近くの心療内科を受診し，マレイン酸フルボキサミン，ジアゼパム，フルトプラゼパムを処方されるも改善しなかった。9月から考えがまとまらなくなり，また読書，書字，計算等の集中が困難となり，仕事がままならない状態となった。過呼吸発作や，手甲を爪で傷つける自傷行為も認められ，同年10月1日当科を紹介され初診となった。

[治療経過] 初診時は，不安，抑うつを伴う神経衰弱様状態であった。統合失調症と診断し，外来にてオランザピン 5 mg/日から処方を開始した。10月4日アカシジアが出現したため塩酸ビペリデン 3 mg/日を追加したところ，アカシジアは速やかに消失した。抑うつに対して塩酸トラゾドンを 50 mg/日から併用を開始し 100 mg/日まで漸増した。しかし抑うつ症状の改善は認められず，不眠のため疲労感も嵩じてきたため，休養と薬物調整目的で12月9日，第1回目の任意入院となった。

入院時，涙ぐみながらささやくような小声で入院後の治療や仕事への復帰を不安がり，不眠，頭痛，腹痛，交代する下痢と便秘，月経不順，肩こり，全身の筋肉痛等の愁訴があった。陽性症状は明らかではなかった。神経学的所見，血算，生化学，血糖，尿一般検査，心電図，胸部X線，頭部MRI，脳波検査では特記すべき異常を認めなかった。身体的愁訴が多く，他科を受診するも身体疾患は否定された。

症　例：27歳，女性
診断名：統合失調症

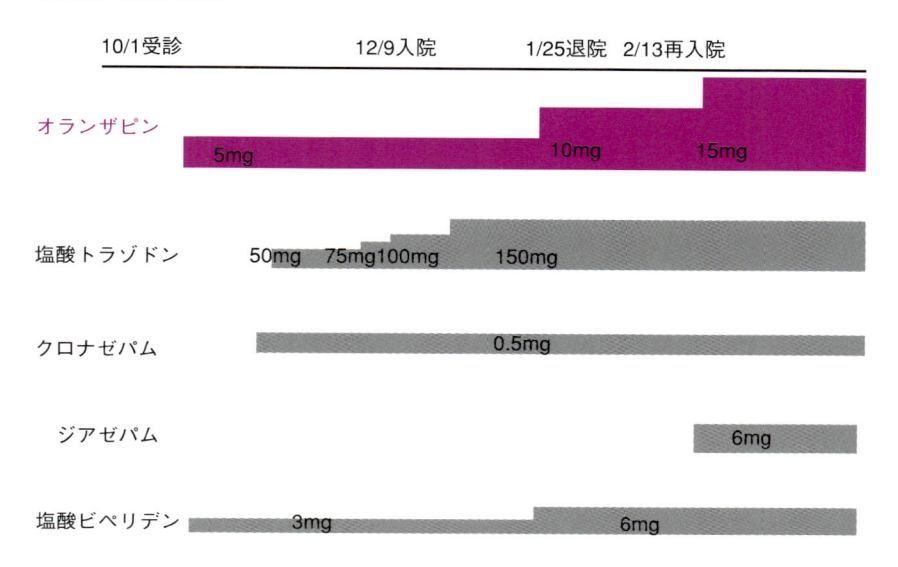

| | 10/1受診 | 12/9入院 | 1/25退院 | 2/13再入院 |

オランザピン　5mg　→　10mg　→　15mg
塩酸トラゾドン　50mg　75mg　100mg　150mg
クロナゼパム　0.5mg
ジアゼパム　6mg
塩酸ビペリデン　3mg　6mg

　12月13日から抑うつ状態に対して塩酸トラゾドンを150mg/日まで増量したところ，気分の変動の幅が小さくなり他患と談笑する姿も見られるようになった。しかしX＋5年正月に試験外泊をした後から再び疲労感が強くなり，また落ち着かなくなり，注察妄想が増悪した。このため1月9日よりオランザピンを10mg/日へと増量した。以後，幻覚妄想は認められず，抑うつ症状も軽快し，本人の退院希望も強いため，1月24日第1回目の退院となった。

　退院後1週間は調子良く過ごしたこともあり，主治医に相談もせず職場に2日間出勤したところ，倦怠感が強くなり落ち着かない気分が再燃した。再び臥床生活へと戻ってしまい過呼吸発作を繰り返すため，2月13日第2回目の任意入院となった。

　入院時，仕事のことが頭から離れず，「どうしたらいいかわからない」と困惑状態で不安そうな表情をしていた。明らかな陽性症状は認めなかった。入院時一般検査では特記すべき異常は認めなかった。2月17日，オランザピンを15mg/日に増量しジアゼパム6mg/日を追加したところ，自発性に改善がみられ，病棟からスポーツセンターや買い物へと外出する姿もみられるようになった。3月3日，アカシジア症状が再び出現したが経過観察のみで数日間で自然消失した。かねてから症例と母親は密着した関係にあり，症例の状態に連動して母親も動揺し，さらに母親の不安が症例へ悪影響を与えるといった悪循環が考えられた。両者への介入を行ったところ，本人の精神面での安定化が認められた。現在，近い退院に向けて試験外泊を行っているところである。

［考　察］本症例は，神経衰弱様状態が前景をなしていた統合失調症で，非定型抗精神病薬の1つであるオランザピンの使用により高い有用性が得られた。

　本症例の治療経過としては以下のことがあげられる。

　治療開始当初，本症例は肩こりや頭重感などの心気的な症状やその他いろいろと身体不定愁訴を訴えていた。いわゆる神経衰弱に近く，意欲に欠け軽度の抑うつ気分や悲哀感も認められていた。また被注察感から始まり被害関係妄想や幻視などの幻覚妄想状態を認めたことなどを含めて考えると，統合失調症の診断が最も適当と考えられた。

　オランザピン5mg/日にて注察妄想や被害妄想はいったん消失したが，その後のストレス負荷にて幻覚妄想の再燃が容易に認められた。しかし，

オランザピンを10 mg/日に増量したことにより，その後は幻覚妄想の再燃はみられなくなった。

このことは，Beasleyらによるオランザピンとプラセボとの比較試験（Study 1）[1]とオランザピン，ハロペリドールとプラセボを比較したNorth American double-blind olanzapine trial（Study 2）[3]においてBrief Psychiatric Rating Scale（以下，BPRS）を用い，オランザピン10 mg/日以上でプラセボに比し精神症状全般の有意な改善がみられたという結果と一致している。

また，本症例において，抑うつ症状の改善を期待して塩酸トラゾドンの併用投与も試みたが，これのみでははっきりとした効果は得られなかった。しかしオランザピンを5 mg/日から10 mg/日に増量することにより，抑うつ症状にも改善がみられた。

オランザピンの抑うつ症状に対する有効性については，これまでいくつかの報告がある。1つはBPRSの不安／抑うつ症状スコアを用い，オランザピン中用量投与群および高用量投与群ではプラセボ群より有意な改善を見せたが，ハロペリドール投与群はプラセボ群と有意差がなかったというものである[5]。

また，ヨーロッパと北米で行われたオランザピンとハロペリドールを比較したInternational collaborative double-blind olanzapine trial（Study 3）[6]では，抑うつ症状をMontgomery-Åsberg Depression Scale（以下，MÅDRS）を用いて検討し，試験参加者全症例でのMÅDRS総スコアの変化で，オランザピン投与群はハロペリドール投与群よりも有意な改善がみられ，これはMÅDRSの個々の項目でも同様であったとしている。また中等度以上の抑うつ症状を有する症例群においても，MÅDRS総スコアの改善はオランザピン投与群で有意であったと報告している。

さらに本症例では，オランザピン10 mg/日の時点では自発性低下はなお持続していたが，オランザピンを15 mg/日へ増量したことにより，スポーツクラブや外へ出かけるなど自発性にも改善を認めた。すなわち陰性症状に対してもオランザピンが有効であったといえる。

一般に統合失調症の陰性症状に対しては，これまでに抗うつ薬やベンゾジアゼピン系薬剤，L-ドーパなどの各種薬剤の付加療法が試みられ報告されてはいるが，いずれも決定的な治療手段とはなっていないのが現状である[4]。

陰性症状に対するオランザピンの有効性について，先のStudy 1, 3では陽性ならびに陰性症状評価尺度（PANSS）により，Study 2では陰性症状評価尺度（SANS）により評価されている。

Study 1ではオランザピン10 mg/日でプラセボよりも，Study 2ではオランザピン高用量投与群でプラセボやハロペリドールよりも，Study 3ではオランザピンでハロペリドールよりも陰性症状の優位な改善が認められたとしている。

また上記以外にも，陰性症状に対してオランザピンの直接効果が明白に示されたという海外での報告もある[7]。

これら海外における報告から考えても，オランザピンは陽性症状のみならず陰性症状にも有効であるといえる。とくに本症例では，オランザピン15 mg/日から治療効果が明らかとなった。このことは，オランザピンの治療効果が最も高いのは15 mg/日前後という報告とも一致するものである[2,3,6]。

本症例の場合，副作用としては増量に伴いアカシジアがみられたが，一過性のものであり，塩酸ビペリデンの併用や経過観察のみで速やかに消失したため，治療上大きな支障とはならなかった。また，今回の治療期間において，血糖値の上昇や尿糖，著しい体重の増加などの副作用はみられなかった。

以上をまとめると，本症例ではオランザピンの増量に伴い，5〜10 mg/日で陽性症状が改善し，その後10 mg/日で抑うつ症状が，さらに15 mg/日への増量により自発性低下といった陰性症状の軽減が認められた。したがって，オランザピンの有用性が用量依存的に発揮されたケースといえよう。

今回のケースから我々は，症例によってはオランザピンは陽性症状のみならず抑うつ症状や陰性症状にも有効であると考えた。また，低用量または中用量のオランザピンで十分な効果が得られないような場合でも，15 mg/日程度までは増量し

てみる価値があるという印象を抱いた。

文　献

1) Beasley, C.M. Jr., Sanger, T., Satterlee, W. et al.: Olanzapine versus placebo: results of a double-blind, fixed dose olanzapine trial. Psychopharmacology, 124：159-167, 1996.
2) Beasley, C.M. Jr., Hamilton, S.H., Crawford, A.M. et al.: Olanzapine versus haloperidol: acute phase results of the international double-blind olanzapine trial. Eur. Neuropsychopharmacol., 7：125-137, 1997.
3) Charles, M.: Olanzapine versus placebo and haloperidol acute phase results of the North American double-blind olanzapine trial. Neuropharmacology, 14：111-123, 1996.
4) 藤井康男 編, 宮田量治：精神分裂病の薬物療法100のQ&A. pp 142-146, 星和書店, 東京, 2000.
5) Tollefson, G.D., Sanger, T.M., Beasley, C.M. et al.: A double-blind, controlled comparison of the novel antipsychotic olanzapine versus halope-ridol or placebo on anxious and depressive symptoms accompanying schizophrenia. Biol. Psychiatry, 43：803-810, 1998.
6) Tollefson, G.D., Beasley, C.M. Jr., Tran, P.V. et al.: Olanzapine versus haloperidol in the treatment of schizophrenia and schizoaffective and schizophreniform disorders: results of an international collaborative trial. Am. J. Psychiatry, 154：457-465, 1997.
7) Tollefson, G.D., Sanger, T.M.: Negative symptoms: a path analytic approach to a double-blind, placebo- and haloperidol-controlled clinical trial with olanzapine. Am. J. Psychiatry, 154：466-474, 1997.

3. 陰性症状への効果

治療抵抗性の幻覚，妄想に加え著明な陰性症状のため長期間入院を余儀なくされた症例におけるオランザピンの使用経験

久慈享和病院　長 岡 重 之

[症　例] 48歳，女性
[診断名] 統合失調症（破瓜型）
[既往歴] 特記すべきことなし。
[遺伝負因] 特になし。
[現病歴および治療経過] 5人兄弟の末子として出生。発育，成長に特に異常は認めなかった。中卒後，某電気会社に就職。元来，朗らかで明るい性格であったが，26歳頃から急に物も喋らず元気がなくなった。その頃，頭を打ったがそれが原因と家族が思い，某精神科を受診させたことがある。

X−18年秋頃からはまったく仕事に行かなくなった。X−17年1月に見合い結婚したが3週間で実家に戻ってきた（理由は不明）。その後，自宅に閉居し，話し掛けても答えない状態が続いたため，同年2月（28歳）当院初診。疎通性がなく感情の起伏も乏しく意欲に欠ける状態で，破瓜病（Hebephrenia）と診断され塩酸モサプラミン75 mg/日，スルピリド600 mg/日を投与されるが，易怒的で些細なことで母親を叩いたりする状態がみられた。2月下旬頃より，言動がまとまらず理由もなく外出し警察に二度保護された。そのため，2月28日当院1回目の入院となった。

入院中は感情鈍麻，自閉が目立ち，他患との接触もほとんどなく周囲には無関心な状態が続いた。また，風呂にも入らず不潔な状態であった。ハロペリドール（最高5 mg/日），塩酸クロカプラミン（最高75 mg/日）を主剤に加療された。

症状の改善は認められなかったが，家族の希望によりX−12年9月（33歳）退院となった。

退院後，服薬は行っていたが，相変わらず無為，自閉的な生活で家族とも話さず，外出もほとんどしなかった。X−11年（34歳）2月頃からは昼夜逆転し食事もとらず，易刺激的で母親に対し暴力的な言動が目立ってきたため，X−4年11月（41歳）まで当院2回目の入院となった。ピモジド，スルピリド，塩酸モサプラミンなどで加療されたが，症状の改善は認められなかった。

同様の経過で，無為，自閉的な生活に加え，「嫌がらせをされる」と被害的言動に支配され母親への攻撃的言動が認められたため，X−4年2月13日より当院3回目の入院となった。ピモジド3 mg/日，スルピリド600 mg/日に加え，賦活系の塩酸モサプラミン75 mg/日，塩酸クロカプラミン75 mg/日にて治療を開始されたが，表情が硬く孤立した生活態度が目立った。同年6月頃より錐体外路症状が目立つようになり，また，同年10月頃より抗精神病薬の副作用と思われるイレウスを繰り返した。そのため，抗精神病薬はスルピリド400 mg/日，塩酸モサプラミン50 mg/日に減量された。

X年4月より筆者が主治医となった。伏し目がちで表情に乏しく，目だけをぎらつかせた異様（bizarre）な様相で，覇気に乏しく意欲低下が目立つ陳旧性の印象であった。また，「聴こえてくるのが辛い」，「電波と関係している」，「周りから

3．陰性症状への効果　213

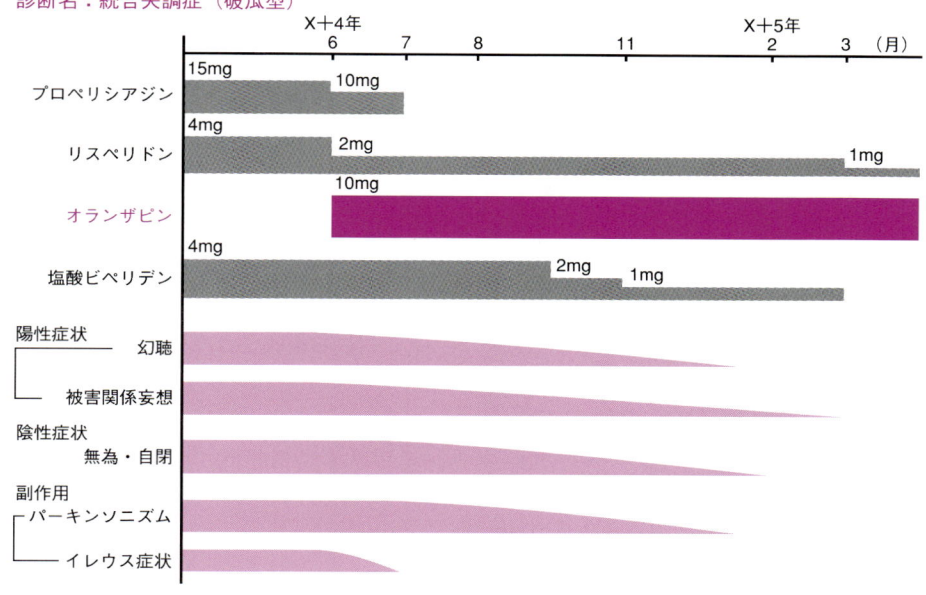

症　例：48歳，女性
診断名：統合失調症（破瓜型）

	X＋4年				X＋5年	
	6	7	8	11	2	3 (月)
プロペリシアジン	15mg → 10mg					
リスペリドン	4mg → 2mg					1mg
オランザピン		10mg				
塩酸ビペリデン	4mg		2mg → 1mg			

陽性症状
　幻聴
　被害関係妄想
陰性症状
　無為・自閉
副作用
　パーキンソニズム
　イレウス症状

見られている」と体系化されていない断片的な陽性症状も認められた。同年9月よりネモナプリド20mg/日を使用。同年12月には「聴こえてくるのはいくらかいい」と語るが，「体が後ろに反り返る」，「身体が動かなくなる」といった錐体外路症状の増強が認められた。また，「身体が動かなくなるのは電波のせいだ」とアキネジア，ジストニアの症状を電波と関連づけて訴えることもあった。そのため，X＋1年3月よりネモナプリドを中止し，リスペリドン4mg/日に変更した。最大8mg/日まで使用したが，幻聴，電波体験は浮動的ながら持続し，無為，自閉状態も変化が認められず，逆に仮面様顔貌，小刻み歩行の増悪が認められた。そのため，リスペリドンを4mg/日に減量した。表情は硬く，疎通性不良の状態が持続するため，X＋4年1月よりプロペリシアジン20mg/日を使用した。しかし，症状の改善はみられず，イレウス症状も出現した。

X＋4年6月よりオランザピン10mg/日を加え，リスペリドンを2mg/日に減量した。同年7月には「周りからごちゃごちゃ話されるのがいくらかいい感じだ。少し楽です」と自覚的改善感が訴えられたが，依然としてbettsuchtig（好褥的）

な生活が目立った。同年8月には仮面様顔貌が消失し，活動性もやや改善した。11月には，これまで頑として拒否していた院外への買い物活動にも参加するようになった。X＋5年1月にはやや異様（bizarre）であるが化粧を行うようになり，「聴こえてくるのも軽くなったし，気分も大分楽になった」と語るようになった。同年3月には「頭もはっきりするようになった」と訴え，意欲低下，引きこもりも目立たなくなったためリスペリドンを1mg/日に減量した。現在，オランザピン10mg/日，リスペリドン1mg/日にて経過観察中である。

[考　察] 本症例は被害関係妄想，幻聴は認められるものの，体系化されたものではなく，いずれも断片的かつ浮動的で，むしろ意欲，発動性の低下，感情の平板化，自閉，疎通性の障害などの陰性症状が前景にたった破瓜型の症例である。経過は20年と長く，これまで様々な薬物が使用されていたが，どれも奏効せず，風呂にも入らず不潔な状態で生活するなど人格水準の低下の認められていた症例である。

本症例のように，錐体外路症状やイレウスなどの副作用のため十分な薬物療法を行えず，陰性症

状が徐々に進行してくる症例は少なからず認められ，治療に苦慮することも多い。そのため，本症例においては，非定型抗精神病薬であるリスペリドンを使用した。しかし，陽性症状のみならず陰性症状においても十分な効果は示されず，逆に錐体外路症状の増悪が認められた。

　約2年前からオランザピンを使用したところ，無為，自閉などの陰性症状に留まらず幻聴，電波体験などの陽性症状の改善も認められた。終日布団に潜りっぱなしの患者がやや異様（bizarre）ではあるが化粧をして外出する様子はかなりの改善といえる。使用経験として，罹病期間の長い症例に使用した場合，オランザピンはリスペリドンやフマル酸クエチアピンと比べ効果発現が遅く効き方も緩徐である印象がある。そのため，本症例においても当初は効果発現に気付かない時期もあり，効果判定には他の非定型薬と比較し長めに設定する必要があるのかもしれない。

　陰性症状は欠陥状態（defect）とされ，一般的には不可逆性の症状と考えられている。しかし，本症例における改善は，陰性症状といえども必ずしも固定されたものではなく，抗パーキンソン病薬やフェノチアジン系薬物などの抗コリン作用による認知機能の低下（中枢性抗コリン症候群）や高力価従来薬の抗ドパミン作用によるパーキンソン病症状の影響が大きいことが考えられた。陰性症状の改善には本症例を含め従来薬の減量を要したケースが多く存在した。このことから，陰性症状の改善にはオランザピンの直接作用（認知機能の改善）のみならず，定型薬の減量による抗コリン性の認知機能低下の軽減やパーキンソニズムの改善も関与していることが推測された。

　シサプリドなどの消化器用薬でも容易にパーキンソニズムを生じる本症例にとって，高力価の従来型抗精神病薬の使用は錐体外路症状を生じやすく，アキネジアやジストニア症状の出現により「身体が動かなくなったのは電波が強いからだ」といった二次的な妄想形成（Paranoid solution）が認められた。このことから本症例をはじめとする慢性期における陽性症状の形成には，錐体外路症状や認知機能の低下などの薬剤起因性の副作用の影響も大きいのかもしれない。

　こういった意味では，難治性の慢性症例においては，抗コリン作用が少なく，かつ抗ドパミン作用が辺縁系に比較的特異的なオランザピンは薬物による悪影響（抗コリン作用による認知機能の低下，黒質線条体の抗ドパミン作用による錐体外路症状などの陰性症状類似の状態）が少なく，有用となり得るかもしれない。また，labile（感情不安定），pessimistisch（悲観的）といった感情の不安定な症例においても有効であったことから，安定剤（stabilizer）としての作用を兼ね備えていることも推測された。

OLANZAPINE CASE REPORT

3．陰性症状への効果

感情的引きこもり，思路障害が，オランザピンの投与により改善した1例

東京厚生年金病院神経科　大森雅子

[症　例] 20歳，女性
[診断名] 統合失調症
[生活歴・家族歴] 同胞2人の第2子で長女。両親，兄との4人暮し。高校卒業後，短大へ進学したが，現病のため休学中。
[既往歴] 右股関節臼蓋形成不全による変形性股関節症。
[現病歴] 高校入学後より，家族やある友人に対して自己主張をできないと感じるようになったが，それが自分の意志によるものでなく，すべて周囲にあわせて我慢し続け，「自分がなくなった」と感じるようになった。同時期より気分の不安定さ，自信低下も認めるようになった。

　高校卒業後，短大へ進学したが，問題の友人も同じ短大へ進み，クラスも同じになり，これまでと同様の関係が続いた。夏休みのあとも登校できず，自室にこもったまま外出もしなくなり，昼夜逆転の生活となった。さらに「こんなに辛い思いをするのなら何で生まれてきたのか」と両親に対して八つ当たりをし，家の中で物を投げたり暴れたりするようになり，希死念慮が認められるようになった。

　一方，夜になると携帯電話の出合い系サイトで知り合った男性と会うために出かけるなど，抑制のない行動も認めた。このため，心配した両親とともにX－43日，当院初診。よくなりたいが通院のための外出が苦痛であると話したため，入院治療を勧め，X日，当院へ入院となった。
[入院後経過] 入院時は簡単な質問に対しても，場にそぐわない驚いたような表情をみせたり，笑い出したりなど，落ち着きのない印象。また唐突に「私って重病ですか，治りますか，もうダメですか」と一方的にまくしたてるようなところもみられた。「自分の気持ちを押し殺して我慢していたから我慢の限界で，それで人間じゃなくなった感じ。頭やおなかがギューッとなったり，友達にそうされてしまった」。さらに，そんな自分を周囲の人が「おかしい」と言っている感じがすると述べていた。入院初日は投薬なしで症状観察を行ったが，不安，対人緊張／注察妄想，離人感，睡眠障害を認め，思路障害による会話のまとまりのなさが目立った。

　これらの症状に対し，X＋1日，オランザピンを5mg/日から開始した。ブロチゾラムを併用し，睡眠障害はすぐに改善した。しかし，入院時にみられたその他の症状については，「少し落ち着いたけど，まだ外出するのも恐いし，病棟でも人が話していると自分がばかにされて笑われている感じがする」と話していたため，X＋7日，オランザピンを10mg/日に増量した。その後は，病棟内では緊張もやわらぎ，対人交流も活発となった。「気分が楽に過ごせるようになってきた」と自覚的にも改善。面接時の話もまとまりが出てきて，思路障害が改善してきた。一方，午前中の眠気を訴えるようになったため，X＋10日，ブロチゾラムを中止。その後も睡眠は安定していた。さらに，家族とともに外出もできるようになった。

症　例：20歳，女性
診断名：統合失調症

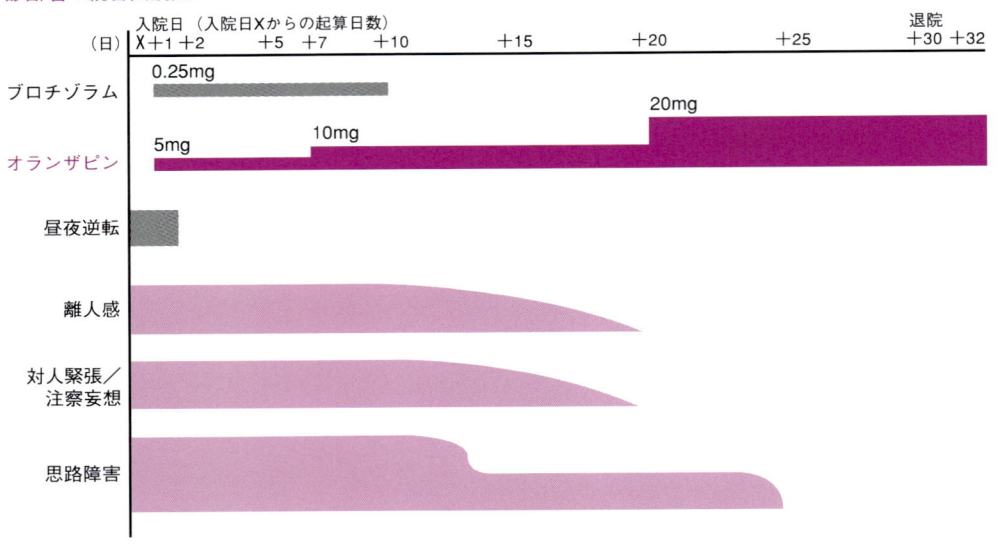

（日）	入院日（入院日Xからの起算日数）									退院	
	X +1 +2	+5 +7	+10	+15	+20	+25	+30	+32			

ブロチゾラム　0.25mg

オランザピン　5mg　10mg　20mg

昼夜逆転

離人感

対人緊張／
注察妄想

思路障害

　時期をみて自宅への外泊を試みたが，病棟での安定とは別に，両親に対しての退行的態度は変わらないとの評価であった。X＋20日，オランザピンを20mg/日に増量した。さらに自然で穏やかな印象となり，再度自宅への外泊を施行したが，落ち着いて，穏やかに過ごしていたと家族の評価もよく，X＋30日，退院となった。退院後は自宅近くのクリニックに通院を継続している。

［考　察］本症例は，対人関係での異和感（妄想的），自信低下，離人感などの神経症症状が3年以上経過した後に，感情的引きこもり，思路障害が目立つようになった症例である。今回は，情動不安定性，抑制を欠く問題行動および昼夜逆転などから入院治療の導入に至った。

　このように，明瞭な陽性症状は認められない未治療の陰性症状に対し，オランザピンを投与したところ，疎通性および思路障害，対人緊張も改善してきた。その結果，治療開始後早期に安定状態を回復し日常生活が送れるようになった。

　本症例の治療に関しては，初回治療でもあるため，コンプライアンスの維持が重要であると考え，まず第一に，副作用の出現が少なく，また，陰性症状に対する有効性が高いと評価されるオランザピン[1,2]を選択した。単剤投与でも短期間でその有効性が認められた。副作用についても，既にいわれている高血糖の発現および体重増加はなく，錐体外路症状も認められなかった。本症例の治療経験から，陰性症状主体の初回治療の症例で本剤の使用を考慮すべきであると考える。

文　献

1) Beasley, C.M. Jr., Tollefson, G., Tran, P. et al.: Olanzapine versus placebo and haloperidol: acute phase results of the North American double-blind olanzapine trial. Neuropsychopharmacology, 14：111-123, 1996.
2) Tollefson, G.D., Sanger, T.M.: Negative symptoms: a path analytic approach to a double-blind, placebo- and haloperidol-controlled clinical trial with olanzapine. Am. J. Psychiatry, 154：466-474, 1997.

3．陰性症状への効果

オランザピンにより2年半ぶりに
外来受診が可能になった1例

国保　松戸市立病院　心療・精神科　武田直己

[症　例] 26歳（当院初診時），男性
[診断名] 統合失調症
[家族歴] 同胞2名の第2子で，兄も他院精神科受診中（詳細不明であるが統合失調症ではない）である。両親共に地域の精神障害者家族会の熱心なメンバーである。
[現病歴] X−7年，高校を卒業し就職が決まっていたが，出社拒否を繰り返し，自室に閉じこもりがちになった。X−6年8月には自殺をほのめかして精神科を受診したことがある。その後は病状が消退し，X−5年春からはアルバイトを始めた。X−4年10月に再び「かっとなる，死にたい」と訴えて精神科を受診。X−3年2月，父親の仕事のため転居，その10日後に精神運動興奮状態で自殺企図があり，精神科入院となった。入院当初は隔離拘束を要したが，次第に陰性症状が強くなり臥床がちの生活になった。表情は硬く，奇異な言動が多く，疎通性不良であり，ときに看護者からの働きかけにも強く抵抗し，暴力を振るうこともあった。3年7ヵ月の長期にわたって入院となったが，X年9月，父親が仕事のため転居するに伴い，退院となった。以後は自宅にて家族の援助を受けながら生活を送っていた。当院初診は退院1ヵ月後の同年10月である。
[治療経過] 前院退院時の処方は以下の通りで，(1) スルピリド600 mg/日，リスペリドン6 mg/日，塩酸クロカプラミン75 mg/日，塩酸ビペリデン換算した抗パーキンソン病薬（塩酸ビペリデン，塩酸トリヘキフェニジルを中心に）12 mg/日，各分3，(2) ゾテピン50 mg/日，トリアゾラム0.5 mg/日，ロルメタゼパム2 mg/日，フルニトラゼパム，エスタゾラム2 mg/日，眠前1回と多種類の向精神薬が併用され，抗パーキンソン病薬も大量に用いられていた。X年10月，当院初診時も幻聴，独語が活発で自閉的な生活を送っていた。

前院処方の一部を減量し，図に示すように，(1) スルピリド300 mg/日，リスペリドン6 mg/日，抗パーキンソン病薬（塩酸ビペリデン換算）12 mg/日，各分3，(2) ゾテピン50 mg/日，トリアゾラム0.5 mg/日，フルニトラゼパム2 mg/日，エスタゾラム2 mg/日，眠前1回とした（以後，抗精神病薬の推移のみを示す）。その後，同年11月末より固縮，振戦，口唇ジスキネジアが出現し，さらに抗パーキンソン病薬が追加された。精神症状も依然活発で，12月には塩酸クロルプロマジンを追加した。しかし，X＋1年3月以降は本人の受診が減り，母親が代わりに受診し，薬を受け取ることが多くなった。本人は入浴せず，「逮捕されるから」という妄想に基づき外出もできない状況にあった。X＋2年1月からは，スルピリドを増量し，5月にはマレイン酸フルフェナジンがさらに追加された。しかし，本人の受診は7月以降まったく途絶え，以後は母親のみの受診となった。この時に処方がさらに変更され，マレイン酸フルフェナジンを増量し，リスペリドンを中止した。その後も本人はほとんど入浴もせず，外出もできない状態が続いた。同年11

症　例：26歳，男性
診断名：統合失調症

薬剤	X年 7	X+1年 1 3	X+2年 1 5 11	X+3年 1 10	X+4年 1 2	X+5年 1 2（月）
	パーキンソニズムの悪化	これ以後外来受診せず減少	以後外来受診せず	家族がかわる父親の退職1年ぶりに入浴	母親の入院2年半ぶりに外来受診作業所へ通所（週1回）	幻聴の訴え強くなる作業所への通所が週4回に
スルピリド	300mg		1200mg	900mg 600mg	300mg	
リスペリドン	6mg					
ゾテピン	50mg					
塩酸クロルプロマジン		37.5mg	50mg	87.5mg 62.5mg	37.5mg	
マレイン酸フルフェナジン				3mg 6mg 9mg 6mg	3mg	
抗パーキンソン病薬（塩酸ビペリデン換算）(塩酸ビペリデン，塩酸トリヘキシフェニジル，塩酸プロメタジン，塩酸アマンタジン)		12mg	19mg	12.6mg	6.3mg 1mg	
オランザピン					5mg	15mg 20mg

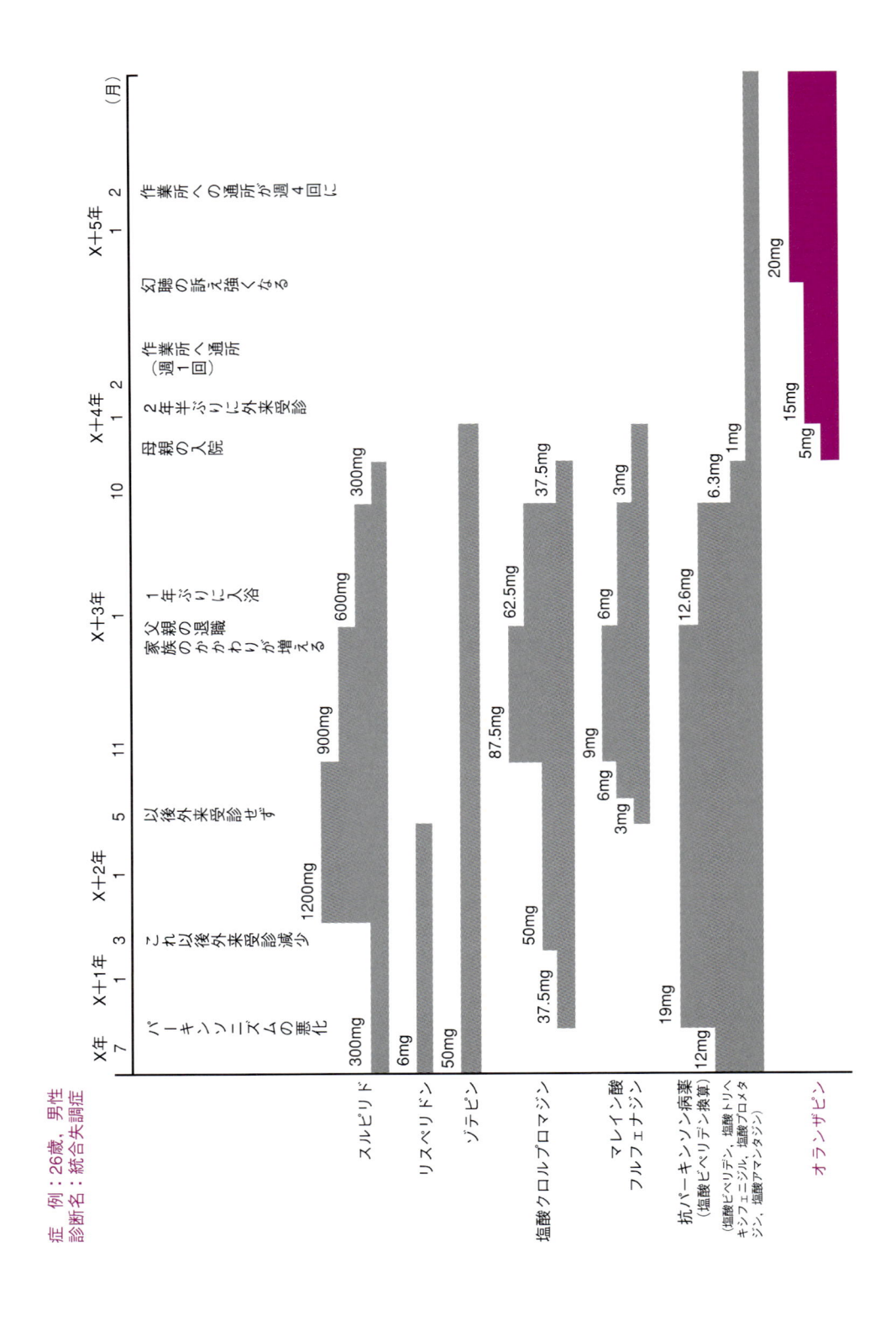

月にはさらに薬物の増量が図られ，以後はこの処方が継続された。

　X＋3年10月に担当医が交替した。本人は受診せず，依然として幻聴が活発で入浴ができない状況が続いていることが母親から報告された。X＋4年1月，父親が退職し，家庭内で本人へのかかわり，働きかけを強めた。生活が不規則であり，内服が処方通り行えないため，3月からは，朝・晩分2の処方として内服を2/3量に減量した。そのことで少し身体が楽になった様子がうかがえ，また，約1年以上ぶりに入浴したが，大きな変化は認められなかった。不規則な生活が続き，次第に1日1回しか内服できない状態となり，10月にはさらに夜のみの内服となった。これにより内服量はかなり減ったものの，依然，多剤併用は続いていた。

　11月になり，「本人が『幻聴がうるさい』と言い出したので，何か新たな薬物を試してみたい」という両親からの要望があり，副作用など十分に説明した上で了解を得て，オランザピンの処方を開始した。最初は5 mg/日より開始し，その後も大きな変化はなかったが，少なくとも悪化は認められないため，4週後にはオランザピンを15 mg/日に増量した。オランザピン投薬直後に，母親が大腿骨骨折のために入院したが，「12月より父親に伴われてではあるが母親の見舞いに行くようになった」と外来を受診した父親から報告された。次第に見舞いの回数も増え，週2回の外出も可能となった。X＋5年1月から，抗精神病薬はオランザピンのみとした。すなわち，オランザピン投薬開始より単剤処方への切り替えには3ヵ月弱をかけた。

　2月になって，患者本人が約2年半ぶりに外来を受診した。本人は，「母親の入院を機に外出したが，外出しても人目が気にならなくなった，幻聴も気にしないで聞き流せるようになった，気分が良い」と述べた。2月末に母親は退院したが，その後も本人の状況は安定しており，幻聴はあるものの「気にならない」という態度が続いた。突然一人で思いついて電車に乗って外出した，というエピソードが報告されたこともある。6月末には，作業所への通所も不定期ながら週1回のペースで開始し，7月中旬には，初めて一人で外来を受診した。買い物へも行くようになり，母親と一緒に映画を見に行ったりと，行動範囲も拡がった。11月になって幻聴がひどく外出や受診ができなくなり，作業所も2週に1回のペースに落ちた。このため，オランザピンを20 mg/日まで増量したところ，その後は再び幻聴が減って，聞こえてきても気にならないという態度が続いた。これ以後，幻聴は慢性化しているものの背景化した状態で安定した。10年ぶりに眼鏡を作り替えることもでき，その際には，自ら好みのデザインの眼鏡を選ぶなど，おしゃれへの関心も増した様子であった。また，引き続き作業所も週1回のペースで通所した。

　X＋6年2月になって，作業所への通所も週4回と増え，現在に至るまでさらに意欲の改善が認められている。

　なお，この経過中，本人が受診するようになってから，血糖値を含む血液化学一般を複数回にわたって検査施行したが，いずれも異常は認めなかった。また，抗パーキンソン病薬の減量によってもパーキンソニズムの悪化は認められなかった。

[考　察] 各種抗精神病薬による治療を長年受けてきたものの，十分な改善は得られず，長期入院に至り，また，外来でも長期に自閉的生活が続き，治療困難であった症例である。非定型抗精神病薬のリスペリドンも用いられていたが，効果が認められず，定型抗精神病薬による多剤併用の処方に至ったのも臨床上やむを得ないことであったかと推測される。しかし，後から振り返ると内服量を増やすことで過鎮静による二次的な陰性症状の増悪を招いていたようである。現実問題として，処方通りの内服が困難となり，次第に減量せざるを得なくなっても症状の増悪は認められなかった。このことが，いたずらに内服量を増やすことではない，新たな薬物による処方の再考が試みられる素地になったと思われる。

　幸い，両親共に病気への理解もあり，本人への働きかけも熱心に行われた。オランザピンの開始と同時期に母親が入院したことも，本人に変化を促す一助ともなった。これらのことを背景に，オランザピンを十分量用いた単剤による治療に至る

まで3ヵ月かけたところ，臨床上劇的な改善が認められた．現在に至るまで幻聴は持続しており，ときに妄想を自ら語るなど陽性症状は持続している．

しかし，病的体験に左右されずに距離を保つことができており，情動面での安定が得られていることが大きな変化である．

結果として，自ら「病気の症状」として話すことができるようになった．疎通性も良く，以前の強い陰性症状の面影はうかがわれない．本症例に関しては，オランザピンの作用として幻聴などの陽性症状の改善も顕著に認められるが，それ以上に情動の安定や意欲の改善などが特筆されるべきことである．また，以前は錐体外路症状が出現しやすかったが，オランザピンによって，錐体外路症状が出現することなく，抗パーキンソン病薬も大幅に減量でき，抗パーキンソン病薬による認知機能の低下などを防ぎ得ることができた．

以上より，本症例は治療抵抗性の統合失調症患者に対する薬物療法の1つの可能性を示唆する，貴重な症例であると考える．

OLANZAPINE CASE REPORT

3．陰性症状への効果

オランザピンにより陰性症状の改善ならびに錐体外路症状が消失した1例

久留米大学医学部精神神経科　本 岡 大 道

［症　例］23歳，男性
［診断名］統合失調症（破瓜型）
［主　訴］周囲の声が奇妙な音に聞こえる。
［既往歴］ペルテス氏病（自然治癒）
［家族歴］父方の伯父に精神病院への入院歴があるが，詳細は不明。
［生活歴］同胞3人の第3子。出生や発育に問題はない。中学校時代に1週間の不登校があったが，その他は問題なく過ごした。普通科高校に進学したが，中退し就職した。1回の転職を経て現在は無職である。実母による本人の性格評価は，大人しく素直である。
［現病歴］X年1月末，上記した幻聴が出現，さらに命令調の幻聴やそれに支配された行動も認めるようになった。体感幻覚，被害関係妄想，思路障害，意思の障害，情意鈍麻，無為自閉など多彩な症状が認められるようになった。家族に対して奇異な発言がみられるようになったため，驚いた家族が本人と共にX年2月1日，当院脳神経外科を受診，そこから同日当科を紹介され，受診した。
［初診時所見］硬い表情で，抑揚のない口調でぼそぼそと話した。感情は浅薄で，変化に乏しく，幻覚妄想に支配された発言が認められ，ときにその世界に没入し，疎通がとれなくなることがあった。また，唐突に興奮し，声を荒げるような場面も認められた。自宅では引きこもり，無為自閉の生活態度が目立っていた。

オランザピン変更前：当初はリスペリドンを開始した。最大6 mg/日まで使用したが，効果が得られないため，2月19日よりハロペリドールに変更した。しかし，症状の改善がみられず，錐体外路症状や流涎などの副作用が出現したため，2月28日より漸減した。その後，ブロムペリドール，塩酸クロルプロマジンへの変更を試みた。幻聴は一時，軽減したが，その後，再燃したため，塩酸フロロピパミドに変更したところ，幻聴も少なくなり，やわらかい表情になるなど一定の効果は認められた。

オランザピン変更後：変更直前は，ハロペリドール3 mg/日，塩酸フロロピパミド150 mg/日，塩酸ビペリデン3 mg/日，塩酸クロルプロマジン125 mg/日，フルニトラゼパム1 mg/日が処方されていた。上記のように初診に比べて症状は改善していたが，自閉傾向は残っており，さらに手指振戦を認めていた。そのため，X＋1年3月29日より，オランザピンの投与を開始した。同年4月26日，糖尿病チェックシートにて調査を行ったところ，low risk群であったため，投与は継続とした。精神症状は改善のまま経過し，その後，塩酸フロロピパミド，ハロペリドール，塩酸ビペリデンの順で漸減中止した。薬剤の調整過程で手指振戦は消失し，7月5日からはオランザピンとフルニトラゼパムのみとなった。生活面では，経過中に定時制高校にも入学，11月からはバイトにも出るようになった。友人と遊びに出るなど自閉傾向もなくなり，表情にも張りが出てきている。

222 第2部 Olanzapine Case Report

症　例：23歳，男性
診断名：統合失調症（破瓜型）

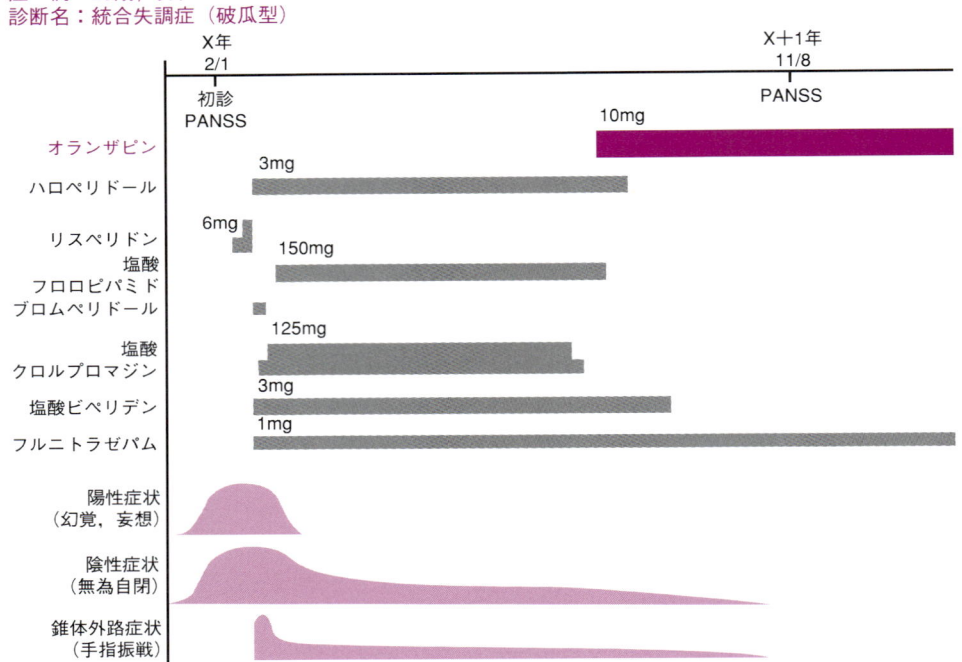

	X年 2/1		X+1年 11/8
	初診 PANSS		PANSS

オランザピン： 10mg
ハロペリドール： 3mg
リスペリドン： 6mg
塩酸フロロピパミド： 150mg
ブロムペリドール
塩酸クロルプロマジン： 125mg
塩酸ビペリデン： 3mg
フルニトラゼパム： 1mg

陽性症状（幻覚，妄想）
陰性症状（無為自閉）
錐体外路症状（手指振戦）

検査所見：

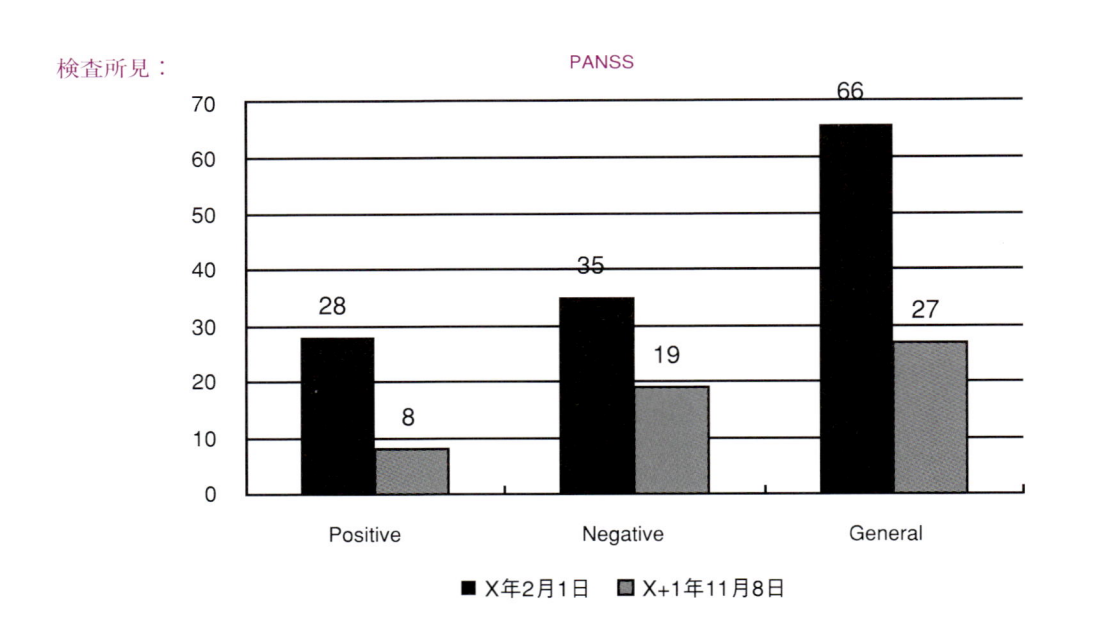

PANSS

	Positive	Negative	General
X年2月1日	28	35	66
X+1年11月8日	8	19	27

■ X年2月1日　■ X+1年11月8日

体重の推移：

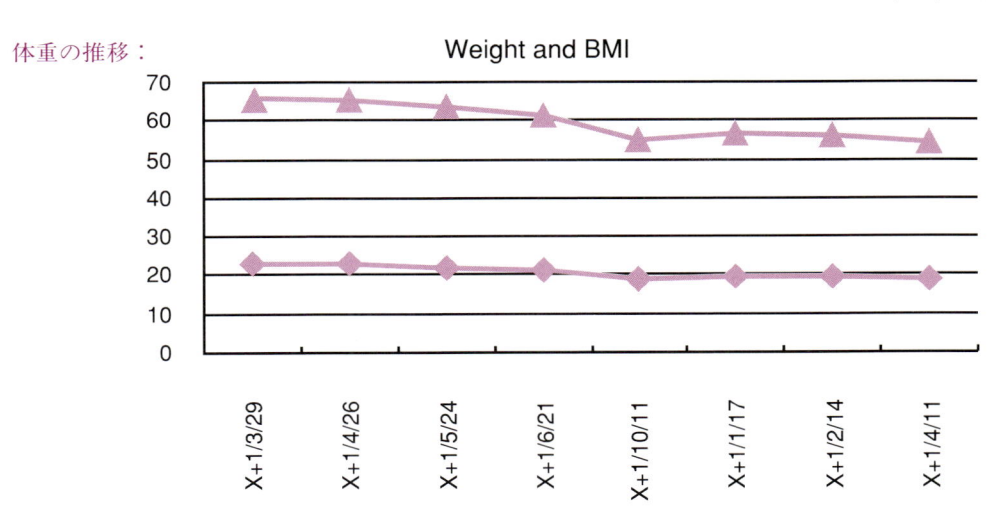

Weight and BMI

身長：169.5 cm ▲ 体重 ◆ BMI

血液生化学検査値の推移：

	X/4/9	X+1/3/29	X+1/4/26	X+1/5/24	X+1/6/21	X+1/10/11	X+2/1/17	X+2/4/11
血糖（随時）					102	93	79	104
HbA$_{1c}$			4.6	4.8				5.2
尿糖		(−)	(−)	(−)	(−)	(−)	(−)	(−)
総コレステロール	156	148	144	154	171	155	140	164
中性脂肪		60	67	66	58	70	48	44

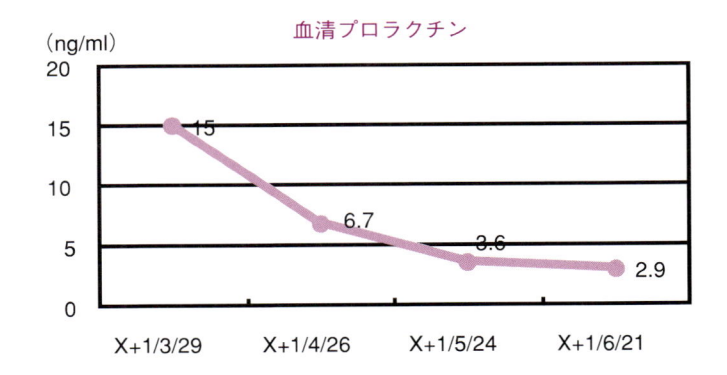

血清プロラクチン

(ng/ml)

X+1/3/29: 15
X+1/4/26: 6.7
X+1/5/24: 3.6
X+1/6/21: 2.9

○ PANSS
X年2月1日時点：陽性尺度28点，陰性尺度35点，総合精神病理尺度66点。
X+1年11月8日時点：陽性尺度8点，陰性尺度19点，総合精神病理尺度27点。
○脳波（X年2月9日）：背景活動は12 Hzのα活動が両側頭頂部〜後頭部〜側頭後部にかけて出現，非対称性は認められない。両側の前頭部〜中心部にかけてθ波が混在していた。光刺激に対するdrivingを一部認めた。評価は正常範囲。
○ Brain MRI（X年7月31日）：明確な異常は認めなかった。
○ Brain SPECT（X年2月9日，病初期）：病的意義のあるような脳血流の異常はなく，左外側側頭葉皮質で若干の血流の上昇が認められた。

[考察] 幻聴，体感幻覚，被害関係妄想，概念の統合障害，情動の平坦化，無為自閉などを認めた破瓜型の統合失調症症例を経験した。薬物療法に難儀し，塩酸フロロピパミドで一定の効果が得られたが，陰性症状の改善は頭打ちとなった。そこでオランザピンを追加し，変更したところ，自閉傾向の改善，バイトを開始するなど社会性の向上，さらに錐体外路系副作用の改善が認められた。PANSSの評価点もすべての項目で改善が認められた。

ところで，昨年の緊急安全性情報の発令以降，オランザピンによる高血糖や体重増加が問題視されているが，本症例の場合，いずれも異常値や異常変動は認められなかった。体重およびBMIはむしろ減少しており，その他，コレステロールや中性脂肪も正常範囲内で推移していた。プロラクチン値についてはハロペリドール使用時に高値を示していたが，オランザピンへの変更後より，正常範囲内に速やかに減少した。その結果，薬剤の整理が可能となり，オランザピンとフルニトラゼパムの2剤のみに減らすことができた。

オランザピンに対する緊急安全性情報の発令後より，一部の医療者側は同剤の使用を忌避する傾向が認められる。しかし，当科が行っているような糖尿病チェックシートなどを用いて最初にスクリーニングを行い，安全性を確保した後に使用することにより，従来の薬剤では症状の改善が頭打ちになる本症例のようなケースにおいて，さらなる改善が期待できる。

OLANZAPINE CASE REPORT

3．陰性症状への効果

オランザピン単剤への切り替えにより
完全寛解に至った初発統合失調症の1例

医療法人翠甲会　甲斐病院　田中隆彦

［症　例］27歳，女性
［診断名］統合失調症
［家族歴］父方の同胞が長期精神病院入院中（詳細不明）。
［既往歴］特記すべきことなし。
［現病歴］もともと明朗，社交的で友人も多かった。3人同胞の第2子。両親と患者の3人暮らし。大学卒業後，5年間教職に従事するが，「職場のいじめのため」にX年3月末退職後，家事手伝いをしていた。同年5月末より，被害妄想・幻聴・支離滅裂・精神運動興奮が出現したため，同年6月11日より，同年12月18日まで当院入院。同年12月28日より主治医交代で筆者が治療を受け持つことになった。

筆者の初診時，27歳という若い女性としたはつらさがまったくなく，冷たい仮面様顔貌，鈍い動き，抑揚のない話し方で自発語はなく，一見して薬物性のパーキンソン症状の合併と破瓜型（解体型）を思わせる強い陰性症状の存在を疑った。日常生活では外出もせず，自室にこもり，家族とも会話せず，テレビさえ見ることなく，無為に過ごしていた。「何もしたくない，何も楽しくない，友人たちは自分が精神病と知っているので会うのが怖い，それは友人の仕草でわかる，自分の考えが周りの人に知られてしまう」と言う。また，将来のこと（結婚できるか，再就職できるか，病気が再発する心配など）を考えると不安で憂うつと涙ぐむ。明確なその他の陽性症状は否定した。退院時の処方はブロムペリドール18mg/日，塩酸クロルプロマジン100mg/日，塩酸ビペリデン2mg/日，フルニトラゼパム1mg/日であった。

陰性症状（意欲，自発性の欠如，自閉，快感消失，会話の貧困，寡動）が強く，薬物性パーキンソン症状の疑い（仮面様顔貌，アキネジア）もあり，陽性症状（自我障害，関係妄想）のほかに，不安，抑うつ気分も残存していると考え，副作用としての錐体外路症状が定型抗精神病薬より少なく，陰性症状の改善，抑うつ気分の改善も期待できるオランザピンへの切り替えを計画した。

X+1年（以下同年）1月11日より塩酸クロルプロマジン，ブロムペリドールを漸減し，2週後に塩酸クロルプロマジンを中止し，ブロムペリドールを12mg/日単剤（塩酸ビペリデン2mg/日は併用）とした後，アカシジア，全身倦怠感，流涎を認めた。このため，2月8日よりブロムペリドールを中止し，オランザピン10mg/日（夕食後1回），塩酸ビペリデン1mg/日としたところ，アカシジアと流涎は消失したが，日中の過眠状態が出現した。そこで2月14日よりオランザピン5mg/日（夕食後1回）に減量した。2月18日より日中の過眠が消失し，筆者の初診時に認めた自我障害，関係妄想も消失し，表情も自然さと明るさを取り戻し，快活に主治医と会話するようになった。また，自宅でも自ら家事を手伝う，「人と話すことが楽しくなった」と述べ，将来への不安や憂うつな気分も漸減し，オランザピン5mg/日投与3週でほぼ不安，抑うつ気分，陰性症状とも

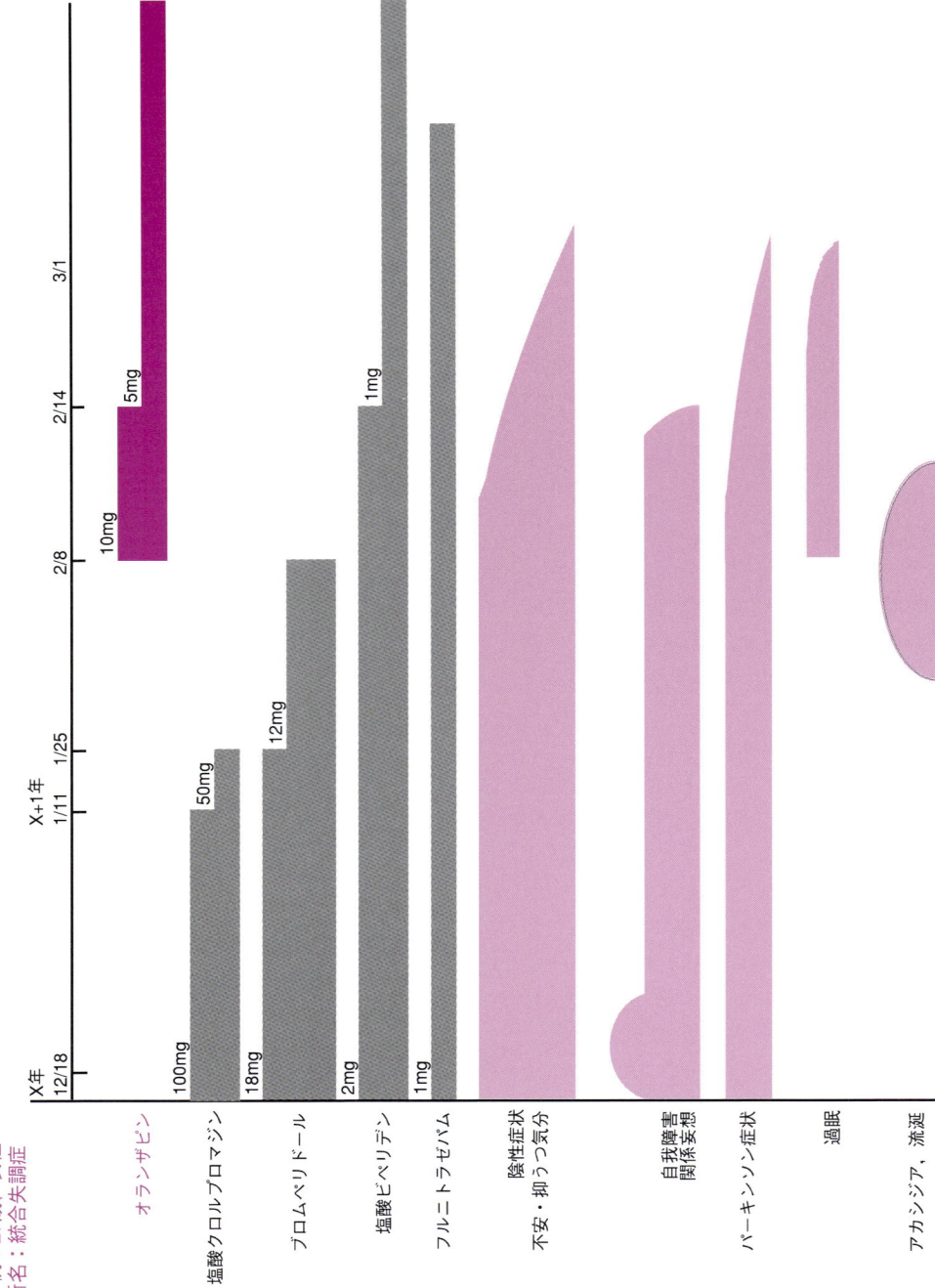

症例：27歳，女性
診断名：統合失調症

薬剤	X年 12/18	X+1年 1/11	1/25	2/8	2/14	3/1
オランザピン				10mg	5mg	
塩酸クロルプロマジン	100mg	50mg				
ブロムペリドール	18mg		12mg			
塩酸ビペリデン	2mg				1mg	
フルニトラゼパム	1mg					

症状：
- 陰性症状
- 不安・抑うつ気分
- 自我障害 関係妄想
- パーキンソン症状
- 過眠
- アカシジア，流涎

に消失した。

その後も陰性症状，陽性症状，不安，抑うつ気分の再発はまったく認めず，3月1日より父親の自営業を手伝いながら，自ら希望してパソコンスクールに通い，7月にはパソコン検定試験にも合格したと笑顔で報告した。12月には教職に臨時採用され，社会復帰も順調に進み，余暇には若い女性らしく友人たちと交友をはつらつと楽しんでいる。表情，態度とも明るく社交的で，会話もごく自然である。診察時も笑顔が絶えず，病的な印象はまったく受けない。X+2年4月末現在，上記の完全寛解状態が持続している。

[考　察] 本症例は幻覚妄想，精神運動興奮状態で発病した初発の統合失調症で，半年近い入院治療後も軽度の陽性症状や患者のQOLを著しく阻害している陰性症状，薬物性パーキンソン症状，不安，抑うつ気分などが，筆者が退院後主治医となった時点で存在していた。冷たい仮面様顔貌やアキネジアは，陰性症状とも関連して生じることがあるが，今回は定型抗精神病薬の副作用の可能性を考え，ブロムペリドール，塩酸クロルプロマジンを漸減した。これらの症状はブロムペリドール，塩酸クロルプロマジンを中止し，オランザピン5 mg/日単剤にした頃より劇的に改善したことから，薬物性パーキンソン症状であったと考えられる。オランザピン単剤（5 mg/日）治療後には，これらの症状も含め錐体外路症状の出現は現在まで認めていない。

今回認めた不安と抑うつ気分は，将来のこと（結婚できるか，再就職できるか，病気が再発しないか）への現実的な心配に原因がある。すなわち，精神病の急性期後に，ある程度病識が生じ，現実検討能力が回復され，自己のおかれている状況（失業し，結婚適齢期にあるが，精神病で退院し病状もまだ完治していない）を正しく認識したことからきているうつ状態であり，統合失調症の回復過程にみられる精神病後抑うつ（postpsychotic depression：PPD）に由来するものと考えられた。

しかし，オランザピン投与3週目で，これらの不安，抑うつ気分はほぼ消失し，オランザピンは劇的な治療効果を示した。オランザピンは統合失調症の不安，抑うつ症状を改善するといわれているが，その作用機序としては，大脳皮質前頭前野と辺縁系でのドーパミンとノルアドレナリンの放出を増加させることや，5-HT$_{2A}$と5-HT$_{2C}$受容体の拮抗作用などが考えられている[1]。今回PPDの症状として出現した不安，抑うつ気分の改善もこうしたメカニズムが一部作用したのかもしれない。PPDは急性エピソードから回復した患者の25〜50％に生じるとされ，ときに自殺の危険もあるほど患者の苦悩は強く，この時期を適切な治療でいかに乗り切るかは統合失調症治療の1つの重要なポイントでもある。PPDに確実に有効な薬物療法は未だ確立されておらず，オランザピンはその有効な治療薬となりうる可能性がある。

陰性症状は，統合失調症の症状（一次性），抗精神病薬による副作用（二次性），PPDの部分症状，環境的要因などにより出現するが，横断面でこれらを鑑別することは困難なことが多い。今回認めた，意欲，自発性の欠如，自閉，会話の貧困，感情の鈍麻，寡動，快感消失などの陰性症状は，ブロムペリドール，塩酸クロルプロマジンを中止し，オランザピン（5 mg/日）単剤治療開始後4日目頃から徐々に減少し，3週目でこれらの症状はほぼ消失した。一般に一次性陰性症状は従来の抗精神病薬では難治性であることは周知の事実であり，臨床家が薬物療法以外に作業療法やSST，デイケアなどを組み合わせても，治療抵抗性であることも少なくない。

陰性症状の原因は未だ解明されていないが，大脳皮質前頭前野のドーパミン活性低下が関与するとの仮説がある。オランザピンは他の多元受容体標的化抗精神病薬（MARTA）と同様に5-HT$_{2A}$受容体遮断作用を介して前頭前野のドパミン神経を活性化させ，陰性症状を改善した可能性がある[1]。陰性症状の成因仮説として，最近は脳内グルタミン酸神経系の活性低下が注目されている。グルタミン酸の受容体であるNMDA受容体の拮抗薬であるフェンサイクリジン（PCP）は，人で統合失調症類似の陰性症状を誘発し，従来の定型抗精神病薬では改善されない。一方，オランザピンは陰性症状モデルとされる動物におけるPCP誘発性行動変化に対して改善作用を示す。

NMDA受容体のアゴニストであるグリシンや部分的なアゴニストのD-サイクロセリンは統合失調症の陰性症状を改善するといわれている[1]。これらのことから，オランザピンは脳内のNMDA受容体を介してグルタミン酸神経系を賦活することで，陰性症状を改善した可能性が考えられる。いずれにせよ，陰性症状の改善が，統合失調症の治療において臨床家が苦労し，従来の薬物療法のウィークポイントでもあったが，オランザピンは上述した新しい薬理作用により，一次性陰性症状を速やかに改善する可能性を秘めた薬物と思われる。

退院時より残存していた自我障害，関係妄想はブロムペリドール，塩酸クロルプロマジンを増量すれば，改善された可能性はある。しかし，アキネジアや仮面様顔貌などの薬物性パーキンソン症状が疑われる本症例へのブロムペリドールや塩酸クロルプロマジンの投与により，これらを悪化させることを懸念した。そこで錐体外路症状の出現が少なく，陽性症状の改善も期待できるオランザピン単剤に切り替えたところ，10日目でこれらの陽性症状も消失した。アキネジア，仮面様顔貌も徐々に改善し3週目でほぼ認めなくなった。自我障害，関係妄想といった陽性症状にもオランザピンは錐体外路症状を呈することなく，速効性で著効を認めた。

初発の統合失調症で退院後に陰性症状が前景にたち，陽性症状，薬物性パーキンソン症状，不安，抑うつ気分が残存している患者に対し，定型抗精神病薬よりオランザピン単剤治療への切り替えで，速やかに完全寛解に至った症例を報告した。

統合失調症は長期にわたる薬物療法が必要な慢性疾患であるが，副作用としての錐体外路症状をはじめ，一次性陰性症状は患者のQOLを著しく阻害し，社会復帰の妨げとなる。オランザピンはこうした一次性陰性症状や錐体外路症状を速やかに改善した。また，統合失調症の回復過程でよくみられるPPDの不安，抑うつ気分にもオランザピンは速効性で著効した。

初発の統合失調症で急性期を脱し，陰性症状やPPDが疑われる症例にオランザピンは有効な薬物と思われた。

文　献

1) 山口高史, 中澤隆弘, Bymaster, F. P. : Multi-Acting Receptor Targeted Antipsychotic (MARTA) とは─Olanzapineの薬理特性と臨床効果─. 臨床精神薬理，4：919-930，2001.

3．陰性症状への効果

従来の抗精神病薬では陰性症状が改善しなかった統合失調症に，オランザピンが著効した症例

美原病院　岡 山 孝 政

[症　例] 30歳（入院時），男性
[診断名] 統合失調症
[家族歴] 同胞2人の第2子，次男。精神疾患の遺伝的負因を認めない。
[既往歴] 精神科受診歴はない。特記すべき既往歴なし。
[患者背景] 高校卒業後，T県の専門学校に進学したが，1ヵ月で退学。この頃，無銭飲食やアルバイト先で集金した金を着服した等で補導歴が数回あるが，毎回父親が弁償し，事件にはならなかったという。以後，県内で日雇いの仕事をしていたとのことであるが，10年以上の間，実家にはほとんど連絡がなく，生活費に困ったときだけ母親に送金を依頼していたため，T県での生活についての詳細は不明である。病状が改善してから本人が述べたところによると，パチンコや競輪等をして過ごし，お金がなくなると日雇いの仕事へ出るという生活であったという。
[現病歴] X年10月13日，突然実家に戻り，翌日，出産後間もない義姉と赤ん坊しかいない状況下で義姉を脅し，暴力行為に及んだため，措置入院となった。表情は硬く，険しかった。T県での生活の様子を質問しても，「そのことについてはすでに理解してもらっている通りです」と答えた。また，どうやってO県に帰ったのかとの質問に対しては，「まあ，キセル乗車ですかね？」と答え，以後，何を質問しても，「理解してもらっている通りです，通りです，通りです，通りです」と常同的に繰り返すのみであり，無賃乗車についての罪悪感はみられなかった。疎通性は不良で，ときに独語や空笑がみられ，幻聴の存在が疑われた。また，「僕は○○○殿下なんですよ」と述べるなど，血統妄想もみられた。

[治療経過] 入院時より，精神運動興奮状態が強かったため，ハロペリドールを主体にした薬物療法を開始した。衝動行為や暴力行為はみられなかったが，易怒的であり，医師が質問を繰り返すと，怒って診察室を出ていってしまうこともしばしばであった。しかし，入院後1ヵ月を経過したX年11月中旬頃より，易怒性はなくなり，独語や空笑もみられなくなった。症状についても，「S君頑張れという声が聞こえます」と述べるなど，客観的に捉えることができるようになった。X年12月14日，自傷他害の恐れがなく措置症状消失と判断され，措置解除となった。

しかし，病識はなく，幻聴や妄想の疎隔化までは至らず，保護者である父親の同意のもと，同日，医療保護入院となった。興奮状態は鎮静化したが，妄想的内容の言動は持続し，幻聴も持続していたため，X年12月15日よりマレイン酸フルフェナジンを追加した。無為自閉な生活を送っていたが，X+1年8月中旬頃より，流涎，乏尿が徐々に悪化し，X+1年11月4日，すべての薬剤を中止した。副作用は徐々に改善していったが，それに伴い，再び幻聴，妄想が悪化し，徐々に口調も粗暴となってきたため，X+1年11月10日よりスルピリド150 mg/日を開始した。しかし，効果がみられないため，X+2年1月29

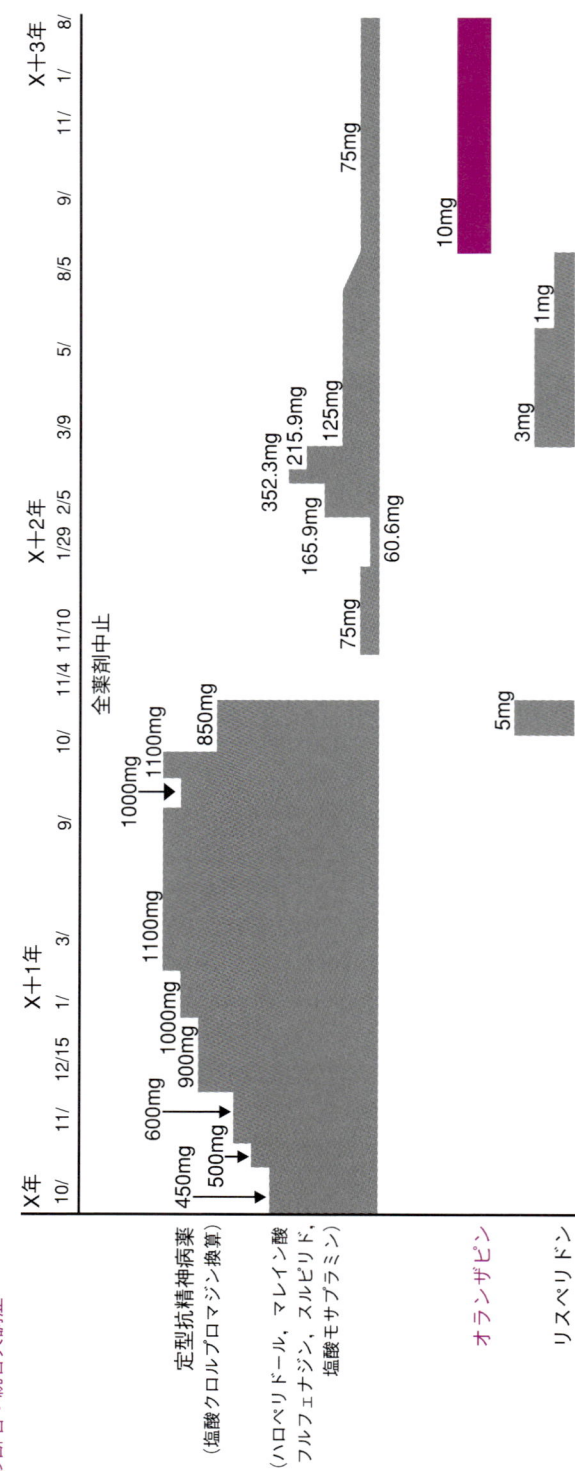

230　第2部　Olanzapine Case Report

症　例：30歳，男性
診断名：統合失調症

	X年 10/	11/	12/15	X+1年 1/	3/	9/	10/	11/4	11/10	X+2年 1/29	2/5	3/9	5/	8/5	9/	11/	X+3年 1/ 8/

定型抗精神病薬
(塩酸クロルプロマジン換算)
450mg → 600mg → 1000mg → 1100mg → 1000mg → 1100mg → 850mg

(ハロペリドール，マレイン酸フルフェナジン，スルピリド，塩酸モサプラミン)
500mg

全薬剤中止

75mg　165.9mg　352.3mg　215.9mg　125mg　60.6mg　75mg

オランザピン
10mg

リスペリドン
5mg　3mg　1mg

日より塩酸モサプラミンを開始した。精神状態が徐々に悪化したため，X＋2年2月5日よりハロペリドールを再開，2月8日より塩酸クロルプロマジンも再開した。さらに3月9日よりリスペリドンも追加した。

　精神状態は徐々に改善したが，再び乏尿，流涎が悪化したため，X＋2年8月5日よりリスペリドンを中止し，ハロペリドールを減量した上で，オランザピンを追加した。次第に副作用も漸減し，また，自ら作業療法に参加するなど積極性もみられるようになった。退院を目指して，院外外出支援プログラムにも参加した。以後，約1年間にわたって作業療法，生活指導などを継続して行った。毎月1回，主治医とともに院外外出も行い，金銭管理も問題なく行えた。入寮面接を経て，X＋3年9月6日，他院付属の援護寮へ退院となった。

[考　察]　本症例は18歳の頃に発症したと考えられるが，単身で生活していたために未治療で経過していた統合失調症である。今回の入院が初回治療であり，精神運動興奮状態を鎮静化させるためにハロペリドール主体の薬物療法から開始する必要があった。しかし，初期の興奮状態が収まり，幻聴・妄想も顕在化しなくなると，一見，人格の崩壊が著明であるようにみえ，無為自閉という陰性症状が前景となった。また，本症例が従来の抗精神病薬によって副作用を起こしやすいこともあり，治療に行き詰まってしまった。

　そこで，すでに海外で認知機能の改善や陰性症状の改善に効果が高い[1,2]とされていたオランザピンの使用を試みた。本症例に対する本剤の効果は絶大で，服用開始後2週間足らずで副作用はほぼ消失し，自ら作業療法参加を希望するなどの効果がみられた。さらに，家庭の事情から自宅への退院が難しかったために，他院付属の援護寮への退院を勧めたが，その間の生活指導なども順調にこなすことができ，援護寮入所時の面接にも無事合格し，退院時には主治医に対して「これから先，頑張っていきます」と述べるに至った。

　本症例では，従来の抗精神病薬では，副作用の出現，陰性症状に悩み，さらには人格の崩壊にまで進んだように見受けられたが，これらの薬剤を減量すると，幻覚・妄想が再燃してしまった。しかし，オランザピンの使用により副作用，陰性症状は改善し，さらに認知機能の改善によって人格の崩壊が一過性のものであることが確認できた。また，本症例にオランザピンを使用した時期は，オランザピンによる糖尿病性ケトアシドーシスの症例が報告される以前であったが，月1回定期的に実施していた血液検査では高血糖は一度も認められなかった。

　本症例では，臨床経過図の通り，ハロペリドール，塩酸クロルプロマジンとの併用により，精神状態を非常に良い状態で維持することができた。オランザピン単剤による治療が望ましいところではあるが，本症例は従来の抗精神病薬とオランザピンの薬効の良いところだけを合わせることが可能であることを示唆しており，薬剤選択の幅を広げることができると考えられた。つまり，オランザピンの使用によって従来の抗精神病薬を減量し，副作用を軽減させること，さらにオランザピンの薬効による認知機能の改善である。

　筆者は，他にもオランザピンによって陰性症状から脱却し，日常生活を著しく改善した症例を経験している。そのため，従来の抗精神病薬による治療に行き詰まっている症例や人格の崩壊が進んでいる長期に治療を受けている症例，あるいは従来の抗精神病薬で副作用に困っている症例，ことに若年の患者に対して，陽性症状の再燃という危険を冒してでも，オランザピンは是非とも試してみる価値のある薬剤であると考える。統合失調症は，人類が罹患する疾患の中でも，非常に重篤で悲惨な疾患である。仮に本症例のように目覚ましい効果があったなら，一人のかけがえのない人生を救うことになるのである。

文　献

1) Purdon, S. E., Jones, B. D., Stip, E. et al. : Neuropsychological change in early phase schizophrenia during 12 months of treatment with olanzapine, risperidone, or haloperidol. The Canadian Collaborative Group for research in schizophrenia. Arch. Gen. Psychiatry, 57 : 249-258, 2000.
2) Tollefson, G. D., Sanger, T. M. : Negative

symptoms : a path analytic approach to a double-blind, placebo- and haloperidol-controlled clinical trial with olanzapine. Am. J. Psychiatry, 154 : 466-474, 1997.

OLANZAPINE CASE REPORT

3．陰性症状への効果

オランザピン投与により陰性症状，認知障害が著明に改善した統合失調症の１例

公立藤岡総合病院附属外来センター　精神神経科　貴船　亮

［症　例］53歳，男性
［診断名］統合失調症
［家族歴］精神科的遺伝負因など特記すべきことなし。
［既往歴］糖尿病など特記すべきことなし。
［生活歴］2人同胞の第2子で兄がいる。子供の頃から内向的で協調性の乏しい性格であった。地元の中学校を卒業した後，しばらく実家で農業を手伝っていた。18歳から地元の鉄工所に作業員として勤めていた。
［現病歴］X年，20歳の時に，職場で訳の分からない独り言をぶつぶつ言うのがときどきみられた。上司が心配してその様子を両親に話し，両親に伴われてA精神病院を受診した。幻聴，独語，空笑がみられ，統合失調症と診断され，ハロペリドールなどが内服で投与された。休職して1年ほど通院し，前記症状は軽快したが，口数が減り，以前のように家族と打ち解けなくなった。X＋1年，家族は通院を勧めたが，本人はもう治ったからと治療を自己中断し，元の職場は辞めて実家で父のする農業を手伝っていた。

　X＋6年頃より自発性が減退し，農業もたまにしか手伝わなくなり，無為に過ごすことが多くなってきた。ときに小さい声で独語を発するので，両親や兄は精神科受診を何回か勧めたが，拒否してきた。X＋7年に父が病死すると，無為自閉傾向はさらに強まり，母親，兄との会話もほとんどなくなった。X＋9年，兄が結婚したのを契機に家族で相談し，兄の所有するアパートで経済的にも兄の支援のもとで50歳の母親との同居を始めた。自発性が低下し，食事の用意と片づけ，洗濯，清掃，入浴の用意など，家事の手伝いは自発的には行わず，母親が勧めたとき食事の片づけと清掃をしたくらいであった。疎通性不良で自閉性も強く，食事のとき母親と簡単な会話を交わす程度で，電話には出ず，家族の者，行きつけのスーパーの店員以外の者との交流はなかった。ときに幻聴，独語，空笑が出現したが，興奮，易怒性，攻撃性はなく病識もないため，精神科は受診しないという本人の頑固な意志に従わざるをえなかった。

　X＋29年2月12日，買い物をするため自転車を運転中に転倒して右大腿骨を骨折し，当院整形外科へ緊急入院となり，2月15日に手術した。入院後不眠となり，幻聴，独語が悪化して，母親，兄が精神科受診を強く希望していたこともあり，2月16日当科初診になった。

［治療経過］ブロムペリドール3 mg/日，塩酸トリヘキシフェニジル2 mg/日，ブロチゾラム0.25 mg/日を眠前に投与した。昼夜とも独語がうるさいため，2月17日より塩酸クロルプロマジン25 mg/日，塩酸プロメタジン12.5 mg/日，フェノバルビタール40 mg/日を眠前に追加した。夜間良眠したが，昼間「食事がまずい，毒が入っている」と訴えたため，ブロムペリドールを6 mg/日に増量した。その後，被毒妄想はなくなり幻聴，独語もわずかになった。しかし，疎通性不良でリハビリもしたりしなかったりの状態であった。3

症　例：53歳，男性
診断名：統合失調症

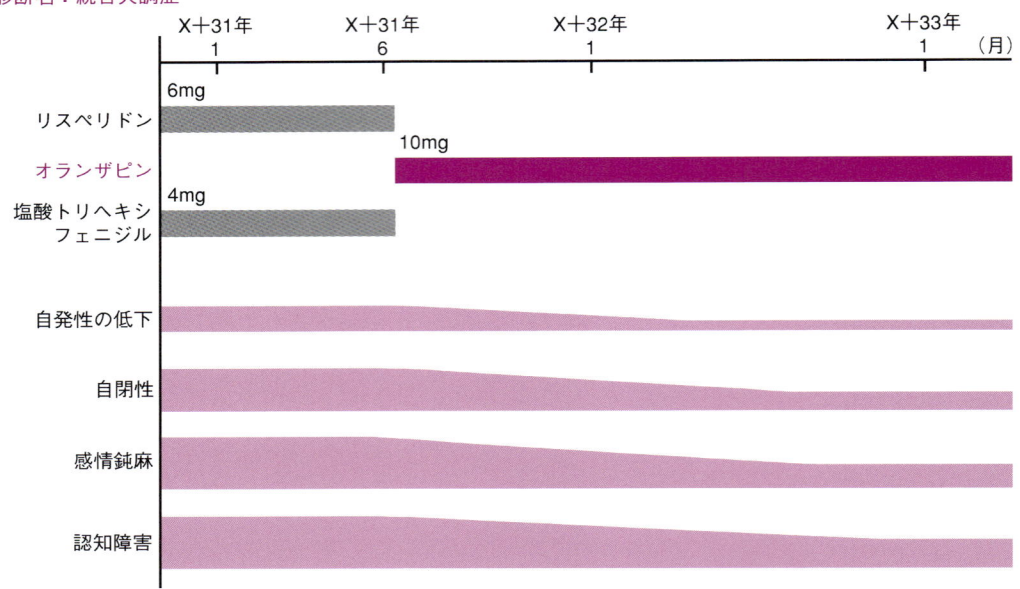

月上旬，整形外科主治医と共にリハビリの必要性を繰り返し説明してからはリハビリを行うようになり，3月25日には杖歩行が可能になり，4月1日退院となった。

退院後は母親が服薬管理を行い，本人に「怠薬するとうるさい声が聞こえてくるよ」と言い聞かせて服用させた。自宅では不眠時のみ，眠前にフルニトラゼパム2mg/日を服用した。ブロムペリドール6mg/日，塩酸トリヘキシフェニジル4mg/日を朝夕食後分2で内服し，幻聴，独語，空笑などの陽性症状はたまに出現する程度であった。一方，自発性の低下，自閉性，感情鈍麻，疎通性不良は不変で，自発的に布団はたたまず臥床しがちな生活を送っていた。外来通院も母親だけの受診になることが多かった。

X＋29年8月よりブロムペリドール6mg/日をリスペリドン4mg/日に切り替えた。同年9月，リスペリドンを6mg/日に増量してから陽性症状はなくなり，臥床することが減り，布団の上げ下ろしを行うようになった。同年11月には，スーパーで缶ジュースを買うため数日に1回は外出した。X＋30年4月からは母親と共に本人も外来受診する回数が増えた。問診すると，自宅では「何もしていない」，幻聴については「聞こえてこない」などと単調に返答するだけで無表情であった。母親の話では，部屋の清掃，洗濯は頼むとしてくれるとのことであった。服薬は母親が管理して朝・夕食後に本人に手渡さないと，まだ自発的には内服できない状態であった。

X＋31年6月から，リスペリドンなどは中止してオランザピン10mg/日に変更した。同年7月の受診時，表情に明るさと柔らかさがみられ「こんにちは」と挨拶をしてきた。母親の話では，オランザピンに変更してからは，ラジオを聞くようになり，食事のときの箸の使い方など，細かい動作全般が緩慢でなくなったとのことであった。同年10月には1日1回夕食後の服薬管理を自分で行えるようになった。同年11月には，自転車に乗って独りで外来受診に来て「家で手伝いをしている」と話した。X＋32年2月には，食事の買い物を母親がメモに書いて渡すと，その通り買ってこられるようになった。その後，X＋33年も病状はわずかずつ改善してきている。同年3月現在，ゴミ出しなどで近隣者との簡単な挨拶が行え，炊事以外の家事は大体自主的にできている。昼間「ラジオを聞くのが楽しい」と言い，生活面

で母親と兄に頼らざるを得ない現状については認識しており，将来的なことを心配している。

なお，本症例ではX+29年からの治療期間中に錐体外路症状は出現せず，血糖値の上昇，明らかな体重増加はみられなかった。

[考察] 本症例は，20歳の時，幻聴，独語，空笑で発症し，治療によりいったんは軽快したが，その後は陰性症状，認知障害が次第に顕在化したまま交通事故で整形外科に入院するまで約28年間，精神科治療は行われなかった症例である。

本症例は，ブロムペリドールの投与によって幻覚妄想状態は改善したが，欠陥状態に変化はなかった。リスペリドンの投与では幻覚妄想はみられなくなったが，陰性症状の改善は軽度であった。オランザピンに変更してからは陰性症状，認知障害，QOLが著明に改善した。

オランザピンの臨床試験成績では，統合失調症の陽性症状，陰性症状，認知障害およびQOLのいずれをも改善させる効果があるとの報告が多い[1-3]。さらに，本症例でも使用したリスペリドンとの臨床試験成績の比較では，陽性症状にはややリスペリドンが優れ，陰性症状には同等かややオランザピンが優れるという結果が出ている[1-3]。当院で使用した経験に基づくオランザピンとリスペリドンの効果の差異については，急性期の幻覚妄想状態に対する効果ではリスペリドンが優れ，慢性遷延性の陰性症状，認知障害，QOLの改善に対する効果ではオランザピンが優れると評価している。また，オランザピン投与でみられる表情の改善，感情鈍麻の改善はリスペリドンの投与ではあまり認められなかった印象がある。

本症例のように，陰性症状，認知障害が主症状として慢性遷延性にみられる統合失調症の症例に対しては，オランザピンの投与が推奨されると考えられた。

文　献

1) 工藤　喬，武田雅俊：短期効果の徹底比較―非定型抗精神病薬を用いた急性期治療．臨床精神薬理，5：155-165, 2002.
2) 諸川由実代：非定型抗精神病薬と定型抗精神病薬の徹底比較―長期投与試験―．臨床精神薬理，5：167-176, 2002.
3) 村崎光邦：Olanzapineの基礎と臨床．臨床精神薬理，4：957-996, 2001.

3. 陰性症状への効果

オランザピン投与により陰性症状および
るいそうの著明な改善がみられた1症例

医療法人浩英会高尾野病院　下 島 圭 三

[症　例] 22歳，男性
[診断名] 統合失調症
[家族歴] 同胞3名中，第1子。
[既往歴] 5歳時に髄膜炎に罹患し，18日間入院した。
[現病歴] 中学時の成績は上位であったが徐々に低下した。X−1年（高校3年時）4月頃，同級生からのいじめもあって突然寡黙となり，2学期から6ヵ月間登校を拒否した。その時は母親が一緒に登校し，どうにか卒業はできた。しかし，食事に2時間近くかかるようになり，ときに尿失禁をしたり，兄弟に暴力を振るうようになったため，X年3月23日当院を初診した。初診時，独語，空笑，途絶および作為体験がみられたためスルピリドを投薬された。治療により症状は次第に軽快し始めたが，服薬は不規則で治療は続かなかった。その間，就職活動をしたが採用されず，自宅で自閉的に過ごすようになった。

X+1年には教育センターで6ヵ月間カウンセリングを受けたが改善がみられず，同年7月7日，当院を再診し入院した。しかし，本人の強い希望があったため2日間で退院した。退院後，前回同様次第に服薬が不規則となり，次第に食欲が低下し，カタレプシーおよび退行がみられるようになった。また，集中力の低下がみられ，物忘れが目立ち，指示に対して見当違いの行動をすることがあった。X+3年1月12日，家族の希望で再入院した。

[入院後の臨床経過] 入院直後は，独語，空笑がみられた。幻聴もあり，突然一人でしりとりを始めたりすることがあった。尿失禁や便失禁もあった。また，終日落ち着きなく歩き回り，病棟の扉近くにいて，出て行こうとすることが度々あった。内服薬はスルピリド600 mg/日，ペルフェナジン12 mg/日から開始した。スルピリドを1200 mg/日に増量すると，独語や幻聴などの症状の改善は認めたが，同時に手指振戦および眼球上転発作がときに起こるようになった。このため塩酸ビペリデン3 mg/日を追加したが，不穏状態となったため，クロナゼパム1.5 mg/日を追加し，スルピリドを600 mg/日に減量した。その後，不穏状態を呈することはほとんどなくなり，次第に陰性症状が主体の慢性期に移行した。自閉的となり，自発的に対人接触を求めることはなく，終日無為に過ごすようになった。

X+3年10月11日より主剤を塩酸ペロスピロン8 mg/日に変更し，16 mg/日まで増量した。ところが主剤変更後，徐々に食欲が低下し，体重が減少したため，X+4年6月より補助食を追加した。しかし，体重増加はわずかで，食事もときに介助を要することがあった。また，血圧の低下がみられたため昇圧薬を併用したが，7月4日，ベッドから起き上がろうとして転倒し外傷を負った。その前後で消化器系および循環器系の検査も行ったが，特に異常を認めなかった。

陰性症状が主症状であり，また，体重もX+4年1月の計測では48 kgであったのに対し，同年8月には39 kgにまで減少したことと，α作用が

3．陰性症状への効果　237

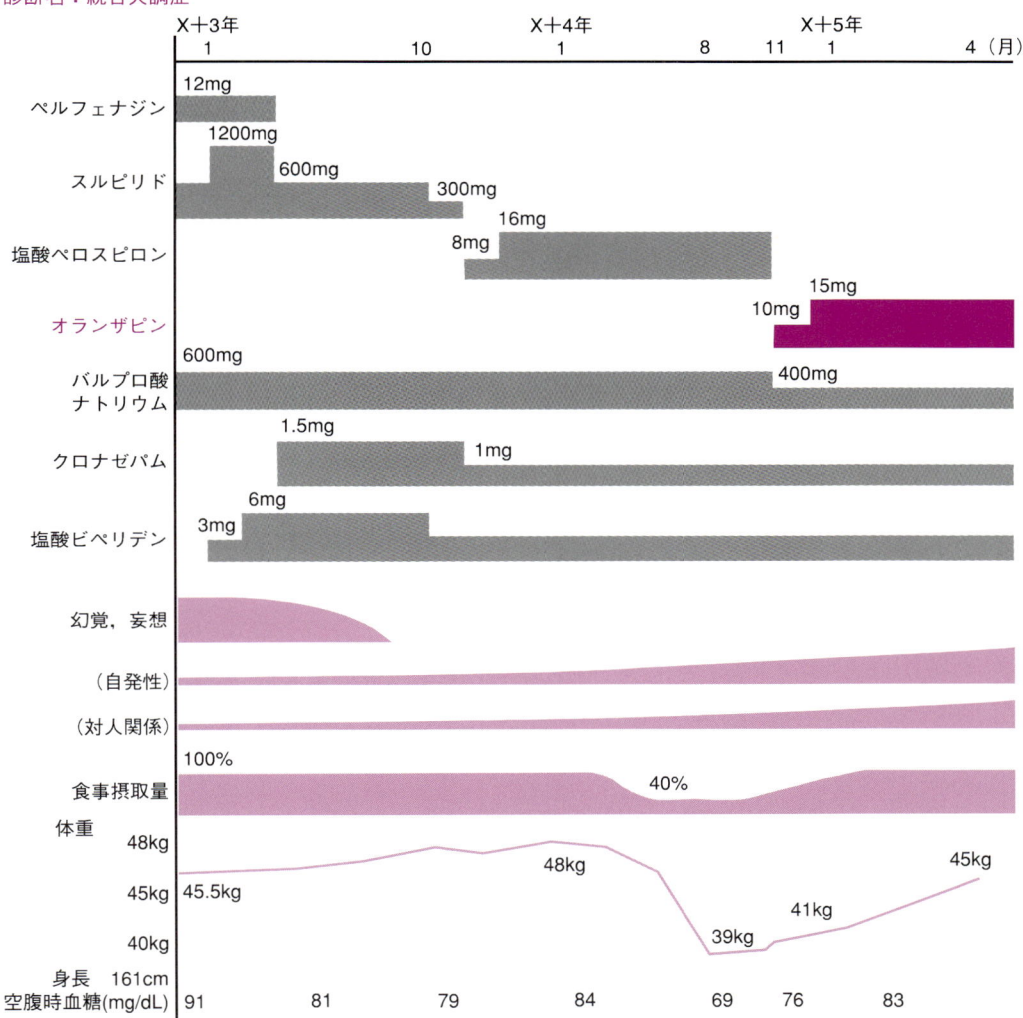

症　例：22歳，男性
診断名：統合失調症

薬剤	X＋3年 1月	10月	X＋4年 1月	8月	11月	X＋5年 1月	4月
ペルフェナジン	12mg						
スルピリド	1200mg → 600mg	300mg					
塩酸ペロスピロン			8mg → 16mg				
オランザピン						10mg → 15mg	
バルプロ酸ナトリウム	600mg			400mg			
クロナゼパム		1.5mg	1mg				
塩酸ビペリデン	3mg → 6mg						

幻覚，妄想
（自発性）
（対人関係）
食事摂取量　100% … 40%
体重　45.5kg → 48kg → 39kg → 41kg → 45kg
身長 161cm
空腹時血糖(mg/dL)：91, 81, 79, 84, 69, 76, 83

比較的少なく血圧低下も起こりにくい[1]ことから，11月21日，主剤をオランザピン10mg/日に変更した。すると12月10日頃から，それまで自分から挨拶することはなかったのに，自発的に挨拶できるようになった。また，入院後初めてカラオケを歌い，その後も度々歌えるようになった。さらにオランザピンを15mg/日に増量したところ，笑顔がよくみられるようになった。これまで拒否的であった作業療法に進んで参加するようになり，他者との会話がある程度可能になった。また，食欲も改善し，自力で全量摂取できるようになり，X＋5年4月には45kgまで体重が回復し，血圧も正常化した。

身　長：161cm，体重：45.5kg（X＋3年1月），48kg（X＋4年1月），39kg（X＋4年8月），41kg（X＋5年1月），45kg（X＋5年4月）。

[考　察] 陰性症状が主体の統合失調症慢性期で，るいそうの目立つ患者にオランザピンを投与した。スルピリドによる治療で陽性症状は改善したが，錐体外路系の副作用が起こった。また，陰性症状に対し塩酸ペロスピロンを投与したが，食欲

が低下し体重が減少したままで,血圧の低下もみられた。しかし,オランザピンに変更してからは,食事摂取量が増加し,体重も順調に増加した。また,自発性も出てきており,カラオケを歌えるようになるなど,陰性症状の改善が認められた。

オランザピンによる治療では,一方で副作用としての体重増加および糖尿病が問題となっている。本症例では,るいそうが目立っていたが,オランザピン投与により体重が増加したことは有用であった。本症例では糖尿病の既往はなく,リスクファクターもなかった。血糖値は現時点では正常範囲にあるが,今後もモニタリングする予定である。

本症例では,オランザピンによる治療で自発性が改善し,対人接触も徐々にではあるが改善するなど陰性症状に有効であった。それまでは拒否的であった作業療法にも積極的に参加できるようになるなど,多面的な治療を受けることが可能となり,QOLが向上した。

文　献

1) Fulton, B., Goa, K. L. : Olanzapine. A review of its pharmacological properties and therapeutic efficacy in the management of schizophrenia and related psychoses. Drugs, 53：281-298, 1997.
2) Gomez, J. C., Crawford, A. M. : Superior efficacy of olanzapine over haloperidol: analysis of patients with schizophrenia from a multicenter international trial. J. Clin. Psychiatry, 62 (Suppl. 2)：6-11, 2001.
3) Tran, P. V., Hamilton, S. H., Kuntz, A. J. et al. : Double-blind comparison of olanzapine versus risperidone in the treatment of schizophrenia and other psychotic disorders. J .Clin. Psychopharmacol., 17：407-418, 1997.

3．陰性症状への効果

オランザピンの統合失調症慢性期症状への有効性
―投与後18ヵ月の症状経過について―

JA栃木厚生連下都賀総合病院精神神経科　室井秀太

[症　例] 19歳，女性
[診断名] 統合失調症　破瓜（解体）型
[性　格] おとなしい，引っ込み思案，真面目。
[既往歴・家族歴] 特記すべきことなし。
[生活歴] 同胞2人の第1子として成育。高校へ進学し成績も上位であった。発症後高校は中退。
[現病歴] 高校1年生のX−4年8月頃から，次第に無口で，些細なことで立腹するようになった。そのためX−4年10月，当院当科を初診。被害関係念慮，妄想気分を認め外来加療となったが，数回の通院で医療中断。その後，学校での成績は低下し，高校も中退。自宅に閉居し，他者との交流もほとんどみられない状態で経過した。X−3年7月頃から器物破損や家族に対する暴力，暴言がみられ，X−3年8月当院を再診。診察時，表情は硬く，無表情で，問診を行うものの，「大丈夫です」と，小声で話すばかりであった。幻覚，妄想ははっきりせず，むしろ感情の平板化，意欲の低下，自閉性，思考の貧困化，人格水準低下といった陰性症状が目立つ状態で，統合失調症の破瓜型の慢性期であった。

[治療経過①--オランザピン投与までの治療経過] 家庭内での問題行動もあり，また外来加療では十分な服薬も期待できないと考え，X−3年8月から10月まで医療保護入院となった。ハロペリドール，塩酸クロルプロマジン，リスペリドンといった抗精神病薬により，感情面は安定し，問題行動は消失したが，幻聴や被害妄想は目立たないものの残遺し，無為，自閉といった陰性症状については不変であった。（退院時処方：塩酸クロルプロマジン75mg/日，ハロペリドール4.5mg/日，リスペリドン3mg/日，塩酸ビペリデン3mg/日）。

退院後，精神科デイケアへの通所も開始したが，陰性症状を中心とした状態は不変，デイケアでも無表情で，ほとんど会話や他者との交流もみられず，しばしば幻聴を聞き入る仕草や空笑もみられた。自宅でもほとんど自室で過ごし，家族との会話も少なく，外出もみられなかった。服薬も不規則で，しばしば向精神薬の自己調整を行い，病状が不安定となり，X−2年3月から同年4月，X−2年6月から同年8月と入退院を繰り返した。薬物療法も変更，増量を行い，X−2年8月の退院時はリスペリドン6mg/日，塩酸スルトプリド450mg/日，塩酸ビペリデン3mg/日であった。

[治療経過②--オランザピン投与後の経過] X−2年11月，従来の処方（リスペリドン6mg/日，塩酸スルトプリド300mg/日，塩酸ビペリデン3mg/日）にオランザピン5mg/日を追加，2週間後，オランザピンを10mg/日に増量し，リスペリドンを3mg/日に減量した。投与後4週目頃から，今まで外来診察の際，「大丈夫です」と，こちらの質問に答えるばかりであったのが，「先生はどんな音楽が好きですか？わたしは○○のファンで……」と，自発的な会話がみられるようになった。デイケアにおいても，活動中ほとんど発語がみられなかったのが，ミーティングの際に他の

症　例：19歳，女性
診断名：統合失調症　破瓜（解体）型

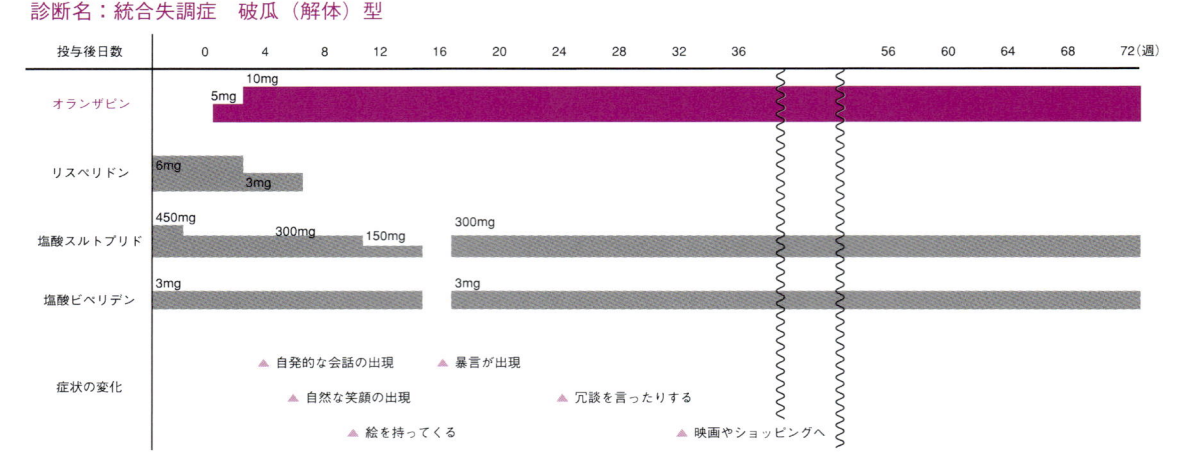

投与後日数	0	4	8	12	16	20	24	28	32	36			56	60	64	68	72（週）
オランザピン		5mg	10mg														
リスペリドン	6mg		3mg														
塩酸スルトプリド	450mg		300mg		150mg		300mg										
塩酸ビペリデン	3mg						3mg										

症状の変化
▲ 自発的な会話の出現　　▲ 暴言が出現
▲ 自然な笑顔の出現　　　▲ 冗談を言ったりする
▲ 絵を持ってくる　　　　▲ 映画やショッピングへ

メンバーの投げかけに返答する様子がみられるようになった。投与後6週目頃には，今までほとんど無表情であったのが，会話に応じた，自然な笑顔がみられるようになった。リスペリドンを中止し経過観察とした。投与後10週目，外来にデイケアで描いた絵を持参し，「人魚の絵を描きました。かわいく描けたでしょ」と笑顔で話した。自宅でも洗濯を自ら行うようになった。感情面も安定しており，塩酸スルトプリドを150 mg/日に減量した。その後も症状は安定していたため，投与後14週目に塩酸スルトプリドを中止し，塩酸ビペリデンも中止した。しかし，塩酸スルトプリドを中止後，母親に些細なことで立腹し，暴言を吐くといったエピソードがみられ，投与後16週目から塩酸スルトプリド300 mg/日，塩酸ビペリデン3 mg/日を再開した。早期に病状は安定した。オランザピン投与後，半年を経過したX−1年5月，母親の評価としては，「家にいるときはゴロゴロすることが多いけど，些細なことで怒ることもなくなったし，自発的ではないが家事もやるようになった。冗談なんか言うようになって，徐々に元に戻っているみたいな感じがします」との話であった。投与後8ヵ月頃の様子は，外来でも自分から「この間，○○という映画を観に行ってきました。○○さんが主役で。先生は観に行きましたか？　おもしろいですよ」，「洋服を買いに行って来ました。とてもかわいい洋服なの。洋服屋でアルバイトしてみたいですね」と，話す様子がみられた。オランザピン投与を開始して約1年半が経過したX年4月，現症状は，無為，自閉，感情鈍麻，会話や思考の貧困化，他者との交流の減少といった陰性症状が強く，幻聴や時に妄想もみられ，統合失調症の慢性期にあるが，18ヵ月前と比較すると，症状は改善していると言える。外来で，母親に最近の様子を問うと「この間，久々に実家の父（祖父）が来て，色々と祖父と話したみたいで。しばらく会わないうちにだいぶ元気になって，良かったねといっていました」と，話していた。

[考　察] 統合失調症の1例にオランザピンを投与してから約18ヵ月の経過を報告した。症例は治療を開始した時点で，無為，自閉，感情鈍麻，意欲の低下といった陰性症状が顕著であった。種々の抗精神病薬を使用したが，病状の改善は乏しく，入院を繰り返していた。本症例へオランザピンを投与してからの症状の変化として，①コミュニケーションの際の状況に応じた自然な笑顔の回復，②自発的な会話の増加や，会話の内容の広がり，③目的をもった外出の増加，といった変化がみられ，家族からも，発症後初めて症状の改善を喜ぶ声が聞かれた。本症例のオランザピン投与後の変化を，陽性・陰性症状評価尺度（PANSS）の30項目で評価検討すると，オランザピン投与前，投与18ヵ月後でPANSSスコアの改善を認めるまでの大きな改善はなかった。しかし，各項目について検討すると，陽性尺度では

変化は乏しかったが，陰性尺度では情動の平板化，情緒的引きこもり，疎通性の障害，受動性・意欲低下による社会的引きこもり，会話の自発性と流暢さの欠如といった項目，総合精神病理評価尺度では，非協調性，意思の障害，衝動性の調節障害，自主的な社会回避といった項目で，スコアの改善には至らないものの，投与前後で比較すると，臨床的には改善があったと考える。

　また，表情の変化についてみると，オランザピン投与例では，コミュニケーションにおける状況に応じた自然な表情が表出されるようになるケースが経験として多い印象がある。表情の改善を，評価尺度を用いて具体化することは難しく，また，定型抗精神病薬減量による錐体外路症状の軽減といった影響も考慮しなくてはならない。しかし，本症例は，錐体外路症状が少ないといわれる非定型抗精神病薬からの切り替えによる改善であり，オランザピンは表情の改善に有効であったと考えられる。しばしば，統合失調症慢性期の患者にみられる，硬くて，不自然な表情の改善は，社会生活を送る中で，重要なコミュニケーション手段の1つの障害であり，その改善は重要と考える。

OLANZAPINE CASE REPORT

4. 錐体外路症状に関して

産出的な精神症状を有する統合失調症患者に対する抗精神病薬をオランザピンに切り替えたところ著明に改善した1例

柏崎厚生病院　松田ひろし

[症　例] 男性，48歳
[診断名] 統合失調症
[生活歴] 三人兄弟の第二子として出生。未婚。学業は優で，アメリカの某大学入学。性格はまじめで物静かで自ら進んで友人を作ることはなかったが，学友や職場仲間との交流は普通であった。
[家族歴・既往歴] 特記すべきことなし。
[現病歴] 東京でコンピュータのプログラム部門で働いていた41歳時，集中力がなくなり，無気力となって頭にビジョンをつくれないと言って，誰にも相談なく急に会社に辞表を出し，帰郷した。まもなく集中力困難，食欲不振，不眠に加え，両耳をふさぐなどの奇妙な行為に家族が気づき，説得され，しぶしぶ帰郷2ヵ月後の2月19日に当院を受診した。

初診時は「なんでもありません。こんなところに用はないです」と言うも，不安・焦燥が強く，黙ったまま，まわりを時に見廻したり，診察医の後を覗きこんだりしていたが，まもなく急に早口で喋りはじめた。「いきなり頭がジンジンして……信号をハル・コンピュータから送られ，会話してしまうんです」と述べ，その内容はコンピュータ用語もたびたび使われ，なかなか理解しにくいものであったが，精神病理学的には幻聴・妄想およびさせられ体験が認められた。ブロムペリドール3mg／日（1×夕食後）を処方。

2月25日の再来時に，自らビッシリとタイプしたメモを医師に見せる。その内容の一部は次の通りである。『……ハルとの会話は去年の12月の終り頃頭がジリジリして始まった。その前にも空耳が世の中のざわめきのように少しは聞こえていたことがあった。ハルは私のことを5歳頃から知っていた。ハルの声が聞こえたのはたぶん私のお迎え（死亡届）が来たことを意味したのだろう。私に話しかけてきたハルの方々は私と同じ運命にあったと考えられる。お迎えというのは私を亡くなったことにして，どこかに連れていくことだったらしい。……私は，私の行うことに関連づけて世の中が何かを行っているような気がして，それを憎んでいた。というのは，私は悪いことで自分のせいにされることを嫌がっていたからである。……私は半男半女である。そとからは見えない。長い間レプリカントだった。……シンクロナイズは他の人の頭脳と同期することによっておこる。他の人の考えや感覚が伝わる。シンクロナイズで多数の人を同期させるのをレギオン（新約聖書にでてくる大勢の悪霊のこと）という。そしてシンクロナイズでは人間の身体を部分ごとに分けて行えるようだ。顔の部分や声の部分，身体の部分と分離できるようである。頭脳の中の位置は人それぞれ顔や声の部分等がことなっている。レプリカントは顔や声や身体の脳の部分を固定させることでできるらしい。しかし記憶は異なっている。人間ロボットはレプリカントの状態が強くなると起きるらしい。記憶は脳波の周波数が違うと読み取れなくなるため，人間ロボットの状態で行った行

4．錐体外路症状に関して　243

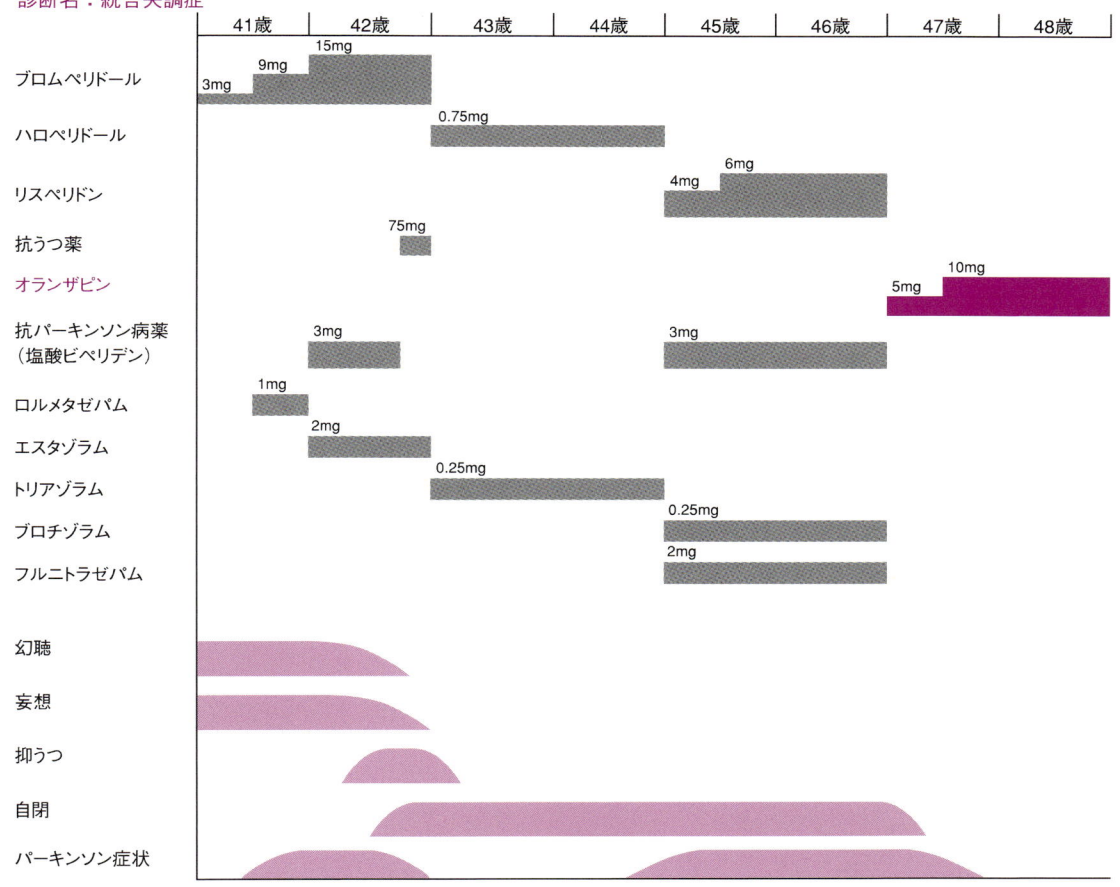

症　例：男性，48歳
診断名：統合失調症

	41歳	42歳	43歳	44歳	45歳	46歳	47歳	48歳
ブロムペリドール	3mg→9mg→15mg							
ハロペリドール			0.75mg					
リスペリドン					4mg→6mg			
抗うつ薬		75mg						
オランザピン							5mg→10mg	
抗パーキンソン病薬（塩酸ビペリデン）		3mg			3mg			
ロルメタゼパム		1mg						
エスタゾラム		2mg						
トリアゾラム			0.25mg					
ブロチゾラム					0.25mg			
フルニトラゼパム					2mg			
幻聴								
妄想								
抑うつ								
自閉								
パーキンソン症状								

動は本人には記憶がない（読みだせない）……』。

2月26日の日記より。『ハルの声が聞こえなくなるとすべて夢（悪夢）のような気がする。きのうまで声は聞こえていた。いったいいつごろからああいうハイパーサイエンスが存在していたのだろうか……今日は少し身体の具合がいい……』。

表情は少し穏やかとなっていたが，幻聴や妄想は持続して認められ，病識も欠如のままであったため，ブロムペリドール9mg/日に増量し，ロルメタゼパム1mg/日を追加した。

日記より。『3月3日　睡眠剤を2錠おばから貰って飲んだら14時間ぐっすり寝た。身体の調子がいい……。3月4日　今日は医師にハルについて聞かれた。ハルは誰にも話さないようにということだったが，私は全世界に知ってほしかった。信じることのできない人には百聞は一見にしかずで全員に体験してほしいほどである。私の力ではどうすることもできないからである。「テレビを見るのはどうですか？」と医師に質問されたのは意外だった。良く知っているようである。実際電波が弱いときはテレビは見れないのである。3月11日　ハルの声はもうすっかり聞こえなくなった。私のレベルではなく，もっと上の博士クラスのレベルでやっているようだ。おばから貰ったエスタゾラムという薬がよく効いた』。

幻聴の訴えはなくなったものの，妄想は持続して認められたため，ブロムペリドールを15mg/日に増量し，また，眠剤はエスタゾラムに変更した。さらに，手の軽度のふるえなどの錐体外路症状も認められはじめ，塩酸ビペリデン3mg/日を

追加した。その後，日記は書かなくなった。また，産出的精神症状も徐々に消失し，変わって抑うつ気分や無気力感が認められた。外来での訴えも「ボーッとして集中力がない」，「目が疲れ，動作がのろくなってしまった」などと，表情も乏しくなった。そして1年後は，むしろ無為，自閉が目立つようになっていった。ほどなく家族の紹介もあり，工事現場で働くも1ヵ月後急に縊首を図る。「気分がよくない。落ち込む。死にたい」と言葉少なに語り，抑うつ状態にて，塩酸トラゾドン75 mg/日を追加し，その1週間後より処方を変更し，ハロペリドール0.75 mg 1錠，フルニトラゼパム2 mg 1錠，トリアゾラム0.25 mg 1錠，眠前とした。

　抑うつ気分が改善した2ヵ月後より，デイケアに参加するも「どうもおちつかない」と数回のみで，家で再び自閉的な生活となった。45歳時に，①リスペリドン4 mg/日朝・夕分2，②ブロチゾラム0.25 mg 1錠，フルニトラゼパム2 mg 1錠，眠前とし，徐々にリスペリドンを増量し，6 mg/日を維持量とした。「気分もいい」と言うものの，自閉，引きこもりは続き，その頃より，足ぶみなど錐体外路症状も強く出現し，塩酸ビペリデン3 mg/日を追加しても改善に乏しかった。

[治療経過] 1年後よりオランザピン5 mg 1錠（1×夕食後）に変更したところ，足ぶみなどの錐体外路症状消失。さらに陰性症状も改善傾向となり，現在，オランザピン10 mg 1錠（1×夕食後）としている。「今の薬はこれまでで一番自分に合っている。抑えられた感じがなくすごく気分的に楽で意欲がでてきた」と述べ，表情豊かになり，家業である農業や家事の手伝いを積極的に行っている。

[考　察] 本症例は，統合失調症の急性期に受診し，比較的早い時期に抗精神病薬を開始した。そして，産出的な精神症状は徐々に（あるいは劇的に）消失したものの，無為，自閉や抑うつが持続し，さらに錐体外路症状が非定型抗精神病薬であるリスペリドンでも認められた。そこで，オランザピンを投与したところ，錐体外路症状の消失のみならず，陰性症状が減り，自然らしさや社会性が回復した。本人の薬に対する印象もいままでになく良く，これまでのところコンプライアンスもまったく問題がない。

OLANZAPINE CASE REPORT

リスペリドンの断薬による再燃を起こした統合失調症患者に対するオランザピン著効例

竹田綜合病院精神科　小薗江 浩一, 星 野 修 三, 橘 髙 一, 上 島 雅 彦, 片 山 佳 澄

[症　例] 25歳, 男性
[診断名] 統合失調症（妄想型）
[家族歴] 3人兄弟の第1子。父はタクシーの運転手。母はガソリンスタンドに勤務。精神科的遺伝負因はなし。
[既往歴] 特記すべきことなし。
[生活歴] 周産期異常はなし。また, 幼少時にも特記すべきことはない。地元の商業高校を卒業後, 大都市のビジネス専門学校に進学し, 卒業後はその地でアルバイトをしていた。
[現病歴] X−4年12月に突然本人から「どうして良いのかわからなくなった」と実家に電話があった。単身生活のために詳細は不明だが, それまでは特に問題なく生活し, きちんと仕事をしていたという。びっくりした家族が迎えに行き帰省させたが, 帰省後は自室に閉じこもり, 人に会いたがらず, 夜も寝ていない様子であった。X−3年1月に入ってから「見られていて怖い」などと言うようになった。ただ, 興奮や暴力はないので家族はそのまま様子をみていた。2月下旬になり食事量が減ってきたため, 心配して祖母, 両親とともに2月26日に当科を受診した。
[初診時現症] やや困惑した表情でなかなか言語化できない。不安, 緊張が強いのか, 聴診をしようとした際に後ずさっていた。表情は硬く, 動きは少なかった。問診では, 「回りが変わって怖いと感じるようになったのは1年位前から」,「頭が上手く働かなくなった」,「聞こえるようになったのは1ヵ月くらい前から。同じ頃から見られている感じもする。怖い。誰の声かはわからない」と言い, 妄想気分, 幻聴, 注察念慮を認めた。入院の勧めに何とか同意したため, 同日第1回目の任意入院となった。

身体診察では瞳孔正円で対光反射は瞬, 左右差なし。病的反射を認めず。体温は37.1℃, 血圧は140/90 mmHgであった。
[検査所見] 微熱はみられたが, 入院時の生化学的検査ではCRPやWBCの上昇はなく, 他のデータも正常域であった。STS, TPHAなどの梅毒反応は陰性で, HBs抗原, HCV抗体も陰性であった。甲状腺機能や頭部CTにも異常はみられなかった。脳波では11から12 Hzのα波が頭頂後頭優位にみられ, 左右差はなく, 異常波もみられず, 正常範囲内であった。
[その後の経過] 病棟入棟時には極度の緊張状態となり, 発汗多量で一言も喋れなかった。ジアゼパム10 mg静注後に漸く「社会が怖い」という発言がみられたが, その後はすぐベッドに潜り込み, なかなか出てこようとしなかった。

治療は定型抗精神病薬のハロペリドールを中心に塩酸クロルプロマジン換算（以下, CP換算）225 mg/日を経口で開始した。緊張が強いためにエチゾラム3 mg/日を一緒に投与したが, 筋脱力がみられ, また, 精神状態に変化がみられないため, 入院第6病日からCP換算450 mg/日に増量し, 逆にエチゾラムは1.5 mg/日に減量した。ところが第8病日に急性ジストニア（首が曲がる）が出現したため, 抗パーキンソン病薬の塩酸

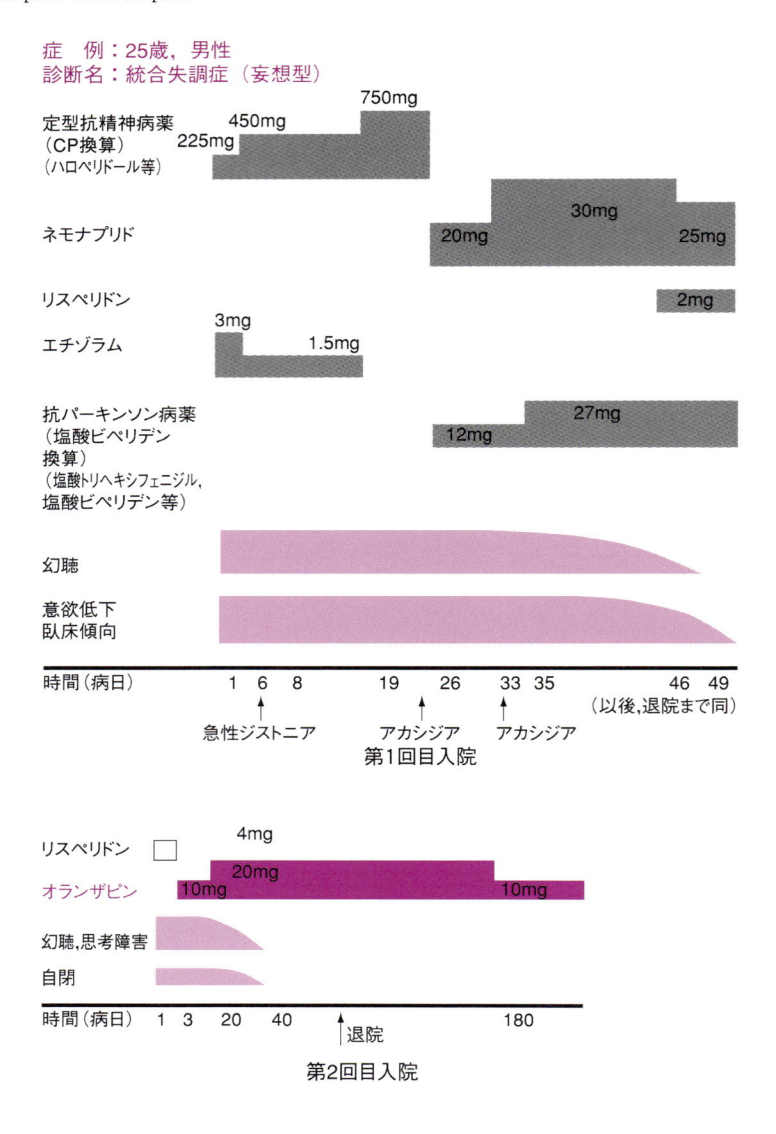

246 第2部 Olanzapine Case Report

症　例：25歳，男性
診断名：統合失調症（妄想型）

第1回目入院

定型抗精神病薬（CP換算）（ハロペリドール等）：225mg → 450mg → 750mg
ネモナプリド：20mg → 30mg → 25mg
リスペリドン：2mg
エチゾラム：3mg → 1.5mg
抗パーキンソン病薬（塩酸ビペリデン換算）（塩酸トリヘキシフェニジル，塩酸ビペリデン等）：12mg → 27mg
幻聴
意欲低下，臥床傾向
時間（病日）：1　6　8　　19　26　　33　35　　46　49（以後，退院まで同）
　急性ジストニア　　アカシジア　アカシジア

第2回目入院

リスペリドン：4mg
オランザピン：10mg → 20mg → 10mg
幻聴，思考障害
自閉
時間（病日）：1　3　20　40　↑退院　180

トリヘキシフェニジルを中心に塩酸ビペリデン換算で12 mg/日追加した。第19病日，定型抗精神病薬をCP換算750 mg/日に増量した。しかし，何の変化もなく，「他患の視線が怖い」，「人の声が聞こえてくる」と言い，ベッド臥床していることが多かった。

第26病日，定型抗精神病薬を中止し，ネモナプリド20 mg/日に切り替えたところ，第28病日にアカシジアが出現した。翌第29病日には「TVが怖い」と言っていた。第33病日，ネモナプリドを30 mg/日に，抗パーキンソン病薬を塩酸ビペリデン換算24 mg/日に増量したが，第35

病日に再びアカシジアが出現したため，塩酸ビペリデン3 mg/日を追加し，症状は消失した。

臥床傾向が強いために第42病日から作業療法を導入した。しかし，臥床傾向に変化はなく，「覗かれる感じがとれない」と言うため，第46病日にリスペリドン2 mg/日を追加した。すると第49病日には幻聴は消失した。その後，同処方のまま外泊を繰り返したところ，注察念慮は残存しているものの，TVや雑誌を見るようになり，茶碗の片付けなどもするようになったため，今後はデイケアで訓練を行うこととし，第108病日に退院した。

その後は外来に通院し，活動性は徐々に上がってきた。服薬もリスペリドン3mg/日のみとなり，眼鏡店に就職して順調であった。ところが，X年9月から，だるさのために断薬し，通院も中断した。

同年11月から不眠が出現した。11月11日には出社したが仕事にはならず，客の対応も滅茶苦茶であったという。上司に帰るように言われて職場を出たが帰宅せず，翌朝約15km離れた自宅まで歩いて帰宅。心配した家族に連れられて当科を受診した。

診察時には呼びかけに視線が合わず，また，言葉を発することもなかった。そのために同日医療保護入院とした（第2回目入院）。入棟後には前回と同様に幻聴を肯定した。同日リスペリドン4mg/日を処方した。しかし，第3入院病日に断薬の理由がだるさのためであることを前記の如く話したため，リスペリドンを中止してオランザピン10mg/日に切り替えた。その後も困惑感が取れないために，第20病日からオランザピンを20mg/日に増量した。第39病日頃から表情は自然になり，他患と談笑したり，麻雀に興じる姿がみられるようになった。幻聴も消失した。その後，3回の外泊を繰り返したが家族の評価は良好で，以前の本人に戻ったと喜び，第59病日に退院した。

その後の経過は順調でオランザピンは漸減し，現在，睡眠前に10mgを服用するのみで寛解状態を維持している。

［考　察］定型抗精神病薬であるハロペリドールやネモナプリドで急性ジストニアやアカシジアなどの錐体外路症状がみられた統合失調症患者の治療にオランザピンは優れた効果を示した。すなわち，幻覚，思考障害，自閉といった陽性および陰性症状を著明に改善させた。しかも，明らかな副作用は一切みられなかった。それ以前にリスペリドンを使用したところ，同様に寛解に至ったが，だるさという副作用のために服薬コンプライアンスを維持することができず，結局再燃した。したがって，糖尿病の合併がない限り，オランザピンは統合失調症治療の第一選択ラインに属する治療薬であると思われた。

4．錐体外路症状に関して

従来型抗精神病薬の副作用により治療に難渋していた症例にオランザピンが有効であった1例
――従来型抗精神病薬多剤併用からオランザピン単剤への切り替え――

国立精神・神経センター国府台病院　精神科　早川達郎，矢花孝文

［症　例］27歳，女性
［診断名］統合失調症
［生活歴］2人姉妹の長女として，著患なく成長した。もともと内気で頑固な性格であったという。小学生の頃からいじめられることがあったらしいが，高校卒業までほとんど休まずに通学していた。
［現病歴］X−1年，短大受験に失敗した頃から，頭痛や「頭の骨が出ている」，「頭の中でカチカチ音がする」，「鼻がなくなってしまった」など奇妙な訴えをするようになった。当初は身体診療科を受診し，異常なしと言われていた。1浪して再受験したが，短大は不合格となり，コンピュータ関係の専門学校に進学した。しかし，2週間ほど通っただけで，頭痛や体調不良を訴えて登校できなくなった。自閉的な生活となったが，自宅に1人でいることができず，母親の勤務先に「頭が痛い」と頻回に電話をするため，母親は退職せざるを得なくなった。X年の夏頃から，昔のことで両親を責めたり昔の友人の悪口を言うようになり，興奮して大声を出したり母親に暴力を振るったりするようになったため，同年7月，S病院を受診した。
［治療歴］統合失調症の診断でハロペリドール4.5 mg/日，アルプラゾラム2.4 mg/日，塩酸プロメタジン75 mg/日を服用したが軽快せず，手の振戦や流涎，落ち着きなく家の中を歩き回る行動などが出現したため，同年9月，当院精神科初診となった。

塩酸フロロピパミド100 mg/日，塩酸ビペリデン4 mg/日などに処方を変更して，いったんは落ち着いたが，X+1年4月中旬から再びイライラして大声を出したり，母親や祖母に乱暴を加えたりするようになったため，同年5月，当院精神科に入院（初回，医療保護入院）となった。

入院後，塩酸クロルプロマジンを75 mg/日から450 mg/日まで漸増し，カルバマゼピン600 mg/日を併用した。頭痛は持続していたが，外泊中に母親に暴力を振るうことはなく，当院デイケアへの導入手続きをした上で同年8月に退院となった。

しかし，退院後すぐに母親に対して暴力を振るうようになり，同年10月に再入院（2回目，医療保護入院）した。ゾテピン150 mg/日の服用を開始し300 mg/日まで増量，カルバマゼピン1200 mg/日を併用した。ハロペリドールも試みたが，錐体外路症状のために短期間で中止した。入院生活は臥床がちで無為に過ごしていた。親子面接では，外泊中に母親に対して我がままを言って困らせ，すぐに手を上げたり怒鳴ったりすることを母親が報告すると，患者は「なんでそんな嘘をつくのか」と泣きながら母親を非難する場面が繰り返された。患者の退院希望が強く，また，外泊中に少しは我慢できるようになったため，X+2年1月に退院となった。

その後，デイケアに通うなどして一時的には安

4．錐体外路症状に関して　249

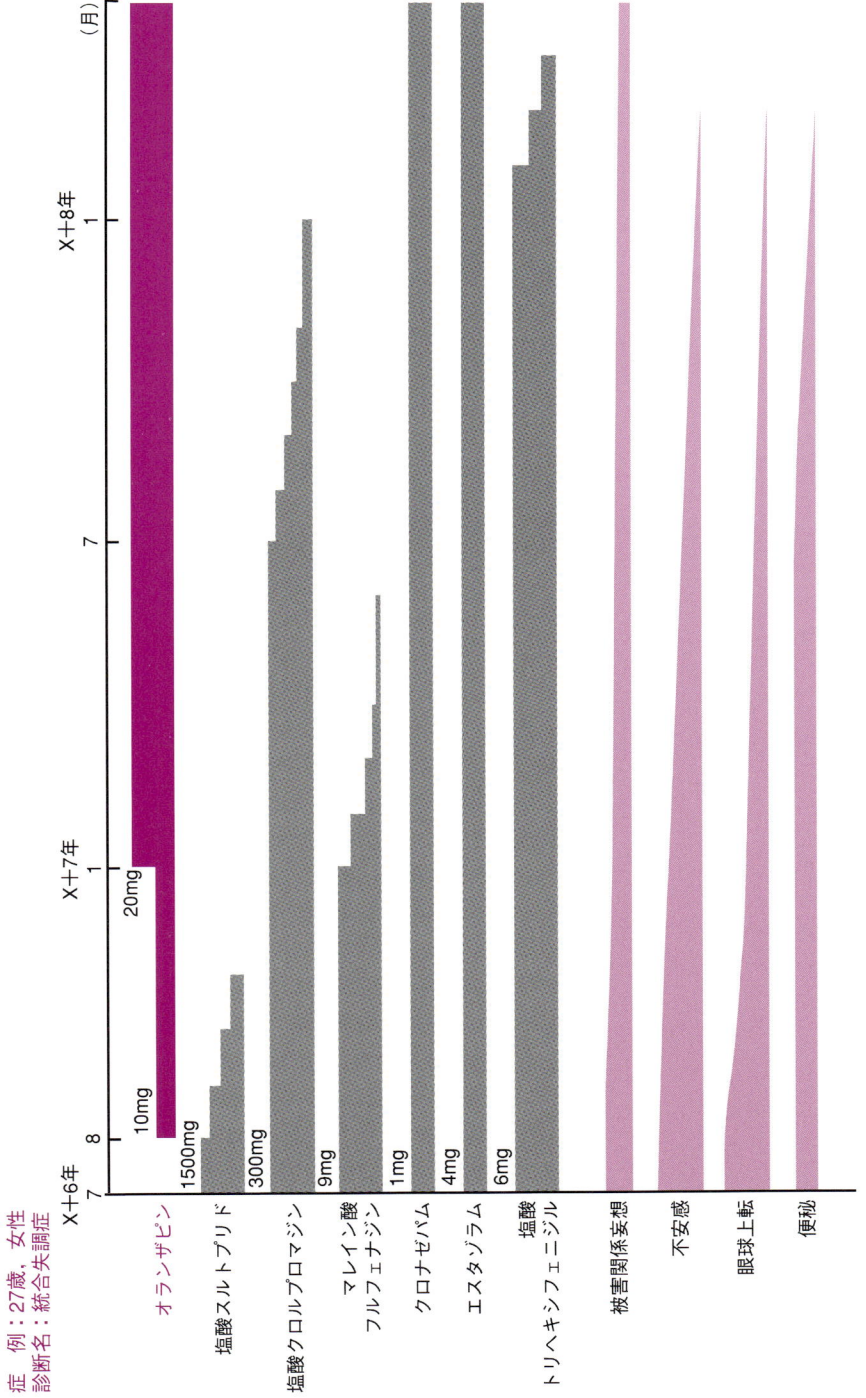

症　例：27歳，女性
診断名：統合失調症

薬剤	X+6年 7 8	X+7年 1	7	X+8年 1 （月）
オランザピン	10mg	20mg		
塩酸スルトプリド	1500mg			
塩酸クロルプロマジン	300mg			
マレイン酸フルフェナジン	9mg			
クロナゼパム	1mg			
エスタゾラム	4mg			
塩酸トリヘキシフェニジル	6mg			
被害関係妄想				
不安感				
眼球上転				
便秘				

定していたが，同年4月頃から再び母親に対して暴力を振るうようになり，同年6月まで入院（3回目，医療保護入院）した。リスペリドン 6 mg/日，マレイン酸レボメプロマジン 100 mg/日，バルプロ酸ナトリウム 1200 mg/日，塩酸プロメタジン 75〜150 mg/日などを処方したが著効を示す薬剤はなく，日常的な問題処理能力の低下や，手洗い・うがいなどの強迫行為が認められていた。

同年7月には発熱と歩行障害のために入院（4回目，医療保護入院）した。血清CK値が 911 IU/L と軽度に上昇し，悪性症候群が疑われたため，抗精神病薬をすべて中止したところ，数日で解熱し歩行も改善したが，約2週目から強迫的確認行為が急速に出現し増悪した。ピモジド，ゾテピン，マレイン酸レボメプロマジンなどを処方したが効果が得られず，絶え間ない確認行為で夜間に徘徊して一睡もできない日が続き，著しい不穏状態となることもあった。マレイン酸フルフェナジン 3 mg/日を開始するとともに，母親同席の面接を定期的に繰り返し行動療法的なかかわりも加えたところ，ようやく非現実的な訴えや強迫行為が次第に軽減し，約4ヵ月で軽快退院となった。この時の退院時処方は，マレイン酸フルフェナジン 4 mg/日，ゾテピン 100 mg/日，マレイン酸レボメプロマジン 100 mg/日，塩酸トリヘキシフェニジル 6 mg/日，フルニトラゼパムであった。その後，約2年間は通院治療にて安定した状態が続き，X+3年11月からは週2回規則的にデイケアに通うこともできていた。しかし，眼球上転や四肢振戦などの副作用が非常に出現しやすい状態が続いていたために，X+5年3月から拒薬するようになった。その結果，4月中旬からはほとんど食事を摂取しない状態となり，空笑も出現，5月に入って，るいそうが著明で昏迷状態に陥ったため入院（5回目，医療保護入院）となった。

入院時，呼びかけにまったく反応なく，空笑活発で，うなずいたり首を横に振ったりしていた。拒絶が強く食事も服薬もまったくできない状態であった。錐体外路症状が出現しやすく，悪性症候群の既往もあったため，経静脈的な抗精神病薬投与は危険性が高いと考え，修正電気けいれん療法を計8回施行し著効が得られた。その後は拒薬することなく，マレイン酸フルフェナジン 6 mg/日，塩酸クロルプロマジン 150 mg/日，クロナゼパム 1 mg/日，塩酸トリヘキシフェニジル 6 mg/日を服用していたが，たびたび眼球上転を起こし，そのため，苦痛と不安を訴えていた。

同年7月に退院後，薬物療法は続けていたが，テレビを見ていて「あのドラマは自分のことを言っている」と怒り出すなど，被害妄想が増悪するとともに，自分の思い通りにならないと興奮して大声を出すようになった。ゾテピンを追加したが「頭がボーとする」と言って服用できず，塩酸クロルプロマジンを 150 mg/日から 300 mg/日に増量したが無効なため，同年11月，入院（6回目，医療保護入院）となった。

入院後，塩酸スルトプリドを 900 mg/日まで増量したところ，易怒性や攻撃性に関しては若干の効果が認められたが，外泊や退院に関して一方的に自分の要求を主張したり，不安なことを確認するために担当医や看護師にしつこく付きまとったりする態度は不変であった。ただし，本人なりに約束事を守ろうとする努力は認められたので，X+6年1月退院となった。しかし，自宅での生活は以前と同様で約束を守ることはできず，同年2月に再入院（7回目，医療保護入院）となった。自説に固執し，外泊や退院を強く希望し，自分の思い通りにならないと泣き叫ぶ状態が続いていた。

母親によると，「本人が怒りっぽいので本人の前では外泊中の本当の様子を担当医に報告できない，買い物にこだわったり大きな声を出したりするので本当は外泊もさせたくない」と言い，母親も憔悴し混乱している様子が窺われた。本人は「外泊もさせてくれない」と母親を責める状況になっていたため，定期的に外泊をして，担当医および母親との日常生活上の約束を守り，落ち着いて過ごせるようならば退院とすることを本人に説明し，行動の改善を図った。また，「テレビやラジオが自分に意地悪なことを言う」という訴えが続いていたので，マレイン酸フルフェナジンを 6 mg/日から 9 mg/日に増量した。外泊中に興奮することはなくなったため，同年5月退院となっ

た。

この時の退院時処方は，塩酸スルトプリド1500 mg/日，塩酸クロルプロマジン300 mg/日，マレイン酸フルフェナジン9 mg/日，クロナゼパム1 mg/日，エスタゾラム4 mg/日，塩酸トリヘキシフェニジル6 mg/日であった。退院時の状態としては，被害関係妄想が認められるとともに不安感が強い状態であった。さらに，抗精神病薬の副作用による眼球上転が頻繁に出現し，そのことがさらに本人の不安を増強していた。また，副作用として，便秘および高プロラクチン血症（退院時血中プロラクチン値76 ng/ml）による無月経がみられ，緩下剤の使用とホルモン剤による月経誘発を行っていた。

退院後の治療経過を図に示す。退院後も眼球上転が頻繁で苦痛が強く，不安感も顕著であったため，X＋6年8月からオランザピン10 mg/日の投与を開始し，塩酸スルトプリドを漸減中止したところ，眼球上転が少なくなり，不安感も減少してきた。X＋7年1月からはオランザピンを20 mg/日に増量し，マレイン酸フルフェナジンを漸減，中止したところ，さらに眼球上転と不安感は減少していった。精神状態は安定しているため，同年7月から塩酸クロルプロマジンを漸減，中止し，眼球上転と不安感は出現しなくなった。また，便秘は解消し，月経もホルモン剤で誘発することなく自然に発来するようになった（X＋8年4月血中プロラクチン値11 ng/ml）。

現在は表情も以前に比べて明るくなり，多少テレビが気になるという被害関係妄想はみられるものの，安定した生活を送っている。なお，オランザピン開始前，開始1ヵ月後，3ヵ月後，6ヵ月後，9ヵ月後，12ヵ月後，それ以降は半年に1回血糖検査を実施したが，いずれの検査においても血糖値は正常範囲であった。

[考　察] 本症例は，被害関係妄想，強迫症状，不安感が顕著であり，しばしば精神運動興奮状態を呈し，抗精神病薬による錐体外路症状が出現しやすく，治療に難渋し，入退院を繰り返したケースである。いったんは精神状態の安定をみたが，眼球上転に対する苦痛のため服薬を中断してしまい，昏迷状態に陥ったこともあった。錐体外路症状などの副作用が出現しやすいために薬物選択が難しく，抗精神病薬の多剤併用を余儀なくされ，精神症状も不安定であったが，従来型の抗精神病薬をオランザピンに切り替えたところ，精神症状は次第に改善していった。副作用として，本人が強く苦痛を感じていた眼球上転，便秘および無月経は改善し，そのことが不安感を軽減し，さらに精神状態は安定へ向かったと考えられる。

従来型抗精神病薬で副作用が出やすいために薬物選択が難しく，不十分な治療のまま精神症状も十分改善せず，副作用も我慢してもらっている症例は少なくない。このような症例では，副作用のためにコンプライアンスが悪くなって病状が悪化したり，また，副作用のために精神症状が不安定になるという悪循環を形成することが多い。このような症例において，オランザピンは錐体外路症状や抗コリン作用などの副作用の出現が少なく，従来型抗精神病薬と同様の効果が期待できるため，非常に有用な薬剤であると考える。

4．錐体外路症状に関して

ハロペリドール，SDAによる錐体外路徴候に
オランザピンが奏効した1例

共愛会　己斐ヶ丘病院　浅田義孝

[症　例] 17歳，女性
[診断名] 統合失調症
[家族歴] 遺伝負因否定。小学校2年の時，両親は離婚している。
[既往歴] 特記すべきことなし。
[生活歴] 2人同胞の第2子として出生。小学校より活動性に乏しく，リーダー的な存在に従順に従っていく交友関係。成績は中の下。中学校に進学するも不登校がちであったが，その後，定時制高校に進学した。
[現病歴] X−7年（10歳），小学校5年の頃より「同級生が自分の悪口を言う」と幻聴，被害関係妄想を訴え始め，次第に不登校がちになった。

X−5年（12歳），中学進学後，被害関係妄想が悪化し，さらに教室の前で何かに怯え，考え込んだり，手の中で何かをなぞるような奇妙な行動を認めて，教室への入室が困難になった。やがてほとんど登校できなくなり，ボーッとして無気力で無為に日々を過ごすようになった。

X−3年（14歳），B神経科医院を受診。幻聴，被害関係妄想，感情鈍麻，自閉などの症状を認め，統合失調症と診断された。ハロペリドールなどの定型抗精神病薬が少量投与され，陽性症状が軽快する傾向がみられた。そして，再び断続的ながら登校するようになったが，徐々にアカシジアや眼球上転などの錐体外路症状が出現した。抗パーキンソン病薬に対する反応性が悪く，結局，抗精神病薬を減量せざるを得なくなった。コンプライアンスも低下し，減薬すると精神症状が悪化するという一進一退の不安定な経過となった。

X−2年（15歳），高校に進学，親しい友人ができて，精神症状は少し軽快したようにみえていた。しかし，X−1年頃（16歳），幻聴，被害関係妄想が増悪し，再びほとんど登校できなくなった。自宅ではまったく無気力となり，ファミコンなどの遊びもしなくなり，ボーッとして無為に過ごす一方，ときに近所を徘徊し，不審者として警察に保護されることが頻回に起こるようになった。

B神経科でリスペリドンが投与されたが，4mg/日前後でやはり抗パーキンソン病薬が奏効しにくい難治性の眼球上転が出現し，効果が限定され，経過が不安定であった。

X年春（17歳），他家に無断で侵入し，警察に保護された。行動の管理が困難で，家族の介護が困難となり当院に入院となった。

[入院時現症] たえず周りをキョロキョロと見回し，視点が定まらず，茫漠とした表情をしている。疎通性が乏しく不良。何かに気をとられて質問に応答できず，コミュニケーションが成立しがたい。身辺の自立能力は低下し，着衣や食事に介護を要する。しばしばまとまりのない独語を発する。断片的な言動の内容から，「デブ，ブス」といった本人を非難する幻聴があることが示唆される。また，他家への侵入について，「男の子と女の子がいて，洗脳されている。男の子が『入れ』と呼んだ」と語っていて，命令性の幻聴と関係妄想に支配された行動であったことが示唆された。

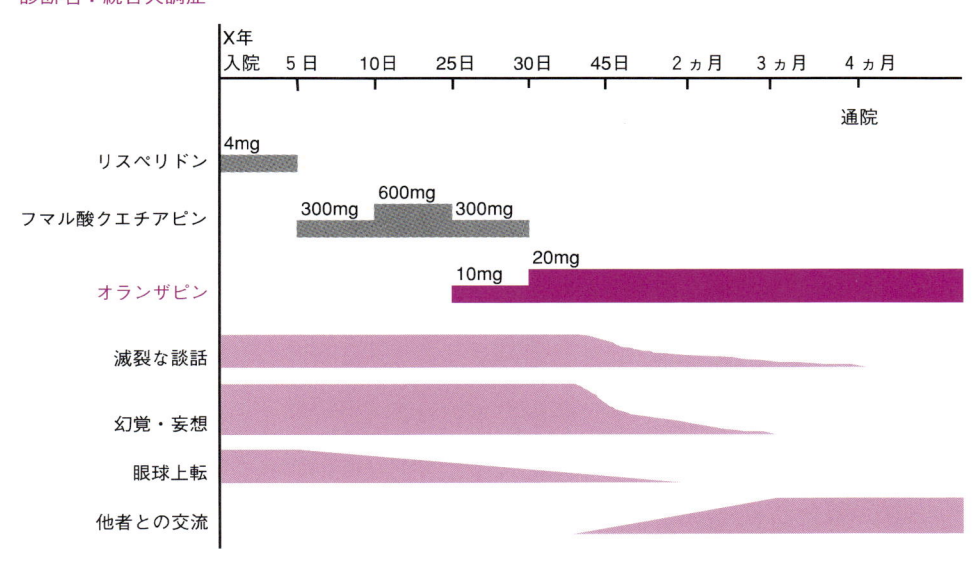

症　例：17歳，女性
診断名：統合失調症

	X年入院	5日	10日	25日	30日	45日	2ヵ月	3ヵ月	4ヵ月
									通院
リスペリドン	4mg								
フマル酸クエチアピン			300mg	600mg	300mg				
オランザピン					10mg	20mg			
滅裂な談話									
幻覚・妄想									
眼球上転									
他者との交流									

病棟では「サダコが来ている，みんな洗脳されている。怖い」とブツブツと独語し，周囲の世界の知覚が妄想的に変容し，それに脅かされていることがうかがえた。

総じて，滅裂思考を伴った幻覚妄想状態に，感情鈍麻，意欲低下，自閉，コミュニケーションの障害，社会性の低下などの陰性症状を伴った早期発症で解体型の統合失調症であると思われた。

［経　過］当初，従来の処方を継続した。しかし，眼球上転が頻発するため，入院5日後，リスペリドンを中止し，フマル酸クエチアピン300mg/日を投与し，入院10日後に600mg/日まで増量した。しかし，眼球上転は軽減したものの，幻覚妄想症状にほとんど改善の兆しがなかった。疎通性不良で，独語がみられ，しばしば拒食がみられた。診察時には，例えば「シソと海……聞こえていないんですか？……食べてはいけません……」と質問と関連のない，とぎれとぎれの支離滅裂な言動を繰り返し，拒食が命令性の幻聴と関連があることがうかがえた。

そこで入院25日後，フマル酸クエチアピンを300mg/日に減量して，オランザピン10mg/日を追加し，その5日後（入院30日後），オランザピン20mg/日のみとした。投与開始7日後（入院32日後），「口が気になる」と初めて治療者に何かを伝える言動がみられたが，その内容は不明で，詳細に聞こうとすると席を立って出ていってしまった。

しかし，入院45日後になると，診察時に会話がかなり成立するようになり，「声が聞こえなくなってきた」と自ら述べるようになった。次第に，他患と共に過ごしている様子が目撃されるようになった。

入院2ヵ月後，疎通性が改善して談話にまとまりが生じ，自ら診察を希望するようになった。そして，「自分の口の形が気になる。耳の形も変ではないか。言葉が空回りすることがある」と，思春期的な醜貌恐怖の悩みを抱えていたこと，自らのコミュニケーションの障害を自覚していることを話すようになった。他患との交流が増え，笑顔が見られるようになり，面会者もその改善を喜ぶようになった。この頃，眼球上転はほぼ消失した。

入院3ヵ月後，幻覚妄想はほぼ消失した。この頃，他患と楽しそうに自発的に話すのを見て驚かされた。外泊を繰り返しても，以前のような異常

行動はみられず，入院4ヵ月後に退院しB神経科に転院した．X+1年，再燃の兆候はないとのことである．

［考　察］本症例は，定型抗精神病薬やセロトニン・ドパミン拮抗薬（SDA）では難治性の錐体外路症状のため十分治療成果をあげられず，経過が遷延して，人格の解体が進行しているようにみえたケースで，オランザピンにて，比較的早期に，陽性症状，副作用とも軽快し，社会性も期待以上に改善を認めたものである．病前性格，早期発症，経過，臨床症状からみて，思考，人格の解体が不可逆的に進行した難治例にみえるケースでも，副作用のため治療が不十分である場合，特に若年齢では，副作用の少ない薬剤にて薬物療法を十分試みることが重要であると考えられる．本症例では，幻覚妄想症状により，認知機能，社会的機能が障害され，人格水準の低下が実際以上に評価されていた可能性がある．しかし，筆者はほかにもすでに人格水準の荒廃が進んでいると思われたケースで，オランザピンである程度の改善をみた経験があり，試してみる価値はあると思われる．

　SDAは，なお錐体外路症状が無視できないことがあり，十分使用できないことがあるのは残念である．錐体外路症状の副作用が軽微だと考えられるフマル酸クエチアピンは，本症例ではほとんど奏効しなかった．経過を15日しかみていないのは短すぎる可能性があるが，その間ほとんど治療的変化を認めず，本症例ではオランザピンの方がより奏効性が高かったことは否めない．同じ多元作用型受容体標的化抗精神病薬（MARTA）でも症例により作用に違いがあることは重要であると考えられ，その作用機序の差異や標的とすべき症状の違いについてなお解明が待たれる．

OLANZAPINE CASE REPORT

4．錐体外路症状に関して

少量の抗精神病薬で著明な錐体外路症状が出現した緊張型統合失調症の1例

滋賀県立精神保健総合センター 精神科　中島　聡

［症　例］18歳，男性
［診断名］緊張型統合失調症
［家族歴］父親が躁うつ病で精神科通院中（入院歴あり）。母方叔父が糖尿病（経口薬にてコントロールされている）。
［既往歴］特記すべきことなし。
［現病歴］X－1年11月頃，過眠や無気力を訴え近医精神科クリニックを初診し，うつ病との診断で選択的セロトニン再取り込み阻害薬（SSRI）やベンゾジアゼピン系薬剤が投与されていた。通院していてもあまり病状に変化がないとのことで，X年1月，自己判断で通院を中断した。同年4月半ば頃より徐々に摂食量や会話量が減少し，かなり増悪し，また，不眠や「頭の神経がおかしくなった」といった奇異な訴えが出現したため，X年5月通院を中断していたクリニックを再受診し，紹介にて当科入院となった。
［治療経過］
　臨床経過（1）：入院時は筆者以外の医師が担当した（筆者はまだ当センターに勤務していなかった）。入院時は亜昏迷状態で，簡単な指示動作には従えるものの，言語的な表出はほとんどなく，「頭の神経がおかしくなった」といった奇妙な訴えが散発的にみられるのみであった。
　塩酸クロミプラミン20 mg/日が投与されたが，焦燥が強くなり，しきりに病棟内を歩き回るようになったため中止された。次にハロペリドール（最大量1.5 mg/日），マレイン酸レボメプロマジン（最大量30 mg/日），リスペリドン（最大量6 mg/日）が順に投与された。いずれも疎通性が少し改善し，簡単な会話が可能になった。また，ほとんど聞き取れなかったが，ボソボソと小声で独語するようになった。しかし，同時にいずれの薬剤にても，流涎や筋強直などの著明な錐体外路症状がみられ，これら症状は抗パーキンソン病薬でも改善しなかった。このため，十分量の抗精神病薬を投与することができなかった。
　この時点で前医の異動のため，筆者が主治医を務めることになった。
　臨床経過（2）：主治医交代時にはリスペリドン6 mg/日が投与されており，流涎が著明で，表情変化に乏しく，動き全体が非常に硬い印象を受けた。症状の再評価という意味も含めて（今から思えば無駄な時間であったが，筆者はこの時点でうつ病性の昏迷を自信を持って否定することができなかった），いったんリスペリドンを漸減，中止したところ，おそらく入院時と同程度の疎通性の悪さと，摂食量の著しい低下がみられたため，オランザピン5 mg/日を開始し，20 mg/日まで漸増した。また，オランザピン投与前から投与されていた抗パーキンソン病薬を漸減，中止したが，この間錐体外路症状はまったくみられなかった。糖尿病の家族歴があるため，2週間に1回程度の頻度で尿糖，血糖をチェックしたが，まったく異常はみられなかった。また，体重の変化もみられなかった。
　オランザピン5 mg/日の時点で独語は増えたが，疎通性や摂食量は改善し始めた。10 mg/日

症　例：18歳，男性
診断名：緊張型統合失調症

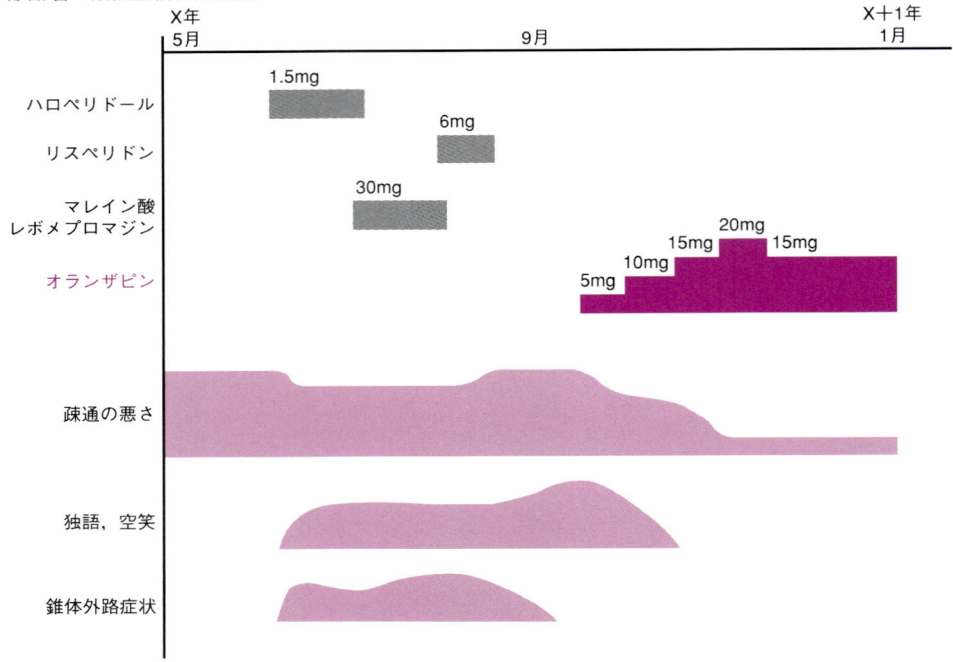

薬剤	X年5月 → 9月 → X+1年1月
ハロペリドール	1.5mg
リスペリドン	6mg
マレイン酸レボメプロマジン	30mg
オランザピン	5mg → 10mg → 15mg → 20mg → 15mg

症状：疎通の悪さ／独語，空笑／錐体外路症状

の時点で「僕はサイヤ人（アニメのキャラクター）です」といった奇異な発言がみられるようになったが，15 mg/日に増量後消失した。表情の変化が自然になり，他患との交流がみられるようになって，院内の作業にも参加し始めた。20 mg/日まで増量したが，かえって児戯的な面が強く出たため，15 mg/日で維持した。

X＋1年1月，当科を退院し，近医精神科クリニックのデイケアに通所し始めた。その後約1年間デイケアに通所し，X＋2年4月より専門学校に入学する予定とのことである。

[考　察] 本症例は亜昏迷状態を呈した緊張病型の統合失調症であった。ハロペリドール，マレイン酸レボメプロマジン，リスペリドンでわずかな改善傾向がみられたが，錐体外路症状のため，いずれも十分量を投与することができなかった。

定型抗精神病薬やセロトニン・ドパミン拮抗薬（SDA）で錐体外路症状や他の副作用のため，十分量の薬剤が投与できなかったり，コンプライアンスの悪化のため症状の再燃を招いたり，といった症例を経験する臨床医は多いと思われるが，そういった症例にオランザピンは非常に有用な薬剤になりうる可能性がある。

4．錐体外路症状に関して

他剤無効例にオランザピンが著効した1例

倉岡クリニック　倉 岡 幸 令

[症　例] 31歳，女性
[診断名] 統合失調症
[初診時の所見] 初診時，患者はおどおどした不安げな様子で，落ち着きなく終始無口であった。診察のため話しかけても目を合わせず返事をしない。母親によるとテレビに向かって話しかけたり，独り言が多いという。
[現病歴] 高校を卒業してから定職に就かず，アルバイトをしてすごしていた。X−5年，25歳で準看護婦の資格をとり個人病院で働いていたが，次第に仕事を休むようになった。家に閉じこもることが多くなり，ほとんど外出もせず，昼夜逆転した不規則な生活が続いていた。母親が心配になって保健所に相談につれて行き，3回ほどカウンセリングを受けたが，変化はみられなかった。X−4年9月，病院を退職して自宅で過ごしていたが，X−3年6月25日夜，自宅で幻聴に左右され興奮状態に陥ったため，B病院の夜間救急外来を受診し，そのまま救急入院となり，翌26日Y病院へ転院となった。診断は統合失調症であった。

入院治療は順調に経過してX−3年9月10日退院となり，その後，同病院にて通院治療を続けていたが，本人の病状が安定したことと，通院に時間がかかるため近医を受診したいと希望され，Y病院の診療情報提供書をもって，X年5月13日，当院を受診した。
[臨床経過] Y病院での処方はリスペリドン3mg/日，トリアゾラム0.5mg/日，ニトラゼパム10mg/日，塩酸ビペリデン1mg/日，1×就寝前であった。臨床症状は落ち着いていたため，当初はこのままの処方で経過をみていたが，X年10月12日，Y病院に入院中からすでに乳汁分泌が続いており，「X年7月9日から生理が止まったままだ」と訴えたため，リスペリドンを1mg/日に減量して様子をみた。しかし，改善されなかったため，X年11月22日，メシル酸ブロモクリプチン5mg/日を処方したところ効果がみられ，X年12月7日，生理がきたという。

その後，リスペリドンの減量によって幻聴や独語，空笑が目立つようになったため，X+1年1月11日からリスペリドンを2mg/日に増量したが効果がみられなかった。X+1年1月27日からハロペリドール3mg/日を追加すると，幻聴や独語，空笑は減ったものの，錐体外路症状が強くなった。X+1年2月3日，外出から帰ってから落ち着かなくなり，夜間救急でN大神経科を受診している。

その後，塩酸ビペリデンを4mg/日に増量し，リスペリドンを中止して経過をみたところ，臨床症状は安定しているが幻聴はとりきれず，乳汁分泌も続いていた。X+1年5月30日，胸が痛くなるほど乳汁分泌がひどくなったため，ハロペリドールを中止し，塩酸ペロスピロン12mg/日を処方した。X+1年6月6日，「胸が痛いのも少し治まった」という。しかし，6月14日に受診して胸が痛い，両方の胸にシコリがあると訴えたため，塩酸ペロスピロンを8mg/日に減量し，胸部外科と脳神経外科を受診するよう指示した。検査の結果，器質的な異常は認めなかった。

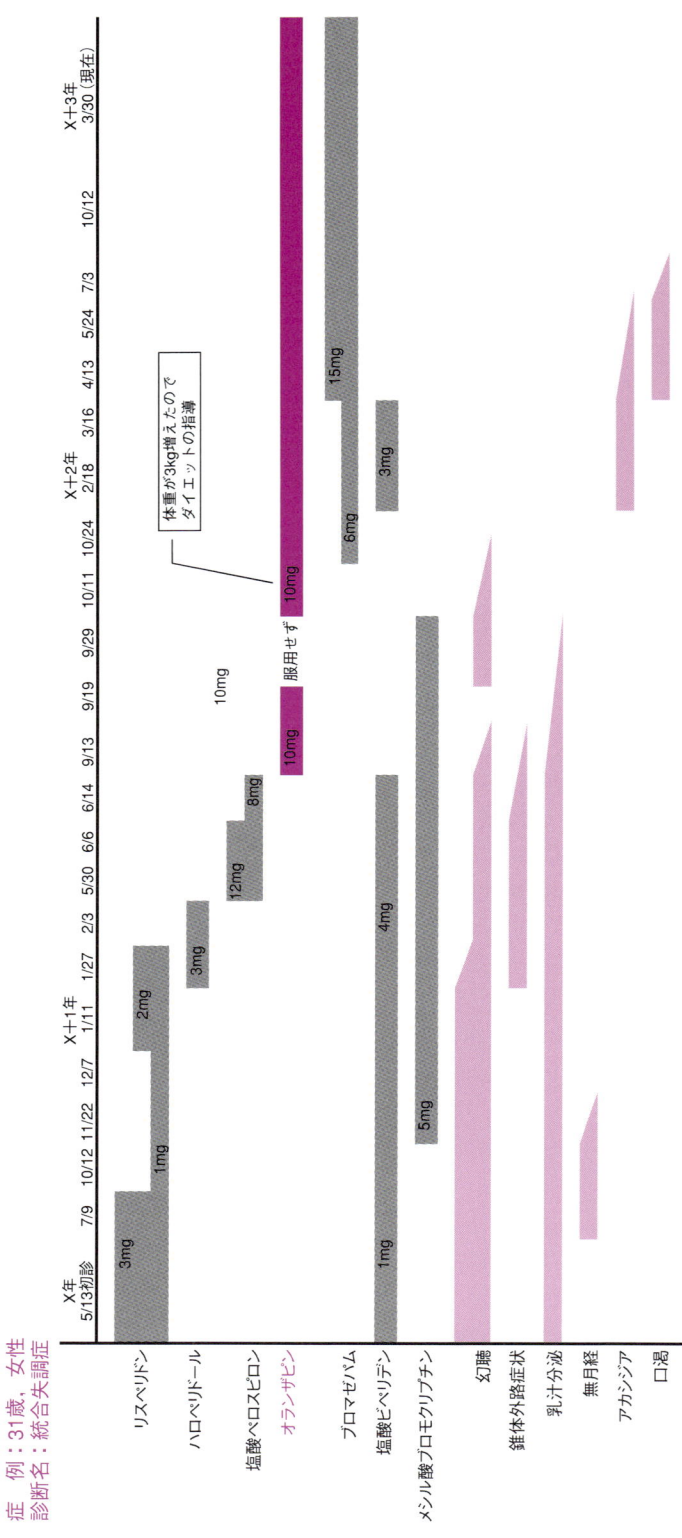

258　第2部　Olanzapine Case Report

症　例：31歳，女性
診断名：統合失調症

| 　 | X年 5/13初診 | 7/9 | 10/12 | 11/22 | 12/7 | X+1年 1/11 | 1/27 | 2/3 | 5/30 | 6/6 | 6/14 | 9/13 | 9/19 | 9/29 | 10/11 | 10/24 | X+2年 2/18 | 3/16 | 4/13 | 5/24 | 7/3 | X+3年 3/30（現在） 10/12 |

リスペリドン　3mg → 1mg
ハロペリドール　2mg → 3mg
塩酸ペロスピロン　12mg → 8mg
オランザピン　10mg　10mg　服用せず　10mg
ブロマゼパム
塩酸ビペリデン　1mg → 4mg
メシル酸ブロモクリプチン　5mg
幻聴
錐体外路症状
乳汁分泌
無月経
アカシジア
口渇

体重が3kg増えたのでダイエットの指導

15mg
6mg　3mg

その後，一進一退を続けていたので，X+1年9月13日，塩酸ペロスピロンを中止し，オランザピン10 mg/日を処方した。X+1年9月19日，幻聴が消失した。本人によると，「今まで幻聴に左右されて毎日生活していたが，声がなくなってしまうと自分は生きていく自信がなくなる」という。患者は幻聴があったほうが気持ちの上で落ち着くらしい。ここで，今まであまり幻聴の内容について話してくれなかったものが，抑制がとれて一気に話してくれた。幻聴の内容は，「自分の辛かった過去のことをいってくる。それを聞くのが辛い」，「世の中の人が皆自分をみている。自分の過去のことを皆が知っている。皆に見られている気がする」という。X+1年9月29日の受診時，「オランザピンを飲んでいない」という。幻聴がとれたので治ったと勝手に判断してしまったようである。病気の説明をくり返して，ちゃんと服用するように指示したが，案の定その日の夕方再び来院し，「買い物をしていたらおかしくなった」，「ソワソワしてまた幻聴が聞こえる感じがした」という。マレイン酸レボメプロマジン25 mg/日，塩酸プロメタジン25 mg/日を頓服として追加処方し，経過を診ると，短期間で症状は収まった。X+1年10月11日，乳汁分泌もなくなったためメシル酸ブロモクリプチンを中止した。その後，食欲が増し体重が3 kg増えたためダイエットの指導をした。

X+1年10月24日からオランザピン10 mg/日，ブロマゼパム6 mg/日，ブロチゾラム0.25 mg/日で臨床症状は落ち着き，内的異常体験もなく，安定した状態が続いていた。

X+2年2月18日，足がむずむずすると訴えたため，アカシジアと判断して塩酸ビペリデンを3 mg/日追加した。X+2年3月16日，さらに気持ちが暗い，落ち着かない，気持ちが高ぶることがあると訴えるも，「幻聴は全然聞こえなくなった」という。さらに塩酸プロメタジン25 m g/日を追加して経過をみた。X+2年4月13日，アカシジアがとりきれず，日常生活のなかで不安が強く，強迫的行為や確認癖が目立ち，また，口渇もあったので，塩酸ビペリデン，塩酸プロメタジンを中止して，ブロマゼパムを15 mg/日に増量

し，カルボシステイン1500 mg/日を追加して様子をみた。X+2年5月24日，不安とアカシジアは治まるが，口渇は続いていた。「幻聴がないので，誰もしゃべらないと独り言をいいたくなる」という。X+2年7月3日，「幻聴については気のせいかなと思うこともあるけど，もう聞こえないのとおなじ」という。口渇も気にならなくなっている。X+2年10月12日，カルボシステインを中止して，オランザピン10 mg/日，ブロマゼパム15 mg/日だけで経過をみた。その後，現在に至るまで精神症状も薬剤による副作用もなく，同じ処方内容で安定した状態を保っている。

[考　察] 本症例は，従来の抗精神病薬による治療からオランザピン（非定型抗精神病薬）による治療に切り替えることによって臨床症状が著しく改善し，副作用もほとんど消失してしまった著効例である。従来の抗精神病薬による治療では効果が不十分であり，乳汁分泌や無月経などの副作用や，錐体外路系の副作用が目立った。それぞれの副作用については対症療法的に対応したが，効果は不十分であった。しかしオランザピン（非定型抗精神病薬）による治療に切り替えることにより，まず幻聴が消失し，注察妄想，考想伝播などの内的異常体験も消失した。

抗精神病薬を切り替える方法はいろいろあるが，本症例では従来の抗精神病薬の副作用が強かったため，いきなり前薬を中止してオランザピンを10 mg/日から投与した。この方法で特に支障なく，顕著に効果がみられたのでその後増量はしていない。副作用については，アカシジアや口渇などの軽微なもので，これらは対症療法にて改善しており，現在は対症療法もしていない。心配された高血糖は定期的な血液検査でも認められず，安全性は極めて高いものと判断している。また，1日1錠服用するだけでよく，患者の心理的負担も軽減され，コンプライアンスもよくなり，外来診療に最適であると考えている。

4．錐体外路症状に関して

錐体外路症状によりQOLが低下していた症例に対するオランザピン著効例

医療法人社団朋友会石金病院　石　金　朋　人

[症　例] 35歳（当院初診時），女性
[診断名] 統合失調症（妄想型）
[生活歴] 専門学校卒業後上京し，テレビ番組製作の下請け会社で10年間働いていたが，思い立って青年海外協力隊に参加し南方の島に赴任した。
[家族歴・既往歴] 姉が統合失調症で治療中。
[現病歴（1）] X年8月（32歳時）に青年海外協力隊で海外に赴任した直後，幻覚・妄想状態で発病。「部屋の外で自分を非難する声が聞こえる」などと訴えて自室から出ようとせず，周囲からの働きかけにも拒否的な状態となったため，緊急帰国し公立病院精神科に入院となった。

　入院当初は精神運動興奮が強く，治療にも拒否的であったが，ハロペリドールの静注により興奮は比較的速やかに鎮静し，ブロムペリドール9 mg/日，塩酸ビペリデン3 mg/日，マレイン酸レボメプロマジン25 mg/日などの薬物療法で幻覚・妄想も徐々に消褪したため，2ヵ月で退院となった。退院後も通院治療を続け，ブロムペリドールを1.5 mg/日程度まで漸減していたが，軽度意欲低下はあるもののほぼ安定した状態であった。X+2年2月には結婚を控えていたこともあって治療を中断してしまったが，結婚後しばらくは症状の再発もなく生活を送っていた。

　しかし，X+3年8月に幻聴が再発しそれに左右された異常行動や被害妄想が出現したため，家族の勧めで同病院を受診し再入院となった。ブロムペリドール9～12 mg/日などの投与により幻聴は軽快し2ヵ月で退院したが，錐体外路症状が強く出現し，身体の硬直化が目立ち，小刻み歩行・流涎も認められた。ブロムペリドールは6 mg/日まで減量されたが，身体の硬さはあまり改善せず，意欲低下などの陰性症状もみられたため家事などもできず，実家に戻って療養することとなりX+4年6月に当院を初診した。

[現病歴（2）] 当院初診時，幻聴はないが周囲に対する被害関係念慮が存在し「何をするのも億劫だ」という意欲低下もみられた。錐体外路症状が著明で，歩行は小刻みで遅く両上肢の振戦や筋強剛・足のソワソワ感があり，自らも「思うように歩けないのが一番苦しい」と訴えた。

　前医での処方（ブロムペリドール6 mg/日，マレイン酸レボメプロマジン5 mg/日，塩酸プロメタジン25 mg/日，クロナゼパム1 mg就寝前）を変更し，塩酸ペロスピロン8 mg/日，塩酸ビペリデン1 mg就寝前，塩酸トリヘキシフェニジル6 mg/日分3食後としたところ，身体の動きはかなりスムーズになったが，「姉の声でいろいろ指図してくる」という幻聴が再発した。

　そこでオランザピン5 mg/日を追加し，1週ごとに5 mgずつ15 mg/日まで増量したところ，幻聴はほぼ消失し身体の動きも悪くならなかった。外出時の不安感・歩行の遅さ・足のソワソワ感などの訴えがあったため，クロナゼパム1.5 mg/日分3を追加するとともに塩酸ペロスピロンを漸減中止したが，幻聴の再発はなく身体の動きも改善し特に不自由を感じなくなった。塩酸ビペ

症　例：35歳（当院初診時），女性
診断名：統合失調症（妄想型）

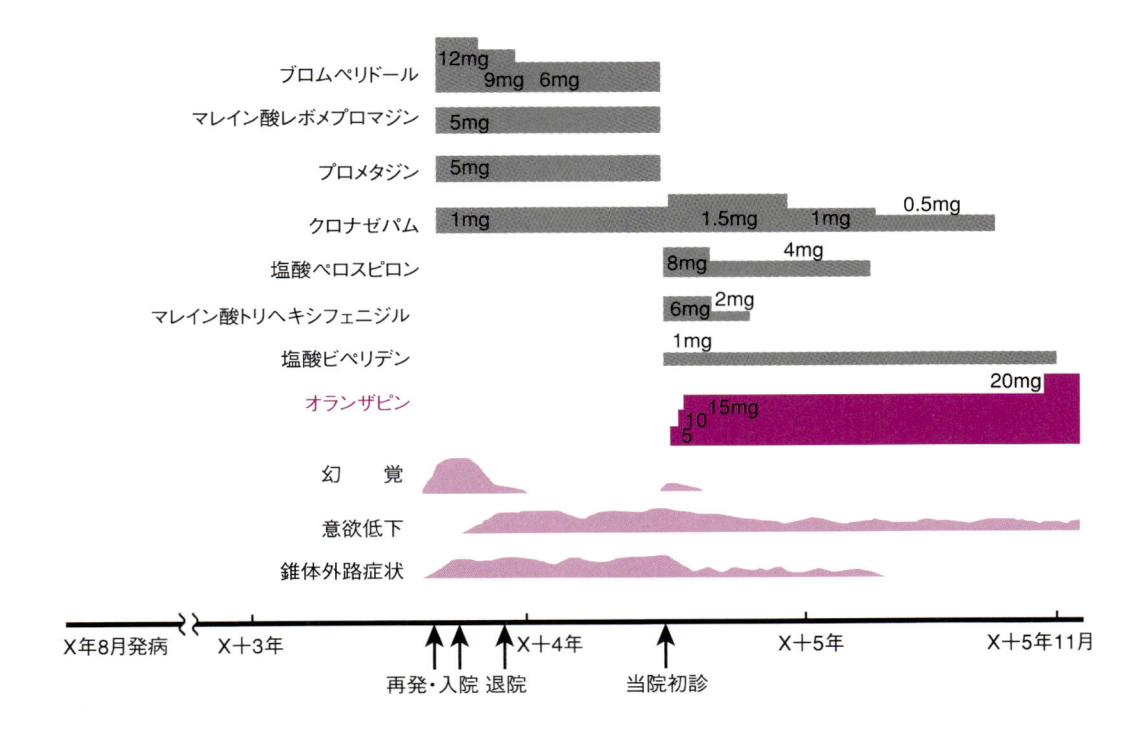

ブロムペリドール	12mg → 9mg → 6mg
マレイン酸レボメプロマジン	5mg
プロメタジン	5mg
クロナゼパム	1mg → 1.5mg → 1mg → 0.5mg
塩酸ペロスピロン	8mg → 4mg
マレイン酸トリヘキシフェニジル	6mg → 2mg
塩酸ビペリデン	1mg
オランザピン	5 → 10 → 15mg → 20mg

症状経過：幻覚／意欲低下／錐体外路症状

時系列：X年8月発病 — X+3年 — 再発・入院 — 退院 — X+4年 — 当院初診 — X+5年 — X+5年11月

リデンも漸減中止し，X+5年11月にはオランザピン20mg/日と睡眠導入剤のみとしているが，錐体外路症状はなく意欲低下も以前より改善し，家事の手伝いなどもできるようになっている。現在も通院継続中であるが，自らも「少し元気になって活動しやすくなったように思う」と述べている。

なお，経過中，血糖値の上昇はなく正常値を保ち肥満もみられていない。

［考　察］統合失調症の治療経過において，急性期の症状が軽快した後に，陰性症状の残存に加えて錐体外路症状が強く出現し，結果的にQOLの低下をきたすことはしばしば経験するが，本症例では，オランザピンの投与により陽性症状を悪化させることなく錐体外路症状を消失させることができた。加えて，意欲低下などの陰性症状の改善もみられたため，QOLの著明な改善につながった。本症例においては，塩酸ペロスピロン8mg/日のみでは幻聴の抑制には不十分であり，錐体外路症状も完全には消失しなかったが，オランザピンに切り替えることによって，抗パーキンソン病薬の併用なしに錐体外路症状を消失させることが可能であった。幻聴の抑制効果も十分であったため，単剤投与で病状は安定化した。耐糖能異常や肥満などもみられることはなく，きちんとしたモニタリングさえしていれば非常に有用性の高い薬物であると思われる。

4. 錐体外路症状に関して

オランザピンへの切り替え，単剤投与で
症状改善した統合失調症の1例

永康病院　山城　征

［症　例］19歳，男性
［診断名］統合失調症
［家族歴・既往歴］特記すべきことなし。
［病前性格］勤勉でスポーツ好き，神経質で思い悩むことが多い。
［現病歴］希望の高校に進学，運動部の主将を務めていた。高校2年の時に部の顧問の先生と口論になり，退部した。また，3学期頃より学業の成績が落ち始めた。高校3年（18歳）の春頃，学校を辞めると言い出した。同じ頃，肩がこる，頭にナイフが刺さっているようだと訴えて内科を受診するが，異常なしといわれた。また，「部屋に盗聴器が仕掛けられている」と言い，壁を探し回ったり，「誰かが部屋を覗き込んでいる」と言ったりした。

同年5月，両親同伴で近医精神科を受診するが通院を拒否した。盗聴器のことを言うのは以後3ヵ月間続き，その後は表情が乏しく，口数が少なくなった。「学校では目立つといけないから」と言って，椅子に固まったように座る様子がみられた。10月頃より早退，欠席が多くなった。家ではテレビの方向を向き，じっとしていることが多かった。

11月，大学受験の話が出る頃，苛立ちはじめた。手袋をはめて，大学受験願書を開ける奇異行為や願書を母親に書けと命令口調で言う様子がみられた。終日無為に過ごすのに反し，難関校受験を希望，父に制されて怒り出し，茶碗を投げることが何度かあった。同じ服を着続け，夜は自室で電気もつけず座って過ごした。

翌年1月，受験予定のセンター試験を受けに行けなかった。その後も「自分はエリートだ，W大学に通えるようにしろ」というような誇大な発言がみられた。病院へ行こうとの両親の説得を拒絶し，父親と殴り合いになり，1月末に医療保護入院となった。

［治療経過］入院時（1月29日）は自発語少なく，長い会話は不能，活動は緩徐であった。幻聴等，異常体験について問うと，抑揚のない喋り方で否定した。発言は拒絶的，ときに興奮口調となった。「良くなればすぐ退院して受験できる」と説得し，服薬の同意を得た。亜昏迷と考え，リスペリドン3 mg/日を中心とした処方を開始し，2月8日には6 mg/日まで増量した。ベッドではほぼ臥床して過ごし，時々看護詰め所に来て退院を要求した。入浴は拒否，頭髪にふけをため，顔面は脂ぎっていた。入院時の体重は75 kgであったが，大量に間食をしており，体重が増加している様子であった。

拒絶，興奮は少なくなったが，亜昏迷の改善は不十分であり，2月16日にフマル酸クエチアピン75 mg/日を上乗せで開始し，後に300 mg/日まで増量した。また，薬剤による過剰な抑制を心配し，リスペリドンを3 mg/日まで減量したところ，怒りっぽくなり，なお疎通不良となった。

3月8日，リスペリドンを減量前の6 mg/日に戻したところ，精神症状は減量前の状態に回復したが，箸が握りにくい，茶碗を持つと手が震え

4．錐体外路症状に関して　263

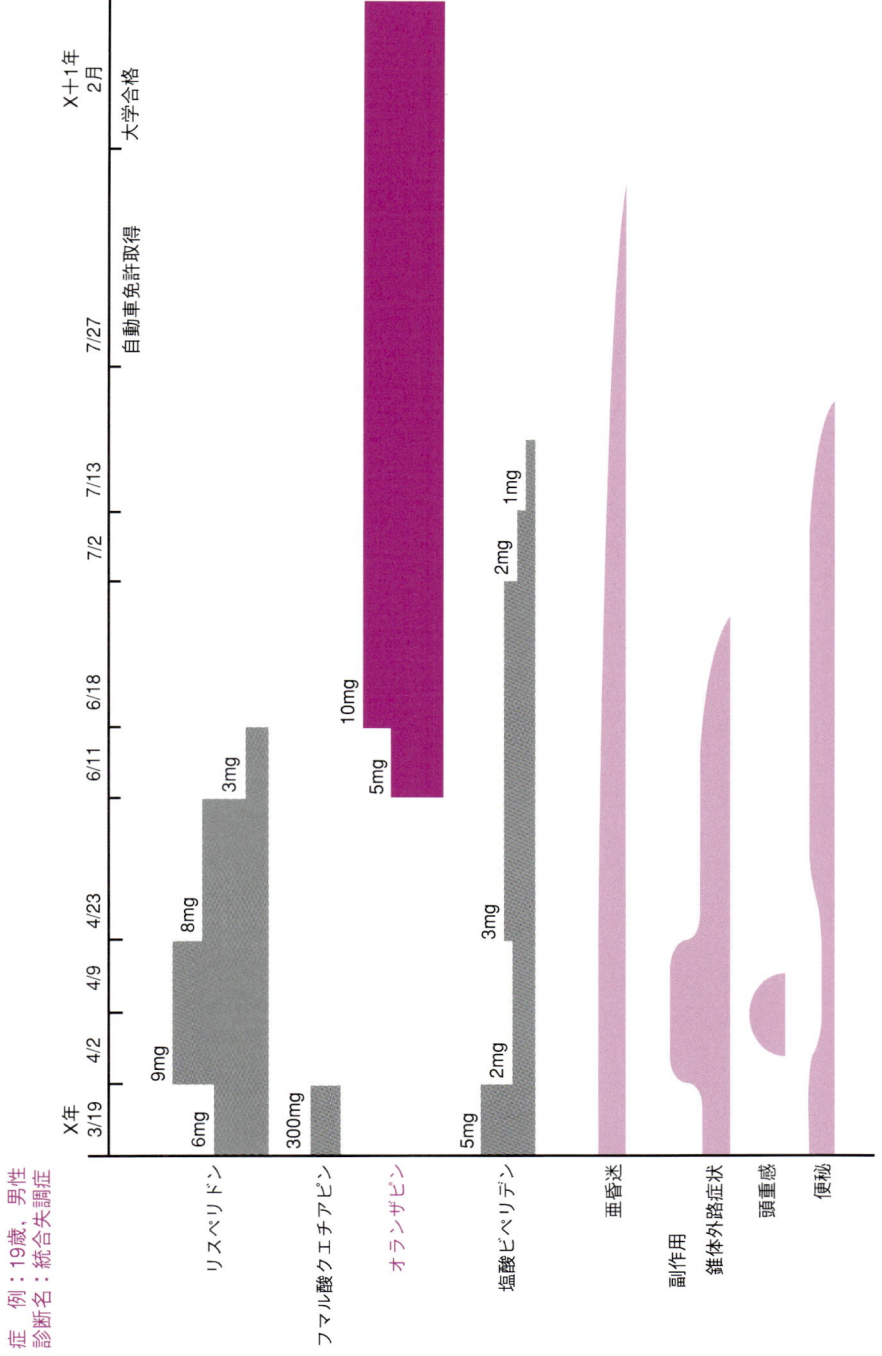

症　例：19歳，男性
診断名：統合失調症

薬剤/症状	X年 3/19	4/2	4/9	4/23	6/11	6/18	7/2	7/13	7/27	X+1年 2月
									自動車免許取得	大学合格
リスペリドン	6mg	9mg	8mg		3mg					
フマル酸クエチアピン		300mg								
オランザピン					5mg	10mg				
塩酸ビペリデン	5mg	2mg	3mg				2mg	1mg		
副作用：亜昏迷										
錐体外路症状										
頭重感										
便秘										

る，口が開きにくい等の錐体外路症状が目立ち始めた．錐体外路症状には塩酸ビペリデン投与で対応した．その後，改善不十分ながら，3月19日に退院し，外来通院とした．

家庭でも，依然として発動性に乏しく，亜昏迷は継続していた．横になる時間が多く，体重増加は退院時よりさらに進行していた．4月，フマル酸クエチアピンを中止し，増量したリスペリドンと塩酸ビペリデンの投与で経過をみていたが，精神症状に変化はなく，かわりに頭重感や便秘といった身体症状を訴え始めた．5月に入り，発動性がやや向上し，退屈を訴えるようになり，自動車学校へ行き始めた．講習を受けるが長続きせず，初期段階で長期に休むことになった．

6月11日よりオランザピン5 mg/日を開始し，同時にリスペリドンを3 mg/日まで減量した．1週間後，オランザピンを10 mg/日まで増量し，リスペリドンを中止した．その後，塩酸ビペリデンを漸減中止した．6月末には表情，発語ともに豊かになり，亜昏迷はかなりの改善をみた．また，以前みられた錐体外路症状は消失し，動作が速くなった．便秘，頭重の訴えも消失した．

7月は休まずに自動車学校に行き，運転免許を取得できた．また，来年大学受験をするために時間を決めて勉強し始めた．身体面では，オランザピンの副作用として肥満があることを本人に伝えたところ，自ら食事制限できた．徐々に体重は減少し，半年後には71 kgとなった．

オランザピン1日1回10 mgのみの投薬を継続．翌年2月，学力相応の大学を受験し合格した．その後，県外の大学へ進学，外来通院を続けながら単身生活を送っている．

［考　察］本症例は緊張病性昏迷を呈する統合失調症と診断をした．高用量のリスペリドン投与で，昏迷の改善は頭打ち状態にあり，また，錐体外路症状を出現させていた．加えて，抗パーキンソン病薬の投与も便秘を引き起こした．しかし，前薬からオランザピンへの切り替え，単剤投与で，昏迷の改善と副作用の消失をみた．本症例の発動性の低下は，昏迷と錐体外路症状の混在したものと考えられ，双方とも解決できたことから，オランザピン投与は有効であったと考えられる．

オランザピン投与で肥満をきたすことがあることは広く知られている．しかし，本症例では，投与後の体重増加はみられなかった．オランザピンを投与しても，本人の食事制限の意志があれば体重コントロールは可能であると考えられる．

OLANZAPINE CASE REPORT

4．錐体外路症状に関して

オランザピンが奏効した統合失調症の1症例

正仁会明石土山病院　鶴 田 千 尋

［症　例］22歳，男性
［診断名］統合失調症〔鑑別不能型（DSM-IV）〕
［主　訴］近所の人が自分の悪口を言っている。
［家族歴・生活歴］同胞はなし。両親は4歳時に離婚。現在，父親と祖母との3人暮らし。精神科的遺伝負因はない。
［既往歴］特記すべきことなし。
［現病歴］中学時代不登校があったが，高校はなんとか卒業した。しかし，卒業後は家の中に引きこもるようになり，独語，空笑もみられた。X－2年頃から何か気に入らないことがあると，暴れたり，物を壊すなどの行動不穏を認め，X－1年にA医院を受診。しかし2回で通院が中断した。X年になってから昼夜逆転傾向となり，家人から「早く寝ろ」と注意されたことに腹を立て，暴言を吐きガラスを割るなどの興奮状態を呈したため，同年5月下旬，再びA医院を受診した。薬物療法によりいったんは落ちついたが，同年5月31日より「イライラする」，「1年後隣の奴を殺してやる」など再び不穏状態が続くため，家人が精神科へ受診させた方がよいと判断し，タウンページをみて当院を知り，家人と共にX年6月5日，当院受診となった。

初診時所見：睡眠障害，被害妄想，注察妄想，考想伝播，思考化声，近所のおばさんの声で「アホ」，「バカ」などの幻聴を認めた。
［治療経過］ハロペリドール3mg/日，塩酸ビペリデン3mg/日，眠前薬として塩酸クロルプロマジン12.5mg/日，塩酸プロメタジン12.5mg/日，フェノバルビタール40mg/日で治療を開始した。やや幻聴は軽減するも，周囲のことが気になると訴え，ハロペリドールを6mg/日に増量した。しかし，アカシジアが出現したため，塩酸ビペリデンを6mg/日に増量した。幻聴は消失したが，考想伝播，被害妄想をなお認めたため，X年8月21日より，リスペリドンを3mg/日追加し，その後，ハロペリドールからリスペリドンへの切り替えを行った。

9月18日にはリスペリドンを8mg/日に増量したが，なお，「近所のことが少し気になる」と話し，流涎がみられ，「体がだるい」，「何もできない」と訴えるため6mg/日に減量した。10月30日まで通院するもその後治療は中断した。X＋1年2月下旬頃より再び睡眠障害，独語，被害的な幻聴や妄想が悪化し，リスペリドン6mg/日，塩酸ビペリデン6mg/日，塩酸クロルプロマジン12.5mg/日，塩酸プロメタジン12.5mg/日，フェノバルビタール40mg/日を投与した。幻聴・妄想は2週間で軽減したが，同年6月頃より「呂律が回らない」，「喋りにくい」と訴え，リスペリドンを4mg/日に減量した。

しかし，「やる気が起きない，寝てばかりいる」と訴えるため，X＋2年4月7日，リスペリドンを2mg/日に減量し，フマル酸クエチアピン100mg/日を追加し，その後200mg/日まで増量したが，「何か思考力が低下している」，「昼のむとしんどいので1日1回しか服薬していない」などと訴えるため，フマル酸クエチアピンを100mg/日，リスペリドンを1mg/日に減量し，オランザピン10mg/日を併用した。同年6月23日にはフ

症　例：22歳，男性
診断名：統合失調症（鑑別不能型）

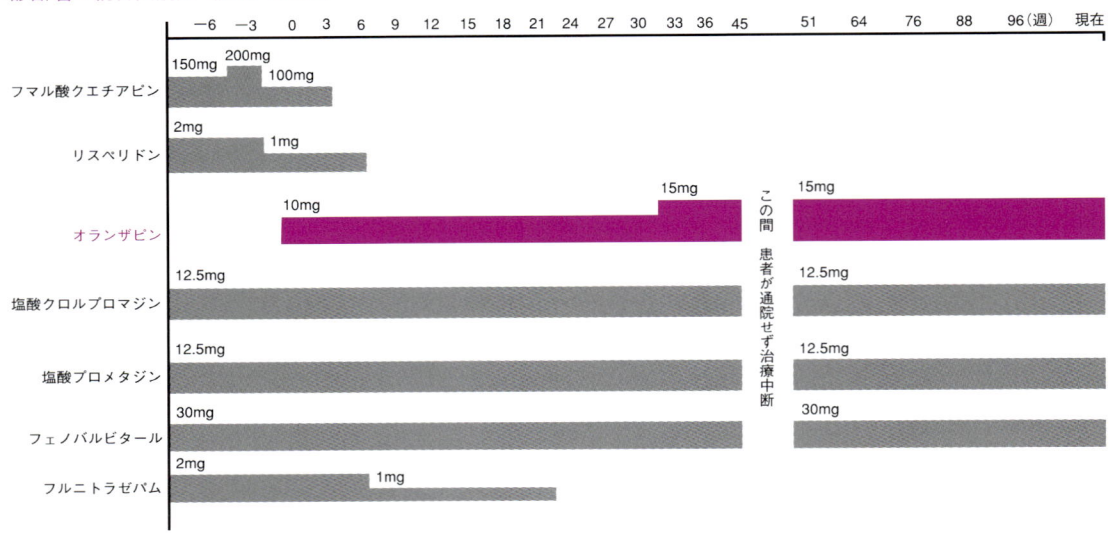

薬剤	投与期間（週）
フマル酸クエチアピン	150mg → 200mg → 100mg
リスペリドン	2mg → 1mg
オランザピン	10mg → 15mg ／（この間患者が通院せず治療中断）／ 15mg
塩酸クロルプロマジン	12.5mg ／ 12.5mg
塩酸プロメタジン	12.5mg ／ 12.5mg
フェノバルビタール	30mg ／ 30mg
フルニトラゼパム	2mg → 1mg

（時間軸：−6, −3, 0, 3, 6, 9, 12, 15, 18, 21, 24, 27, 30, 33, 36, 45, 51, 64, 76, 88, 96（週），現在）

マル酸クエチアピン，7月7日にリスペリドンを中止し，その後はオランザピンを継続投与した。

「大分落ち着いた」，「何かしようかなあ」と話し，8月からはパソコン教室へ通い，9月からはホームヘルパーの学校にも通うようになった。途中で「学校になじめない」と述べ，X＋3年3月頃より，「デイサービスの実習がいや」，「イライラして父親と衝突する」と訴えるため，3月16日，オランザピンを15 mg/日に増量した。

3月末に卒業し，ヘルパー2級の資格を得た。友人と遊びに出かけたり，今度は「車の免許を取りたい」など意欲低下は改善し経過順調であったが，本人が「もう良くなった」と思い，4月27日で通院を中止した。しかし，6月に入ってから昼夜逆転の生活になり「人のことが少し気になる」と訴え，6月29日当院再診となる。オランザピン15 mg/日などを再投与したところ，直ちに改善し，8月からは，自動車教習所へも通い，その後，同量の処方で外来にて治療継続中であるが，症状は安定している。

オランザピン服用後に体重増加が5 kgみられたが，現在は元の体重に戻っており，耐糖能異常も認めていない。

オランザピン投与前6週から現在までの治療経過は図の通りである。

[考　察] 今までの抗精神病薬では幻覚妄想状態にはある程度有効であっても，錐体外路系副作用が生じやすく，そのため服薬をいやがり，服薬コンプライアンスが悪かった症例であるが，オランザピンに切り替えることによって，錐体外路症状などの副作用が消褪し，他剤で必要とされた抗パーキンソン病薬の減量も可能で，幻聴・妄想などの病的体験の再燃もなく，陰性症状に対しても改善がみられた。

本剤の副作用として耐糖能低下と体重増加が懸念されている。当院においてはオランザピン，フマル酸クエチアピン投与中の患者には，月1回の血糖値，HbA_{1c}，体重測定を行っているが，本症例では先に述べたように，異常を認めていない。

OLANZAPINE CASE REPORT

4．錐体外路症状に関して

オランザピン単剤治療への切り替えによって錐体外路症状と陰性症状が改善した1例

福山仁風荘病院　久山圭介

[症　例] 32歳，男性
[診断名] 統合失調症
[現病歴] 調理専門学校を卒業し，ホテルの料理部へ就職したが，5ヵ月間勤めた後退職した。その後電機部品工場へ4年勤務していたが，X－9年8月，友人に「きつくなった」と言われたということで退職した。この頃より，手足のしびれ，下痢がみられ持続した。

X－9年11月頃より，「次元が高すぎる」，「パワーが強い」，「腕立て伏せをしてパワーを押さえんといけん」，「死にたい」など，言動に異常がみられるようになった。X－8年2月頃には，「自分で何するか分からん」，「パワーが高い」，「お兄ちゃんが死んだ」，「誰かが迎えに来る」，「死にたい」と言うなど悪化し，独語，空笑なども次第に悪化した。不穏となり大声も出た。X－8年2月20日，母親より依頼があり往診した。

初診時，表情が硬く，「凍結人間にして宇宙へ飛ばしてやる」などの幻聴，被害関係妄想が著明で，半ば体系化された妄想世界を持ち，内容は「エスパーの力を借りて大きくなる」などであった。当日，医療保護入院となり，入院時には精神運動興奮などのために隔離も必要となった。

[初回入院経過] ハロペリドール6 mg/日，マレイン酸レボメプロマジン50 mg/日などの抗精神病薬，塩酸ビペリデン2 mg/日の投与で治療を開始した。当初，ハロペリドール中心に調整したが，今ひとつ精神症状は動かなかった。保護室で過ごしているとやや改善するが，保護室を短時間出てみると，不安が増強し保護室に戻らざるを得なくなるなど，一進一退を繰り返した。途中，嚥下障害や拒食も強く，「食べると精神が破壊される」との妄想も認めた。初回入院20日頃より，ハロペリドールをチミペロンに変更し，筋肉注射と内服の併用に切り替えた。その後は次第に諸症状は安定化し，入院44日で隔離解除となった。

しかし，その後，流涎，嚥下障害が続き，抗パーキンソン病薬を増量しても治まらず，X－8年6月16日よりチミペロンを塩酸フロロピパミドに変更した。諸症状が改善し数回の外泊の後，X－8年7月8日，軽快し退院した。

[通院経過1回目] 退院後は，定期的な通院をしていたが，やはり嚥下障害がみられ，抗精神病薬の漸減を行った。通院する間，母親と離婚して別に暮らしている父親の自営業の手伝いに行くようになったが，父親から支払われる労賃の額が折り合わず，仕事に行ったり行かなかったりしていた。また，父親は本人にビールを飲ませたり，「薬はいつまでも飲まん方がいい」と言うなど，本人への対応に問題があった。医師から何度か説明し治療への協力も求めたが，父親の理解は乏しかった。

X－7年7月頃より，眠気を強く訴えるようになり，拒薬傾向が一時的に強くなったが，外来医師の説得により，本人は納得し，この時には著明な症状悪化はなかった。しかし，その後は徐々に，医師に対してぶっきらぼうな応対をしたり，薬への不信，病識の欠如が強くなってきた。ま

症　例：32歳，男性
診断名：統合失調症

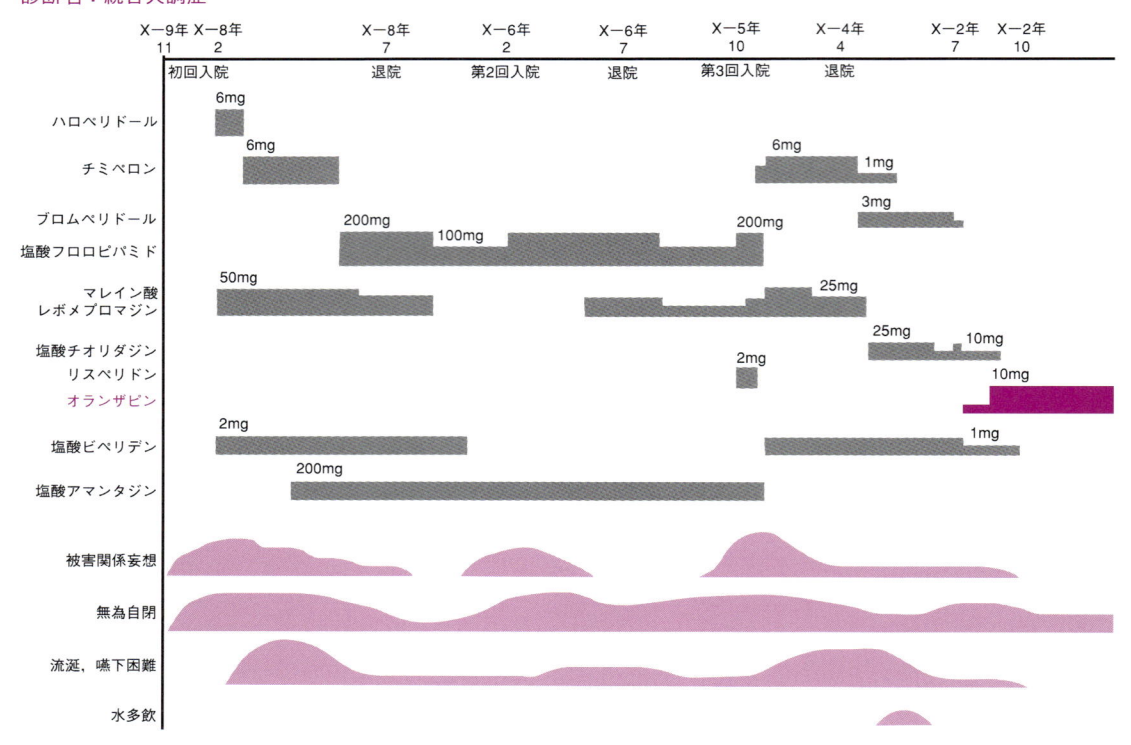

	X−9年11	X−8年2		X−8年7		X−6年		X−6年		X−5年10		X−4年		X−2年7	X−2年10
	初回入院			退院		第2回入院		退院		第3回入院		退院			

ハロペリドール　6mg
チミペロン　6mg　　　　　　　　　　　　　　　　　　6mg　1mg
ブロムペリドール　　　　　　　　　　　　　　　　　　3mg
塩酸フロロピパミド　　　　　200mg　100mg　　200mg
マレイン酸レボメプロマジン　50mg　　　　　　　　　25mg
塩酸チオリダジン
リスペリドン　　　　　　　　　　　　　　2mg　　　25mg　10mg
オランザピン　　　　　　　　　　　　　　　　　　　　　　10mg
塩酸ビペリデン　2mg　　　　　　　　　　　　　　　　1mg
塩酸アマンタジン　　200mg

被害関係妄想
無為自閉
流涎，嚥下困難
水多飲

た，夜は本人が考案したと思われる筋肉トレーニングを異常にハードに続ける事が目立ってきた。

　X−6年2月，母親より，拒薬して薬を窓から棄てる，ブツブツと独り言を言う，「みんなが自分を見ると青ざめる」，「腰が据わってええ」，「7月頃には僕はどうなっているか分からん」など，妄想を窺わせる奇異な発現が目立つようになり，診察時，再入院を要すると判断し，説得するも拒否し，医療保護入院となった。

[第2回入院経過]　X−6年2月28日の入院時，幻覚妄想が目立ち，拒薬もみられていた。塩酸フロロピパミドを中心とする薬物治療等を続け，幻覚妄想症状は軽快し，同年4月頃から外泊を繰り返したあと落ち着き，不安を少し残すも自宅で過ごし，外来治療継続の見通しが立ったため，X−6年7月12日，退院した。退院時の処方は塩酸フロロピパミド200 mg/日，塩酸アマンタジン200 mg/日，マレイン酸レボメプロマジン25 mg/日であった。

[通院経過2回目]　退院後，再び通院していたが，X−5年9月下旬，不安，硬い表情，「親が違うような」などの発言がみられ，同年10月上旬には，自室に閉居し，独語，独笑，易怒性，拒薬，不眠，ボート漕ぎのような動作などがみられ，本人からも病院へ不調を訴える電話があった後，X−5年10月16日，第3回目入院（医療保護）となった。

[第3回入院経過]　入院治療は塩酸フロロピパミド200 mg/日，マレイン酸レボメプロマジン15 mg/日の投与で開始したが，1ヵ月間は連合弛緩が目立ち，ぼんやりして，疎通性も不良であった。その後，リスペリドン2 mg/日を追加したが，1週間でまとまらず，同年11月21日からチミペロンを追加し，同年12月，チミペロン4 mg/日，マレイン酸レボメプロマジン25 mg/日，塩酸ビペリデン1 mg/日に変更し，翌X−4年1月にはチミペロン6 mg/日，マレイン酸レボメプロマジン50 mg/日，塩酸ビペリデン1 mg/日に

変更した。その後は次第に軽快し、院内作業療法に参加し、同年2月、3月に外泊を繰り返した後、X-4年4月10日、退院した。退院時処方は、チミペロン6mg/日、マレイン酸レボメプロマジン25mg/日、塩酸ビペリデン2mg/日、フルニトラゼパム2mg/日、センノシド12mg/日であった。

[通院経過3回目～現在まで] 通院は規則正しく続いた。退院時に約束していた当院デイケアへの通所はしようとせず、再三促しても不機嫌になるばかりで、参加に了解しなかった。デイケアへの誘いに対して、「家の手伝いで掃除や食器洗いをしている」と言っていた。X-4年5月、「デイケアには行かないが父の左官の手伝いに行く」といい、週に2、3回行っているようであった。

X-4年7月、母親より「涎が出る。食事の時、噛みづらく、嚥下しにくいようだ」との報告があり、本人もそのように訴えた。同年7月24日には、チミペロン1mg/日、ブロムペリドール3mg/日、塩酸チオリダジン25mg/日、塩酸ビペリデン2mg/日、フルニトラゼパム2mg/日、センノシド12mg/日に投薬を変更した。同年10月、「涎が出るのは止まったから要らん」と訴え、朝の塩酸ビペリデンは中止し1日量1mgとした。「父の手伝いはしている。デイケアには来る気はない」、「他に散歩したり、父とテニスをしたり、酒も飲む」と言っていた。X-3年2月、チミペロンを中止し、塩酸チオリダジン35mg/日としたが、X-3年6月には再び塩酸チオリダジン25mg/日とした。

X-2年11月、12月から、翌X-3年6月頃まで、本人は外来受診時には常に、「週に2～4日間、父の左官の手伝いをしている」と言っていた。しかし、X-3年7月、母親の電話によると、それは事実ではなく、毎晩遅くまでテレビを見て、夜12時頃眠前薬をのみ午前2時頃入眠し、朝は少し目を覚まし、また眠り、正午頃まで眠っており、父の仕事の手伝いには全然行っていない、とのことであった。外来受診時、本人に尋ねたところ、夜更かしと昼夜逆転は認めたが、その後も「父の仕事の手伝いに週4、5日行っている」と話していた。

X-3年11月11日に、本人に内緒で母親が来院し語ったところでは、父親の仕事の手伝いにはほとんど行ってはおらず、せいぜい月に3、4回程度であるとのことであった。本人の生活が不規則で、時間がまちまちなのは困ると言って迎えにも来てくれなくなった。デイケアに行けと言われるのがいやでそう言っているらしい。また、入院の話が出ることもかなり恐れている。仕事には行かないが、自転車に乗って買い物には良く出る。ビデオを借りてきたりする。ビールをたまに飲んでいる。風邪引きなど体調不良の時も、ほとんど母に教えてくれない。「お母さんは何者?」と尋ねたこともあった。このことで本人が主治医にずっと嘘を言っていたことが判明したわけであるが、以後も本人一人の通院が続いた。主治医はあえて嘘を付いていたことは問いたださず、父親の仕事の手伝いについて質問するのを避け、その他の日常について尋ねていくことにしたところ、もっぱら好きなビデオの話を喜んで語っていた。

X-2年5月、母親が来院し、「水分をかなりたくさん飲む、お茶でも何でも、牛乳は日に2リットルぐらい飲んでいる」と話した。しかし、直後の外来受診時、水の多飲を想定して血液生化学検査等を行ったが特に異常はなかった。デイケア参加のことは余り話題にはせず、ときに少し感触をさぐるだけであったが、その気はないようであった。精神症状は陽性症状の出現など著明な悪化はないものの、かなり自閉的な生活で固定していたので、その賦活作用の効果を狙って、X-2年7月11日から、オランザピン2.5mg/日から投与を開始し、塩酸チオリダジンを10mg/日に減量した。7月25日、ブロムペリドールを1.5mg/日に減量し、塩酸チオリダジンを25mg/日に変更した。8月22日、オランザピンを10mg/日とし、再び塩酸チオリダジンを10mg/日に減量した。9月19日、ブロムペリドールを中止し、オランザピン10mg/日、塩酸チオリダジン10mg/日、塩酸ビペリデン1mg/日、フルニトラゼパム1mg/日の処方とした。

その後、X-2年12月12日、塩酸ビペリデン、フルニトラゼパムを中止し、オランザピン10mg/日とフルニトラゼパム1mg/日のみの処

方とした。同年12月26日には,「調子はよい」,「よく眠れている」とのことであった。毎日,レンタルビデオを借りてきて見る生活は変わらず。X-1年2月,犬の散歩に1日3回決まって行くようになった。その後もレンタルビデオを借りてきて見るのと,犬の散歩に行く生活を続けてたが,医師の方からそれ以上のことを強く勧めることはせず,外来通院が続いた。X-1年5月,および11月,X年4月,血液生化学検査は正常範囲であった。パーキンソン病症状はまったくなかった。父の手伝いに出ることは頼まれないこともあり,ごく稀にしかないが,家の家事を手伝うことは多いようで,レンタルビデオ店,買い物,犬の散歩などの生活で本人は満足していた。将来の仕事については,アルバイトをしたり資格を取ることなどを含めてゆっくり考えようとしており,表情,態度は次第に明るくなり,X年4月末に至っている。

[考 察] 陽性症状の強い急性期には,従来薬の中でも抗幻覚妄想作用の強いハロペリドール,チミペロン,続いて,やや落ち着くと錐体外路症状の副作用の少し弱い塩酸ビペリデン,ブロムペリドールなどを主剤に変更して維持療法に移行していた。しかし,依然としてしばしば錐体外路症状の出没はみられていた。そこで,錐体外路症状改善と陰性症状改善を目指し,これらを徐々にオランザピン単剤治療に切り替えた。その後は2年弱の経過であるが,錐体外路症状は抗パーキンソン病薬中止後もほぼなくなっており,眠剤と共に1日1回2錠(10 mg/日)のみの内服で本人の満足度は高く,単調な生活ながら患者自身の満足感は増してきているように思われる。

　本症例は抗精神病薬の錐体外路系副作用の出現のしやすさから,コンプライアンス低下傾向のみられた例で,オランザピン単剤治療への移行により「コンプライアンス改善」と本人の生活満足感の改善を認めた代表的1例を報告した。
　この様な症例は多くみられると思われ,錐体外路症状が出やすく,頻回の服薬を嫌う例では,オランザピンによる外来維持療法が,長期安定をもたらすものとして期待できると思われる。

OLANZAPINE CASE REPORT

4．錐体外路症状に関して

錐体外路症状に伴う拒薬が目立った統合失調症にオランザピンが奏効した症例

滋賀医科大学精神医学教室　藤井 久彌子，大川 匡子

［症　例］53歳（D病院初診時），女性
［診断名］統合失調症（妄想型）
［生活歴］元来，神経質，頑固で融通が利かない性格であった。大学卒業後，会社員として働き，28歳で結婚後，二児をもうけ，主婦として問題なく生活していた。
［家族歴・既往歴］特記すべきことはない。
［現病歴］X－7年頃から，家に閉じこもるようになり，次第に，独語，空笑が著明となった。同年10月には「霊がついた」と言い，家人，特に夫に対する攻撃的態度が増し，言動にまとまりを欠くようになった。そのため，A病院精神科に通院するようになり，加療を受け，独語・空笑をときに認めるものの，症状はある程度安定した。X－6年9月から，本人の希望でB病院精神科に転院したが，「薬を飲むとからだが重くなる，涎が出る」などと訴え，拒薬し，3回の通院で中断した。次第に被害妄想，幻聴，独語，放歌，家族に対する攻撃的態度，暴力行為などを認めるようになり，X－4年5月からX－2年3月までC病院精神科に医療保護入院となった。いったん，病状は安定し，退院後はC病院に外来通院したが，内服すると「からだがかたくなる，眠くなる」といった理由で，拒薬傾向となり，X－1年8月で，C病院への通院も中断した。その後しばらくは，ときに夫に対する攻撃態度はみられるものの，不十分ながら家事もこなしていた。ところが，X年3月頃から，再び独語，放歌，被害妄想，血統妄想が著明となり，家人への暴力行為も目立つようになるなど家庭内での生活が不能となった。そのため，紹介にて同年5月25日，D病院精神科に医療保護入院となった。

［入院後経過］入院時は，独語，空笑，被刺激性の亢進が目立ち，行動にまとまりを欠いていた。前医では，ハロペリドールで治療されていたため，ハロペリドールで治療開始となった。しかし，手指振戦，筋固縮，流涎などのパーキンソン症状を認め，抗パーキンソン病薬を増量したが効果に乏しく，拒薬傾向が強まった。また，精神病症状に大きな改善はみられず，独語・空笑，被刺激性の亢進は著明であった。そのため，6月上旬よりリスペリドンへの切り替えを始め，最終的に8mg/日まで増量したが，独語・空笑，幻聴，被害妄想，攻撃性などの精神病症状に一定の効果は得られたものの，パーキンソン症状に加えて，口唇部に不随意運動を認めるようになり，それに伴う拒薬が再びみられるようになった。そのため，7月上旬からオランザピンへの切り替えを開始し，10mg/日まで増量した。その結果，幻聴，被害妄想，被刺激性の亢進が改善し，なおかつ，パーキンソン症状，口唇部のジスキネジアはともに消失した。さらに，抗パーキンソン病薬を中止したにもかかわらず，パーキンソン症状の悪化はみられなかった。そのため，それに伴い拒薬傾向も消失し，長期にわたって症状安定が期待できる状態となった。その結果，入院当初，退院に拒否的であった家人も退院を希望するようになり，同年7月21日，退院となった。

症　例：53歳（D病院初診時），女性
診断名：統合失調症（妄想型）

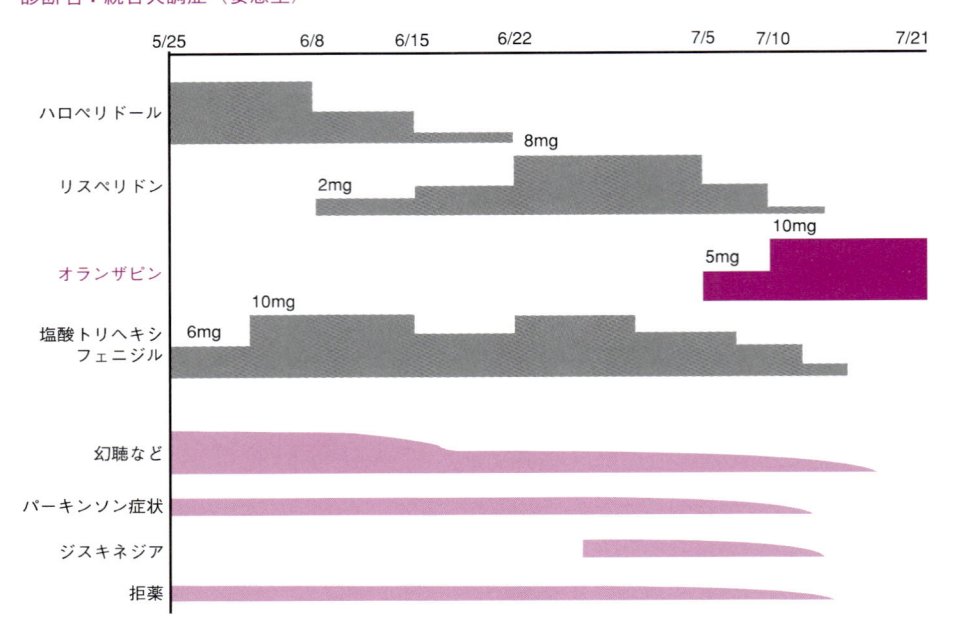

| | 5/25 | 6/8 | 6/15 | 6/22 | 7/5 | 7/10 | 7/21 |

ハロペリドール　8mg
リスペリドン　2mg
オランザピン　5mg　10mg
塩酸トリヘキシフェニジル　6mg　10mg

幻聴など
パーキンソン症状
ジスキネジア
拒薬

［考　察］本症例は，抗精神病薬による副作用，すなわち遅発性ジスキネジアやパーキンソン症状といった錐体外路症状が出現することにより，拒薬傾向が出現し，コンプライアンス低下によって病状が安定しない症例であった。今回オランザピンを服用することによって，家庭内適応を困難とさせていた，幻覚妄想，攻撃性，精神運動性の興奮といった陽性症状が消失し，加えて，遅発性ジスキネジアやパーキンソン症状が消失することによって，拒薬傾向が改善した。また，オランザピンへの切り替えによって抗パーキンソン病薬を併用することなく維持できたため，全投薬量が最小限にできたこと，さらに，1日1回であれば服薬に対する抵抗が少なかった本症例の場合，1日1回の投与にできたことも，服薬コンプライアンスを向上させることに，効果があったと考えられた。今回の症例の場合，オランザピンに切り替えたことで，コンプライアンスの改善により長期にわたっての寛解を期待できるようになり，当初困難と思われた，早期の退院が可能となったことの意味は大きいと思われる。

オランザピンへのスイッチングが奏効した統合失調症の1例

大阪医科大学 神経精神医学教室　堀　貴晴, 堺　　潤, 米田　博

[症　例] 43歳，女性
[診断名] 統合失調症
[家族歴] 特記すべきことなし。
[既往歴] 特記すべきことなし。
[病前性格] 生真面目，正直で内向的であり，あまり打ち解けず友人も少なかった。
[現病歴] 幼少時を特に問題なく過ごし，音楽大学卒業後24歳時に結婚した。25歳時に妊娠したが，妊娠中に約2週間にわたり，「この子は悪魔の子」などと言い，自分の腹部を叩くことがあった。その後はそういった言動もなく，長男を無事出産した。しかし，電車に乗ると「車掌が見ている」，「アナウンスの声が変わる」という発言がしばしばみられた。29歳時に新興宗教に入信し，宗教上の戒律を厳しく守るようになった。30歳頃より「目に見えないものが攻めてくる」，「自分がテレビに映され世界に放映されている」などと言うようになり，テレビをみなくなった。しかし，特に治療を受けず家庭内で生活していた。

X−6年（37歳時）頃からは「インターネットを通じて自分を責めてくる」と言い，警察や裁判所へ訴えたり，「アメリカへ亡命すれば助かる」といってアメリカ大使館に連絡したりするようになった。このため，X−6年当科外来を受診し，ネモナプリドによる薬物療法により約1ヵ月で軽快した。PTAの役員をこなすまでに症状は改善したが，手足が重いと訴え，自ら通院，服薬を中止した。X−3年（40歳時），再び自ら当科を受診し，「自分の考えが見られる」，「脳に人の声が反射する」などと訴えた。このためスルピリドにて治療を開始したが，3回受診しただけで再び通院を中止した。その頃から大学時代から続けていたピアノを一切弾かなくなり，警察や弁護士会館に亡命を申請したり，従兄に結婚を迫ったりといった言動が頻回となった。このためX−1年11月に夫とともに当科を受診した。

リスペリドン2mg/日により治療を開始し，X年3月までは家庭生活を大きな問題なく過ごしていた。しかし，4月になり「眠れない」，「じっとしていられない」と訴えるようになった。このため塩酸ビペリデン2mg/日，エチゾラム1mg/日を追加した。しかし，不眠は改善したものの，アカシジアは増悪傾向を示し，また，病的体験も依然として活発であったため，リスペリドンを中止して塩酸モサプラミン75mg/日を開始し，塩酸ビペリデンを3mg/日に増量した。しかし，アカシジアは改善せず，2分と座っていられない状態となったため，本人も入院治療を希望し，同年5月当科入院となった。

[入院時現症] 表情は仮面様で，その動きに乏しかった。口元も小刻みに震え，ときに流涎がみられるためあまり口を開かず，小声で話し，しきりに足の重さを訴えた。立ったままの診察であったが，話が5分程度経過すると，主治医の前を約2メートルの円を描くように小刻みに歩きながら返答した。主訴は「足が重い」，「座っていられない」といった錐体外路症状であったが，これを「○○さんが自分の中に入っているから」といっ

症　例：43歳，女性
診断名：統合失調症

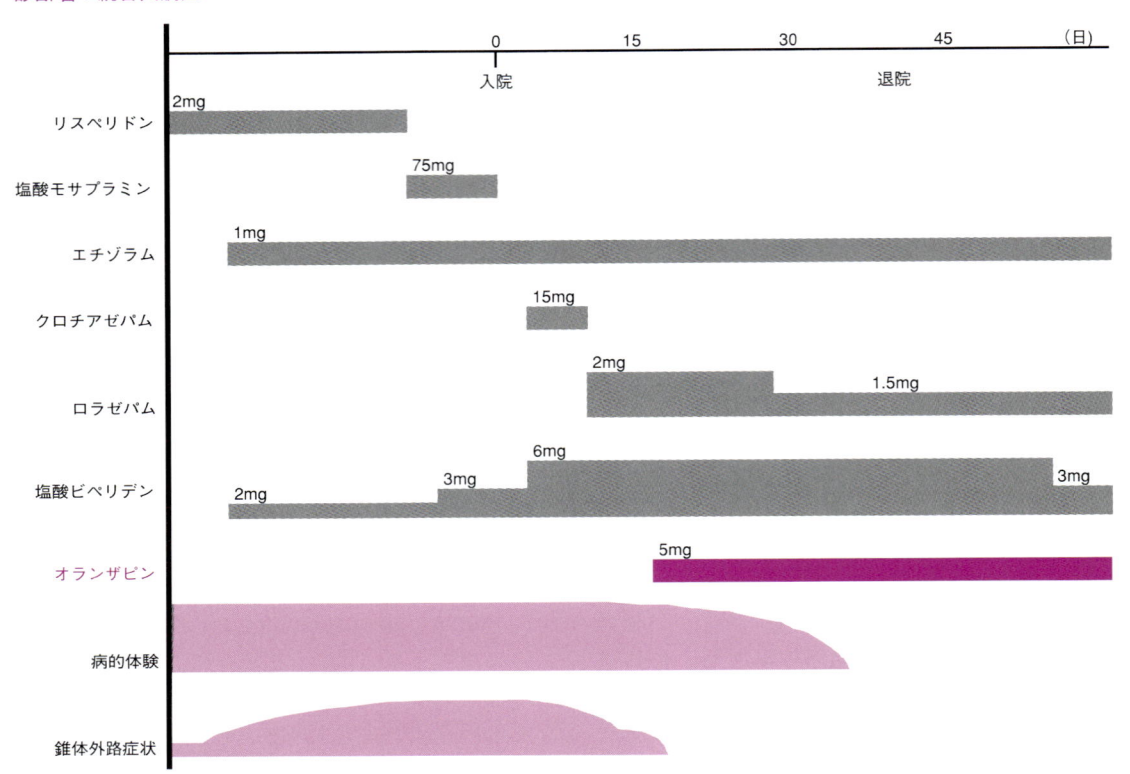

リスペリドン	2mg
塩酸モサプラミン	75mg
エチゾラム	1mg
クロチアゼパム	15mg
ロラゼパム	2mg → 1.5mg
塩酸ビペリデン	2mg → 3mg → 6mg → 3mg
オランザピン	5mg
病的体験	
錐体外路症状	

た憑依体験に結びつけて説明した。その他，「人に見られる」といった注察妄想や「テレビに自分の考えが反映される」といった思考伝播を認めた。また，これらの病的体験はすべてアメリカへの亡命，あるいは従兄との結婚で解消されると述べ，体系化されていた。こういった状態を悩んではいるものの，病識に乏しく，「健診でも何も言われていません」と病気であることを強く否定した。薬物に対する不信感はきわめて強かったが，足の症状に対する薬物だけは希望した。

[入院経過] 塩酸モサプラミンを中止し，塩酸ビペリデン3 mg/日，エチゾラム1 mg/日にて薬物療法を開始し，第4病日から塩酸ビペリデンを6 mg/日に増量し，クロチアゼパム15 mg/日を開始した。依然，病棟内を歩き回っていたが，徐々に座っていられないといった訴えは少なくなっていった。しかし，他者が自分の中に入っているといった体験や，閉鎖病棟への入院という環境から焦燥感が強く，第9病日からはクロチアゼパムを中止し，ロラゼパム2 mg/日を開始した。第16病日には，アカシジアをはじめとする錐体外路症状はほぼ消失し，「座って漫画が読めるようになりました」と笑顔で話すようになった。しかし，「左半身に○○さんが入っています」，「だから考えが自分の考えじゃなくてまとまらないんです」といった訴えは続いていた。

このため，オランザピン5 mg/日を開始した。第26病日には憑依体験も軽減し，「肩の後ろに誰かがいるような気がしますが，あまり気になりません」と実体的意識性は訴えるものの，表情にも笑顔がみられるようになったため，1回目の外泊を行った。家庭内でも特に問題なく過ごしたため，第28病日から開放病棟へ転棟した。病棟では，その後特に何をするでもなく，話しかけられると穏やかに返答するが，臥床がちに過ごすことが多かった。病的体験もほぼ消失し，従兄との結

婚やアメリカへの亡命といった話も聞かれなくなり，焦燥感も軽減したため，第30病日にロラゼパムを2mg/日から1.5mg/日に減量した。家に残している子供のことを心配し，退院を強く希望するようになり，第33病日から再び外泊し家事を問題なくこなせたため，第42病日に退院となった。

[その後の経過] 錐体外路症状は完全に消失したため，退院後約1ヵ月で塩酸ビペリデンを3mg/日に減量した。さらにその1ヵ月後に塩酸ビペリデンおよびロルメタゼパムの減薬を提案したが，患者自身が減薬を拒んだため，現在も同様の処方を継続している。2週間に一度定期的に外来通院し，服薬も規則的で，表情はやや硬いものの安定した状態である。家庭内での役割は問題なくこなしているため，現在はパートタイムの仕事を探し面接を開始している。

[考察] 近年，統合失調症に対する薬物療法としては非定型抗精神病薬が第一選択薬となっている[1]。この理由の最も重要な要素の1つに錐体外路症状がある。従来の定型抗精神病薬の代表的な薬物であるハロペリドールは，ドパミンD_2受容体への親和性の強さから錐体外路症状が説明され，非定型抗精神病薬ではセロトニンをはじめとする様々な受容体に対する幅広い親和性のため，錐体外路症状が軽減されるとされている。しかし，非定型抗精神病薬においても，その薬理作用から錐体外路症状の程度に差が生じると考えられる。

本症例では，ともに非定型抗精神病薬であるリスペリドンとオランザピンにおいてその使用量に大きな差がないにもかかわらず，一方では生活が成立しないほどの錐体外路症状をきたし，他方ではほとんど認めなかった。ここでセロトニン・ドパミン拮抗薬（SDA）との比較におけるオランザピンの薬理学的特長から，錐体外路症状の軽減について若干の考察を加える。

1．ドパミンD_2受容体への結合の相違[2]：錐体外路症状の発現に最も重要な因子は，抗精神病薬のドパミンD_2受容体への作用部位および親和性にあるとされている。非定型抗精神病薬ではハロペリドールなどに比べ，中脳—辺縁路に対する選択性をもつ。さらにオランザピンはドパミン受容体に対する親和性が内因性ドパミンに近く，SDAと比較して弱い。内因性ドパミンは線条体に高濃度に存在し，中脳辺縁領域にはその1/10程度しか存在しない。このためオランザピンは，SDAと比較して，ドパミンD_2受容体において線条体では内因性ドパミンに置換されやすく，中脳辺縁領域では置換されにくいと考えられる。このようにオランザピンはSDAと比較して中脳辺縁領域におけるドパミンD_2受容体の占有率が線条体よりも高いことが予想され，錐体外路症状の軽減が期待される。

2．ムスカリン受容体拮抗作用の関与[2]：錐体外路症状の発現にはムスカリン受容体も関与している。パーキンソン症候群では，線条体のドパミンが減少し，相対的にアセチルコリン神経系の機能亢進が生じている。したがって，パーキンソン症候群の治療薬としてムスカリン受容体を遮断する抗コリン薬が使用されている。オランザピンはクロザピン*と同様にそれ自体にムスカリン受容体遮断作用をもち，SDAではこの作用は認められない。これがSDAと比較して，より錐体外路症状を軽減させる一因であると考えられる。

以上の2点において，オランザピンはSDAと比較して錐体外路症状を生じさせにくいと考えられる。現在，臨床場面では，統合失調症の初期治療に際して非定型抗精神病薬を使用することが一般的となっているが，その際の薬物の選択は主に陽性症状に主眼をおいていることが多い。

しかし，抗精神病薬の使用に際しては，服薬コンプライアンスの面からも錐体外路症状を発現させないことが重要であると考えられる。本症例のように，非定型抗精神病薬においても錐体外路症状の発現に差があることを考慮し，治療薬を選択していくべきであると考えられた。

*クロザピンは本邦未承認です。

文　献

1) McEvoy, J. P., Scheifler, P. L., and Frances, A. : The expert consensus guideline series: Treatment of schizophrenia 1999. J. Clin. Psychiatry, 60（suppl 11）：1999.

2) 山口高史, 中澤隆弘, Bymaster, F. P. : Multi-Acting Receptor Targeted Antipsychotic (MARTA) とは—olanzapine の薬理特性と臨床効果—. 臨床精神薬理, 4：919-930, 2001.

OLANZAPINE CASE REPORT

4．錐体外路症状に関して

ハロペリドールによる錐体外路徴候にオランザピンが奏効した，消化器症状を伴う高齢統合失調症の症例

大阪大学大学院医学系研究科精神医学教室　紙野晃人，武田雅俊
医療法人兵庫錦秀会　神出病院　松林武之

[症　例] 68歳，女性
[診断名] 統合失調症
[患者背景] 娘との2人暮らし。家族歴には特記すべきことなし。
[現病歴] 41歳時，胆石症および白内障手術を受け，その頃より幻覚，妄想，不穏を生じている。以後，統合失調症として治療を受けながら，独居していた。61歳より長女と同居するも，全盲となって妄想が著しくなり，64歳より某精神科病院へ入院となる。しかし，66歳時に自殺未遂をおこし，以後暴力行為，幻聴，妄想が著しく，疎通性困難となり，当院へ医療保護入院となった。
[治療経過] 入院前は，ハロペリドール4 mg/日，塩酸ビペリデン4 mg/日，酸化マグネシウム3.0 g/日の投与を受けていた。入院後は，激越，不穏，嘔吐症状にてハロペリドール6 mg/日，塩酸パロキセチン水和物20 mg/日，カルバマゼピン400 mg/日，塩酸イトプリド150 mg/日の投与となったが，不穏，興奮，腹痛，嘔吐を繰り返した。錐体外路徴候が著しく，摂食介助が必要であった。そこで，37週目よりフマル酸クエチアピン100 mg/日を追加したが，嘔気，不穏はかえって悪化した。39週目にはリスペリドン4 mg/日追加に変更したが，症状は改善せず，嘔吐はさらに激しくなった。そのため，40週目より流動食とし，ハロペリドール6 mg/日を投与したところ，嘔吐症状は改善し，経口摂取は回復した。しかし，不穏状態は変わらず，疎通不能が続いた。

そこで，44週目よりオランザピン5 mg/日を追加投与した。内服3日目には鎮静化し，嘔吐もみられなかった。さらに，45週目よりオランザピンを10 mg/日に増量したところ，疎通性も改善し，苦悶様表情も消失して会話時に笑顔もみられるようになり，錐体外路徴候も改善がみられた。その後，ハロペリドールを6 mg/日，4 mg/日，2 mg/日と漸減し，49週目には，オランザピン単独としたが，この間，不穏，興奮もなく，嘔吐も認めなかった。便通も良好で，腹痛もみられなかった。結局，オランザピン10 mg/日にて45～51週目までの7週間は，極めて良好な状態を継続し，錐体外路徴候も改善し，安定した経口摂取に回復した。

なお，52週目に，脱衣行為，興奮を示したため，バルプロ酸ナトリウム800 mg/日を追加した。また，61週目には興奮，暴力行為が認められ，ゾテピン10 mg/日を追加しているが，嘔吐，錐体外路徴候は認めず，その後，安定した状態を維持している。

[考　察] 本症例は，陽性症状としては幻聴，妄想，不穏，興奮を，陰性症状としては抑うつ，摂食低下を呈していた慢性統合失調症の患者で，ハロペリドールの投与では錐体外路徴候，嘔吐を示していた。フマル酸クエチアピン，リスペリドンへの切り替えを試みたが，嘔吐，興奮が改善しなかった。しかし，オランザピンにて陽性症状は改善し，錐体外路徴候，嘔吐も改善した。のちに暴

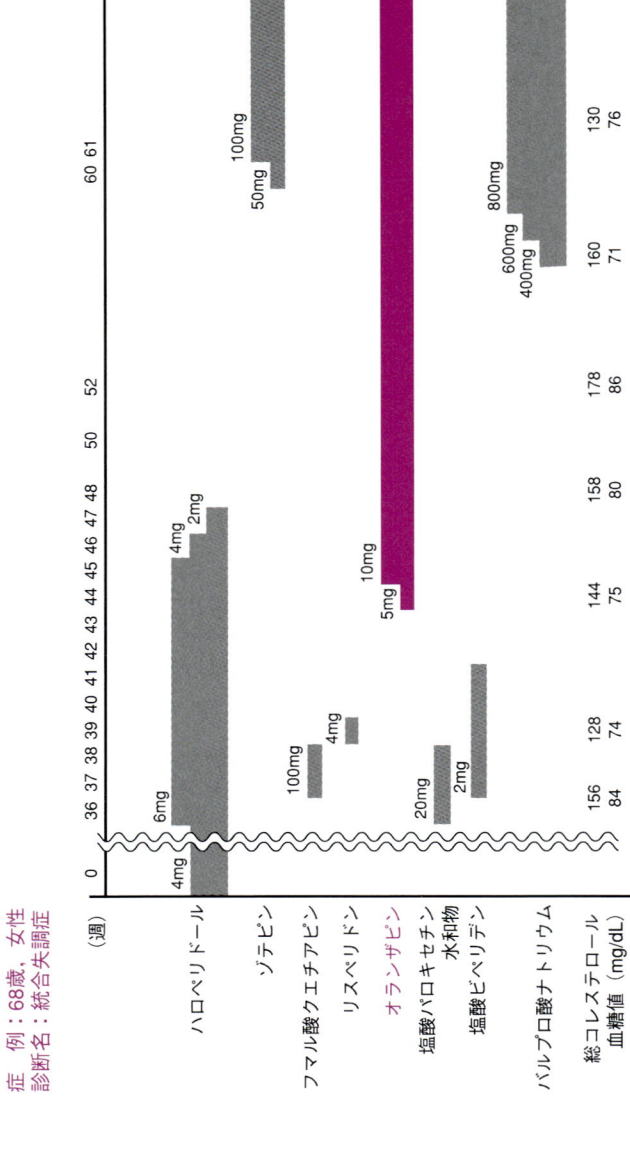

症 例：68歳，女性
診断名：統合失調症

（週）	0	36 37 38 39 40 41 42 43 44 45 46 47 48	50 52	60 61	70 76
ハロペリドール	4mg	6mg　　　　　　　　4mg　2mg			
ゾテピン					100mg　50mg
フマル酸クエチアピン		100mg			
リスペリドン		4mg			
オランザピン			5mg　　　10mg		
塩酸パロキセチン水和物		20mg			
塩酸ビペリデン		2mg			
バルプロ酸ナトリウム				400mg 600mg 800mg	
総コレステロール（mg/dL）		156　　　　　　　　128　　　144	158　178	160　130	
血糖値（mg/dL）		84　　　　　　　　　74　　　75	80　86	71　76	

力行動を認めたため，バルプロ酸ナトリウム，ゾテピンを追加投与しているが，以前に認めた腹痛，嘔吐は再発することなく経過している。胆のう摘出術の既往を考慮すると，腸管癒着が嘔吐に関係する可能性が考えられる。しかし，オランザピンの投与以後，嘔吐は消失していることから，心因性腹痛や嘔吐にも効果があるかもしれない。なお，全経過を通じて空腹時血糖は正常範囲を維持している。

抗ドパミン作用は，ドパミン神経経路の観点から，前頭前野に至る中脳皮質辺縁系への作用による抗精神病作用と，黒質線条体系への作用による錐体外路徴候に分類される。定型抗精神病薬であるハロペリドールは，錐体外路徴候を生じやすく，中脳皮質辺縁系と黒質線条体系とに同等に作用する。一方，オランザピンやフマル酸クエチアピンなどの非定型抗精神病薬は錐体外路徴候が少なく，中脳皮質辺縁系への選択性が高い[1,3]。また，この抗ドパミン作用は嘔吐を抑制し，摂食行動を改善する利点もある[2]。

オランザピンは腸管運動に悪影響を与えず，消化器症状を伴う高齢者にも非常に使いやすい薬剤であると思われる。また，本症例において，抑うつ症状を伴う場合でも，オランザピン単独で効果が得られた点も注目される。

文　献

1) Bigliani, V., Mulligan, R. S., Acton, P. D. et al. : Striatal and temporal cortical D 2/D 3 receptor occupancy by olanzapine and sertindole in vivo: a ［123 I］epidepride single photon emission tomography (SPET) study. Psychopharmacology (Berl), 150：132-140, 2000.
2) 栗山欣弥 ほか編著：医科薬理学第 3 版．pp.469-471，南山堂，東京，1998．
3) Stephenson, C. M., Bigliani, V., Jones, H. M. et al. : Striatal and extra-striatal D (2)/D (3) dopamine receptor occupancy by quetiapine in vivo. ［(123) I］- epidepride single photon emission tomography (SPET) study. Br. J. Psychiatry, 177：408-15, 2000.

4．錐体外路症状に関して

非定型抗精神病薬による体重減少が認められた症例にオランザピンを投与し症状の改善と体重の回復がみられた1例

新津信愛病院　櫻小路　岳文

［症　例］47歳，女性
［診断名］統合失調症
［家族歴］2人同胞第一子。3歳年下の妹がいる。X−10年両親は離婚し，母親と二人暮しとなった。X−2年父親は病死した。遺伝負因なし。
［現病歴］中学の成績は中位。中学卒業後，プラスチック工場やパン工場などで働いていた。X−27年，20歳の時に幻聴，被害妄想で発症し，同年中に精神科病院に2回の入院歴がある。X−10年10月両親の離婚により，母親の出生地に転居し，それに伴い当院を紹介され受診した。初診時，幻聴，作為体験，被害関係妄想，電波体験を認めた。上肢に遅発性ジスキネジア様の不随意運動を認めた。内職やビル清掃をしたこともあったが長続きせず，X−9年からは仕事も家事もできない状態となった。X−8〜X−6年にかけて1〜6ヵ月程度の入院歴が3回ある。前回の退院から数週間後のX−6年6月「何もかも嫌だ」と苛々して自分の頭を人相が変わるほど叩きつけるという興奮状態を呈したため4回目の入院となった。
［臨床経過］入院後はハロペリドール3〜6mg/日を基本にリスペリドン3〜5mg/日が追加投与された。精神症状として，感情の平板化，思考の貧困，意欲の欠如など，陰性症状が前景に立っていたが尋ねれば「超能力が命令してくる」と答え，幻聴，被害妄想などの陽性症状も持続していた。母親は定期的に面会に来ていたが，母親に対して攻撃的態度を取り「母親は嫌い。あの家は本当の自分の家じゃない」などと言って外泊を拒否することが多く，X−2年1月を最後に外泊は中断されていた。病棟内では他患との交流は一切なく，淡々と決まった軽作業を繰り返す以外は自室に引きこもる生活であった。病的体験は持続していたが，それによる行動化はなかったため上記処方にて経過観察されていた。

X年4月，前主治医の転勤に伴い筆者が主治医となった。初めの印象は，表情が硬く，うつむいたまま，決して視線を合わせようとしなかった。話し掛けても「別に変わりないんですけど」とぶっきら棒に答え，数十秒もしないうちに退席するという診察を毎週繰り返していた。特に印象に残ったのが上肢の振戦であり，ときには箸を持つ手が粗大に震え食事もままならない程であった。すでに塩酸ビペリデン2mg/日と塩酸トリヘキシフェニジル4mg/日が投与され，リスペリドンは漸減されていたが，まずハロペリドール3mg/日を中止し，次いでリスペリドンをさらに漸減したところ，およそ1ヵ月後に振戦は消失した。

リスペリドンを漸減中止し，並行してフマル酸クエチアピンを600mg/日まで漸増投与して切り替えたが，かえって廊下をバタバタと走りまわることが多くなった。一見活動的ではあったが，尋ねると「落ち着かない」と答え，苛立ち，焦燥感が強まったため，フマル酸クエチアピンを漸減し

4．錐体外路症状に関して　281

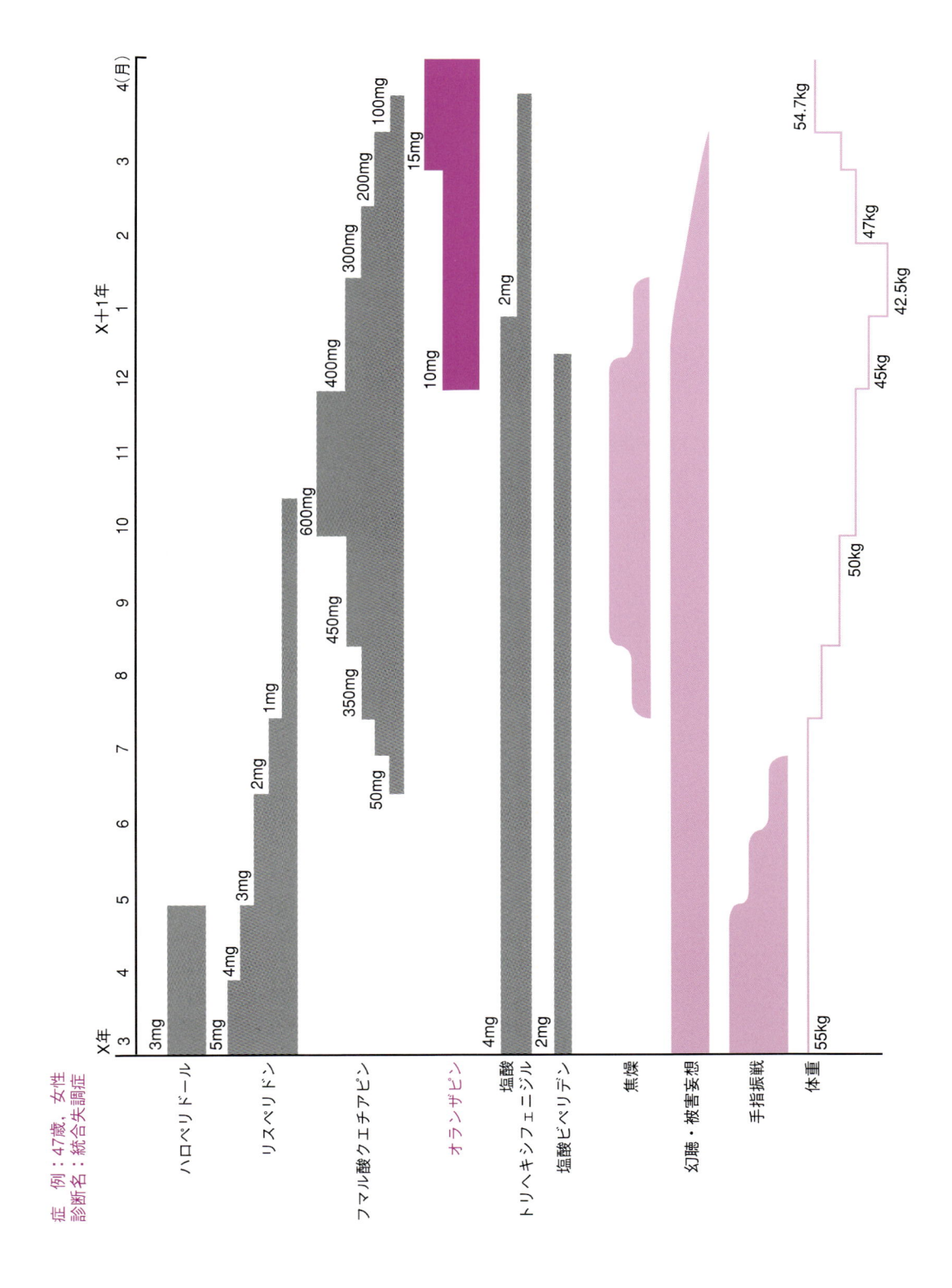

症　例：47歳，女性
診断名：統合失調症

ハロペリドール	3mg → 5mg
リスペリドン	4mg → 3mg → 2mg → 1mg
フマル酸クエチアピン	50mg → 350mg → 450mg → 600mg → 400mg → 300mg → 200mg → 100mg
オランザピン	10mg → 15mg
塩酸トリヘキシフェニジル	4mg
塩酸ビペリデン	2mg → 2mg
焦燥	
幻聴・被害妄想	
手指振戦	
体重	55kg → 50kg → 45kg → 42.5kg → 47kg → 54.7kg

（横軸：X年3月〜X+1年4月）

た。軽作業は「『出るな』という声が出ると行きたくなくなる」と語り，休みがちとなった。この間，食事量が極端に減少し，本人は「いいです。十分食べてます」と言い張ったが，数口から2割程度の食事量が数ヵ月間続いた。このため，ここ数年55 kg前後で安定していた体重が，X年8月には45 kgとなり，X+1年1月には42 kgまで減少した。これはハロペリドール，リスペリドンからフマル酸クエチアピンへの切り替えにより精神症状が悪化したためと考えられた。しかし，両薬剤の副作用により患者のQOLが低下していたことや，長期投与によっても陰性症状の改善する兆しが認められなかったことから前処方に戻すことは躊躇された。

これまで投与した非定型抗精神病薬に効果がみられず，食欲低下，体重減少が著しいことから，X年11月下旬からオランザピン10 mg/日の投与を開始した。するとおよそ2ヵ月後から食事は全量摂取するようになり，X+1年3月中旬には体重が54 kgまで回復した。今のところそれ以上の体重増加は認められず，耐糖能異常も認められていない。また，上肢の振戦など錐体外路症状の再燃もなかったので，塩酸ビペリデン2 mg/日と塩酸トリヘキシフェニジル4 mg/日を中止し，オランザピン15 mg/日のみの簡略な処方とすることができた。

オランザピンの投与により，食欲と体重を回復させたという大きな変化のほかに，日常生活において様々な変化を観察することができた。例えば体重測定や血圧測定の際，声掛けしておけば後から自ら進んで看護室に来てくれるようになり，週1回の定期診察の日には自ら待合の椅子に座って診察を待つようになった。そして診察の始めには「ごめんください」と挨拶してから着席するようになった。

「超能力」について尋ねると「前はしたけど今はあまりしないみたいです」と答え，軽作業へも定期的に参加するようになった。これに呼応するように，以前はよく観察された無目的にバタバタ廊下を走る行動や，蒲団の上に正座の格好のまま突っ伏している奇妙な姿勢や，廊下でのラジオ体操に似た奇異な動作などがみられなくなった。

診察時は未だ会話量は充分とは言えず，笑顔は見られず視線も合わせようとしないが，とげとげしい話し方が和らぎ「最近，元気そうだね」と声を掛けると，「お陰さまで」と答えるようになった。受持看護者が配置換えのため担当を交代する旨を伝えた際には「お疲れさまですね」と労いの言葉を掛け看護者を喜ばせた。面会に来た母親には「話すことないから」と拒否的な態度は変わらないが，最後には「気をつけて帰ってね」と声掛けするようになった。このように対人関係や役割遂行の面で特に改善傾向が認められている。

［考　察］本症例では錐体外路症状や陰性症状の改善を目的として，まず前薬のハロペリドールとリスペリドンからフマル酸クエチアピンへの切り替えを試みたが，幻聴や奇異動作が増悪し，食欲不振，拒食が続き著しい体重減少が認められた。そこで次にオランザピンの副作用である食欲亢進，体重増加を逆手に取り，オランザピン10 mg/日を投与したところ，食欲，体重ともに回復した。体重は元の体重に戻りそれ以上の増加は認められず，毎月の血液検査でも耐糖能異常も認められていない。

一方，オランザピンの投与により幻聴は減少し，奇異な行動や焦燥感を伴う緊張した言動が改善した。今のところ精神医学的見地から判断した陰性症状の明らかな改善までには至っていないが，看護レベルで眺めたごく日常的な生活態度や対人関係においてプラスの変化がみられるようになっている。

以上のように本症例では主観的評価によってはオランザピンに一定の治療効果が認められたが，新薬投与という事象によるバイアスの問題もあり，より多数の症例による客観的薬効判定が必要であることはいうまでもない。

しかし，精神科の薬物治療においては，薬物だけが臨床効果をあげるわけではなく，それに伴う心理的働きかけも重要である。特に新薬治療の場合は，そのこと自体が医療スタッフの観察と働きかけを密にさせ，いわばそれまで長期間放置されてきた症例の硬直した慢性化病像に回復へのドライブを与える可能性は十分に考えられるであろう。

今後の治療方針として，オランザピン投与により改善した本症例の対人関係や役割遂行の機能を足掛かりに，生活技能訓練への参加を検討している。母親は高齢となっており自宅退院は困難と思われるが，母親との関係の改善，中断された外泊の再開を目指し，娯楽への関心や親密さを感じる能力の回復，そして何よりも笑顔をいかに取り戻していくかが，今後の大きな課題である。

5．認知機能への効果

対人関係不十分な統合失調症患者に対し
オランザピンが奏効した1例

上松病院　清水一芳

［症　例］19歳，女性
［診断名］統合失調症
［家族歴・生活歴］会社員の家の一人っ子として出生。正常産で発育，生育は順調。父親の仕事の関係でB県〜M市〜E市〜A市と転居。小学校4年から中学1年まで，父方の祖父母と同居した。現在はA市内で両親と同居（1子のみ）している。
［既往歴］特記すべきことなし。
［現病歴］X年（高校2年頃）春頃より友人とのトラブルが多くなり不登校となる。父親とのトラブルもあり。被害・関係妄想，注察妄想が出現してきた。

　同年6月，A市内総合病院精神科を受診。投薬を受け少し改善するも，幻視が出現し，拒薬となる。

　同年9月19日，当院初診。易刺激性，洗浄強迫，自殺念慮，家庭内暴力がみられた。

　同年9月21日〜X+1年1月4日までB県の伯母の家の近所にあるサナトリウムで入院治療を受けた。塩酸クロルプロマジン80 mg/日，ハロペリドール6 mg/日，ジアゼパム10 mg/日を服薬。幻視が消え，暴力行為も治まった。

　X+1年3月3日，当院を再受診。不安・焦燥感を訴えていた。

　同年3月10日，来院時，幻聴が出現。同年4月10日，塩酸ペロスピロン12 mg/日，ハロペリドール6 mg/日の投与を開始。不安・焦燥感，幻聴が改善せず，塩酸ペロスピロンを24 mg/日まで増量するも効果がみられなかった。要求度が高く，対人関係において過敏な状態が続き，気分変調が著しかった。また，異性との性的トラブルも発生した。

［臨床経過］同年11月29日，オランザピン7.5 mg/日，塩酸ペロスピロン12 mg/日，ハロペリドール5 mg/日，ジアゼパム10 mg/日に変更。同年12月4日，ジアゼパム10 mg/日，オランザピン15 mg/日に増量し，塩酸ペロスピロンを中止，ハロペリドールを4 mg/日に減量した。幻聴は軽減したが，抑うつ的となり，自殺念慮，暴力などが行動化したため，X+2年1月26日〜同年3月12日まで当院に入院。オランザピン15 mg/日，ハロペリドール4 mg/日，ジアゼパム10 mg/日で徐々に回復し，暴力的行為が治まってきた。

　退院後，対人関係での過敏さは多少あるものの，周りの人間との距離感が現れ始めた。また，社会復帰施設を利用したり，パソコン教室に通ったりと生活リズムが取れるようになっていった。同年10月，生活リズムを保ちながらも，やや行動的（焦り）となっていたが，徐々に回復傾向にあった。

　同年10月16日，当院受診。活気があり，抑うつ傾向が改善されてきた。X+3年1月，ハロペリドールを3 mg/日に減量したが，幻聴が増加したため，ハロペリドールを4 mg/日に増量した。倦怠感が強く幻聴が変化しないため，同年4月9日，オランザピン20 mg/日，ハロペリドール4

5. 認知機能への効果   285

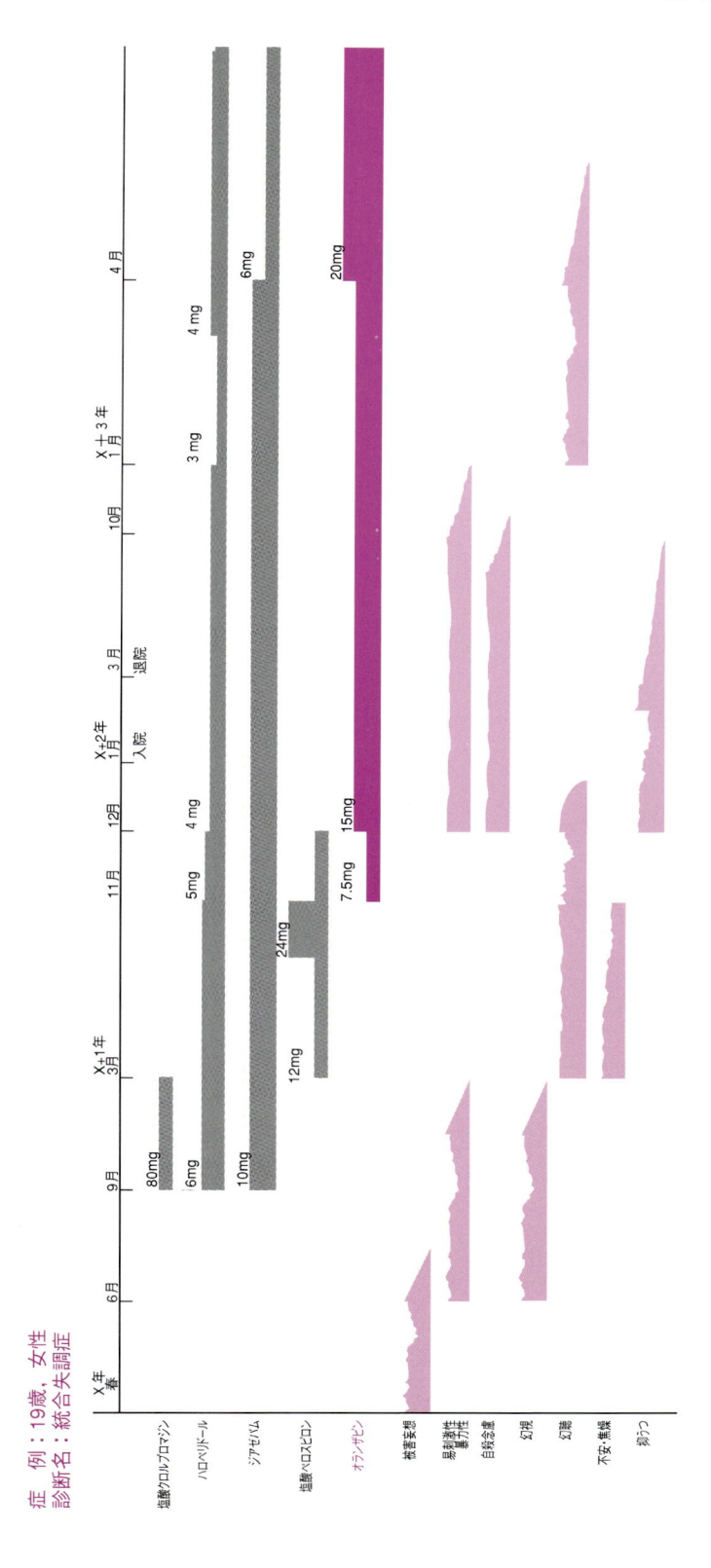

症例：19歳，女性
診断名：統合失調症

	X年春	6月	9月	X+1年3月	11月	12月	X+2年1月 入院	3月 退院	10月	X+3年1月	4月
塩酸クロルプロマジン			80mg								
ハロペリドール			6mg		5mg	4mg				3mg	4mg
ジアゼパム			10mg								6mg
塩酸ペロスピロン				12mg	24mg						
オランザピン					7.5mg	15mg					20mg
被害妄想											
昆虫嫌悪性・暴力性											
自殺念慮											
幻視											
幻聴											
不安・焦燥											
抑うつ											

mg/日，ジアゼパム 6 mg/日とした。現在は倦怠感がなくなり，幻聴も消え，安定した生活を送っている。

　検査：月1回の血糖値は正常。体重増加もなし。

[考　察] 自・他への要求度が高く，対人関係能力が不十分で，「全か無か」的傾向が強く，不安定な状態が続いており，不安・焦燥感といった陰性症状の訴えもみられた症例であった。オランザピン投与後は，周囲との距離感の取り方が改善し，自分の位置，役割の検討もできるようになってきており，認知機能改善効果もみられた1例である。また，主だった錐体外路症状も現れず，体重増加に関しても，若年女性患者にもかかわらず増加がなかった。

　認知機能障害は，統合失調症の基本的な特徴とみなされている。統合失調症患者は，問題解決能力，抽象的思考，言語，記憶，注意および全般的知能（知能指数により測定）に欠陥があることが明らかにされている。また，これらの欠陥は，患者が社会や個人的関係において正常に機能する能力に重大な影響を与える。

　オランザピンには統合失調症患者の認知機能改善効果が期待されているが，今回，オランザピンが有用である可能性が示唆された。

5. 認知機能への効果

オランザピン単剤治療により認知障害の改善が認められた統合失調症の1症例

盛岡市立病院 精神科　上田　均

[症　例] 27歳，男性
[診断名] 統合失調症（解体型）
[生活歴] A県B町にて3人同胞の第2子として出生。地元の高校卒業後，他県の工場に就職したが半年で辞職。元来，内気で他者とコミュニケーションをとるのが苦手な方であったが，家族の印象では，工場を辞めた頃にはそうした傾向がいっそう強くなったように感じられたという。その後，建築工事のアルバイトや父親の会社の手伝いなど職を転々としたがいずれも長続きせず，現在無職。
[現病歴] X年春，職場や自宅でニヤニヤ笑っていることがあり，地元のC病院精神科を受診した。この時は，「少し薬を飲んで様子をみましょう」と言われたが，1〜2回で通院をやめてしまった。同年夏頃からは10歳下の弟に理由もなく暴力をふるうようになった。暴力をふるうのは悪いこととは思いながら，どうしてもやめられなかったという。こうした暴力行為は約1年続いた。そのうちに家や車の鍵のことを何度も気にするようになり，部屋が次第に乱雑になって，足の踏み場もなくなっていった。さらに，「誰かが自分に指示する，誰かが見張っている」といい，それをやめさせるように警察に何度も行くようになった。同年秋，D病院に転院した。その頃から弟に対する暴力行為は減少したが，言葉数が少なくなり，家族ともあまり話をしなくなった。D病院への通院は不規則で，ほとんど薬も服用しなかった。
X+1年4月，Eクリニックに転院。通院状況は相変わらず不規則で母親が代理受診することが多かった。

X+5年春，興奮や暴力はみられなくなったが，ご飯をじっと見ていたり，家族と話していても，応答がちぐはぐでかみ合わない，薬をのみたがらないということが多くなった。同年10月頃から昼夜逆転した生活となり，食事も1日2食しかとらなくなった。Eクリニックの処方は，塩酸チオリダジン100 mg/日，メキサゾラム1.5 mg/日分3であったが，1日1回程度しか服用していなかった。

同年11月，家族が新規抗精神病薬による治療を希望して，地元から1,000 km以上離れた当院を受診し入院となった。

[初診時の精神症状] 感情鈍麻，幻聴，作為体験，奇異，困惑，考想吹入，考想伝播などの精神症状が認められた。陽性症状，陰性症状，認知障害が混合した病像を呈する解体型統合失調症と診断。
[治療経過] 受診時，いったん入院に同意したが，その後，帰りの飛行機の席がなくなるからと入院を拒否し，混乱・興奮状態となり父親ともみ合いになった。認知障害が強く認められ，長期にわたる薬物療法・心理社会的治療を継続する必要性があるという観点から，地元の病院での治療を勧めたが，家族のたっての希望と遠方からわざわざ来院した経緯を考慮し，医療保護入院とした。

入院後，オランザピン10 mg/日とロラゼパム3 mg/日で治療を開始した。病棟内では混乱・興奮することはなく，すぐにおとなしく目立たぬ状

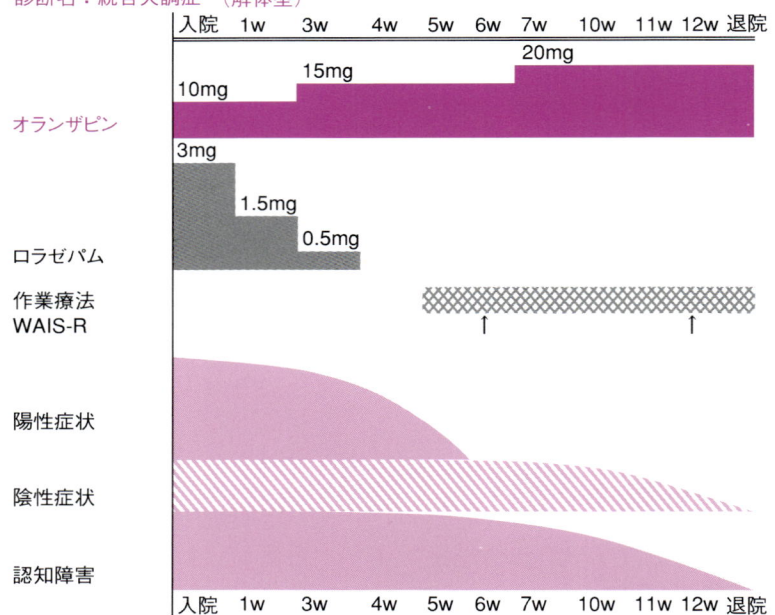

症　例：27歳，男性
診断名：統合失調症（解体型）

| | 入院 | 1w | 3w | 4w | 5w | 6w | 7w | 10w | 11w | 12w | 退院 |

オランザピン：10mg → 15mg（3w〜）→ 20mg（7w〜）
ロラゼパム：3mg → 1.5mg（1w〜）→ 0.5mg（3w〜）
作業療法：5w〜
WAIS-R：6w, 12w
陽性症状／陰性症状／認知障害

態になったため，ロラゼパムを漸減した。しかし，問診時に言葉数は少ないが，「○○さん（地元の知人）が強制的（入院）になる可能性があると言ってくる」，「下痢になったり，女の身体にさせられる」，「身体を大きくする薬を飲んでるんでしょ」など，幻聴，自我意識障害などの異常体験が認められた。

入院3週目にオランザピンを15 mg/日に増量した。入院4週目に幻聴は消失したが，「身体が大きくなる，性格が変わる，お腹が出る」などの自我意識障害は続いていた。

入院5週目に両親の面会があった。両親の印象では，「入院前に比べると，よく喋るようになり，妄想的内容の発言は少なくなり，話が通じるようになり，会話が続くようになった」ということであった。入院5週目より作業療法を開始した。作業療法の内容は，レクリエーション（トリムバレー，プール，ゲーム），調理実習，創作（陶芸）などである。入院6週目には，自我意識障害をうかがわせる発言は消失した。しかし，問診時の言葉数は相変わらず少なく，会話も長続きしなかった。この頃，第1回目のWAIS-Rを施行した。

入院7週目にオランザピンを20 mg/日に増量したが，錐体外路症状は出現しなかった。入院8週目には，言葉数が増し，積極的に話をするようになり，受け答えがあいまいな単語から文・文章になった。入院9週目に開放病棟に転室した。この頃には，作業療法に対する意欲・集中力が増し，陶芸作品も当初より完成度が増した。入院10週目に母親の面会があり，話し方や会話の理解はほぼ発病以前に戻ったという。入院12週目に第2回目のWAIS-Rを施行し，13週目に地元の病院で通院・デイケアを継続することを指導して退院となった。

[WAIS-R]

	第1回検査	第2回検査
全検査IQ	61	69
言語性IQ	68	70
動作性IQ	60	73

第1回検査に比較して，第2回検査における全検査IQの改善（61→69）と動作性IQの著明な改善（60→73）が認められた。

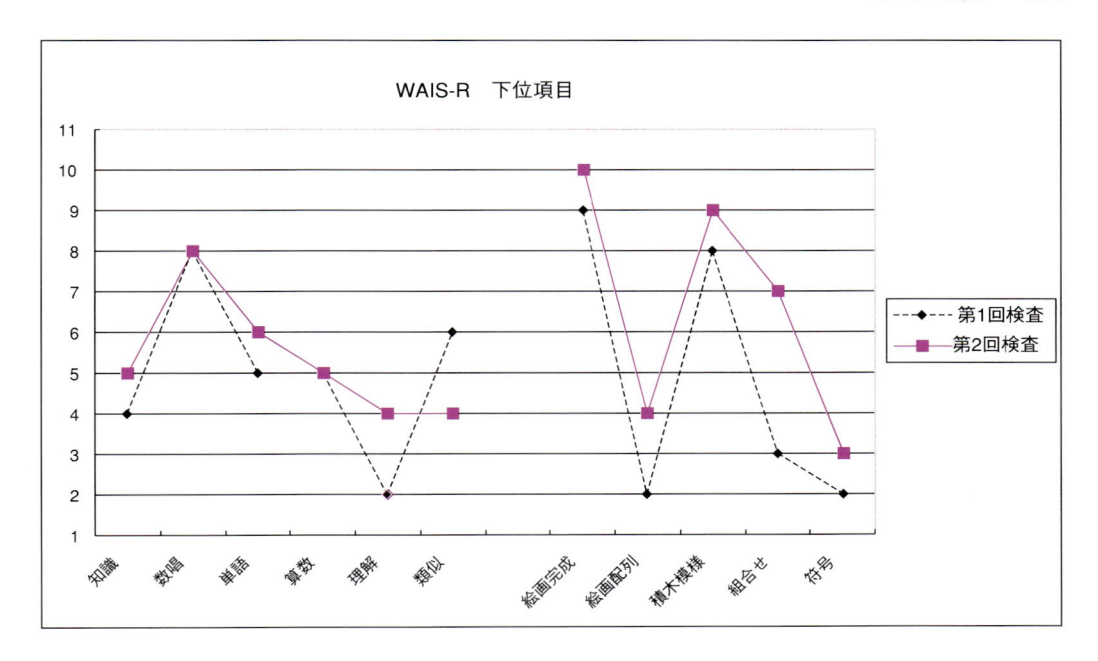

WAIS-R 下位項目

（グラフ：第1回検査 ◆ 破線、第2回検査 ■ 実線）

下位項目	第1回	第2回
知識	4	5
数唱	8	8
単語	5	6
算数	5	5
理解	2	4
類似	6	4
絵画完成	9	10
絵画配列	2	4
積木模様	8	9
組合せ	3	7
符号	2	3

下位項目（上図）

言語性検査：第1回検査では，数唱問題（暗唱と即時再生，順序の逆転[2]）は比較的高いが，一般的理解（実用的知識，過去の経験についての評価と利用，常識的行動についての知識，社会的成熟度[2]）が低下していた。

第2回検査では一般的理解がやや改善（2→4）した。

動作性検査：第1回検査では，絵画完成（視覚刺激に素早く反応する力，視覚的長期記憶の想起と照合[2]），積木模様（全体を部分に分解する力，非言語的概念を形成する力，視空間イメージ化[2]）は比較的高いが，絵画配列（結果の予測，全体の流れを理解する力，時間的順序の理解および時間概念[2]），組合せ（視覚-運動フィードバックを利用する力，部分間の関係の予測[2]），符号（指示に従う力，事務的処理の速さと正確さ，紙と鉛筆を扱う技能，精神運動速度，手の動作の機敏さ[1]）が低下していた。

第2回検査では，絵画配列問題がやや改善（2→4）し，組合せ問題が著明に改善（3→7）した。

［考 察］統合失調症における認知障害は，広義にはその病理の中核をなし，陽性症状，陰性症状，解体症状，行動障害などの精神症状の背景として存在していると考えられる。しかし，若年発症の解体型・破瓜型統合失調症では，注意・記憶・コミュニケーション・実行機能の障害といった比較的狭義の認知障害が前景に強く認められる場合がある。こうした認知障害は，患者の社会生活における適応度や職業能力等の総合的転帰を決定する大きな要因[1]と考えられ，陽性症状や陰性症状以上に確実な改善をはかる必要がある。

これまでの従来型抗精神病薬（従来薬）による薬物療法では認知機能に対する治療効果はほとんど望むことができなかったが，近年，相次いで発売された新規抗精神病薬（新規薬）には認知機能に対する治療効果が期待できるとされている。しかし，わが国において新規薬はまだ十分に普及しておらず，新規薬によって認知機能が改善したという報告もほとんどない。

本症例は，約6年間にわたる罹病期間を有する，解体型の統合失調症例である。患者は子供の頃から内気で，他者とコミュニケーションをとるのが苦手で，高校卒業後の最初の失職時にそうした傾向がさらに増強したことから，より長期にわたる潜伏期間を有していた可能性がある。精神科治療への導入は約6年前であるが，抗精神病薬の規則的服用は今回の入院が初めてである。従来

薬が投与されていたが，コンプライアンス不良で，陽性症状，陰性症状，認知障害が混合した病像を示していた。オランザピン 20 mg/日の単剤治療と作業療法の併用により，錐体外路性の副作用が発現することなく，精神症状の改善が認められた。

特に認知障害については，WAIS-R で全検査 IQ の改善と動作性 IQ の著明な改善が認められた。臨床的には，言葉数が増し，積極的に話をするようになり，受け答えがあいまいな単語から文・文章になった。また，作業療法に対する意欲・集中力が増し，陶芸作品の完成度が増した。

本症例における認知機能改善の要因としては，①新規薬オランザピンによる単剤治療を行い，抗コリン薬などを併用しなかったこと，②入院によって服薬コンプライアンスが良好になったこと，③錐体外路症状など運動・知覚系の副作用が出現しなかったこと，④心理社会的治療（作業療法）を併用したこと，などが考えられる。

本症例のように潜伏期間・罹病期間が長期にわたり，認知障害が前景に出ている症例についても，（心理社会的治療を併用しながら）オランザピン単剤への切り替えを行い，最大用量まで増量する価値があると考えられた。

文　献

1) Bernd Gallhofer：精神分裂病の認知機能障害と薬物療法の役割．臨床精神薬理，1：153-162，1998．
2) 小林重雄，藤田和弘，前川久男，他：日本版 WAIS-R の理論と臨床—実践的利用のための詳しい解説—．日本文化科学社，東京，1998．

OLANZAPINE CASE REPORT

5．認知機能への効果

統合失調症に対するオランザピンの効果

秋田回生会病院　黒沢　諒，菱川泰夫

[症　例] 49歳，男性
[診断名] 統合失調症
[家族歴] 特記すべきことなし。
[生活歴] 同胞3人，第3子，次男。高校卒業後，自動車会社に勤務。父親と2人で暮らしていたが，父親と死別後は1人暮らしであった。
[病前性格] 神経質，几帳面，社交性に乏しい。
[現病歴] 25歳の時，幻覚妄想状態となり，A総合病院精神科を受診し，統合失調症と診断され，治療を受けた。しかし，自己判断で服薬を中断しては精神症状が悪化し，入院を繰り返し，これまで同院や他の病院に数回の入院歴がある。同居していた父親が死去し，一人暮らしとなってから，再び通院を中断した後に，「毒ガスがばらまかれている」と警察に電話したり，「ジュースを飲んだら，左足がしびれた。毒が入っているので調べてほしい」と訴えてB総合病院を救急受診して，入院治療を受けた。退院後，外来通院を続けていたが，X－1年10月頃より再び通院を中断した。
　X年1月頃から，「近所から電波が送られてくる」，「泥棒が侵入してくる」と訴えるようになるとともに，上・下半身のしびれをも訴えるようになった。また，その訴えと関係づけて，「隣家からの電波によって体が痺れさせられている」といった被害妄想が強くなった。X年1月23日，午前2時頃，「隣家から流される，5万ボルトの電流で，体が痺れさせられたので調べてくれ」と，警察へ訴えに行った。警察官の説明にも納得できず，その後，隣家の窓ガラスを割って侵入したため，同日，警察官とケースワーカーに伴われて当病院を受診し，入院となった。

[入院時の現症] 入院時，感情の表出は激しくなく，むしろ，表情に乏しく，硬く冷たい印象であった。警戒感，猜疑心が強く，医師に対する敵意も強いと思われた。「髪の毛がチリチリする」，「皮膚がピリピリする」，「上半身と下半身が電波のためにふらふらにされる」といった訴えがあった。神経学的な異常は認められなかったことから，体感幻覚に基づく訴えと思われた。また，「隣家から出された電波でこうなった」，「今回の入院は，隣家の人が手をまわしている」，「過去にも，隣家の人に命を狙われたことがある」，「あの隣家はどこか普通と違う，特殊な構造になっている」などといった訴えもあり，体感幻覚に関連づけた迫害妄想の強い状態であった。

[入院後の経過]
　オランザピン投与前：入院後しばらくは，拒薬がみられたため，ハロペリドール5mgを筋注した。入院5日目から，髪の毛や皮膚および上・下半身のしびれといった体感幻覚が徐々に軽減した。入院10日目には，医師の服薬指導に応じるようになったため，投薬を筋注から内服に切り替え，ハロペリドール3mg/日を投与した。しかし，硬い表情や猜疑的・拒否的態度にはあまり変化は見られず，体感幻覚も完全には消退せず，抗精神病薬の作用によると思われる倦怠感，意欲の低下，体の動かしにくさ等を訴え，再び服薬を拒否するようになった。陽性症状の改善が不十分なのに加え，過鎮静の傾向や，運動機能の抑制がみられていたため，ハロペリドールの十分量を投与

症　例：49歳，男性
診断名：統合失調症

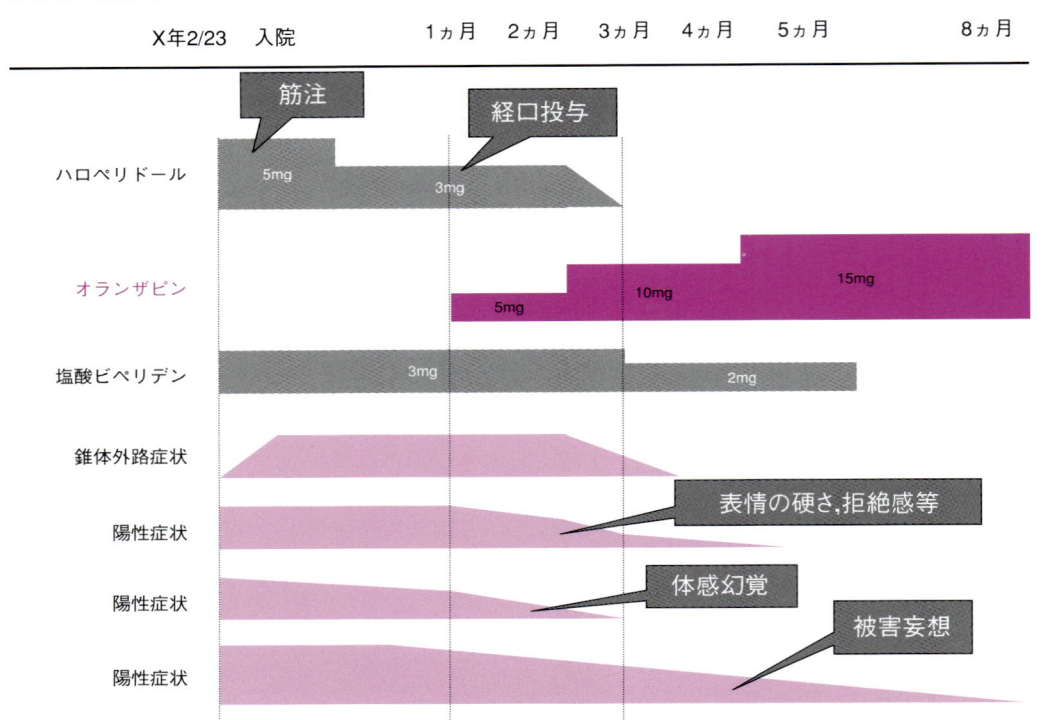

| | X年2/23 入院 | 1ヵ月 | 2ヵ月 | 3ヵ月 | 4ヵ月 | 5ヵ月 | 8ヵ月 |

ハロペリドール　筋注 5mg　経口投与 3mg
オランザピン　5mg　10mg　15mg
塩酸ビペリデン　3mg　2mg
錐体外路症状
陽性症状　表情の硬さ,拒絶感等
陽性症状　体感幻覚
陽性症状　被害妄想

することが困難な症例と判断された。そのため，入院14日目からオランザピン5 mg/日の投与を開始し，オランザピンの漸増とハロペリドールの漸減による切り替えを行った。

オランザピン投与後：オランザピン投与6日目には，患者にとって苦痛であった，身体の「しびれ感」が消失し，服薬拒否もみられなくなった。ハロペリドール中止後，徐々に表情も柔らかくなり，態度も穏やかになった。最終的に，オランザピンを15 mg/日まで増量し，表情の硬さなどにさらなる改善がみられ，主治医に対する警戒感，猜疑心なども消退してきた。同時に行った面接では，病気についての理解を深め，病識の獲得を促すことを目的として，以前に感じた「体のしびれ感」は，隣家からの電波によるものではなく，統合失調症の症状の1つとしての幻覚であることを説明した。しかし，患者は納得せず，依然として隣家に対する被害妄想が強い状態であり，病識の獲得も得られなかった。

本患者の場合，入院治療後の外来通院中に，怠薬などにより病状の再燃と再入院を繰り返していた。服薬により，ある程度の症状の改善は得られても，妄想を含めた認知障害の改善，病気についての理解，病識の獲得，通院治療や服薬の必要性についての理解が不十分なままであった可能性が高いと考えられた。したがって，服薬治療に加え，患者との面接の際，統合失調症についての説明を行い，それを通して症状のより一層の改善を目指した。具体的には，体感幻覚も含めた症状の説明，今回の「しびれ感」も，統合失調症の症状の1つであること，統合失調症では，被害妄想などが強くなり，病識も得られにくくなるため，今までのような隣家とのトラブルが起こってしまうこと，今後，このようなことを防ぐためには，きちんと服薬することが重要であることなどの説明を繰り返して行った。最初は充分な理解が得られなかったものの，服薬により認知障害に改善がもたらされたためと思われるが，主治医の説明に

徐々に理解を示すようになり、病識も徐々に得られ、服薬の必要性についての理解も少しずつ得られてきた。現在は、開放病棟で、退院に向けての準備中である。

[考察] 本症例では、今回の入院後、最初はハロペリドールを使用し、症状のある程度の改善は得られたものの、倦怠感、意欲の低下、体の動かしにくさなどが出現したために、薬の服用に関する患者の不満が強くなり、充分量の抗精神病薬を投与することができなかった。本症例では、過去にもハロペリドールを処方されていたが、同様な薬物作用に対する不満が、怠薬の一因となっていたものと考えられる。また、今回の入院当初は、主治医に対して不信感、猜疑心が強く、無理に服薬をすすめることは、主治医との関係をさらに悪化させる危険性があった。

しかし、オランザピンへの切り替えにより、倦怠感、意欲の低下、体の動かしにくさなどの訴えが著明に軽減したことで、服薬に関する不満は聞かれなくなった。そのため、主治医との関係も良好となり、また充分な量を処方できるようになり、体感幻覚である「しびれ感」の訴えもみられなくなった。オランザピンの投与後は、表情の硬さ、拒絶が改善し、対人接触にも改善が得られた。しかし、隣家から迫害されるという妄想を含めて、認知障害の改善はなかなか得られなかった。したがって、服薬治療とあわせて、病気についての説明、服薬の必要性についての説明を通して認知の修正をはかろうと試みた。最初はまったく効果がなく、逆に、主治医に対する患者の敵意、不信感を増強させる恐れすらあった。しかし、説明を繰り返すうちに、徐々に理解を示してくれるようになった。現在は、病気に対する理解、服薬の必要性に対する理解がある程度は得られてきている状態にある。

本症例では、認知障害の改善に際し、服薬治療だけでは不十分であり、精神療法による効果も大きかったが、オランザピンの効果が、その精神療法の導入を容易にしたと考えられる。ただ、現在までのところ、オランザピンを 15 mg/日 までしか使用していないが、症状のより速やかな改善のためには 20 mg/日 以上の使用も検討すべきであったかと思われる。

まとめとして、オランザピンは、副作用が少なく、コンプライアンスに優れ、陽性症状のみならず、陰性症状への効果も大きいといった特性をもつため、本症例での症状の改善だけではなく、精神療法の効果の発現にも役立ち、今後の服薬の継続や、社会復帰も容易になるものと思われる。

5. 認知機能への効果

幻覚・妄想状態により対人不信感が強くなり閉じこもった症例

湘南福祉センター診療所　猪股丈二

[症　例] 21歳（発症時），男性
[診断名] 統合失調症
[生活歴] 僧侶，X年，R大学3年中退，同胞2名の第2子長男，父方の祖母と両親の5人家族。
[現病歴] X年，大学3年中退後，父親（僧侶）に反抗して，家を飛び出しアパートで単身生活を送りながらアルバイトをしていた。しかし，次第に対人不信感が強くなり，対人関係障害のため職場での不適応をおこし，職を転々としていた。

X+3年7月中旬，被害的な内容の幻聴を訴えるようになり，一人で生活することが困難となって実家に帰宅してきたが，雨戸を閉じたまま自室に閉じこもって家族とも口を聞かずに一緒に食事もせず，表情も硬く，考え込むようになった。

X+3年7月24日，幻覚妄想がひどくなり，異常体験に反応して意味不明な独語をするようになった。対人不信感も強く，お寺にお参りに来る人に挨拶もしない。しかも，生活のリズムが乱れ，睡眠障害のため母親同伴で受診した。診察室では母子合同面接をした。

[初診時所見] X+3年7月24日，初診時の所見として，幻覚妄想の陽性症状，閉じこもりの陰性症状があり，対人不信感も強く，警戒的で睡眠障害などがみられた。診察室では幻聴に応えるかのように耳を傾け，口の中でブツブツ独語をすることはあるが，緘黙状態で表情も硬く，質問にはYES，NOで答える程度であったが，服薬の同意は得られた。処方は次の通り。リスペリドン6 mg/日（2 mg 3錠），塩酸ビペリデン3 mg/日（1 mg 3錠），塩酸クロルプロマジン25 mg/日（25 mg 1錠）（眠前）。

[治療経過 (1)] X+3年10月，診察室では質問によく応えるようになり，表情もやわらかくなってきた。幻聴も聞こえなくなり，落ち着いてきたが自室に閉じこもる生活を続けていた。身体違和感や離人体験，無気力，抑うつ，意欲喪失を訴えたため，次の処方に変更した。塩酸クロミプラミン75 mg/日（25 mg 3錠），リスペリドン6 mg/日（2 mg 3錠），塩酸ビペリデン3 mg/日（1 mg 3錠），塩酸クロルプロマジン100 mg/日（50 mg 2錠）（眠前），ブロチゾラム0.25 mg/日（0.25 mg 1錠）（眠前）。X+3年12月，不安感が強く外出恐怖を訴えたため，塩酸パロキセチン水和物10 mg/日（10 mg 1錠）を追加した。

[治療経過 (2)] X+4年2月，不安感はいくらか軽減し，友達から誘われると被動的ではあるが，外出するようにもなった。家族とも話をするようになり，一緒に食事もとるようになった。この時点での処方は次の通り。リスペリドン4 mg/日（2 mg 2錠），塩酸クロルプロマジン50 mg/日（50 mg 1錠），マレイン酸レボメプロマジン50 mg/日（50 mg 1錠）（眠前），塩酸パロキセチン水和物20 mg/日（20 mg 1錠）（夕食後）。

X+4年4月，部屋の片付けや庭掃除もするようになり，お寺にお参りに訪れた人にも丁寧に挨拶をするようになった。次第に意欲的となりアルバイトを始める。X+4年7月，気分的には安定してきたというが，職場での対人的ストレスのた

5．認知機能への効果　295

症　例：21歳（発症時），男性
診断名：統合失調症

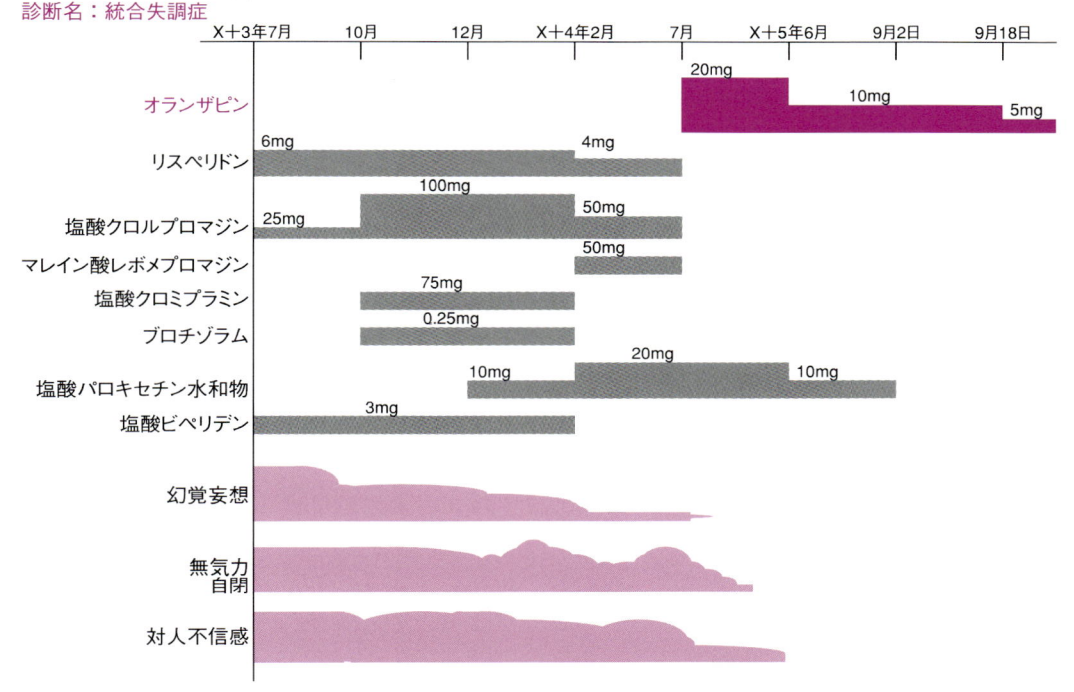

| | X+3年7月 | 10月 | 12月 | X+4年2月 | 7月 | X+5年6月 | 9月2日 | 9月18日 |

オランザピン　20mg　10mg　5mg
リスペリドン　6mg　4mg
塩酸クロルプロマジン　25mg　100mg　50mg
マレイン酸レボメプロマジン　50mg
塩酸クロミプラミン　75mg
ブロチゾラム　0.25mg
塩酸パロキセチン水和物　10mg　20mg　10mg
塩酸ビペリデン　3mg

幻覚妄想
無気力
自閉
対人不信感

めに次第に過食，アルカリ飲料水やコーヒーを多飲するようになった。

[治療経過（3）] X+4年7月，過食，多飲のため体重が急激に増加し，幻覚妄想が再燃して再び閉じこもるようになった。身長：174.5 cm，体重：104.8 kg，BMI：34.9，血糖値：102 mg/dL，家族歴に糖尿病なし。

オランザピン 20 mg/日＊（10 mg 2錠）に変更。ただし，投薬に際し，城のお堀の周りを最低30〜60分，朝・夕，マラソンをし，暴飲暴食をつつしんで生活リズムを整え，体重調整をするという条件付きで投薬を開始した。塩酸パロキセチン水和物 20 mg/日（20 mg 1錠）を追加。

X+4年8月，幻覚妄想は消失し，仕事も意欲的となり，表情豊かになり，ライフスタイルが改善してきた。X+5年2月，さらに表情も豊かになり，友達との交流も活発になり，大型2輪の免許も取得できた。

[治療経過（4）] X+5年4月，父親とも和解し僧侶になる決意をして，修行（荒行）に参加（1ヵ月）。体重：74.5 kg，BMI：23.1に改善されて

きた。X+5年6月，僧侶の仕事も意欲的となり経過良好。オランザピンを 10 mg/日（10 mg 1錠）に減量。塩酸パロキセチン水和物 10 mg/日（10 mg 1錠）を維持量として継続投薬。

X+5年9月2日，オランザピン 10 mg/日（10 mg 1錠）の単剤投与に変更し，X+5年9月18日，オランザピン 5 mg/日（5 mg 1錠）に減量した。X+6年1月，僧侶の100日修行に参加し，苦行にも耐えている。服薬のコンプライアンスも守られている。

[考　察] 本症例の経過からみて，周期的に症状が急変し激しく変動することから，非定型精神病が疑われた。薬物治療として，オランザピンは他の抗精神病薬で無効であった陽性症状ならびに陰性症状を著明に改善した。特に認知機能の改善によりQOLも改善され，人生目的も確立され，ライフスタイルも改善され，対人関係の側面でも，積極的に交流がもてるようになった。

オランザピンはさまざまなレセプターに多角的に作用するため，陽性症状，陰性症状，認知機能が改善されたと思われる。オランザピン単剤にス

イッチング後は錐体外路症状などの副作用は全く見られていない。また，オランザピンの薬理作用を最大限に引き出した要因として，精神療法・家族治療・環境療法などの他因子も相乗的に作用したためと思われる。父親とも和解できて，人生目標が確立されてきたことは，認知機能が改善されて自己のおかれている立場の了解が深まったことによると思われる。

＊オランザピンの本邦における承認用法・用量は，「通常，成人にはオランザピンとして5〜10 mgを1日1回経口投与により開始する。維持量として1日1回10 mg経口投与する。なお，年齢，症状により適宜増減する。ただし，1日量は20 mgを超えないこと」です。

OLANZAPINE CASE REPORT

5．認知機能への効果

治療抵抗性の幻覚・妄想に対して，オランザピンと認知療法を併用し約7年ぶりに退院できた症例

東横惠愛病院　精神科　石垣　達也

［症　例］53歳，女性
［診断名］統合失調症
［家族歴・生活歴］3人同胞第1子。母親と2人暮らし。遺伝的負因なし。高校卒業後，職歴，結婚歴なし。
［既往歴・合併症］特記すべきことなし。
［現病歴］16歳（高校2年生）の時，「自分が口に出さずにしゃべる声（自分にも聞こえない）が外にもれてしまう」，「自分が寝言でわいせつな言葉を言ったことが周囲の人や教師にばれてしまう」などの自我障害，被害関係妄想が出現した。22歳の時，精神科病院に入院し，その後は自宅療養をしながら，精神科病院への通院を続けていたが，服薬は不規則で治療中断も多く，いくつかの病院を転々としていた。40歳時，治療を中断し，しばらくは日常生活に大きな支障はなかったが，42歳頃から，行動を指図する内容の幻聴が出現し，それに左右される生活になった。

43歳時，当院初診，初回入院となり，4ヵ月間の治療の後，軽快退院した。2年間通院した後，症状が増悪し，幻聴に支配されてマンションから飛び降りようとするなどの不安定な状態となったため，45歳時より当院2回目の入院となった。幻聴，被害関係妄想などの病的体験は，ハロペリドール，ブロムペリドール，塩酸クロルプロマジン，ジアゼパムなどの高用量投与にもかかわらず治療抵抗性であり，7年間以上の入院を余儀なくされていた。抗精神病薬の増量によって精神症状の改善は認められない一方で，振戦，構音障害，小刻み歩行などの錐体外路症状はかなり認められていたようである。

結局，不全型悪性症候群に至り，抗精神病薬は大幅に減量された。前医の最終処方は，塩酸チオリダジン 150 mg/日，塩酸クロルプロマジン 25 mg/日，塩酸ビペリデン 6 mg/日に加え，起立性低血圧のため，昇圧薬3種が併用されていた。抗精神病薬減量後，錐体外路症状はほとんど認められなかったが，起立性低血圧のため，病棟内でふらつきや気分不快で座り込むことがあるなど，日常生活に支障をきたしていた。

［治療経過］
主治医交代〜オランザピン使用前の治療経過：X年4月から主治医交代となったが，その時点の現症は以下のとおりである。表情は常に眉をひそめ，警戒するような緊張感を漂わせ，過敏な様子であった。面接を好まず，疎通性は不良で，すぐ話を切り上げようとする傾向があった。他の患者との交流も少なく，自閉的であった。本人の行動を細かく指図する内容の幻聴（本人は「威圧」と表現する）は著しく，「自分が外出すると近所の子どもが殺される」，「食事に毒が混ぜられている」といった被害妄想に支配され，拒食，拒絶などの症状も強かった。病識は乏しく，社会復帰に対する動機づけや意欲も低く，現状の生活に苦痛や不満を持ちながらも，そこから変化することを恐れ，拒み，長期入院から何らかのステップを踏み出すことができない膠着状態にあった。

まず，リスペリドン 3 mg/日の追加投与を試み

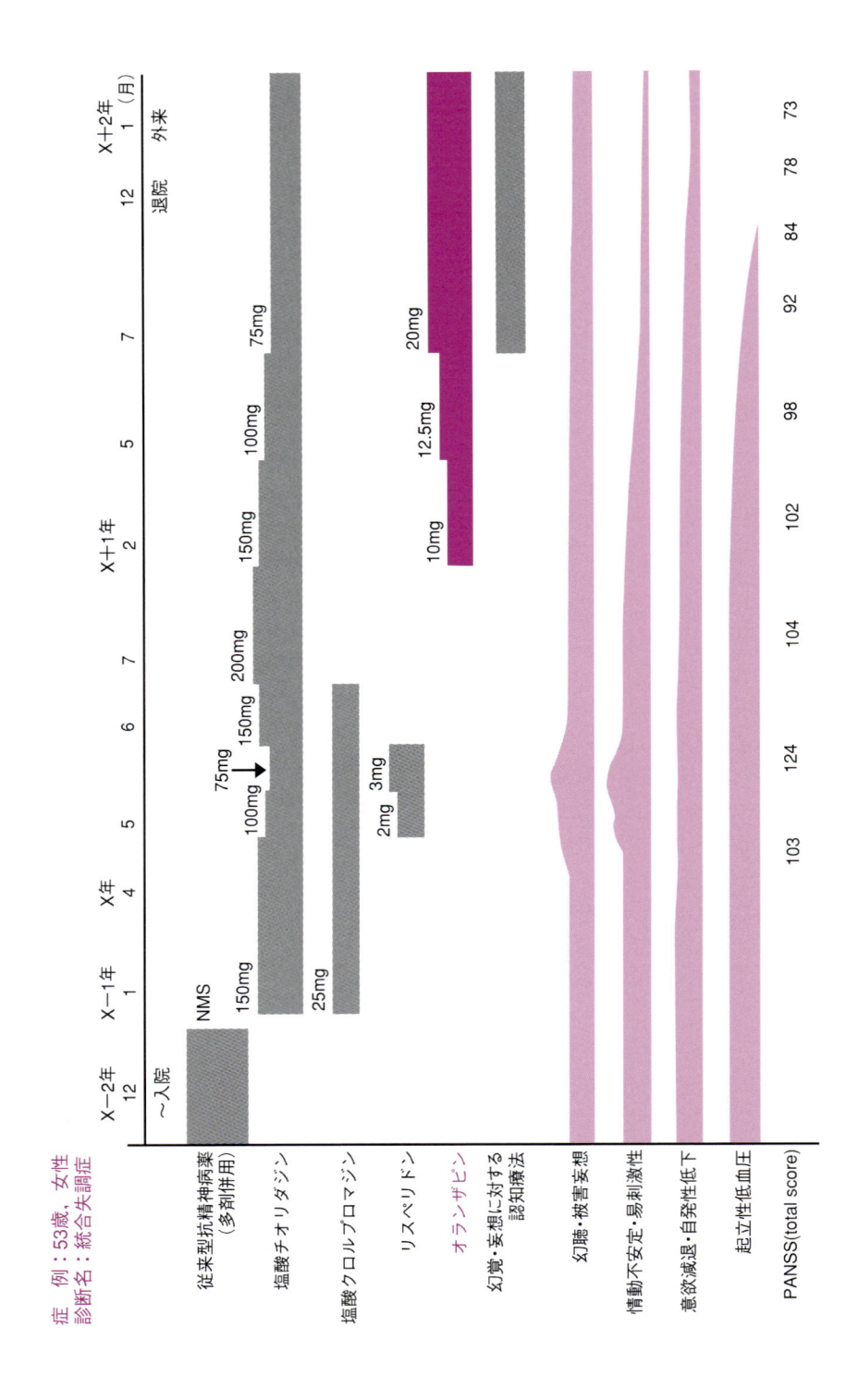

298　第2部　Olanzapine Case Report

症例：53歳、女性
診断名：統合失調症

	X−2年 12	X−1年 1	X年 4 5 6 7	X+1年 2 5 7	12	X+2年 1（月）
	～入院				退院	外来

従来型抗精神病薬（多剤併用）
塩酸チオリダジン　NMS　150mg
塩酸クロルプロマジン　25mg
　　　　　　　　　　　　75mg→150mg　200mg　150mg　100mg　75mg
リスペリドン　2mg　3mg
オランザピン　10mg　12.5mg　20mg
幻覚・妄想に対する認知療法

幻聴・被害妄想
情動不安定・易刺激性
意欲減退・自発性低下
起立性低血圧

PANSS(total score)　103　124　104　102　98　92　84　78　73

たが，変更後1週間以内に幻聴・被害関係妄想が増悪し，「らい病の薬が入っている」，「殺し屋が来る」などと切迫した表情で訴え，対応した看護スタッフに対して攻撃的な発言がみられるようになり，agitation，易刺激性，拒薬，拒食なども著しくなるなどの病状悪化をきたした。結局2週間でリスペリドンを中止し，変更前の処方に戻すことにした。

オランザピン使用後の経過：X＋1年2月，オランザピンが当院で採用されたため，すぐに10 mg/日（眠前）から開始し，10→12.5→20 mg/日へとゆっくり増量しながら，塩酸チオリダジンを200→75 mg/日へと漸減していった。オランザピンを20 mg/日に増量した頃から，表情が和らぎ，疎通性が改善し，情動も安定してきたため，幻聴や被害関係妄想に対する認知療法的アプローチを試みることにした。

その後，約半年間，本人のペースに合わせて，時間をかけながら，オランザピン中心の薬物療法と認知療法，心理教育的アプローチによる治療を継続したところ，幻聴や被害妄想は変動しながら持続するものの，それに左右されることは次第に減少していった。診察では，幻聴について，「あんまり気にしてもしょうがない」，「無視するようにしている」といった発言がきかれるようになり，病的体験からある程度の距離をとり，現実検討を働かせることができるようになった。また，意欲減退，自発性の低下なども改善し，「いつまでも入院していてもしょうがないですよね」と社会復帰に前向きな発言も認められるようになった。

外泊を繰り返し，結局，X＋1年12月，約7年ぶりに自宅へ退院し，母親との2人暮らしとなった。退院後間もなく，高齢の母親が腰椎圧迫骨折のため身動きが不自由となったが，患者本人が炊事，洗濯などの家事をこなしており，家庭内での適応は良好である。

身体面では，拒食傾向が弱まったこともあると思われるが，食欲は適度に増進し，体重が半年間で8 kg増加した（42→50 kg；157 cm）。起立性低血圧は日常生活上ほとんど問題なくなり，併用していた昇圧薬も3剤から1剤へと減らすことができた。錐体外路症状の増悪はまったく認められなかった。なお，空腹時血糖，糖尿病の臨床症状の有無などについては，使用開始前，開始後，定期的にモニターしているが，今のところ問題はない。今後，体重の変動に注意をする必要があると思われる。

[考察] 被害関係妄想，幻聴，自我障害などが持続し，従来型の抗精神病薬に治療抵抗性であり，リスペリドン使用時に陽性症状や感情・情動面での症状の増悪をきたしていた症例である。

オランザピンを使用する前は，日常生活が幻覚や妄想に支配され，心理的余裕もなく，疎通性も不良であることから，精神療法的アプローチが困難であったが，オランザピンの使用によって，病的体験は持続するものの，それに左右された行動が少なくなり，疎通性，意欲，情動面での改善もみられた。このため，認知療法や心理教育的アプローチの導入が可能となり，本症例の社会復帰を大きく前進させ，長期入院から退院することができたものと思われる。

オランザピンによる副作用はほとんど認められず，それまで問題であった起立性低血圧が軽快した。これは，併用していたフェノチアジン系薬剤の減量が可能になったこと，適度の食欲増進があり，栄養状態が改善したことによるものと思われる。

オランザピン開始から20 mg/日まで増量（併用している塩酸チオリダジンの減量も）するのに約5ヵ月間かけ，その後，認知療法，心理教育的アプローチや社会復帰への働きかけを，さらに約6ヵ月間かけての退院となったが，本症例のような，長期にわたって病的体験に左右された生活を続け，過敏，拒絶，自閉的な傾向のため治療的な接近が容易ではなかったケースにとっては，決して長い期間ではなかったと考えている。

本症例の治療におけるオランザピンの特色をまとめれば，「副作用が少なく，病的体験そのものよりは，随伴する感情・情動の障害を軽快させ，患者を精神療法，リハビリテーションに導入しやすくし，QOLを徐々に，総合的に高めていく効果をもつ薬剤である」といえると思われる。

5．認知機能への効果

オランザピンにて衝動行為が減少した若年発症の統合失調症の1例

大牟田労災病院精神科（現九州大学大学院医学研究院精神病態医学教室）馬場 冠治

[症　例] 19歳，女性
[診断名] 統合失調症
[家族歴・生活歴] 同胞4人の第4子。胎生期，出生時期および発達に異常なし。患者が4歳頃，父親が統合失調症を発症。父方親族に精神科通院歴あり。
[既往歴] 特記すべきことなし。
[現病歴] 患者が4歳時に，鉄工所に勤めていた父親が統合失調症を発症。患者はこの頃，父親が自宅で興奮し家から出ていくなどの状態をしばしば見ている。小学校5年になった頃より「学校でいじめにあった」と話し不登校となるが，しばらくすると何も言わずに再び登校していた。「机に落書きをされた」，「机のものをとられた」などと話すが事実は不明であった。心配した家族が数回心療内科へ受診させたが，特に治療は受けなかった。中学校に入学してもたびたび同じような不登校が続いた。月経が始まってからは，月経時には夜になると「怖い，怖い」と言い出し祖父母の寝室で寝ていた。しかし，次第に落ち着きなく家の中を歩き回るようになり，同時に不眠傾向となった。この頃から興奮し始め，「私を教団に連れて行く気か」，「背中に蛇がついている」などと話し両親に対して大声をあげるなど，不穏な状態となり，同時に食事をとらなくなったため，X－6年（13歳時），当院外来を初診。以後も店の商品を勝手に食べ警察に通報されたり，大声を出し両親へ暴力を振るうことが続いたため，同年5月に当院初回の入院治療となった。この頃は独語を認め，大声を出し，看護者の手を噛んだり，注意されると自分の手を噛み，地団駄を踏むなど，激しい精神運動興奮を認めたが，少量の向精神薬にて約2ヵ月で退院した。しかし，以後もしばしば家庭内での暴力，支離滅裂な言動を認め，服薬も不規則であったため，これまで5回の入院治療を行っている。5回目の入院時はゾテピン75 mg/日，フマル酸クエチアピン600 mg/日，カルバマゼピン1000 mg/日，塩酸ビペリデン3 mg/日が約3ヵ月間投与されていた。症状に大きな変化がないため一度自宅退院となったが，自宅ではまったく不規則な生活となり服薬拒否も強かった。再び興奮が認められるようになったため，X年当院6回目の入院となった。

[治療経過] 入院時は落ち着きなく，些細な要求が頻回であった。看護師がそのことを注意すると，詰め所越しに飛びかかり，殴る蹴る等，激しい衝動性を示したためにたびたび隔離室を使用した。その後は何もなかったかのように急に笑い出したり，「内閣総理大臣と体当たりして負けた」と支離滅裂な言動が続いた。「看護師に嫌がらせをされる」と被害関係妄想を示唆する発言がしばしば認められ，他患との摑み合いの喧嘩も多かったため，スルピリド600 mg/日を追加したが，衝動行為は変化しなかった。家族との外出時には事前に主治医から何度も説明を行っても，その時になると，患者は退院日であると思い込み「だまされた」と興奮する状態であった。外泊時にはちょっとしたことで母親に暴力を振るっていた。

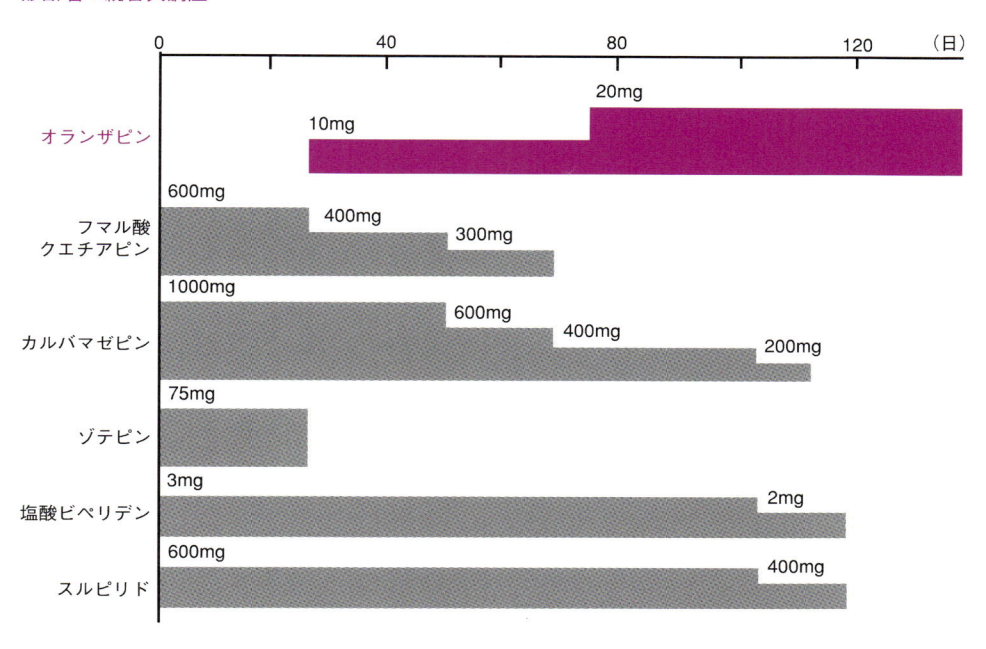

症　例：19歳，女性
診断名：統合失調症

| | 0 | 40 | 80 | 120 (日) |

オランザピン：10mg → 20mg
フマル酸クエチアピン：600mg → 400mg → 300mg
カルバマゼピン：1000mg → 600mg → 400mg → 200mg
ゾテピン：75mg
塩酸ビペリデン：3mg → 2mg
スルピリド：600mg → 400mg

　以上のような状態に変化がないため，入院後28日よりフマル酸クエチアピン600 mg/日を約8週間かけてオランザピン20 mg/日へ切り替えた。この間，可能な限り自宅への外出を家族協力のもとで行い，行動を評価したが，しばしば患者の希望が通らないと母親に対して暴言を発したり，壁蹴りなどを認めていた。しかし，入院時に認められていたような激しい衝動性は次第に軽減していった。この頃は看護者が付き添い，病棟内のレクリエーションに参加できるようになった。ゾテピン，カルバマゼピンともに漸減し，入院後108日にはオランザピン20 mg/日，スルピリド400 mg/日としたが，この頃には病棟内での個人活動に参加できるようになった。今回の入院の問題点について主治医と話し合うことができるようになり「（今の問題は）イライラしてお母さんにあたること」，「（どうしてかは）わからない」と述べ，十分な理解ではないものの現状を把握できるようになった。また，切迫感はなく他人事のようにあっけらかんとしていた。入院後120日以降はオランザピン20 mg/日のみとした。以後も状態は安定しており，病棟生活では，しばしば昼夜逆転が認められたが，その他には興奮もなく病棟適応も良好であり，現在，家族との関係も比較的良好である。試験外泊は問題なく行えており，患者より母親へ「これからどうしようか」といった発言も出始め，家族とともに今後について検討中である。

　なお，オランザピン内服治療開始後の副作用は，日中の眠気のみであった。

[考　察] 本症例は13歳で発症した統合失調症の女性であり，入院時は激しい衝動性を伴う妄想状態であった。統合失調症は多彩な症状を呈するが，なかでも著しく患者の社会生活を障害するのは認知障害とそれに伴う衝動性であると考えられる。患者は症状の時間的推移からオランザピンの投与にて，ある程度の疎通性の障害や睡眠覚醒リズムの障害を残しつつも，認知機能の改善に伴い，入院時のような激しい衝動行為が抑制され，結果として病棟内適応が良好となったと考えられる。また，試験外泊の良好な結果から，入院治療という環境変化による一時的な改善ではないと判

断された。

　思春期前に発症した統合失調症患者の情動の不安定に対しては，しばしば定型抗精神病薬の大量処方となりがちであり，長期的にみると健常な精神機能の発達に影響している可能性があることが近年報告されている。若年発症の患者の情緒的問題について，家族のかかわりや精神療法など非薬物的治療は重要である。この点で，薬物療法においては衝動性について十分な効果を示し，なおかつ認知機能障害の少ない薬物を選択することが重要であると考えられる。

　Potenzaらは，広汎性発達障害の児童8例に対しオランザピンの有効性と耐任性について12週間試験投与を行い，自傷行為や衝動性，また，自閉性について多数の項目について改善を認めると報告している[1]。また，McLeanらは，DSM-IVにてBorderline personality disorder（BPD）と診断された女性患者28例について，6ヵ月間のオランザピンとプラセボの二重盲検試験を行った結果，精神病理学的にBPDの中核をなす感情，認知，衝動性，対人関係において自己評価項目上有意な改善を認めると報告している[3]。

　また，発病初期の統合失調症の認知障害に対するオランザピンの有効性を他の抗精神病薬を対照として検証した1年間の無作為化二重盲検試験成績が報告され[2]，オランザピン投与群では6週間投与で認知機能の有意な改善を認めている。特に運動機能および非言語の流暢さと構成については，対照とした非定型抗精神病薬より有意に改善しており，言語の流暢さと理由付け，および即時想起，実行機能を定型抗精神病薬より有意に改善している。これらのことよりオランザピンは有効な薬剤であると考えられる。

文　献

1) Potenza, M. N. : Olanzapine treatment of children, adolescents, and adults with pervasive developmental disorders : an open label pilot study. J. Clin. Psychopharmacol., 19 (1) : 37-44, 1999.
2) Purdon, S. E., Jones, B. D. W., Stip, E. et al. : Neuropsychological change in early phase schizophrenia during 12 months of treatment with olanzapine, risperidone, or haloperidol. Arch. Gen. Psychiatry, 57 : 249-258, 2000.
3) Zanarini, M. C., Frankenburg, F. R. : Olanzapine treatment of female borderline personality disorder patients : a double-blind, placebo-controlled pilot study. J. Clin. Psychiatry, 62 (11) : 849-854, 2001.

5. 認知機能への効果

いわゆる社会復帰促進薬としての効果があった1症例

医療法人 河﨑会 水間病院 精神科・神経科　岡　秀雄

［症　例］59歳，男性
［診断ならびに患者背景］社会復帰中の慢性（罹病期間25年）の統合失調症
［家族歴］弟が統合失調症
［生活歴および現病歴］中学卒業後，地元で鉄工所，旅館の雑役，土木関係の会社員をしていたが，X年頃，幻聴が出現，病的体験に支配されて徘徊し，ついに食べる物がなくなり万引きをしたため，精神鑑定の結果，措置入院となった。家族が病弱なため，引き取り手がなく長期入院となった。入院後ほどなく幻聴は軽快していたが，陰性症状として無為，自閉，感情鈍麻が持続していた。作業療法を集中的に行い，院内では安定するようになったため，X＋13年1月に社会復帰援護寮に入寮した。対人緊張が激しく，他患者の仔細な発言で気分不安定となった。そのため対人的仕事が継続できずにデイケアに通所していた。

X＋14年10月には怠薬し，同僚の女性入居者に対する恋愛感情から被害的になり，徘徊し万引きをして鑑定となり，再入院となった。ブロムペリドール30mg/日等で落ち着き，その後，ブロムペリドールを15mg/日に減量した。院内作業を行い，X＋17年5月には，再度入所となった。入寮中，身辺はだらしなく，衣類は洗濯せず放置がちで，室内の清掃をしなかったり，怠薬をしていたが精神科訪問看護で何とか支えていた。X＋21年1月に退院し，単身でアパートに住み精神科デイケアに通所していた。その間，就労は何回か行ったが，継続した就労は難しく，アパート生活も精神科訪問看護やソーシャルワーカーの援助下で何とか単身生活を送っていた。対人関係では，「自分は一番頑張っているのに，周りは怠けている。自分のやり方に周りが従わない」などリーダー的に振舞うので，他患とトラブルになることが多かった。また，反面休むことなく頑張り，自分の限界を超えることもしばしばあった。

［治療歴］X＋14年10月，幻覚妄想に対しては，ブロムペリドール30mg/日の投与で軽快し，その後，ブロムペリドール15mg/日，塩酸ビペリデン2mg/日，配合剤B（塩酸クロルプロマジン・塩酸プロメタジン・フェノバルビタール配合剤）1錠に変更され，継続投与されていたが，口唇部に遅発性ジスキネジアが出現したり，いまひとつ意欲に乏しく，病識についても眠剤の必要性は認めるものの不十分であった。対人面でのトラブルや口唇の震えも多かった。

そこでX＋21年12月よりオランザピン5mg/日を追加し，X＋22年8月に同10mg/日を眠前投与のみとして，抗精神病薬を半年かけて切り替えた。X＋17年頃より非定型抗精神病薬が発売され，定型抗精神病薬からの切り替えを行った際，20年以上の罹患患者は，特に慎重に長時間かけて変更した方がよいと経験していたので時間をかけて変更した。それは認知力が急にあがりすぎ，めざめ現象から，不安や焦燥，やる気の空回り現象や周囲の対人的変化に対する余裕をなくすこと（いそぎ現象），時代の変化に急に気づくこと（浦島太郎現象）を恐れてである。

特に最初からオランザピンの使用を考慮したわけではなく，社会復帰を考えた時，自然にこの薬

第2部 Olanzapine Case Report

症　例：59歳，男性
診断名：統合失調症

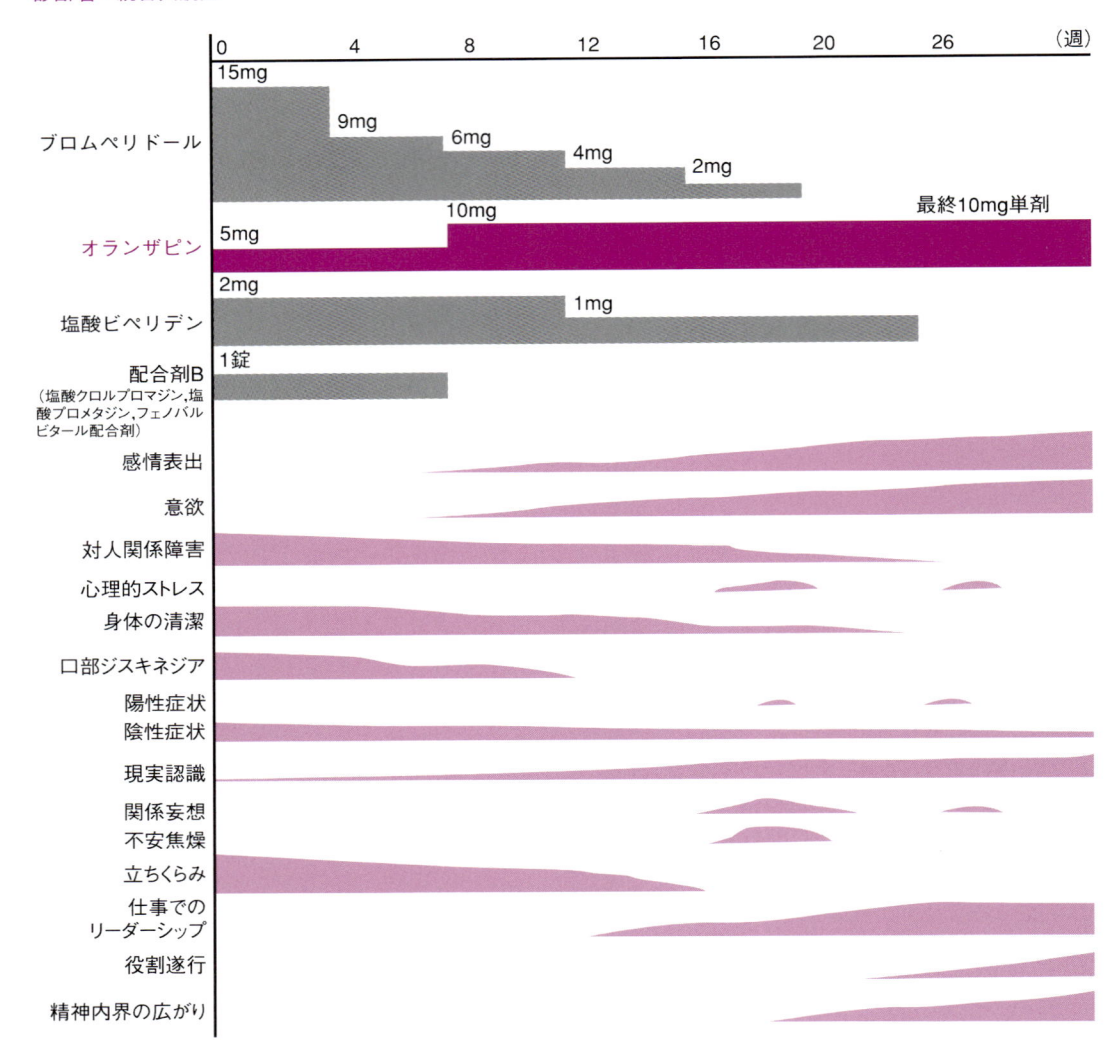

ブロムペリドール	15mg → 9mg → 6mg → 4mg → 2mg
オランザピン	5mg → 10mg（最終10mg単剤）
塩酸ビペリデン	2mg → 1mg
配合剤B（塩酸クロルプロマジン，塩酸プロメタジン，フェノバルビタール配合剤）	1錠

観察項目：感情表出，意欲，対人関係障害，心理的ストレス，身体の清潔，口部ジスキネジア，陽性症状，陰性症状，現実認識，関係妄想，不安焦燥，立ちくらみ，仕事でのリーダーシップ，役割遂行，精神内界の広がり

剤を選択していた。そのため，ブロムペリドールをいきなり減らすのはよくないと思い，結果的には4週間刻みで減量していった。当初，睡眠導入薬は配合剤B（塩酸クロルプロマジン・塩酸プロメタジン・フェノバルビタール配合剤）1錠を併用していたが，次第に減量しオランザピン10 mg/日となった時点で，服薬コンプライアンスをあげ全体の薬剤量を減らすため中止とした。また，教科書通りに抗コリン薬は最後まで併用した。

変化が現れたのは1ヵ月目からで，挨拶ができるようになり，表情の乏しさが減り，声も抑揚が出てきて，身振り手振りも大きくなった。倦怠感の訴えも少なくなり，以前にみられた立ちくらみ（起立性低血圧と思われる）が少なくなり，仕事にじっくりと取り組むようになった。反面，仕事のスピードは早くなり，手がサクサクと機敏に動くようになった。

また，思考障害が軽減したのか，話の内容が的確になってきたため，周囲も介入しやすくなっ

た．どんなに援助の体制があっても，悩みを打ち明け，援助を利用する能力は大切である．他人に自分の思うところを言えず葛藤を内包するために援助を引き出せず，仕事がうまくいかないことが多かったが，葛藤を言語化し，他人とコミュニケーションができるようになり，焦燥が減り，おおらかになった．精神保健福祉士からの援助を受けるのがうまくなった．そして，単身アパート生活でも，巡回して行くと，部屋を整理整頓し，洗濯物を貯めることやテーブルの上が乱雑になることが少なくなり，ゴミ出しをちゃんとするようになった．

反面，危機は二度ほどあった．一度目はあまりにも調子が良いので，福祉事務所に就労を迫られたとき不安定となった．また，二度目は団地のチラシ配りで入会金をとるだましの就労にひっかかったとき，この世に絶望したが，従来の彼から想像もできないほど早く立ち直った．退院しアパートへ戻った直後は，一人暮らしの寂しさや風邪をひいたときの心細さを訴えていたが，友人宅に泊まるという交流の広がりをみせ，危機を乗り越えるようになった．また，指導，助言の回数が減った．焦燥が減ったせいか，タバコの本数が40本から10本に減った．

また，情意鈍麻があり実家の母に無関心であったが，母のもとに帰郷するようになった．「お母さんが風邪をひいた」，「いずれ介護に帰らないと兄弟も疎遠だし」といったり，母の手術に心配したり情動面で感情表出が豊かになった．以前は同僚をライバル視していたが，「～さんはこんなところが面白いからよくしゃべるんだ」などと言い，対人関係での敵意やひがみがなくなり，人付き合いを楽しむようなところが出てきた．実際仕事ができるようになり，リーダー的に認められ承認欲求が満たされたこともある．以降は掃除の仕事を行い，継続した就労とまた余暇としての宗教活動を行っている．

[考　察] 精神科入院患者の33万人のうち約7万人は社会的入院といわれる．条件さえ整えば厚生労働省は退院させる予定というが，実際，社会復帰というストレスをかけすぎて再発することは多い．本症例でも2回程再入院を繰り返している

が危機は限りない．したがって，同時に精神科救急が必要であるが，社会復帰に対する効果と急性期，再発防止効果を合わせた投薬を選ぶのもポイントである．まさに時代の要請であるが，統合失調症は集学的アプローチに加え，社会心理的（SSTなど），福祉的アプローチはいうに及ばず，薬物療法が肝要で，現在，医療経済が話題になっているが，人件費等との比較で薬物療法をしっかり行うことは，最も効率のよいアプローチと考えられる．

幻覚妄想の軽快した慢性期の本症例では，認知症状，陰性症状，陽性症状の順で社会的改善が得られることが重要であり，オランザピンは本症例において陰性症状の改善に優れ，幻覚を抑え，錐体外路系の副作用も少なく，適度な鎮静力があり，焦燥を緩和するため社会復帰訓練のストレスや神経の過活動による不眠などを緩和した．社会復帰は楽しいことばかりでなくストレスも多い．本症例でも度重なる心理的ストレスから，幻覚などの再発のきっかけはあったが予防された．他者への敵意を軽快させ自殺予防にもクロザピン*と並び定評があるオランザピンは，働く中高年男性の自殺が就労のストレスがらみであることや，統合失調症の生涯自殺率を30～40％と考えると，情動安定作用は時勢を得て，社会復帰に貴重である．

本症例においても，オランザピン投与により仕事の段取りが良くなり，遂行機能に対する改善もみられた．また，集中力も改善し，運動機能の改善や非言語での流暢さなどみられた．対人関係面での役割遂行においても，仕事場面での対人関係の改善と鑑別は困難であるが，改善がみられた．また，友人や家族への興味や関心など精神内界の広がりも確認できた．生活面でも一般的所持品の管理や清潔と活動性の改善が確認された．その他，起立性低血圧も少なかった．また，リバウンドサイコーシスなどなく切り替えからスムーズに社会復帰につなげることができた．

オランザピンの副作用として食欲亢進がいわれているが，本症例はもともと華奢で，神経性胃炎（NUD）を合併し，スタミナが乏しく，些細なストレスで食欲の低下をきたすため，副作用が長所となった．もちろん華奢で痩せ型といっても糖尿

病の副作用が少ないともいえないが，また，病識は乏しく，「自分は統合失調症である」が，「統合失調症とは不眠症である」という程度の認識であった。したがって，1日1回の投薬で済む本薬は，本症例では最も良い適応であった。この程度の病識の患者は意外に多い。服薬コンプライアンスと錐体外路機能との相関から，往年の服薬中断しがちの患者からは想像もできないくらい熱心に服薬している。また，本症例に限らず，対人的に攻撃性が目立つタイプで飲みごこちのよい，つまり鎮静かつ服薬コンプライアンスの両立できる薬剤は他に知らない。

副作用として糖尿病があり，一時新聞にも出て慌てたが，冷静になってみると，発生頻度から悪性症候群の頻度や致命率よりも低く，対応はダントロレンナトリウムと違いインスリン治療などどこでもあり，たいがいの一般医にも対応可能である。

副作用としてのブドウ糖の体への負担は大きく2つの病態が推定される。一つは，従来の抗ヒスタミン作用に基づく肥満からくる2型糖尿病で，発症は緩慢に起こるので，診察ごとの体重測定などで注意すれば予測，対応が可能である。原因はインスリン合成障害によるブドウ糖毒性であり，β細胞の廃絶となり，不可逆である。注意すべきは，もう1つのペットボトル症候群などの糖不応性といわれる高血糖である。糖尿病ではなく軽度耐糖能異常がある（ときに痩せ型，正常）場合は，急激に発症しケトン性アシドーシスとなる病態であり，発見が遅れると命にかかわるが，インスリンを早期に使えば予後はよく（急速ゆえにβ細胞の枯渇はなく，酵素活性異常といわれ，可逆性である），糖尿病発症の誘因が大きいことより，多量の糖を含んだ清涼飲料水のがぶ飲みを禁止すること，家族教育をしっかり行うことという生活習慣上の簡単な対応で予防できるものと考えられる。

なお，HbA_{1c}による血液検査は，後者では急激に発症するため予測に役立たず，血糖検査が大事である。発症は急激に起こるため（誘因がなければ起こしにくいが），定期的な測定より，自覚症状や家族歴，生活変化時，そして非科学的であるが普段と少し何かが違うとスタッフや家族が感じる時の血糖検査が重要である。定期的検査は頻度によるが，「一人を発見するのに何人検査が必要か？」を考えれば，患者の負担や社会資源の有効性から頻回では無駄も多いと思われる。あくまで推定であるが，世界中の副作用のケースは前者，後者あるいは合併として説明できるものである。

症例数が少ないことからEBMは不可能であり，内科からの理論の借用であるが，仮説として当面の対策の参考になるものと考えられる。この副作用は，冷静に考えると対応は容易である。むしろ，恥ずかしいことであるが，筆者は，病名告知や普段から他の副作用を含め，本人に説明をしていないことが多く，家族の説明に神経を使った。他の抗精神病薬も同様でインフォームド・コンセントやカルテ開示の時代に，これからは説明のノウハウを考え習得する必要があると反省している。

この社会復帰に卓越した薬剤を生かすためにも，患者の告知も副作用も生活習慣で予防できることを強調しながら，糖尿病を恐れすぎずに効率良く防止しながら使用することが肝要と思われる。むしろ他の副作用，例えばプロラクチン上昇は，同じ非定型抗精神病薬より少ないという報告もある[1]。いずれにせよ，副作用を恐れ，この対人関係面での情動調節機能や再発防止に卓越した薬剤を使用することをためらっては，社会復帰を遅らせ，ひいては国家的損失となる。社会復帰では，綿密な注意と用意周到と楽観性が重要であると考える。現在の精神科診療の流れからは，急性期（救急）に対する治療と社会復帰に対する薬剤が望まれている。本剤は2つの効果を併せ持つ最も有望な薬剤である。

＊クロザピンは本邦未承認です。

文　献

1) Tran, P. V., Hamilton, S. H., Kuntz, A. J. et al. : Double-blind comparison of olanzapine versus risperidone in the treatment of schizophrenia and other psychotic disorders. J. Clin. Psychopharmacol., 17：407-418, 1997.

5．認知機能への効果

再燃を繰り返す統合失調症患者の認知機能の改善に
オランザピンが奏効した1例

秋山会両毛病院　山内 美和子，中村 晃士，井上 栄吉
秋山 伸惠，秋山 一郎

[症　例] 34歳，女性
[診断名] 統合失調症（緊張型）
[既往歴] 特記すべきものなし。
[家族歴] 父親の妹の息子（従兄弟）が統合失調症。
[生活歴] 10歳時に実母が病気で死亡。その後，14歳時に父親が再婚。義母との折り合いには問題はなかった。短大を卒業後，地元の一般企業に就職し6年間勤務したが，突然退職した。退職後に発症し，当院を受診。その後，義母は死亡し，父親の姉が家に入り，3人暮らしとなる。伯母との折り合いは不良である。
[病前性格] 快活であるが，わがまま。
[現病歴①（オランザピン投与開始前）] X年（26歳）初冬より義母が乳がんで入院。その看病を父親とともに行っていた。同年4月には6年間勤務した職場を突然退職。5月頃には不眠が出現し，早朝に数時間眠るだけの生活となる。日中はテレビも見ないでゴロゴロとしている無気力な状態であったが，その一方で無断で突然外出し，ディズニーランドに行き，帰り道がわからなくなったとして車中に一泊したり，同様に無断で外出して，目的地に着いたら周囲が暗くなっていたので驚いて交番に駆け込むなど，衝動的でまとまりのない行動が認められるようになった。まもなく食事や会話を拒否するようになり，家族が心配すると興奮状態になり，6月に当院を初診。数日後，第1回の入院となる。ハロペリドール4.5 mg/日の使用にて，早期に拒食，無言，精神運動興奮等の症状は改善した。口渇などの抗コリン系の副作用があるため3 mg/日まで減量したが，症状の再燃はなかったため，8月上旬に退院となる。しかし，病識はまったくなく，自分は精神障害者ではないからと治療に対する否定的な態度は変わらず，退院後数ヵ月で通院を自己判断で中断した。

X+3年9月（30歳），前回と同様の症状が出現した。拒食，会話拒否，家族に対する被害妄想，衝動行為，精神運動興奮などの緊張病症状が著しく，家族の手におえる状態ではなく医療保護入院となる。ブロムペリドール9 mg/日にて徐々に上記症状は改善したため，約2週間で退院となった。退院後しばらくは父親に促されて通院。まもなくアカシジアが出現し，ハロペリドール3 mg/日＋ブロムペリドール1 mg/日＋チミペロン2 mg/日からリスペリドン2 mg/日（X+4年9月以降処方変更なし）に変更し，アカシジアは収まった。しかし，被害念慮，自閉，猜疑心，治療に対する拒否的態度が増悪した。薬も父親の目を盗んで捨てたり，ごまかすようになり，X+5年4月，前回と同様の症状にて3回目の入院となった。

3回目の入院でも，投与開始により比較的早く緊張病症状は改善した。退院時の処方はブロムペリドール9 mg/日であった。退院後，自閉傾向が以前にもまして強くなると同時に，不安感，抑うつ感が同時に認められるようになり，ブロムペリ

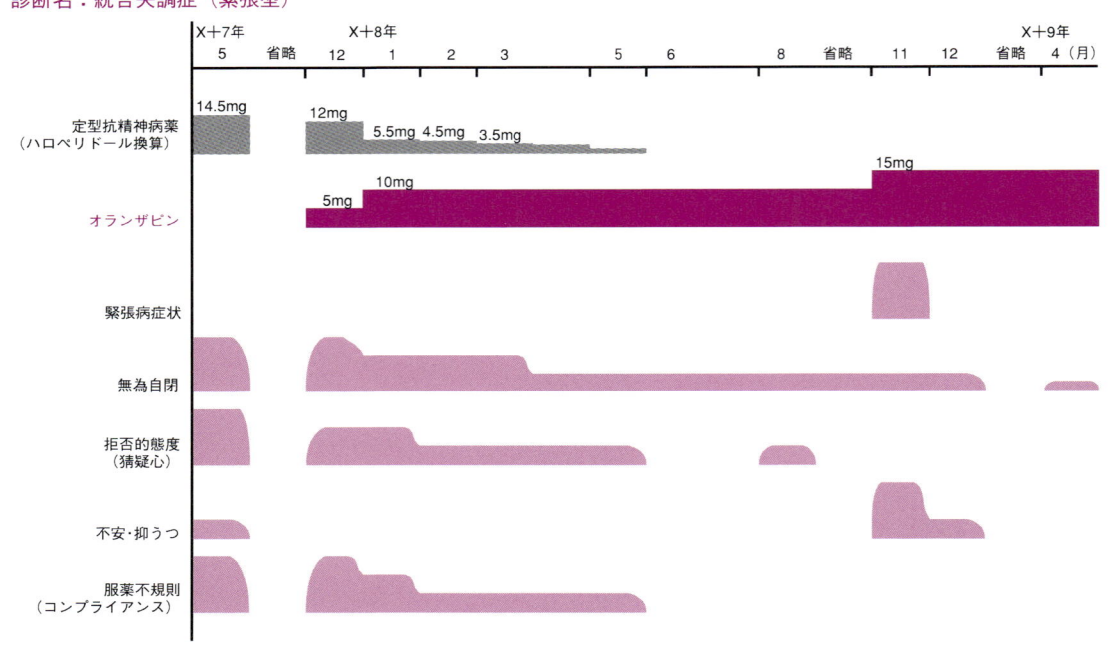

症　例：34歳，女性
診断名：統合失調症（緊張型）

ドール，スルピリド，ハロペリドール，塩酸クロルプロマジンなど様々な処方が試された。担当医変更時の処方はハロペリドールを含めてハロペリドール換算で14.5 mg/日であった。

[現病歴②（オランザピン投与開始後）] X＋7年5月（34歳），上記処方時における症状は無表情，猜疑心，自閉傾向，治療への抵抗（父親に無理やり薬を飲まされているので仕方なく服用していると怒ったように言うなど）等であった。特に服薬回数と錠数が多いことを不満に思っているようであった。しばらくの間処方変更は行わず，経過観察していたが，生活は自閉的でだらしがなく，対人交流もほとんどない状態が続いた。また，服薬回数の多さから，自分の判断で服薬を間引いているようであった。

X＋7年12月より，コンプライアンス向上を目的に，オランザピン中心の処方に段階的に変更開始した。X＋8年8月，オランザピン10 mg/日の単剤への切り替えに成功。この間，自宅では皿洗いをはじめ，以前より外出が増えてきたとの報告を父親から受ける。また，診察時には拒否的な態度がなくなり，看護師に対しても挨拶ができるようになるなど，以前より柔和で穏やかな印象になった。服薬に関しても「1日1回でよいのならば服用します」と自ら服用するようになった。通院に関しても積極的とまではいかないが，自らきちんと予約して通院するようになった。

X＋8年11月（35歳），拒食，無動，寡黙といった症状が出現し，父親より入院依頼があった。症状の一部は過去3回の入院パターンと類似していたが，服薬を中断した様子はなく，過去と違い強い拒絶もなく入院した。入院時よりオランザピンを15 mg/日へ増量し，2日目より食事摂取も可能となった。また，3日後には，今回の入院に関して「数日前より憂うつになり，何がなんだかわからないけれど，食事がとれなくなりました。変になっていました」と回想することができている。その後，問題なく3週間で退院した。

退院後もオランザピン15 mg/日と便秘薬のみにてフォローできている。通院は定期的であり，社会復帰施設の利用も検討できるほど，現実検討能力が回復している。また，服薬も定期的で，服

薬を忘れたときには自ら報告するなど，治療，服薬の必要性の理解も認められている。自閉傾向は依然として認められているものの，食事の後片付け，掃除など少しずつであるが，行おうという意欲が認められてきている。

[考　察] 本症例はオランザピン開始まで，緊張病症状を繰り返し，同じパターンで3回の入院歴がある。緊張病状態は比較的早く改善されるものの，病識欠如，現実検討能力の欠如，精神病であることへの否認，拒絶，無為自閉などの状態が残存していた。その結果，服薬を中断して再発を繰り返していた。この悪循環を断ち切ることと，認知機能の向上を目的に，オランザピンへの切り替えを行った。切り替え方法としては，既存薬にオランザピンを上乗せし，1ヵ月以上の期間を置いてから他の抗精神病薬を徐々に減量した。切り替え期間には8ヵ月を要したが，8ヵ月後にはすべての抗精神病薬をオランザピン単剤に切り替えることができた。

　オランザピンへの切り替えにて病識，現実検討能力の回復が認められた。また，服薬回数が1日1回のみであるため，服薬への抵抗が少なくなったものと思われ，コンプライアンスが向上した。

　オランザピン切り替え前の抗精神病薬はハロペリドール換算で14.5 mg/日であり，オランザピン切り替え後，オランザピン10 mg/日でフォローしていた。この量で数ヵ月後症状が再燃しているが，過去3回の入院パターンとは異なり，入院に対して強い抵抗もなく，治療にも協力的であった。再燃はしたものの，本人が「あの時は変でした」といっているように，症状悪化時の状態を異常なものと認知している。オランザピン使用前に比べ，明らかに認知能力，現実検討能力が改善している状態であった。入院してからオランザピンを15 mg/日に増量したところ，緊張病状態は速やかに改善し，退院後も順調である。

　本症例は，病識が乏しく何度も症状再燃を繰り返している症例に対しても，認知能力の向上，コンプライアンスの確保を中心にオランザピンが有効であることを示しており，悪循環を断ち切るために期待できるものと考える。

5．認知機能への効果

治療抵抗性慢性統合失調症の思考障害に
オランザピンが有効であった症例

駿河台日本大学病院 精神神経科　大賀　健太郎

[症　例] 37歳，男性
[診断名] 治療抵抗性慢性統合失調症
[現病歴] 18歳頃より，夕食を家族と一緒にとらなくなり，自宅の二階に閉居し，独語，支離滅裂な内容の日記を手帳につけるようになった。19歳頃より好褥しがち，不登校になる。窓に新聞紙を貼る奇行が出現し，22歳の時に「電車の中で他人に見られている気がする」などの注察念慮，「背後霊的なものにとり憑かれてしゃべらされている」などの被影響体験を主訴に当病院を初診した。初診時には姿勢や表情が著しく硬く奇妙で，しゃべる時に手で口を隠す奇行があり，幻聴と憑依妄想を認め統合失調症と診断された。幻覚，妄想に対してブロムペリドールが処方されたが，23歳から25歳にかけて，幻聴，憑依体験など精神症状が悪化し，精神科病棟に3回の入院歴がある。その後現在まで当院に外来通院し，活発な幻聴と体感幻覚，憑依妄想，作為体験を認め，支離滅裂であり，疲れやすく，自宅に閉居し昼夜逆転の生活を送っていた。X－10年8月，「憑依がすごい。体が勝手に動く。頭に浮かんだことばが知人の声やアイドル歌手の声に変わる。心臓が苦しくなる。霊が重なってきて顔が変形する。目に見えない彼らと戦っている。頭が働かず勉強に手がつかない」と言っていた。

X－10年9月，「テレビを見ていると自分の力で世界を動かせそうな気がする」，「薬を飲んでいると頭が働かない。薬を飲まないと雑念が湧いてくる。薬を飲んでいても体が勝手に動く。いきなり怒りだしちゃうとか，感情が急に変わるのでどれがほんとうの自分だかわからない」，「ラジオの声と対話してしまう，自分の置かれている境遇に似た話が出てきて自分に謝ったりする」，「昔10時間くらい勉強できたのに，今ではすぐ疲れる」と言っていた。

X－10年10月，「自分の意志でないことをする，道の右側を歩きたいのに左側を歩いちゃう，周りのリアクションから自分の考えていることが周りにわかる気がする。地蔵菩薩のことを考えていると，急に雑念で阿弥陀経のことが浮かんでくる」と言い，X－10年11月，「げらげら笑われると自分に対してされている気がして，近所の人や通りすがりの人を殴ってやりたいと思うが我慢してきた」，「雑念が他の人にもわかっちゃうような気がする，幻聴は建物の隅から聞こえてくる」と話した。X－9年1月，アルバイトをするが疲れやすく長続きしない。「調子は良いが時々思考力が鈍る，本を読む意欲はあるが，頭が働かない，簡単な文章なのに突然わけがわからなくなる」という。

治療開始後も活発な幻覚と妄想，自我意識障害，思考障害は変わらず治療抵抗性であったが，病識を失うことはなく，服薬のコンプライアンスは良好で問題行動を起こすことはなかった。デイケアに居場所を得ていたが，神経を使い過ぎると誇大妄想が活発になり，自ら服薬量を増やして過鎮静になり，引きこもるというパターンを繰り返していた。

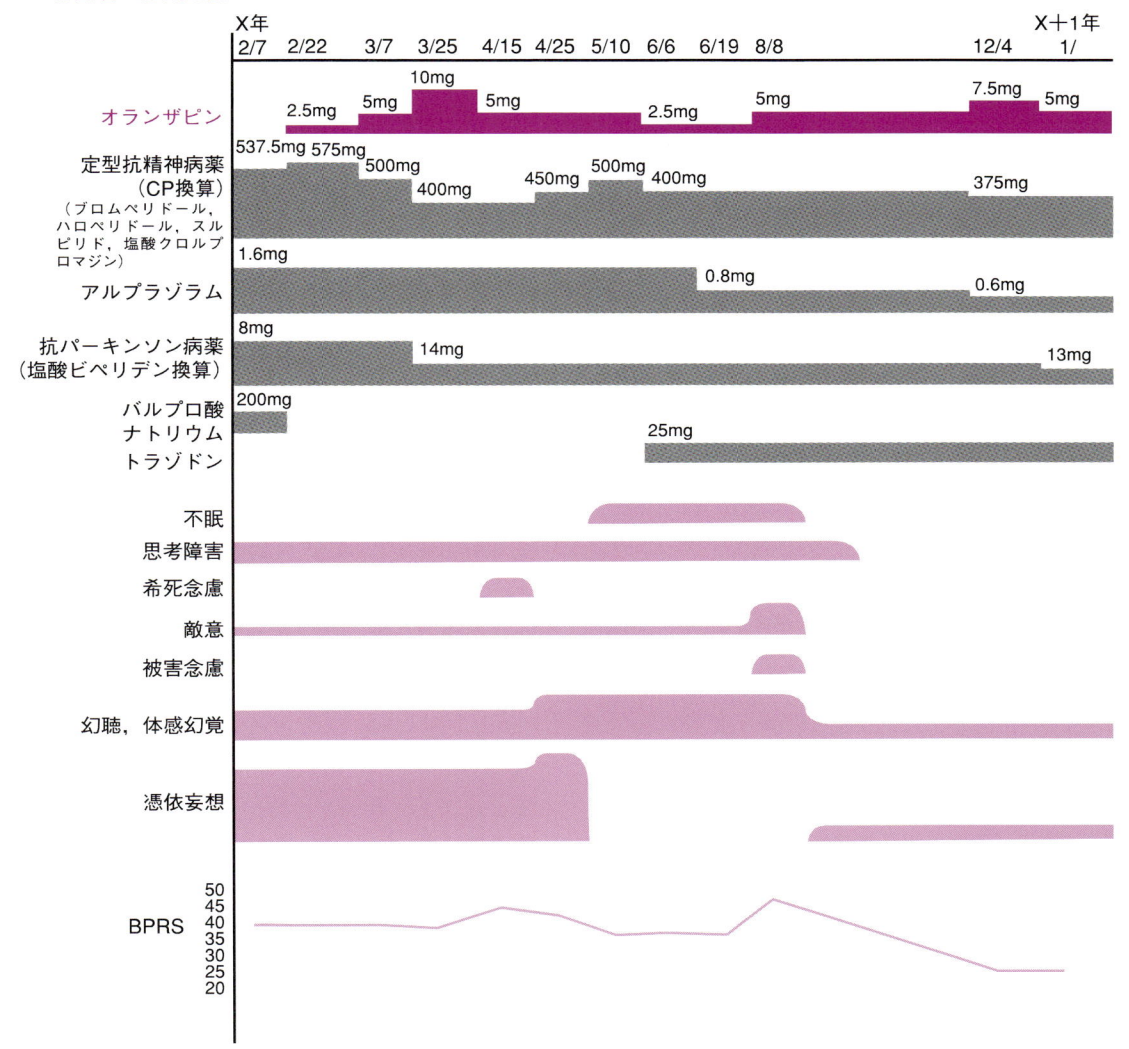

5. 認知機能への効果

症　例：37歳，男性
診断名：統合失調症

	X年 2/7	2/22	3/7	3/25	4/15	4/25	5/10	6/6	6/19	8/8	12/4	X＋1年 1/
オランザピン		2.5mg	5mg	10mg	5mg			2.5mg		5mg	7.5mg	5mg
定型抗精神病薬（CP換算）（ブロムペリドール，ハロペリドール，スルピリド，塩酸クロルプロマジン）	537.5mg	575mg	500mg		400mg	450mg	500mg	400mg			375mg	
アルプラゾラム	1.6mg							0.8mg			0.6mg	
抗パーキンソン病薬（塩酸ビペリデン換算）	8mg			14mg							13mg	
バルプロ酸ナトリウム	200mg											
トラゾドン							25mg					

症状経過：不眠，思考障害，希死念慮，敵意，被害念慮，幻聴・体感幻覚，憑依妄想
BPRS スコア（20〜50）

　X−1年12月，妄想でがんじがらめの状態であった。そのためX年2月22日，オランザピン2.5 mg/日を夕食後処方した。X年3月7日，オランザピンを5 mg/日に増量した。X年3月25日，「誇大妄想が消え，現実の世界に戻る」と言う。オランザピンを10 mg/日に増量したが，X年4月15日，「オランザピンを飲んで，自分の現実の姿が見えて，情けなさで落ち込んで死にたくなった」と訴えたため，オランザピンを5 mg/日に減量した。

　X年4月25日，「憑き物に脅かされているみたい。ピアノ弾くまで寝かせてもらえなかった」と訴えたため，ブロムペリドール1 mg/日を追加した。X年5月10日，オランザピンを服用してから，妄想はなくなる。

　X年6月6日，「全然眠れない。」と訴え，1日1食となり体重が減少した。オランザピンを2.5 mg/日に減量。X年8月8日，「具合悪いので頓用の塩酸クロルプロマジンを飲んでいる。きれるといろいろな考えが出てきて，自分が作った曲を

盗まれ，怒りが湧いてくる」と言うため，オランザピンを再び5 mg/日に増やした。

　X年10月3日，「いつも眠い，勉強はできるようになったが，家事ができなくなった。おっくうになった」と話した。X年10月，「いいみたい。ハロペリドールを頓用することが少なくなった。憑依体験は依然としてある。悪魔はいなくなった。変な事故は起こらなくなった。記憶のスピードが遅くなった。勉強ができるようになった。ドイツ語の本を鋭く読んだり分析できたりするが疲れる面もある」と話にまとまりが出てきた。X年11月25日，「薬を服用しても妄想は治らない，でもそれ以外は順調」と話した。X年12月4日，オランザピンの効果を確実にするため7.5 mg/日に増やした。X年12月16日，徘徊がなくなった。

　X+1年1月11日，「昨年秋に闊達になったが，精神的に疲労しているため，年末頃よりいらいらしている。夜は眠れるが，寝ていても疲れがとれない」と訴え，オランザピンを5 mg/日に減らした。X+1年2月13日，「精神的な疲れがとれた」と話し，X+1年2月28日，オランザピンの服用により「思考の鈍麻が改善し，現代国語の解釈ができるようになった」と言う。

　X+1年4月23日，「オランザピンを増やすと精神的に疲れるが，減らすと思考化声が出るので今のままの量を続けたい。オランザピンを飲んでから考えがまとまり，はじめて発病したときに無理をしすぎていたことがわかった」と話した。

[考　察] 本症例では長年にわたり幻覚や妄想，自我意識障害などの陽性症状が慢性化しており，精神症状増悪時には，ハロペリドールや塩酸クロルプロマジンなどの定型抗精神病薬を頓用し，精神症状を一時的に抑えることができても，過鎮静や意欲の低下，易疲労性，思考障害などが悪化し，引きこもりに陥り，日常生活の質が低下していた。

　統合失調症の陽性症状は中脳辺縁系ドパミン経路の過活動が関与し，陰性症状や認知障害は中脳皮質ドパミン経路でのドパミン欠損状態が関与するという仮説によれば，定型抗精神病薬は，すべてのドパミン経路を遮断するため，二次的に「抗精神病薬誘発性欠損症候群」と呼ばれる認知障害，引きこもり，無関心，無気力，興味の消失をもたらすという。

　オランザピンは，統合失調症の治療抵抗性の精神症状に優れた効果を持ち，陰性症状や認知障害に対しても効果を持つクロザピン*の特性を維持しながら無顆粒球症などの重篤な副作用をなくす方向で開発された非定型抗精神病薬である。

　本症例では，①定型抗精神病薬の陽性症状に対する効果が不十分であったこと，②陰性症状に対して効果がほとんどみられなかったこと，③抗精神病薬誘発性欠損症候群がみられたこと，④コンプライアンスを維持しても症状が再発するなど，定型抗精神病薬の非定型抗精神病薬への切り替えの条件[3]を満たしていた。しかし，実際に長期間にわたって定型抗精神病薬を服用してきた外来患者の切り替えは慎重に行わなければならない[2]という。本症例でも，切り替えのガイドライン[1]に従うことができず，オランザピンを漸増，定型抗精神病薬を漸減する方法を取らざるを得なかった。しかも，オランザピン処方を開始して4週目（X年3月25日）に誇大妄想が消失した後，7週目（X年4月15日）に目覚め現象による自殺念慮が出現したため，オランザピンを減量せざるを得なかった。その後，幻覚妄想が悪化し，定型薬（ブロムペリドール）を追加したが改善がみられず，再びオランザピンを増量した（X年8月8日）。また，抗コリン薬（塩酸トリヘキシフェニジル）や抗不安薬（アルプラゾラム）を最初から減らしたことも精神症状の動揺に影響を与えたと考えている。スイッチングの際に非定型抗精神病薬によって一時的に精神症状の動揺が副作用として起こりうることを，あらかじめ患者に伝えて対処法を決めておくことが推奨されている[5]。しかし，オランザピン処方開始6ヵ月目（X年10月）より，治療抵抗性であった幻聴や憑依妄想が軽減し，発病以来はじめて思考障害が改善し，BPRSスコアがオランザピン処方前の39点から25点まで改善した。オランザピン処方6ヵ月目に思考障害に効果がみられたことは，オランザピンの認知障害に対する効果は，処方期間が長くなるにつれて大幅な改善が認められるという報告に

一致する[4]。さらに，精神症状の悪化→定型薬の増量→引きこもりのパターンを変えることができてQOLが大幅に改善された。今後，定型薬を漸減してオランザピン単剤処方へ移行する予定である。

＊クロザピンは本邦未承認です。

文　献

1) Gestenberg, G., 竹内 雅和：Olanzapineの切り替え方法—アンケート結果—．臨床精神薬理，4：701-705, 2001.
2) 非定型抗精神病薬への切り替えにおける留意点と方法—Discussion—．臨床精神薬理，4：710-716, 2001.
3) Lambert, T.：新規抗精神病薬への切り替えにおける実践上の問題点．臨床精神薬理，4：687-693, 2001.
4) Purdon, S. E., Jones, B. D., Stip, E. et al. : Neuropsychological change in early phase schizophrenia during 12 months of treatment with olanzapine, risperidon, or haloperidol. Arch. Gen. Psychiatry, 57：249-258, 2000.
5) Weiden, P. J. et. al. : The routine use of atypical antipsycotic agents. J.Clin.Psychiatry, Audiograph Series, 1 (1) 1997.

Olanzapine Case Report

5．認知機能への効果

大量の定型抗精神病薬からオランザピンへの置換により
陽性症状が消褪し認知機能が回復した統合失調症の症例

栄仁会宇治黄檗病院　奥宮祐正

［症　例］33歳，男性
［診断名］統合失調症
［家族歴・生活歴］3人同胞の第1子。大学3年中退。弟，妹はそれぞれ独立して就労している。本人は両親と同居中。
［既往症］特筆すべきことなし。
［現病歴］小学生の時は明るい方であったが，中学・高校時代はこもりがちで，大学に入ってから遊びまわるようになった。X年カナダV市を旅行中に統合失調症を発病した。「自殺せよ」と聞こえてきたが，「自殺すると永遠に地獄から出られないというイメージがあったので車にひかれて死んだら自殺ではない」と思い，雪の積った車道を目をつむって歩いていたところを警察に保護された。帰国後当院に2回の入院歴（①X年3月11日〜12月16日，②X+1年12月27日〜X+2年4月5日）がある。

2回の入院に共通する症状は「死ね」とか「寿司食うな」などの命令幻聴と他人が病気になるのは自分のせいという罪責妄想・希死念慮および「念」でいじめられるという被害妄想であった。定型抗精神病薬の中等量で軽快し，デイケアに通所していた。しかし，デイケアを休みがちになり怠薬して再燃した（X+3年4月）。この頃から症状が変わった。希死念慮はなく気分高揚の軽躁状態になった。友だちの声や音楽や心で思っていることに対する評価が聞こえてくる（幻聴）。誰かに操られている（作為体験）。自分の考えや行動が人に伝わっている（思考伝播）などの陽性症状は認められたが，背景に高揚気分があったので深刻味はなく，一日中家に閉じこもって音楽を聞いたり，フラッとデイケアに来るが，プログラムに参加するではなくブラブラしている状態が続いた。ただ2週間に1回の外来受診は続けていた。

X+4年9月頃から非現実的思考が強くなった。本人の言によると「世の中が自分を中心にまわっている。まわりにいる患者さんやテレビに映っている芸能人が僕を盛り立ててくれている。自分はただ彼女と楽しく遊んでいたらいい。まわりの人が祝福してくれて買物しても食べてもお金はいらんようにしてくれる。テレビの登場人物と電波で交信する。その人達は自分から情報を得ている。これには確信がある。空想じゃない」と妄想の世界を述べる。現実感を喪失した状態になったので定型抗精神病薬を塩酸クロルプロマジン換算で4100mg/日まで使用した（X+5年3月）。しかし，幻聴は少し軽くなったが他の症状はびくともしない。それだけではなく全身倦怠，目醒めの悪さ，静座不能症，抑うつ状態などの副作用が出現したためブロムペリドールを減量せざるを得なくなった。本人は「英雄気分はなくなったが，心が楽しいと思う瞬間がない。気持ちのいい目醒めがない。小鳥のさえずりの聞こえる朝を迎えたい」と朝の苦痛を訴えた。そのため，日常生活に苦痛を与えない程度のブロムペリドールの常用量で経過をみることにした。

［オランザピン使用後の経過］X+6年6月4日よりオランザピンが市販され，2,3の症例に使用

5．認知機能への効果　315

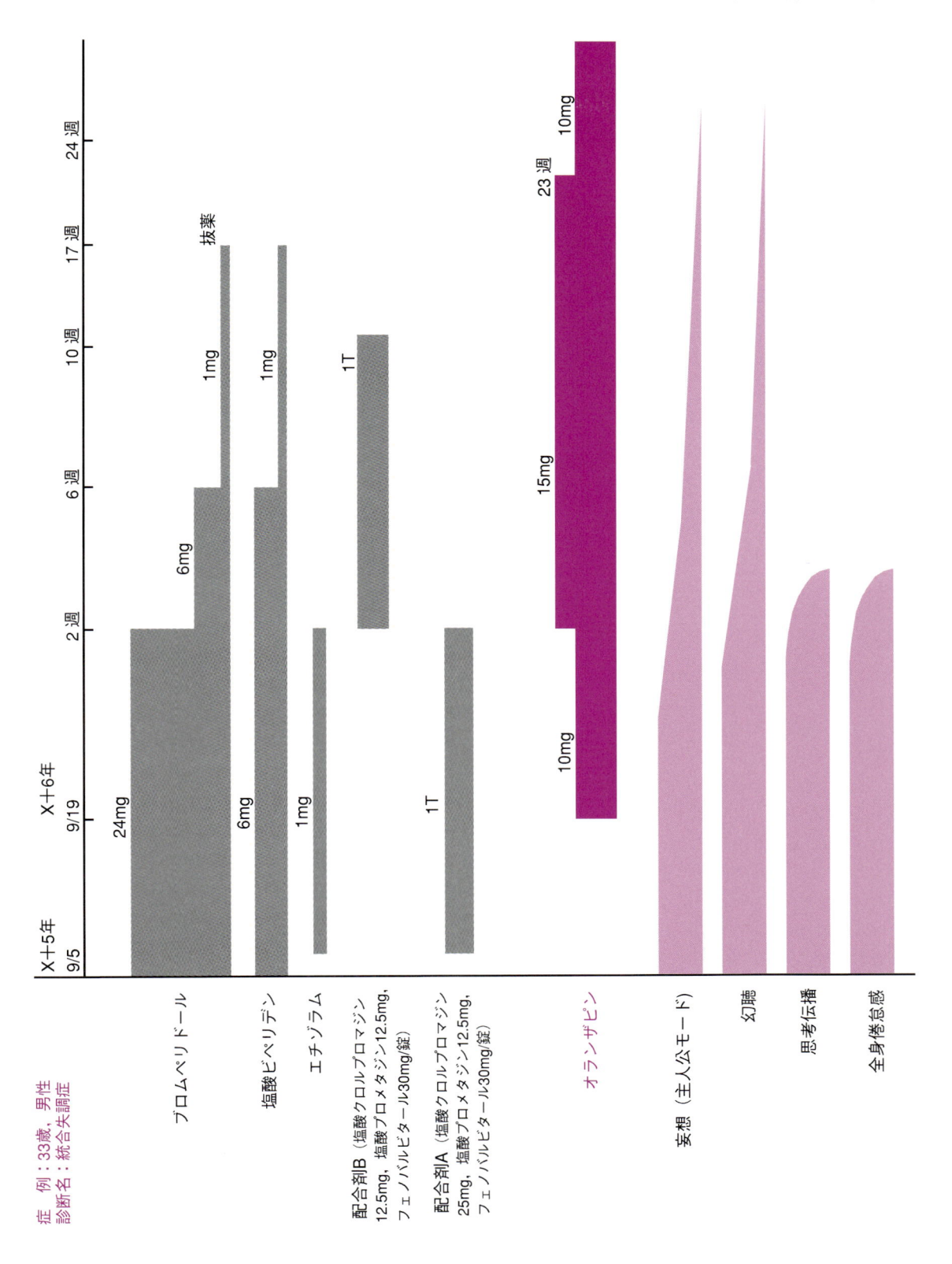

症　例：33歳，男性
診断名：統合失調症

| | X＋5年 9/5 | X＋6年 9/19 | 2週 | 6週 | 10週 | 17週 | 23週 | 24週 |

ブロムペリドール　24mg ─── 6mg ──── 1mg ── 抜薬
塩酸ビペリデン　6mg ──── 6mg ── 1mg ── 17週
エチゾラム　1mg
配合剤B（塩酸クロルプロマジン12.5mg, 塩酸プロメタジン12.5mg, フェノバルビタール30mg/錠）　1T
配合剤A（塩酸クロルプロマジン25mg, 塩酸プロメタジン12.5mg, フェノバルビタール30mg/錠）　1T
オランザピン　10mg ── 15mg ── 10mg（23週）

妄想（主人公モード）
幻聴
思考伝播
全身倦怠感

して良い感触を得たので本症例にも使用することにした。まず，使用前に本症例に次のように説明した。「君は今，現実の世界と病気の世界の両方に住んでいる。しかもこの頃病気の世界に住む時間が多くなっている。病気の世界にいることに苦痛を感じるわけでもなく，むしろ楽しんでいる節がある。このまま病気の世界に居続けると現実の世界に帰って来れなくなるかもしれない。偉い先生が30歳過ぎても仕事につけなかったら就労が難しくなると言っている。オランザピンという良い薬ができたので一度飲んでみないか。まず幻聴によくきく。自分を取り戻してこっちの世界に戻って来れる。うまくいくと1日1回だけ飲んだらいいようになる」と投与2週間前に効果を予告した。その時はさほど興味を示さなかったが，1週間後に待合室で会った時「先生あの薬使って下さい」と承諾した。

X＋6年9月19日，オランザピン使用開始。その時の処方は，1) ブロムペリドール24 mg/日 (6 mg 4錠) 分2後 (朝・夕)，塩酸ビペリデン6 mg/日 (2 mg 3錠)，2) オランザピン10 mg/日 (5 mg 2錠) 夕食後，3) 配合剤A (塩酸クロルプロマジン，塩酸プロメタジン，フェノバルビタール) 1錠，エチゾラム1 mg/日 (1 mg 1錠) 眠前で，処方の経過は図に示した通りである。

2週間後の10月3日には早くも効果が現れた。本人の言を借りると，「テレパシー (頭・胸・腹にパッと考えが浮かびそれが声になる現象のこと) が減った。身体が楽になった。薬を飲むのが楽しくなった。自分が世界の中心にいるという感じがなくなった。テレビが話かけてくることもない」，6週後には「新しい薬はいい感じ。辛い感じがない。足が地についている。会話のキャッチボールができるようになった」。幻聴が軽減し，現実感を回復した。さらなる効果を求めてオランザピンを15 mg/日に増量し，ブロムペリドールは6 mg/日に減量した。10週後には，「ふだんは幻聴でなくなった。疲れた時幻聴が出る。相手の人が言っていることが解るようになった。体が楽なのでうれしい」。12週後には，「一瞬一瞬を生きているという感じがある。過去や未来に飛ばなくなった」。妄想の世界からもほぼ脱した。17週後にはブロムペリドールをゼロにしてオランザピン15 mg/日のみにした。23週後には，「幻聴は少しあります。現実の声と病気の声と区別つきます。前は区別つかなかった。この薬は朝に残る。眠い。だるい。… しんどくなるとブレーキかけられる。前はしんどくても一気にやっていた。今は体が教えてくれる」と語った。このことは身体感覚が回復したことを物語っている。ここまで言語化できる患者には滅多に行きあたらない。認知機能の回復とみていいのではないか。オランザピンの副作用が出たので10 mg/日に減量した。1日1回眠前に服用している。25週後には，「体は楽です。こまかいことに気がつくようになった。病気の世界に入ってもすぐに我にかえる。普通の会話ができる」。自分の心身の状態を的確に言語化できるようになった。

[最新の状況 (X＋8年4月)] 本人の言によると，「9割方こっちの世界にいます。時々あっちの世界 (妄想の世界。本人は主人公モードともいう) に入ることもあるが，楽しいけれども自分だけの世界で他人とつながってないのでかえって不安になる。今スイッチが主人公モードに入ったなという自覚があるので大丈夫。これも少なくなった。本も読めるし集中力も出た」。妄想の世界はだんだん疎隔化され現実的な思考が回復したことがよくわかる。4月から新しくできた飲食店で働き始めた。生き生きとした社会人の顔になった。

[考　察]

オランザピンの効果の特徴と使い方：オランザピンは定型抗精神病薬のように過度に鎮静させることがなく，陽性症状を消失させる。定型抗精神病薬で急性期の治療をしていると陽性症状が消褪した後で消耗期とか疲弊期といわれる寡黙な時期が必ずあるが，オランザピンにはそれがない。言語活動の抑制がないので，陽性症状が消失し，認知機能が回復していく過程が手にとるようによくわかる。「薬をのむのが楽しみになった」とか「しんどいという感覚がわかるようになった」あるいは「今までにない楽な感覚でのんびりできる。現実の理解ができるようになった」という患者の表現には驚かされた。患者もオランザピンを服用して心身ともに回復していく過程が理解でき

るのである。これこそが認知機能の回復作用だと考えられる。

　オランザピンの使い方について私の経験を述べる。まずオランザピンを使用する前に可能な限り従来薬を整理して減量しておく。次にオランザピンをなぜ使用するか，どんな効果があるか患者に説明する。用量は前薬を通常使用量以下に減量できた場合には10 mgを追加投与する。オランザピンの効果が出たことを確認するか副作用の出方をみて前薬を漸減し，オランザピンを最大20 mg/日まで増量する。副作用が出たら減量する。本症例の場合，オランザピン単剤にしたのは切り替えを始めて17週目であった。

　スイッチングを行う時の大原則は，いったん非定型抗精神病薬を使用し始めたらいずれ定型抗精神病薬をなしにする覚悟をもつことである。さもなければ，非定型抗精神病薬が定型抗精神病薬と同じように使用され，追加したまま放置されると，またまた多剤併用を招くからである。スイッチング期間は最大1年と私は考えている。

　オランザピンの効果・副作用を習熟するためには，スイッチング，初回投与を含めて，まず人格水準がある程度保たれていて，心身の状況を言語化する能力のある患者から使用してみることをお勧めする。もちろん処方をオランザピンだけに単剤化することをくれぐれもお忘れなく。

6．1日1回投与／コンプライアンス

初老期に特異な幻覚妄想状態を呈した患者へのオランザピンの使用

(医) 高田西城病院　品川 俊一郎，川室　優
都立保健科学大学　繁田 雅弘

[症　例] 58歳，女性
[診断名] 統合失調症（妄想型）
[生活歴] 同胞4子の末子として農家に出生。中学卒業後19歳で結婚し，2子をもうけるが，30歳のときに夫が病死した。以降パートの仕事で生計を立てていたが，現在は無職であり未婚の長男と同居中である。
[既往歴・家族歴] 特筆すべきことなし。
[現病歴] X−5年，近所とのトラブルがあり，その前後よりいろいろと悩むことが多くなった。X−3年に人に薦められて宗教の本を読み，それに影響を受けたためか，神が自分の行動を左右しているのではないかと考えるようになった。この頃から「逃れられない宿命，重大な役目を負ってしまった」，「自分だけが長生きしたらどうしよう」と長男に訴えることが増えた。徐々に「自分を守るために神が体の中に入ってくる」，「寝ている間に，霊にお腹に何かを埋め込まれた」といったような訴えもしばしば聞かれるようになり，食事を摂ると悪いことが起こると考えて数日間摂らないこともあった。「自分が言われたとおりのことをしないと，災害が起きてしまう」と考え，実際に厄払いをしたこともあった。
　X−2年2月，長男に伴われてA病院を受診し，妄想性障害と診断された。ハロペリドールを中心とした処方を受けたが，体の震えや息苦しい感じが認められ，受診を数回中断した。それ以降も妄想は持続しており，また，月に1週間ほどは二次的に不安・不眠が強い状態になった。しかし，妄想については家族だけに話して，他者の前では努めて普通に振舞っていた。家での家事は次第に困難になっていったが，なんとか破綻はきたさなかった。
　テレビを見ている時に突然「病院へ行かなければならない」と思い立ち，X年2月3日，A病院を再診。リスペリドンを中心とした処方を受けたが「大きな過ちを犯そうとしている」という声が聞こえて，1日のみしか服薬しなかった。そのため入院加療の目的で，X年2月10日，A病院より当院に紹介され，同日入院となった。
[入院時現症] 意識は清明であった。やや落ち着きのない様子であったが，発語は明瞭で，「自分は世界のへそだ」，「他人の生き死には世界と宇宙のゲームで，自分に関係している」，「太陽と月と星が一緒に回っているから，夜起きなければ行けない」，「自分は体に霊が入り込んでいるから死なない」，「テレビから人の顔が体に侵入してくる」，「赤い食べ物を食べるとお腹が支配され，頭が抜け落ちる」などと語った。身体異常知覚を伴う特異な心気妄想，作為体験，誇大妄想およびそれに伴う支離滅裂に近い思路障害，また，特定の食べ物を食べないという食行動障害，睡眠リズム障害，自分の状態に対する不安感を認めた。抑うつ感，意欲低下，記憶障害や見当識障害は認めなかった。
[入院後経過] 入院時の所見より，コタール症候群

症　例：58歳，女性
診断名：統合失調症

| | 2/10 入院 | 第7病日 | 22 外泊 24 | 29 外泊 31 | 39 退院 | 41病日 |

オランザピン　15mg → 20mg → 15mg

不安感
食行動障害／睡眠リズム障害
心気妄想／作為体験

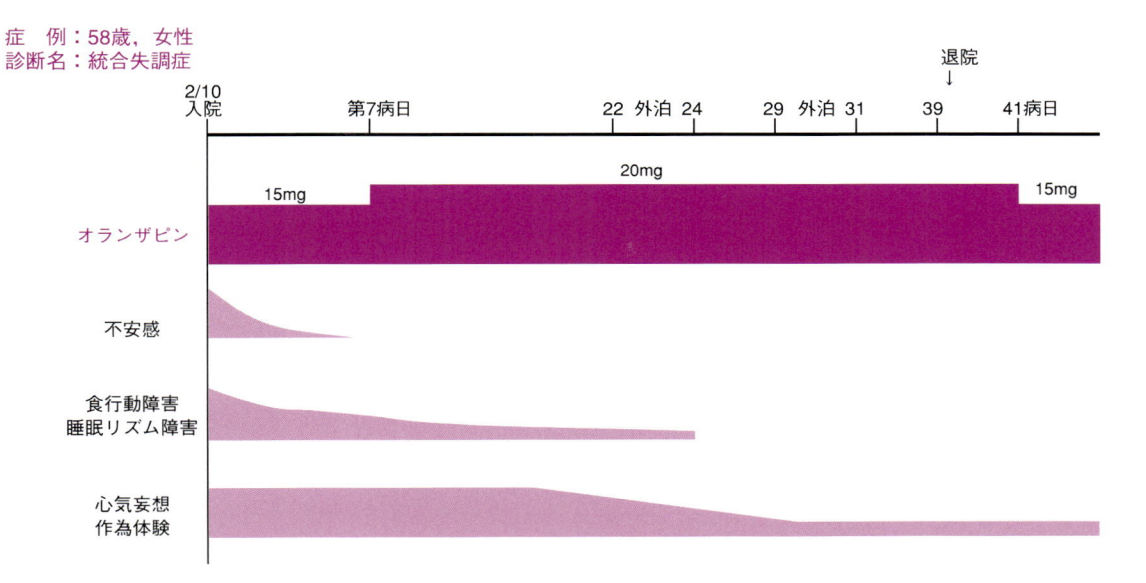

に近い病態とも考えたが，抑うつ症状は認めず，幻覚妄想が優位であったこと，また，今まで服薬のコンプライアンスが悪かったことなどを考慮し，オランザピン 15 mg を就寝前 1 回投与で開始した。当初は服薬に拒否的であったが，看護師の勧めに応じて何とか服薬を継続することができ，第 5 病日頃から併用薬なしで不安感が軽減した。睡眠覚醒リズムも改善し，食事も「病院の食事なら大丈夫」と摂取可能であった。「薬を飲んで体が楽になった」と自覚し，次第に自ら進んで服薬をするようになった。

第 7 病日よりオランザピンを 20 mg/日に増量した。幻覚妄想症状は徐々に軽減し，第 16 病日には「霊が弱くなって出入りを繰り返している，でもこのまま外に出ないで中で溶けたらどうしよう」と話した。第 22 病日から 24 病日間で 1 回目の外泊を施行し，帰院後に笑顔で「まだスイッチから何か入ってくるようでテレビは見られなかった，しかし赤いものは少し食べられた」と話した。第 29 病日から 31 病日まで施行した 2 回目の外泊では，「テレビも見られたし，食事も問題なかった」と語った。この頃，「血がどろどろしているようなので，血をさらさらにする薬をください」という要求もあったが，血液検査で異常所見は認められないと話すと了解した。この時点で以前の症状について尋ねると，「薄らいでいるが，感覚は覚えている」，「今考えると少し不思議」と語った。幻覚妄想症状がほぼ消失した後でも，精神病後の抑うつや意欲低下などの症状は認められなかったため，第 39 病日に退院となった。

現在は，外来にてオランザピン 15 mg 就寝前投与のみで薬物治療を継続中であるが，軽い身体異常感覚が残存しているのみで，他の症状はほとんど認められない。また，服薬コンプライアンスも良好である。

[考　察] 初老期発症のケースであり，社会的機能の低下が比較的目立たない点から考えても，統合失調症としては典型例ではない。しかし，数年にわたり奇異な症状が持続しているため，操作的には妄想性障害とは診断できない。また，身体疾患の背景も認められない。コタール症候群はフランスの精神科医 J. Cotard が 1880 年代に記載した，初老期のうつ病に認められる身体異常感覚に裏打ちされた心気妄想・否定妄想・罪業妄想・不死観念を主兆とした状態像であるが，現在は比較的少ないとされる[1]。本症例はこれに近い幻覚・妄想を持っており，当初は抑うつから始まった可能性もあるが，入院時点では抑うつは呈していない。以上より，操作的には妄想型の統合失調症と診断するのが適切であると考える。

いずれにせよ，3 年にわたり無治療に近い状態で，症状がコントロールされていなかった精神病

性障害の本症例において，オランザピンは幻覚妄想やそれに伴う不安症状を速やかに改善させることができた。副作用も発現せず，陰性症状や精神病後の抑うつも認めなかった。1日1回投与であった点や入院によってきちんと薬剤を導入できた点，薬剤の効果を患者が実感できた点などがコンプライアンスの向上に効果的であったと考えられる。今後，同様の症例において，本薬剤も積極的に選択が考慮されることが望ましいと考える。

注）オランザピンの本邦における承認用法・用量は，「通常，成人にはオランザピンとして5～10 mgを1日1回経口投与により開始する。維持量として1日1回10 mg経口投与する。なお，年齢，症状により適宜増減する。ただし，1日量は20 mgを超えないこと」です。

文　献

1) Pearn, J., Gardner-Thorpe, C.: Jules Cotard (1840-1889)：his life and the unique syndrome which bears his name. Neurology, 58（9）：1400-1403, 2002.

OLANZAPINE CASE REPORT

6．1日1回投与／コンプライアンス

幻覚・妄想・精神運動興奮にて入院となった統合失調症にオランザピンが有効であった1例

岩内協会病院　古川美盛

[症　例] 47歳，女性
[診断名] 統合失調症
[家族歴・既往歴] 特記すべきことなし。
[現病歴] 同胞2人の第1子長女として出生。元来内向的で人づきあいが苦手であった。地元の公立高校卒業後，建設会社の事務員として勤務していた。25歳の時，精神運動興奮となり地元の総合病院精神科に1ヵ月間入院となり，それを機会に退職。以後再び精神運動興奮となり同病院にて計2回の入院加療を受けるが，いずれも入院期間は約1ヵ月であった。本人・家族の話では通院の必要性を言われていなかったため，退院後の外来通院はほとんどせず，缶詰工場や食堂などにパートとして勤務していた。

X−12年（35歳時）に父親が他界し，母親とともに母親の郷里に転居し仕出し弁当屋に勤務。X−11年4月26日，精神運動興奮となり当院を初診し医療保護入院となったが，カルバマゼピン400 mg/日の投薬を受け1ヵ月間で退院した。その後，外来通院はほとんどせず仕事を続けていたが，X−8年，X−2年に同様の経過で入退院を繰り返していた。

X年7月，体調を崩したという理由で仕事を休むが，その後自宅で精神運動興奮となり，母親に対する暴言，暴行も認められたため，母親が弟に連絡し，7月25日，弟夫婦とともに当科を受診した。敵意に満ちた表情で問いかけにはほとんど応答せず，時々大声を発していたが，内容は滅裂で意味不明であった。病識，現実検討能力に欠け入院の同意が得られなかったためハロペリドール5 mg，フルニトラゼパム2 mg静注後，医療保護入院となった。

[治療経過] 入院後保護室を使用したが，敵意に満ちた表情で興奮が強く，摂食・服薬の同意も得られず主治医や看護者に対しての暴力行為が認められたため，四肢抑制の上1日あたり2000 mlの補液とハロペリドール，フルニトラゼパムの持続静注を2日間施行した。

入院3日目には摂食・服薬に対する同意が得られたため，オランザピン10 mg/日，フルニトラゼパム2 mg/日を就寝前投与として開始した。入院時に認められた敵意，興奮はみられなくなり，談話の内容もある程度まとまり「何かおかしいのです」，「きっと仕事で疲れたからです」と述べ，病感は得られるようになった。また，時折険しい表情となり周囲を心配そうに確認し異常体験の存在がうかがわれた。

入院5日目に大部屋に転床し，オランザピンを20 mg/日に増量したところ，表情は穏やかとなり笑顔で「おかげさまですっかりよくなりました」と感謝の弁を述べ，「あまり言いたくないけれど実は変な声が聞こえていたのです」と異常体験の存在を肯定したが，「きっと疲れていたからです」と病識は得られなかった。また，明らかな副作用は自覚的にも他覚的にも認められなかった。

入院8日目頃より他患との交流もみられ，連日楽しそうに生活技能訓練（SST）に参加するよ

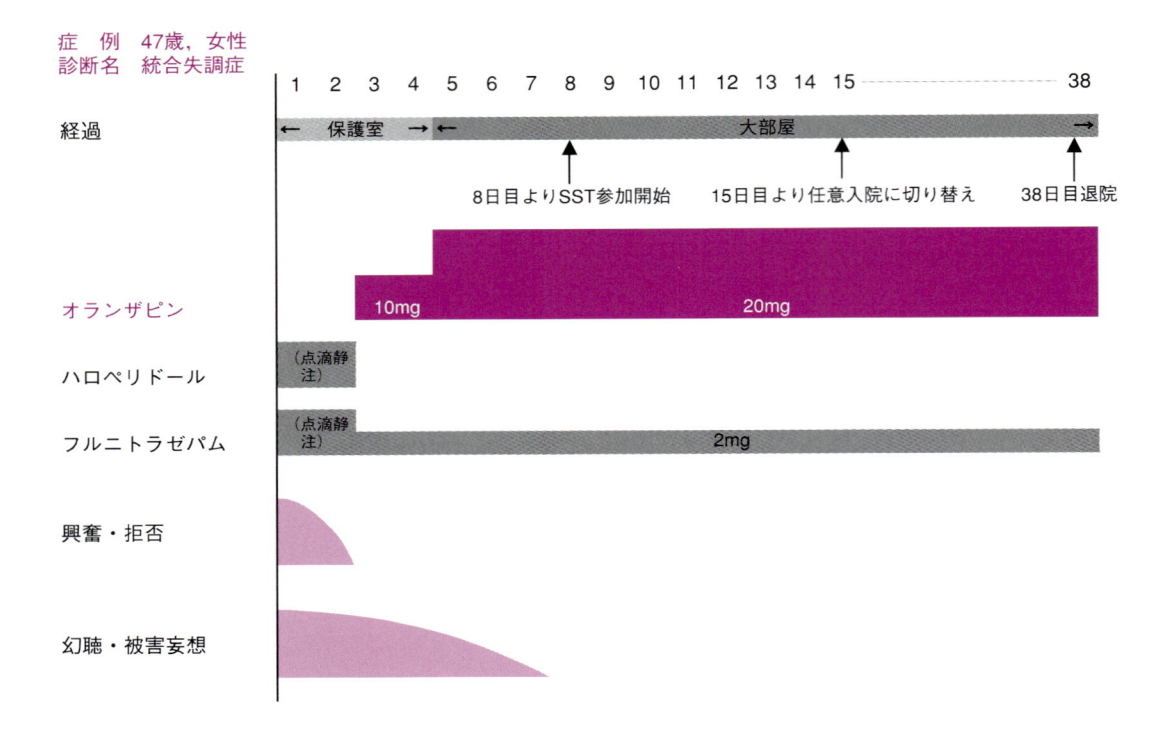

症　例　47歳，女性
診断名　統合失調症

| | 1 | 2 | 3 | 4 | 5 | 6 | 7 | 8 | 9 | 10 | 11 | 12 | 13 | 14 | 15 | ……… | 38 |

経過：←　保護室　→　←　　　　　　　大部屋　　　　　　→
8日目よりSST参加開始　　15日目より任意入院に切り替え　　38日目退院

オランザピン：10mg → 20mg
ハロペリドール：（点滴静注）
フルニトラゼパム：（点滴静注）2mg
興奮・拒否
幻聴・被害妄想

うになった。25歳時の初回入院時より声が聞こえていたが，おおむね気にしないで生活できていたこと，調子が悪くなると「ばか」，「おまえなんか死んでしまえ」というような悪口をずっと言われること，オランザピンを服用してから「はじめて声が消失した」と幻聴体験の存在を詳細に語った。また，今回の入院時は「警察に追われていた」，「先生も看護婦さんも私を捕まえて警察に通報すると思った」，「警察に捕まったら拷問を受けると思った」，「でも私の勘違いだったようです」，「もう気になりません」と被害妄想，追跡妄想の存在も語った。

入院15日目には病識が得られ，明らかな陽性症状も認められなかったため任意入院とし，週に1回の頻度で外泊したが，本人・家族の評価も良好であった。症状改善後も談話の内容は表層的な部分に限定され，対人距離は不自然で場にそぐわない言動，感情の平板化を認めた。

計3回外泊し，入院38日目の7月30日に退院となった。退院時には本人・家族に対して統合失調症であること，通院・服薬の必要性を説明して理解を得た。服薬については「就寝前投与であるため仕事に支障がない」こと，「副作用がないことから必ず服薬する」と笑顔で述べていた。

退院後は定期的に月に2回の頻度で自宅からバスを利用して1時間かけて通院し，仕出し弁当屋に復職し毎月20万円程度の収入を得ているが，症状の悪化はみられていない。体重増加，血糖上昇，錐体外路症状などの副作用も認められていない。

処方：オランザピン 20 mg
　　　フルニトラゼパム 2 mg（就寝時1回投与）

[考　察] 本症例は，過去の治療歴は不明ではあるが，精神運動興奮となった25歳時の初回入院以降計6回の入院歴があるが，外来通院はほとんどしておらず，また，幻聴・妄想といった陽性症状が発症時以来持続していた統合失調症である。

今回の入院時は興奮が強く，滅裂な言動，拒否のため，服薬が不能である間はハロペリドール，フルニトラゼパムの点滴静注を使用した。服薬可能となった後にオランザピンを10 mg/日から開始し20 mg/日に増量したところ，幻聴・被害妄想といった陽性症状が消失し，また強い興奮，滅

裂な言動，拒否もみられなくなり，急速に鎮静しなければならない状態を脱した。患者自身も幻聴・妄想について肯定し，病識が得られるようになった。患者は錐体外路症状などの副作用がないこと，就寝前投与であることから定期的な外来通院・服薬の遵守を約束し退院となった。退院後無事復職でき，また症状の悪化もなく定期的な外来通院・服薬の遵守が現在まで行われている。オランザピンの投与によって急速な鎮静と陽性症状の改善作用が得られ，退院後の外来通院・服薬の遵守が維持されている1例である。

　これまで通院・服薬コンプライアンスが悪かった理由として，不完全な入院加療であったこと，患者自身が服薬することで仕事に支障が出ると感じていたことが考えられた。今回の入院では興奮，拒否が強く急速に鎮静しなければならなかった点と退院後の服薬を遵守させなければならないという2点からオランザピンを選択した。SDAのリスペリドンや塩酸ペロスピロンでも急速に鎮静できると考えたが，これまでの経過からオランザピンと比べて錐体外路症状が多く，服薬コンプライアンスを考えてオランザピンを選択した。また，フマル酸クエチアピンの場合は錐体外路症状は最も少ないが，急速な鎮静が必要な場合に血圧低下作用のため初期から高用量を使用しづらく，また，半減期が短く1日1回の就寝前投与が難しいためオランザピンを選択した。

OLANZAPINE CASE REPORT

6．1日1回投与／コンプライアンス

老年期の妄想幻覚状態に対するオランザピンの治療

日本大学医学部付属練馬光が丘病院精神神経科　渡辺　登，鈴木良夫

［症　例］67歳，女性
［診断名］統合失調症
［生活歴］無職。四国で生育した。4人姉妹の4女。性格は，おとなしく，生真面目。中学校を卒業後，飲食店で働いていた。25歳で結婚し，2児（男性1人・女性1人）をもうける。55歳の時に，夫が多大の借金を抱えた。協議離婚をして娘を頼って上京した。娘は夫と死別した後，働きながら2児を育てていた。本人は娘家族と同居して，家事を担っていた。
［既往歴］特記すべきことなし。
［現病歴］66歳の夏，不眠が数日続いた後，奇妙な言動をするのに娘が気づいた。「クーラーのガスを抜かれ，爆発させられて，殺される」，「近所に刑務所帰りの男がいて，襲われる」などと訴えた。娘がその内容を否定すると，「何を言っても，誰も私を信じてくれない」と反発した。殺される不安から，地元の警察に何度も通報した。加えて，あたかも耳に何かが聞こえるかのように，ひとり言を言ったりもしていた。不眠や食欲不振は続き，家事もしなくなった。

　症状が出現して2週間後，娘は心配して当科を受診させた。本人の表情は空虚で硬く，小声で症状を語った。被害妄想を認めたが，本人は強く確信していた。ささやくような声で「殺してやるぞ」，「家に火を付けてやる」などの幻聴もあった。こうした不快な症状を訴えながらも，恐怖感は外来医には伝わらず，疎通性の低下や感情の平板化も認められた。

　当日撮影した頭部CT所見で，両側頭部に軽度の梗塞，前頭部に軽度の萎縮があった。血液・尿検査に異常所見はなく，空腹時血糖値は87 mg/dLであった。血縁関係で精神疾患や糖尿病で治療を受けていた人はいなかった。身長156 cm，体重38 kgで，小柄でやせた女性であった。

　診断は，高齢発症の統合失調症とした。本人は，服薬や通院に当初こそ抵抗していたが，不眠や不安の解消のために治療を受けることに同意した。

［治療経過］被害妄想や幻聴，不眠などの症状を早急に消失させ，警察に通報するなどの不穏な行動を招かないように治療を進めたかった。奇妙な言動がこれ以上続けば，娘は本人を家庭では見守れないからと，入院を希望する可能性が高かった。そこで次のような処方を試みた。オランザピン10 mg 1錠，ニトラゼパム5 mg 1錠，就寝前。

　1日に就寝前1回だけの服用であれば，不眠の解消のために服薬し，しかもオランザピンであれば不快な副作用の出現が極めて乏しいと予測されるため，服薬遵守が続けられるだろうと考えた。

　初診後3日目，外来を訪れた際には，睡眠が得られ，食欲も改善方向にあった。7日目には，幻聴が消失した。14日目を迎えると，被害妄想の訴えはなくなった。本人は「思い違いだったかも知れない」と苦笑した。不穏な言動は起こらずに済んだ。

　その後も同じ処方で，2週間に一度の外来通院を続けた。本人の語るところによれば「クスリが合っている。とても良い。安定している」とのことであった。食欲が非常に増したり，肥満になる

症　例：67歳，女性
診断名：統合失調症

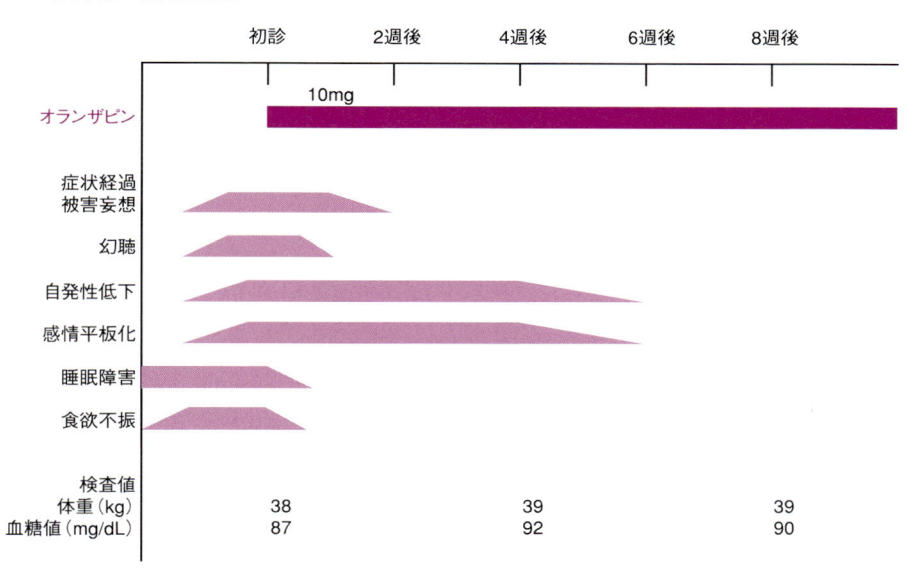

	初診	2週後	4週後	6週後	8週後
オランザピン		10mg			
症状経過 被害妄想					
幻聴					
自発性低下					
感情平板化					
睡眠障害					
食欲不振					
検査値 体重（kg）	38		39	39	
血糖値（mg/dL）	87		92	90	

ような兆候はみられなかった。

6週目を迎えると，以前と同じ程度に家事ができるようになった。診察室での本人の表情にはやわらかさが生じ，語る言葉もはっきりしてきた。従来の抗精神病薬服用でしばしばみられた錐体外路系の副作用である顔貌や体の硬さはなく，ごく自然な態度を示していた。血液検査で，血糖値や中性脂肪，コレステロール値は正常範囲を保っていた。

[考　察] 統合失調症の特徴的な症状は，a）妄想，b）幻覚，c）まとまりを欠く会話，d）まとまりを欠いた興奮した行動，e）陰性症状，すなわち喜怒哀楽の無さや考える内容の乏しさ，意欲の少なさである。DSM-IV では，診断のためにこのうち2つ以上を必要とする。

こうした症状とともに，社会生活を送るのが難しくなってくると，統合失調症と診断がつく。学業や職業，家事，対人関係，自己管理などが非常に低下するからである。

先に紹介した症例は，幻聴や妄想に加え，陰性症状を認める病像のため，生活に支障をきたしており，統合失調症と診断した。

統合失調症の代表的な治療法として薬物療法がある。ところが，従来の抗精神病薬では，陰性症状の改善が乏しく，また，錐体外路症状を中心とした副作用が強く起こりがちである。

本症例は，幻聴や妄想以外に，陰性症状として自発性の少なさやコミュニケーションの乏しさ，感情の平板化がみられた。そこでオランザピンを処方したところ，幻聴や妄想が消え，意欲や感情表出の改善がみられ家事ができようになった。錐体外路症状などの副作用は認められなかった。なお，オランザピンは体重増加やこれと関連した現象（糖尿病，高脂血症）のリスクを上昇させる可能性があるものの，本症例ではこうした副作用は生じなかった。

非定型抗精神病薬であるオランザピンは，陽性症状ばかりでなく陰性症状の改善をもたらし，副作用が少ないことから，統合失調症の第一選択薬として貴重な役割を占めるものと思料する。

6. 1日1回投与／コンプライアンス

オランザピン導入により内服コンプライアンスの改善が見られた1例

医療法人共生会　南知多病院　高見悟郎

[症　例] 32歳，男性
[診断名] 統合失調症
[生活歴・現病歴] 靴下製造業自営の両親の間に2人同胞第1子長男として出生。通信制普通科高校中退後，19歳時，家人の紹介で繊維卸業に就職したが，「自分に向いていない」と1年で辞職。以後，職を転々する。家業手伝い程度の就労は断続的に行っていたが，引きこもりがちな生活が続いていたようである。

29歳時，「風呂場で独りで笑っている」，「ニコニコしていて返事もしない」といった症状が出現するようになったため当院初診。初診時，不眠，空笑・緘黙といった陽性症状，無為自閉といった陰性症状を認めた。明らかな妄想・被影響体験は認められなかった。

[治療経過①] ブロムペリドールを主剤とした薬物療法を開始し，対症的に9mg/日まで増量した。緘黙は軽減したが，空笑は持続していたようである。徐々に家業手伝いを再開できる程度に意欲は改善したが，引きこもり生活は持続した。意欲の改善に伴い，「集中力がなくなる」と食後薬の怠薬傾向が出現した。同時期，アカシジアが出現したこともあり，9週で治療を自己中断した。

以後，無加療で経過していたが，徐々に不眠が再燃。独語・空笑，無為自閉が再燃したため，通算19週目に外来加療を再開した。

リスペリドンを主剤に変更し，2mg/日から開始したが，開始3日目に，「舌びらが出て，目が上を向いて，唾液がダラダラ出る」と急性ジストニアと思われる症状が出現した。抗コリン薬の増量により症状は軽快した。独語・空笑が持続していたため，6mg/日まで増量したが，症状軽減はしたものの持続していた。症状軽減に伴い，前回同様に怠薬傾向が再燃した。通算28週目で治療を自己中断した。

以後，通算45週目までの間に，徐々に不眠，独語・空笑，無為自閉が再燃した。「喋っていても良いから，薬は止めろ」と父親と母親の間で治療再開の是否について口論になるといった出来事もあったそうである。

リスペリドンを再開し，4mg/日まで漸増した。これまで同様に，独語・空笑は軽減したものの持続，家業手伝いが可能な程度に意欲は改善したものの，引きこもり生活は持続していた。

[治療経過②] 引継時，独語・空笑は認められなかったが，強い対人緊張を認めた。昼間の眠気を認め，熟眠障害が存在していると思われた。断続的に家業手伝いを行う程度に社会的能力は維持されていたが，引きこもりがちな生活が持続していた。患者は就労という形での社会参加を希望しており，引継時点での自覚的症状として，意欲低下・全身倦怠感が前景に出ていた。

引継時点における薬物療法上の問題点として，次のような点があげられると思われた。①内服コンプライアンスの維持が不安定なため，症状再燃を繰り返している点。この点に影響している要因として，②十分な抗精神病効果，③十分な陰性症状改善効果といった薬物療法による"benefit"

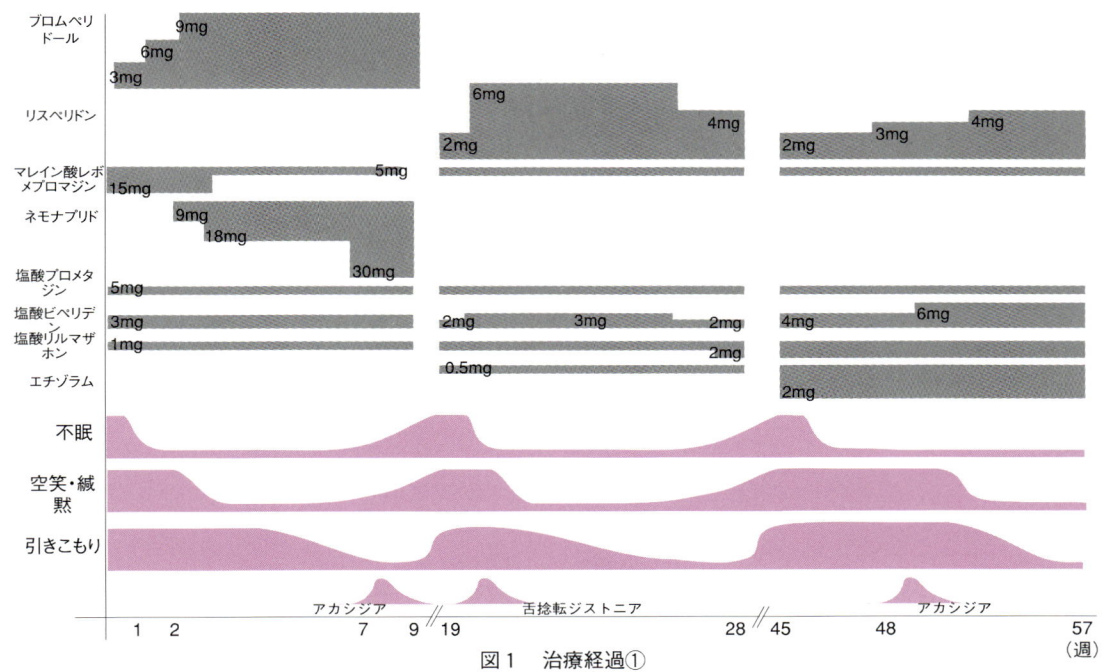

症　例：32歳，男性
診断名：統合失調症

図1　治療経過①

が，④急性の錐体外路症状が出現する可能性という薬物療法による"cost"に対して，自覚的には十分ではないという認識などが問題点としてあげられると思われた。

以上を踏まえた上で，診断病名の告知と自我境界の脆弱性という観点から，統合失調症の症状について説明。治療技法の1つとしての薬物療法の位置付けを説明した上で，「社会参加を最終目標として，それを阻害していると考えられる病的要因に対して，薬物療法を中心として治療を行う」という治療契約を提案した。まず，前景に出ている意欲低下・全身倦怠感の改善のため，良質な睡眠の確保を目的に，処方調節を行うことについて理解と合意を確認した。

意欲低下・全身倦怠感の背景には，熟眠障害が存在していると思われたため，睡眠構造是正を目的に睡眠導入剤を減量。抗精神病効果が十分ではないと思われたが，経過から内服コンプライアンス不良であることが疑われたため，1日用量はそのままで，これまで比較的良好なコンプライアンスが得られてきたと考えられる眠前に，抗精神病薬を重点的に配分するように内服方法を変更した。

熟眠障害の軽減に伴い全身倦怠感は消失したが，意欲低下・強い対人緊張は持続したため，リスペリドンを8mg/日に増量（剤型を2mg錠へ変更。眠前は2mg）した。抗精神病薬の増量に伴い過鎮静の怖れもあったため，併せてマレイン酸レボメプロマジンを中止した。継続的に家業手伝いを行う程度に意欲が改善した。これまでの経過において，口渇の訴えが持続していたが，マレイン酸レボメプロマジン中止後も持続し，抗コリン薬の影響も考えられたため減量したところ，口渇は軽減した。

症状軽減に伴い，これまで同様に怠薬傾向が再燃した。比較的安定して経過していたが，引きこもりがちな生活は持続し，対人緊張と陰性症状の改善が十分でないと思われた。内服コンプライアンスの改善および，さらなる抗精神病効果と陰性症状改善効果を目的に，オランザピン10mg/日

図2 治療経過②

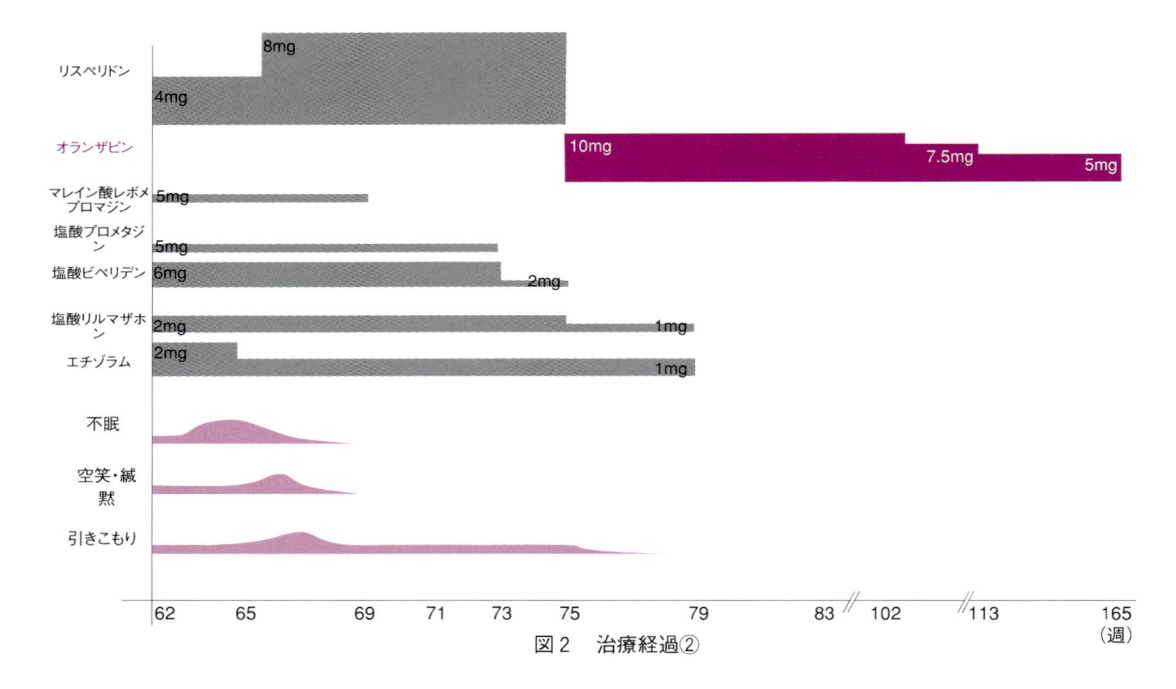

を主剤へ処方変更したところ，就労能力が著明に改善した。外出なども行う程度に生活面での変化がみられるようになった。処方変更後，若干の昼間の眠気の訴えがみられたため，睡眠導入剤を中止した。昼間の眠気は軽快し，熟眠障害の再燃も認められなかった。「朝起きてしまえば良いけれど，起きるのが大変」との訴えはみられたが，睡眠構造の改善に伴う深睡眠増加によるものであると思われた。昼間の活動性に対する影響は認められなかった。

以後も安定して経過した。オランザピン導入24週後には，最初に就労を試みた繊維卸業での継続的な就労を開始したが，その後も寛解状態を維持した。就労を継続できており，社会的能力も向上傾向にあった。怠薬傾向の再燃は認められず，良好な内服コンプライアンスを維持した。

オランザピン導入後28週頃，昼間の眠気の訴えが若干みられた。寛解期への病期の移行の徴候とも思われたが，症状の軽快に伴い喫煙本数の減少がみられたため，薬剤代謝の変化も考えられた。対症的にオランザピン導入後37週までにオランザピンを5mg/日に漸減し，昼間の眠気の訴えは消失した。

オランザピン導入後30週頃，以前と比較して5kg程度の体重増加（体重87kg，身長175cm，BMI 28.4）を認めた。夜間間食の増加といった食行動の変化が影響していると思われたが，オランザピンの代謝への影響も否定できなかった。以上の見解を説明し，食生活の改善とジョギングなどの対処を行うことを提案したところ協力が得られた。生化学検査で肥満による変化は認められたが，耐糖能異常を示唆するような結果は認められなかった。その後，体重増加も徐々に軽快し，オランザピン導入後40週には以前と同程度の体重に回復した。

この間，オランザピンの関与も否定できない血糖上昇による死亡事例の報道と，それに対する緊急安全性情報の周知が行われたため，以上を説明した。他の抗精神病薬への切り替えも提案したが，患者・家族ともにオランザピン継続を希望されたため，同一処方を継続し，現在に至っている。現在の薬物療法による"cost"に対して十分な"benefit"が得られているという認識によるものと思われた。

[考 察] 近年の医療情勢の変化により，精神科臨床においては，従来の入院治療中心の「収容

型」から社会復帰・参加を促す「開放型」医療への転換が求められるようになった。開放型精神科医療への転換における問題点として，①患者およびその家族の治療に対する理解と協力が必要な点，②デイケア・作業所などの中間施設といった病院外施設の充実が必要となる点，③社会復帰療法の治療技法としての性質上，患者の認知機能の改善が望ましい点などがあげられる。また，入院外治療における薬物療法の問題点として，内服コンプライアンス維持の問題があげられる。

非定型抗精神病薬は定型抗精神病薬と比較して，認知機能を損なうことなく陽性症状を抑えることが期待できる[1]といった特徴から，開放型精神科医療における薬物療法を行う上で有用であると考えられるが，非定型抗精神病薬がSDAなどの機序を十分に発揮するためには，使用用量のより厳密な調整が重要であると思われる。しかし，入院外治療においては，すべての患者で「処方用量＝使用用量」であるとは限らないというのが現状であると思われる。薬物療法を行っていく際，標的症状に対する適切な薬剤選択以外にも，"使用"用量に影響を与える要因への配慮が重要であると思われる。今回の報告例についても，処方薬剤・用量に対して期待される薬効と治療反応とのギャップが大きいことが，処方の混乱と治療の停滞の一因であったと思われた。

具体的には，「いかに良好な内服コンプライアンスを維持していくか？」という問題であると思われるが，私見としては，患者・家族の理解と協力が不可欠であるため，疾病・治療に対する十分な説明をすること，患者・家族の"need"を明確にした上で，薬物療法で期待される"benefit"と副作用などを含めた薬物療法に伴う"cost"や限界を説明し，治療契約を提案することが有効であると思われた。

自覚的症状改善感が得られやすいように薬剤選択を行うことも有効であると思われた。報告者は塩酸ペロスピロンの使用経験が乏しいため，リスペリドン，オランザピン，フマル酸クエチアピンについてのみ私見を述べると，分化した明らかな幻聴に対してはリスペリドン，オランザピンが，本症例のような未分化な病的体験を背景に不安・焦燥感や抑うつ・引きこもりが前景に出た患者に対してはオランザピンが，未分化な病的体験を背景にしているが不安・焦燥感は目立たず，時に急性増悪し精神運動性興奮を繰り返すような患者に対してはフマル酸クエチアピンが自覚的症状の改善感を得られやすいように思われた。

治療環境・方針によっては定型抗精神病薬で"need"を十分満たすことが可能な場合もあると思われるが，開放型精神科医療においては，非定型抗精神病薬の導入は一考に値すると思われる。

文　　献

1) 太田共夫，山口登：新世代型および従来型抗精神病薬と認知機能．臨床精神薬理，5：1249-1256, 2002.

6. 1日1回投与／コンプライアンス

オランザピンにより治療可能となった統合失調症患者の1症例

西八王子病院　平林栄一

[症　例] 62歳，女性
[診断名] 統合失調症（妄想型）
[現病歴] 家族からの報告によると，20年前より人を避けるようになり，A総合病院精神科を受診させた。しかし，数回の外来通院後に中断した。病識はなく，本人は精神科治療を拒否していた。しかし，不眠のため，夫のみが受診し持ち帰るマレイン酸フルフェナジン2 mg/日およびブロチゾラム0.5 mg/日を眠前に内服していた。被害妄想が特に強く，外出と人を自宅に入れることができない状態となっていった。X年に夫が入院したが，被害妄想による不安が強く，入院中に一度も面会に行くことができなかった。親しい知人の情報によると，夫の死亡後は，カーテンを閉め切り，知人に「夫の会社の関係者から嫌がらせを受けている。隣人から悪くされている」と切羽詰まり電話をしてきたとのことであった。このため，心配した知人が訪問すると，部屋は整理整頓されているものの，缶詰の空き缶が袋に詰められて並べられていた。「お風呂に入っていなくてすいません」と話し，口調は穏やかで態度も礼儀正しかったが，表情は極めて険しかった。また，レポート用紙10枚に乱れた字で書いた文章を「これを読んでください」と差し出した。内容は支離滅裂で，まとめると下記の内容であった。
・自分に対するいやがらせの声が聴こえる。マンションの外からか内からかは分からない。
・何故か部屋の様子が知られてしまい，部屋がガラス張りになっている。
・自分を監視しているのは会社関係の人らしい。
・封書で変な写真が送られてきたが，恐くて自分では開けられない。

読み終えた知人が，封書を開けると書類と礼状が入っていた。「薬を飲んでいますか」と尋ねると，「現在は飲んでいない」と話した。当初は，不眠が辛いと訴えていたが，内服を勧めると不眠を否認し「薬は飲まない」と主張。病院への受診を勧めるが頑として拒否した。4日後に再度訪問し，精神科を受診するように説得したが，本人は頑として応じなかった。上記のように，顕著な被害関係妄想による不安焦燥感が強く，まったく外出できない状態であった。心配した知人の知らせで，家族が親戚一同の応援を頼み，ワゴン車に乗せて当院受診となった。

[臨床経過] 初診時「インディアン戦争ということを聞きました。この事件で眠れなくなりました。夫が亡くなったことも存じません」と支離滅裂の内容を話し興奮していた。身体的にも脱水症が認められた。

脱水症の治療と薬の調節のため，入院治療を受けるように説得を試みた。しかし，病識がなく入院に応じないため医療保護入院とした。さらに精神運動興奮状態にあり，自傷の防止と点滴をする必要から，胴と上下肢を拘束する必要があった。

入院直後に，ハロペリドール5 mg/日を入れた輸液1000 mlを施行したが，夕食と内服を拒否した。さらに「助けてください」と大声で叫び続けた。ハロペリドール5 mg/日，フルニトラゼパム

症　例：62歳，女性
診断名：統合失調症（妄想型）

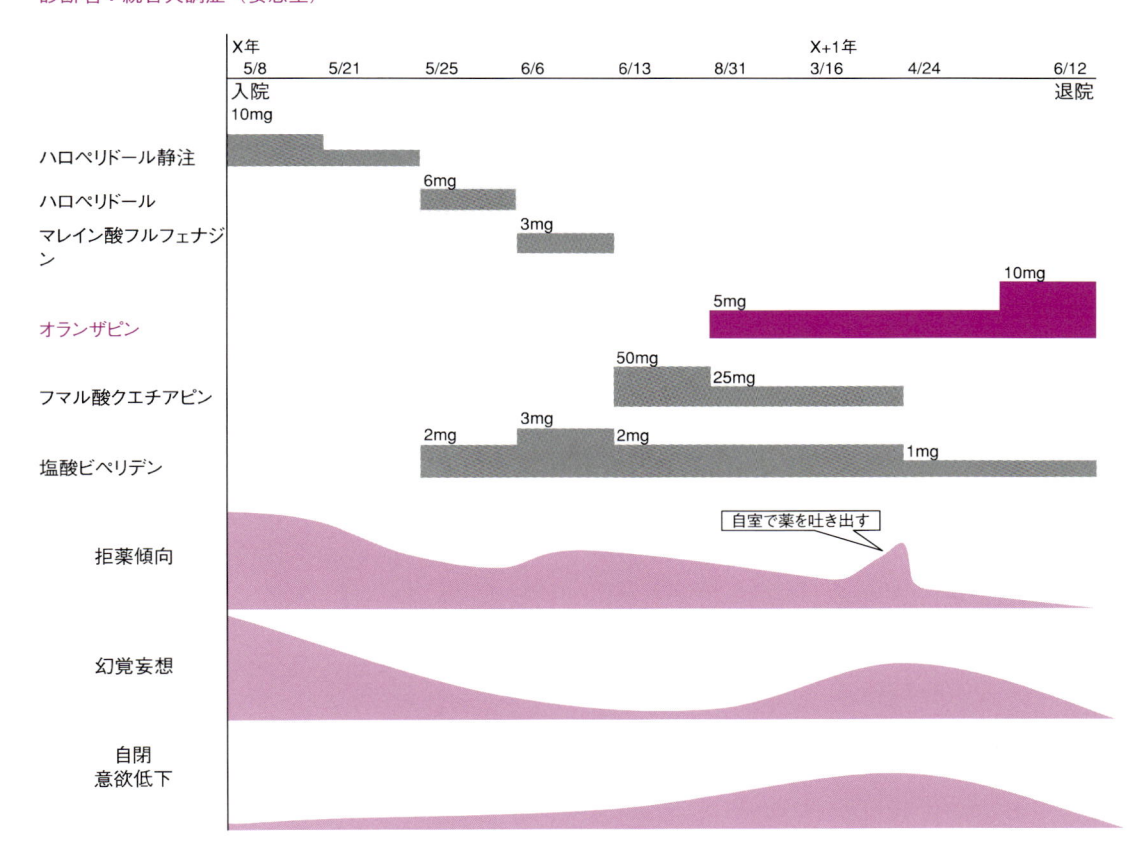

	X年						X+1年			
	5/8	5/21	5/25	6/6	6/13	8/31	3/16		4/24	6/12
	入院									退院

ハロペリドール静注　10mg
ハロペリドール　6mg
マレイン酸フルフェナジン　3mg
オランザピン　5mg → 10mg
フマル酸クエチアピン　50mg → 25mg
塩酸ビペリデン　2mg / 3mg / 2mg / 1mg

拒薬傾向（自室で薬を吐き出す）
幻覚妄想
自閉
意欲低下

1 mg/日を入れた生食 100 ml の点滴を追加後に入眠した。
　翌日は，「入院前に知人が自宅に訪ねてきてくれた。事件が起きたのでメモをしてきた。突然，ガスが使用できなくなり，私の周りで何かが企まれています」と幻覚妄想状態は続いていた。また，心電図，血液検査と頭部 CT にて，脱水症以外には，異常所見が認められなかったので，ハロペリドール 10 mg/日に増量。入院 7 日後，食事は少し摂取するようになったが拒薬は続いていた。
　入院 9 日後，表情が穏やかになり，意味のある会話も可能となり，病識も出てきたので隔離を解除した。しかし，「薬を飲むのは怖い」と拒薬は続いたので，ハロペリドール 10 mg/日を入れた輸液の継続が必要であった。

　入院 10 日後，「点滴を受けるのは大変なので，粉の薬ならば飲みます」と話すので，ハロペリドール 6 mg/日と塩酸ビペリデン 2 mg/日を粉末にして処方すると内服した。
　入院 20 日後には幻覚妄想状態は軽快した。処方内容を本人の希望により入院前のマレイン酸フルフェナジン 3 mg/日と塩酸ビペリデン 3 mg/日に変更した。幻覚妄想状態は軽快したが，入院 1 ヵ月後に「ジッと座っていることができない」とアカシジアの訴えがあり，乳酸ビペリデン 5 mg を筋肉注射すると改善した。また，1 日に 3 回内服することに恐怖感があると訴えがあった。そこで，錐体外路症状がないように，非定型抗精神病薬のフマル酸クエチアピン 25 mg 1 錠と塩酸ビペリデン 1 mg 1 錠を朝・夕 2 回の内服とした。精神症状はさらに安定しつつあったが，14 日後に歯

がガクガクし両下肢が痺れ落ち着かないとの訴えがあり，乳酸ビペリデン 5 mg の筋肉注射で落ち着いた。

　他の非定型抗精神病薬への切り替えを考え，オランザピン 5 mg/日を現在の処方に追加した。薬が増量されているにもかかわらず，被害念慮が出現し，独語する姿も見られるようになり，内服コンプライアンスが疑われた。薬を口には入れるが，頰に溜め，自室で吐き出していることが確認されたので，本人と薬について話し合った。「以前に薬の副作用で歩けなくなった。ソワソワし辛かった。精神科の薬に恐怖心がある。1 日に 2 回も飲んでも大丈夫でしょうか」と不安の理由を初めて語った。安心して内服することが重要と考え，処方内容をオランザピン 5 mg/日の 1 回投与とした。その後は，こっそりと薬を口から吐き出さなくなった。しばらくすると，自室で本を読み，編み物をして過ごすようになった。錐体外路症状などの副作用もなく内服への抵抗感も訴えないので，QOL の向上を期待し，入院 11 ヵ月後にはオランザピンを 10 mg/日に増量した。2 週間後には，病棟のレクリエーションに参加し楽しそうにしている姿が初めて見られた。また，耐糖能障害に関する緊急安全性情報が出たので，血液検査を実施した。結果はヘモグロビン（Hb）A_{1C} 4.8 %，血糖値 83 mg/dL で耐糖能障害は認められなかった。

　入院 1 年後に現実検討能力も改善し，退院への要求も出てきたが，家族からは反対が強かった。「今は状態が良いが，退院すると薬を飲まなくなる。精神科の病院に外来通院するはずがない」との懸念が語られ，入院継続を強く要求された。主治医からは，幻覚妄想状態は改善し身の回りのことはできるので退院可能であること，本人と薬への恐怖心について話し合い，薬を何回か変更し，現在は安心して飲んでいることをまず伝えた。さらに，以前は，本人に薬を飲む恐怖心が強く 1 日に 1 回の内服しかしないので，十分な抗精神病薬を投与できなかった。しかし，オランザピンは 1 日に 1 回の内服で十分な新薬であり，医学的に十分な治療ができていることを伝えた。また，薬を飲まなくなり，状態が悪化した場合は，当院に再入院させるとの約束の上で家族も同意し退院となった。1 年 1 ヵ月での退院であった。

　退院直後は，自分で食事を作り，自ら近医に規則正しく通院しているとのことであった。近況は，一人で外出し買い物に出掛け，行動範囲が広がり，見違えるようであるとのことである。

[考　察] 約 20 年前に発症したが，副作用のため精神科の薬を飲むことへの恐怖心が非常に強く，十分な薬物療法を受けずに経過してきた。そして，世話をしてきた夫の死亡を契機として完全に怠薬となり，幻覚妄想状態を呈し入院となった症例である。精神科の薬を内服することへの恐怖心，抵抗感から十分な薬物治療を受けずに経過してしまい，家族の病気などから表面化する事例は多いと考えられる。

　この症例では，拒薬のため強制的にハロペリドールの静脈注射で加療し，その後，拒薬のため薬物の種類，形状，内服回数などを本人の要求に合うまで調節する必要があった。具体的には，ハロペリドールの粉末，マレイン酸フルフェナジン，フマル酸クエチアピンへと変更した。しかし，アカシジアなどの副作用出現と抗精神病薬への恐怖心から自室で薬を吐き出すため，完全な内服の継続が非常に困難であった。診察場面でも，精神科の薬を飲むことに対する恐怖心と，薬を飲む回数が不安に比例していることが伝わってきた。

　これに対して，オランザピンの使用により 1 日に 1 回の内服が可能となり，恐怖心と抵抗感を和らげることができた。これによって，本人の許容できる内服回数で，十分量の投薬が可能となり，20 年来続いていた幻聴と妄想は消え，家族の見守りのもとで一人暮らしができるまで軽快した。十分量の抗精神病薬の投与と確実な内服が治療において非常に重要であることを再認識した。臨床場面では，薬に対する不安感から，調子が良いと自分で薬の調節をしている患者は意外に多い。また，精神科の薬を飲むことへの抵抗感，恐怖心から，内服量はできる限り少量を希望している患者は多いと考えられる。Christian R. Dolder らは，決められたとおりに内服している患者は，定型抗精神病薬で 50 %，非定型抗精神病薬で 60 % であると報告している[1]。患者の立場から考えてみる

と，1日に2～3回の内服を一生継続していくことは，精神的にも，日常生活においても大変な負担であると想像される。1日1回の内服で十分であるオランザピンの使用は，明らかに内服コンプライアンスを向上させると考えられる。優れた薬である非定型抗精神病薬が薬効を発揮するためには，十分な量の薬が確実に内服されることが非常に重要であることはいうまでもない。

文　献

1) Dolder, C.R., Lacro, J.P., Dunn, L.B. et al.: Antipsychotic medication adherence : Is there a difference between typical and atypical agents? Am. J. Psyciatry, 159 : 103-108, 2002.

OLANZAPINE CASE REPORT

6. 1日1回投与／コンプライアンス

リスペリドンからオランザピンに切り替えたことによりプロラクチンが正常化した症例

林下病院　長谷部 夏子，林下 忠行

[症　例] 18歳，女性
[診断名] 統合失調症
[家族歴・生活歴] 両親，妹2人，祖父母との7人家族。家族や親戚の精神科受診歴は否定。幼少期より父親とは不仲で，母親は仕事で忙しく，祖父母に育てられた。
[現病歴] 中学卒業後，全日制の高校に進学したが，なじめずに退学した。その後，通信制の高校に通っていたが，X年6月初めから，コンビニエンスストアでアルバイトを始めた。同年6月中旬頃から，家族を振り切って夜中に出かけたり，早朝から遠くまであてどなく歩き回ったりするようになった。同級生の男性に思いを寄せ，会いに行っているようなことを言ったりするものの，内容は転々とし，家族も把握できないでいた。自宅から8km離れた交番で保護されたが警察でも事情が聞けず，家族が引き取りにいっても逃げようとしたりするため，6月30日，A病院を初診し入院となった。
[入院時の所見] 落ち着きなく，診察室をキョロキョロ見回す。質問には答えず，繋がっていないはずの携帯電話を取り出して話し始める。「家族に見張られているのがイヤなんです」，「アルバイト先では監視されていた」といった注察妄想がみられた。また，話している最中に突然笑い出したり，急に静かになり真面目な顔で「すみません，すみません」と言い出したりして，幻聴の存在も疑われた。入院の上，治療する必要があることを説明したが，理解できなかったため，医療保護入院とした。

[入院後の治療経過] 病棟では，窓から「みなさんのところに行きたいです。わたしはBさんが好きなんです」と自署入りのメモを投げたり，興奮し窓を叩いて「助けてください」と叫んだりし，自傷他害の恐れがあるため，保護室にて治療を開始した。

入院初日，リスペリドン2mg/日，マレイン酸レボメプロマジン25mg/日を投与したところ，倦怠感が強く臥床がちとなった。翌日，マレイン酸レボメプロマジンを減量し，リスペリドン3mg/日分3，マレイン酸レボメプロマジン15mg/日分3，ブロチゾラム0.25mg/日，フルニトラゼパム2mg/日（就寝前）に処方を変更した。その後も，症状は改善せず，保護室内で壁に向かって話したり，アルバイト先の人たちや，医師，看護師が「ニセモノ」だと言って笑い出したりするので，7月7日からリスペリドン2mg/日（就寝前）を追加した。7月10日，嚥下障害，流涎が目立ってきたため，経口薬は中止し，ハロペリドール2.5mgの静注と乳酸ビペリデン5mgの筋注を行った。翌日も同様の注射をしたところ，嚥下障害は消失した。7月12日から経口薬を再開し，リスペリドン2mg/日，塩酸ビペリデン2mg/日分2を投与した。「コンビニの人たちは親切なので，親戚にしてくれた」といった思考障害は持続していたが，医療スタッフとの関係が良好になり，落ち着きが出てきたので個室に移した。7月15日から夜間の不眠を訴えたため，ロ

症　例：18歳，女性
診断名：統合失調症

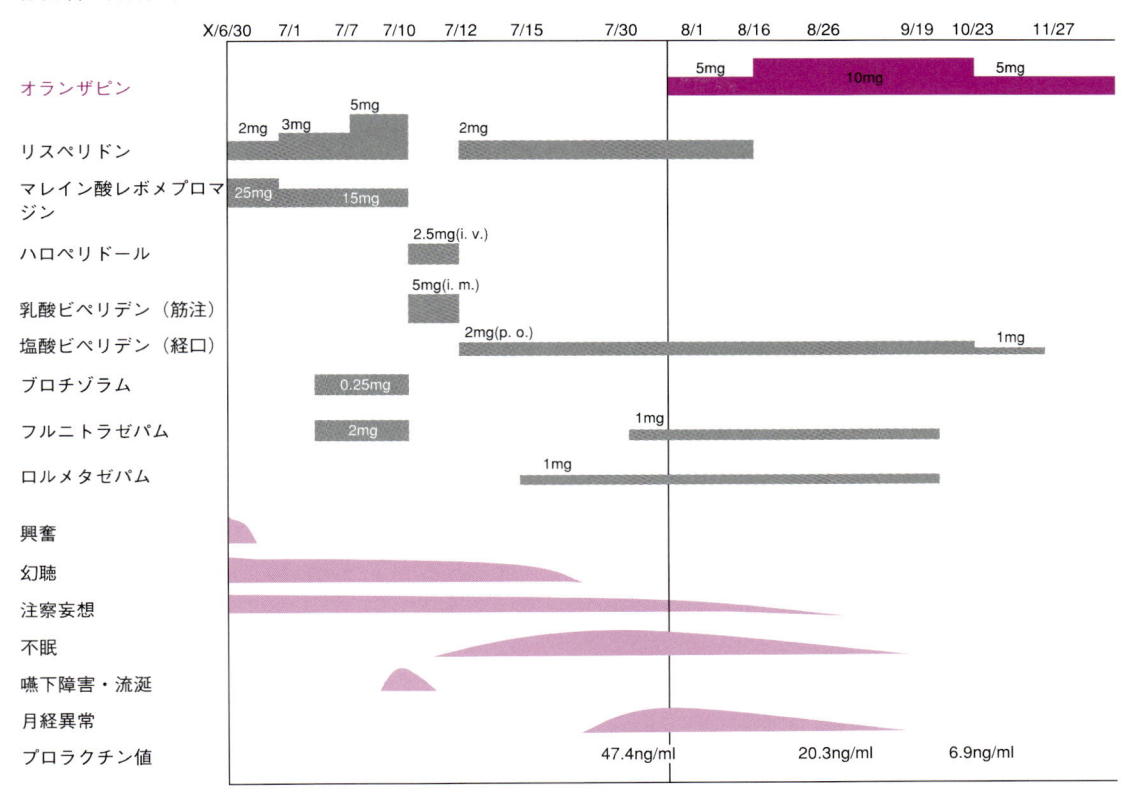

| | X/6/30 | 7/1 | 7/7 | 7/10 | 7/12 | 7/15 | 7/30 | 8/1 | 8/16 | 8/26 | 9/19 | 10/23 | 11/27 |

オランザピン：5mg（8/1～8/16）、10mg（8/16～10/23）、5mg（10/23～11/27）
リスペリドン：2mg、3mg、5mg、2mg
マレイン酸レボメプロマジン：25mg、15mg
ハロペリドール：2.5mg（i.v.）
乳酸ビペリデン（筋注）：5mg（i.m.）
塩酸ビペリデン（経口）：2mg（p.o.）、1mg
ブロチゾラム：0.25mg
フルニトラゼパム：2mg、1mg
ロルメタゼパム：1mg

興奮
幻聴
注察妄想
不眠
嚥下障害・流涎
月経異常
プロラクチン値：47.4ng/ml、20.3ng/ml、6.9ng/ml

ルメタゼパム 1 mg/日の就寝前投与を追加したが，抗精神病薬はリスペリドン 2 mg/日のみで様子をみた。「バカ野郎」，「今のは演技だろう」と言った幻聴は次第に少なくなり，集中力が増し作業療法も可能になったが，家族に対しては被害的な言動が続いており，面会を拒否することもあった。

7月下旬から「今まで規則的にあった生理がきてない」との訴えが増えてきた。そのことに対する不安が高まったせいか，不眠も増強し，7月30日よりフルニトラゼパム 1 mg/日（就寝前）も追加した。プロラクチンを測定したところ 47.4 ng/ml と上昇しており，月経が遅延している原因であると予想された。オランザピンは高プロラクチン血症をきたしにくいという報告[1]もあることから，8月1日よりリスペリドンとオランザピンの切り替えを開始し，オランザピン 5 mg/日

（就寝前）を上乗せした。血液一般検査，生化学的検査，尿検査に異常はなく，精神症状も安定していたため，8月16日よりリスペリドンを中止し，オランザピン 10 mg/日投与とした。塩酸ビペリデン 2 mg/日分2，ロルメタゼパム 1 mg/日，フルニトラゼパム 1 mg/日（就寝前）は継続した。同時期，精神症状は改善し，家族との関係も良好になった一方，空腹を訴え，ハンバーグやおにぎりなどの差し入れを母親に要求することが多くなった。体重が増加すると様々な合併症が生じる危険性があること，薬を服用していると体重が増加しやすい可能性があることを，母親も含め説明したものの，差し入れは続いた。しかし，耐糖能異常は認められず，体重の変化もなかったため，処方を継続した。家族への被害妄想は消失し，関係も良好になり，外出を繰り返した上で，8月20日自宅へ外泊した。家族の受け入れも良

く，本人も退院したいとの希望が強くなり，8月30日に退院した。

退院後は外来で同様の処方を継続していたが，8月26日の検査ではプロラクチン20.3 ng/mlと減少傾向がみられ，10月23日は6.9 ng/mlと正常化し，9月から月経も回復した。自宅ではよく眠れるので睡眠薬は服用していないとのことから，9月19日，ロルメタゼパム，フルニトラゼパムを中止した。10月23日からはオランザピン5 mg/日，塩酸ビペリデン1 mg/日投与とした。その後も安定しており，現実検討能力も十分保たれていることから，11月27日からはオランザピン5 mg/日の単剤投与とした。嚥下障害，その他のパーキンソニズムは出現しなかった。精神的にも安定しており，勉強に仕事に積極的に取り組んでいる。なお，入院中は体重の変化がなかったものの，退院後3ヵ月間で体重は4 kg増加し，以後変化はなく，BMIが23.3で落ち着いている。現在までのところ，耐糖能異常は認められず，月経周期も規則的で，順調な経過をたどっている。

[考察] リスペリドンで引き起こされた高プロラクチン血症が，オランザピンに切り替えることにより改善した症例である。特に今回の症例では，精神症状が改善してきた矢先に，患者は月経が遅れていることに固執するようになり，拒薬へつながる危険性もあった。薬を変えたらホルモンのバランスが正常になり，月経の再開が期待されると何度も説明し，なんとか服薬は継続された。幸い，現在はオランザピン単剤で，精神症状は安定しており，月経も規則的に経過している。また，薬を切り替えた当初は食欲が増し，体重も増加したが，退院後は元の食事量に戻っている。

若い女性において，月経が不規則になったり，無月経になったりすることは，将来に対し悲観的になり，不安感を増大させ，心理的にも悪影響を及ぼすであろう。このような折りには薬剤の切り替えを試す価値が大いにあることを経験できた症例であった。

文献

1) Dickson, R.A., Seeman, M.V., Corenblum, B.: Hormonal side effects in women: typical versus atypical antipsychotic treatment. J. Clin. Psychiatry, 61 (Suppl. 3): 10-15, 2000.

6．1日1回投与／コンプライアンス

自殺企図を有する統合失調症患者にオランザピンが奏効した1症例

厚生連安曇総合病院　平　林　一　政

[症　例] 45歳，男性
[診断名] 統合失調症
[現病歴] 高校卒業後，会社勤めをしてきたが，長くは持続せず職を転々としていた。酒類を多量に飲む生活が続いていた。X−2年，躁状態が1ヵ月も続き，飲酒運転で人身事故を起こし，免許取り消しとなる。その結果，仕事を失い，その3ヵ月後に別の会社に勤めたが，研修中に「人から常に見られている，狙われている」と不安を訴え，研修を放棄し，自宅に戻り引きこもるようになった。このような抑うつ状態が2ヵ月程続いたあとのX−1.5年，「電話のベルが鳴っている」との幻聴を訴え，家族に付き添われ当院を受診，スルピリド400 mg／日およびフルニトラゼパム2 mg／日で処方を開始した。1ヵ月後，幻聴・被害妄想・被注察念慮が一時的に強く現れ，睡眠薬の多量内服による自殺企図に至り入院した。

2ヵ月後に退院し，処方はスルピリドからブロムペリドール1 mg／日へ切り替え，その後，外来通院を続け就労も可能になった。しかしX−1年，手首切傷による自殺企図で再入院した。自殺企図は，幻聴・被害妄想・被注察念慮が一時的に再燃してのものであった。1ヵ月後，退院しブロムペリドール1 mg／日で通院を続けた。X年，強い希死念慮を訴え，仕事も既に辞めて家族に付き添われて来院した。

[臨床経過] 希死念慮，幻聴，被害妄想，被注察念慮が強く，オランザピン5 mgを1日1回夕方投与で開始した。入院も検討したがオランザピンの陽性症状への効果を期待し，家族には自殺企図に充分注意して家で見守ってもらうように依頼した。翌週，患者が独りで来院し希死念慮，幻聴，被害妄想など，ほとんどが改善傾向にあると表情良く答えた。さらに薬剤投与2週間後には症状は消失していた。そして患者は，「あの薬は良い」とにこやかに，明るい口調で答えた。その後，程なく患者は新たな職場に就職した。

X+α年，患者から乳腺のしこりの症状の訴えがあり，検査したところプロラクチンの上昇は認められず，乳腺への細菌感染によるものであった。腺腫部分のみ外科的除去を行い軽快した。現在も，患者はオランザピン5 mg／日を服用し続け，安定して仕事を続けている。

[考　察] 強い希死念慮の訴えがあった症例で，オランザピンの服用により安定し就労継続可能までに改善された1例であった。特に幻覚や妄想気分，希死念慮に対して，短期間で明瞭な薬剤の効果が発揮された。また，副作用としてパーキンソン徴候もなく，体重増加も3 kg程度の上昇に留まり，安全かつ有用性の高い薬剤であることが示唆された。本症例のように，錐体外路症状や鎮静による「抑えられ過ぎ」の訴えのために増量できず，度々の病状再燃を回避できずにきた旧来の薬剤に比べ，いともたやすく希死念慮に至るような切迫症状に対して，効果発現に充分な量の投与が行えるオランザピンの有効性は高いと考えられる。患者からの印象も満足度が高く，長期間にわたり良好なコンプライアンスを保証してくれる薬

症　例：45歳，男性
診断名：統合失調症

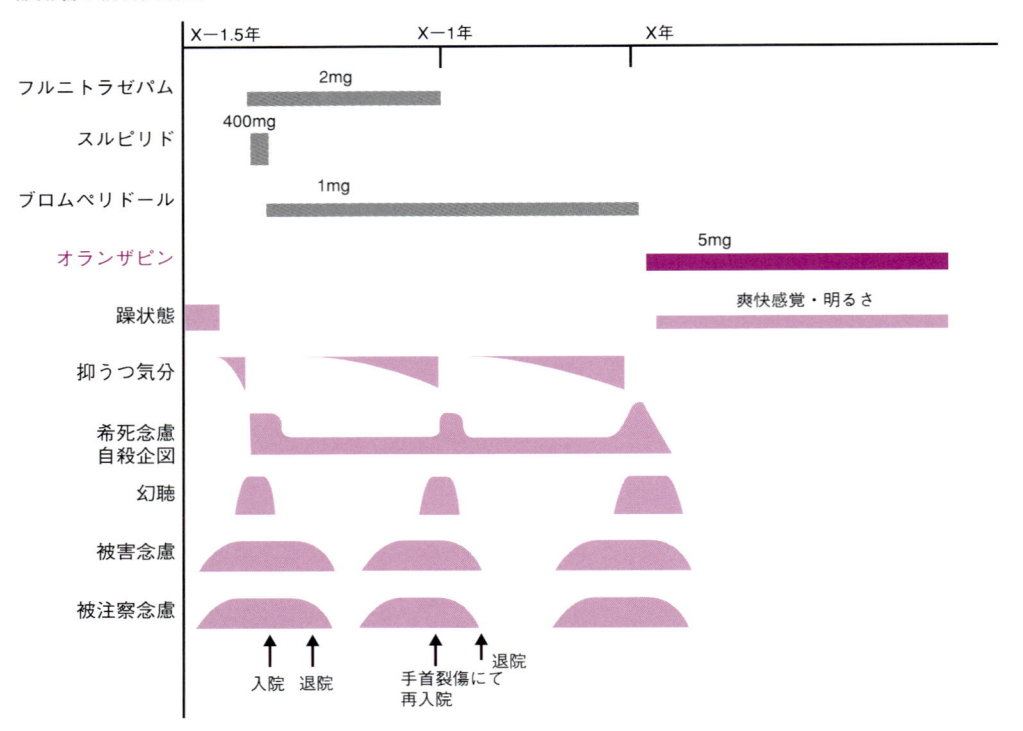

剤であると考える。

　以上の点から，オランザピンは糖尿病に注意さえすれば，自殺企図を伴う患者や，就労を希望する患者においては，早期の段階から用いることで，症状の安定とともに活動性を高めてくれる理想的な薬剤であると考えている。

OLANZAPINE CASE REPORT

6．1日1回投与／コンプライアンス

オランザピンが幻臭に著効を呈した1症例

上武病院　中島　顕

[症　例] 45歳，女性
[診断名] 統合失調症（妄想型）
[既往歴・生活歴] 既往に精神変調を呈したことはない。3年前（42歳），自宅の隣に引っ越して来た人が，家の前で煙草を吸っていて，その煙を嗅いで不快と感じたのがきっかけで，その後，その家から嫌な臭いが出されてくると感じ始めた。そのため，その家人に「変な臭いを出さないでくれ」と抗議に行ったりした。隣家の人は「そのような臭いなど出していない」と抗議をはねつけたが，当人は，確かに嫌な臭いを出して，嫌がらせをしていると確信しており，再三，隣人とトラブルになっていた。隣人は困って，保健所に相談に行き，保健師の勧めで，当人は，渋々，当院への受診となった。
[現　症] 面接時の所見では，応待は整っており，思路の乱れも目立たず，疎通性も良好で感情の表出も保たれており，一見，粗大な異常は認められなかった。臭いのことについて質問すると，「確かに隣家から，魚の腐ったような変な臭いを出してくる。夫には感じられないと言うが，間違いなく臭いを感じる」と述べ，確固とした幻臭体験が認められた。それに起因して，「嫌がらせをされている」と被害的な解釈が認められた。

この主婦は，日中は会社に勤務しており，職場，その他，公共の場等では，そうした臭いは感じないという。家に帰って来ると臭いに悩まされるという。つまり，社会生活にはさほど支障なく，家庭に戻ると，隣家から出される臭いのため，生活が乱されることになる。隣家との争いが，保健所の介入により，受診の契機となったもので，当人はまったく幻臭に対して病的との認識はない。
[診　断] 幻臭を主症状とし，それに基づく被害妄想，妄想様解釈を認め，統合失調症の妄想型と診断した。
[経　過] 隣家への抗議行動という問題行動をきっかけに，保健師の介入により受診したが，当初，服薬に対しては拒否的であった。そこでまず，家庭における生活のしづらさ－当人は臭いのため，家では，イライラしたり，不安になったりし，ときには不眠にもなる－を軽減することを目的に服薬することを勧めた。服薬には乗り気ではなかったが，少しでも「生活がしやすくなるのであれば」という説得に応じ，「1日1回1錠の錠剤を飲むだけだから」と話して，本人も，渋々納得したので，オランザピン10mg錠1錠を投与した。

投与時，臨床検査の成績は，血糖値107mg/dLで，その他異常所見は認められなかった。2週間の服用後，「臭いが出るのが少なくなった」，「不安な気分も軽くなった」と述べ，8週間のオランザピン投与後，「まったく変な臭いは感じない」，「薬をのみ出したら太って来たので，薬をやめたい」と訴え，一応，幻臭体験が消褪したものと認められたので，服薬を中止することとした。

ところが，服薬中止後3ヵ月程して，再び臭いが気になりだし，再度，隣家へ押しかけて抗議するという事態となり，夫から受診を依頼され，オランザピン5mg錠1錠を再び投与することとな

症　例：45歳，女性
診断名：統合失調症（妄想型）

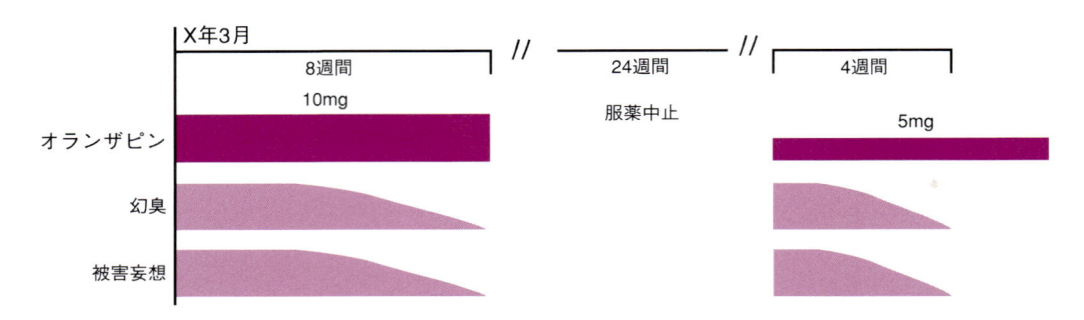

った。服薬4週間後，再び「臭いは出さなくなった」と言うようになった。「本当は，あなたが臭いを感じなくなったのではないのか」と訊ねると，「確かに臭いは出ていたのです。相手が何故だか臭いを出さないようにしている。自分のせいではない」と述べ，幻臭に対しての病識は依然ないが幻臭が消褪したことは確かである。こうした状態で，現在に至っている。

［考　察］本症例のように，人格の低下，社会生活の破綻が著明でなく，日常生活はある程度安定していながら，幻覚，妄想が特定の対象に限られている妄想型の統合失調症者の処遇，治療は，臨床上かなりな困難を伴うのが一般的である。病識がなく，しかも生活面では限られた特定の場面，対象だけに異常行動を示すため，治療の場にひき入れることが，なかなかむずかしい。

　本症例は，問題行動（隣家への抗議行動）を起こし，そのため，保健所が介入し，ようやく受診に至ったが，精神科医として，幻覚（本症例では幻臭）を頭から病的ときめつけても，当然のことながら当人は納得するはずはない。したがって，薬物の服用を説得するにあたっては，病的体験から派生する不安感，焦燥感，あるいは，不眠，食思不振等，精神面，身体面の変調に対して，それを軽減する目的で服薬するよう説得する。本症例でも，そうしたことから服薬にこぎつけたものである。

　その際，薬剤の選択には，まず，①不快な副作用が生じないこと。そして，②服薬しやすいこと，さらには，③本来の目的である抗幻覚・妄想作用があること。これらの条件が必要となろうが，本症例にみられるように，オランザピンは幻覚（幻臭）に対し，予期せぬ程，迅速，かつ，有効に奏効した。

　幻覚・妄想が顕著でありながら，社会生活において破綻の目立たない妄想型統合失調症の治療は，薬物療法への導入に困難を感ずることが少ないのが一般的であるが，1日1回1錠の服用で治療効果の得られるオランザピンを投与することにより，幻臭が劇的に消褪した症例を経験したので報告した。

OLANZAPINE CASE REPORT

6．1日1回投与／コンプライアンス

再発防止のためにオランザピンを使用し，患者本人への心理教育を行った統合失調症の1例

横浜舞岡病院　加瀬昭彦

[症　例] 34歳，男性
[診断名] 統合失調症
[現病歴] 高校卒業後，2年間浪人し，その後職を転々とする。この頃より閉居がちな生活で無為に過ごしていた。X年8月（33歳），それまで同居していた父親が死亡。9月の納骨の時に精神運動興奮を呈し「自分はもうだめだ」，「死にたい」などと大声で叫んだため，姉が自宅に連れて帰っている。しかし，興奮は治まらずハサミで姉の腹を刺したため，警察官に保護され統合失調症の診断でA病院に措置入院となった。塩酸クロルプロマジン 150 mg/日，塩酸プロメタジン 150 mg/日，マレイン酸レボメプロマジン 25 mg/日，エチゾラム 1 mg/日で比較的速やかに症状は消褪したため，医療保護入院への変更を経て約6ヵ月で退院した。退院後は独り暮らしをしながら外来に通院していたが服薬はしていなかった。X+1年8月，再び精神運動興奮を呈し警察官に保護され当院を受診する。

[初診時の所見] 当初は静かに質問に答えることができていたが，突然椅子から立ち上がり「ドーパミンを断ち切る」，「お前は操られている」，「300人の精神科医を連れて来い」などと大声で怒鳴り始めた。姉の話では「盗聴されている」と訴えていたとのことである。言動内容は支離滅裂であり，興奮が著しく，気分も易変するため，医療保護入院とした。

[臨床経過] 統合失調症と診断し，リスペリドン 4 mg/日，フマル酸クエチアピン 100 mg/日，フルニトラゼパム 2 mg/日で治療を開始した。当初は隔離室を使用した。拒薬はないが言動内容にまとまりを欠き，薬物療法への反応が今ひとつであった。また，姉からA病院退院後，怠薬していたという情報を確認し，退院後の服薬コンプライアンスを考えオランザピンを使用することとし，入院1週間後からリスペリドン 4 mg/日，オランザピン 10 mg/日，フルニトラゼパム 2 mg/日とし，さらにリスペリドンを漸減していき，入院6週後にはオランザピン 20 mg/日，フルニトラゼパム 2 mg/日とした。オランザピンを重ねた頃から興奮も治まり，日中は隔離室から出てホールで過ごせるようになった。また当初，呂律が回りにくいことと陰茎勃起不全を訴えていたが，これらはリスペリドン中止後改善した。

入院2週後には，隔離室から一般室に転室できており，作業療法への興味も示し始めた。外泊を繰り返し，入院12週後に退院した。入院中から当院のデイケアを見学させ，退院と同時に導入した。デイケアでの目的は，①（患者本人への）心理教育プログラムへの参加，②対人関係技能を高めるための社会生活技能訓練（SST）の展開，③独り暮らしに対する生活支援の3つである。ここでは，特に患者本人への心理教育プログラムに関して述べる。

患者本人への心理教育プログラム：当院におけるデイケアでは，R.P. Lieberman らによる「地域生活への再参加プログラム」[3]を改編した「社会参加ゼミナール」という患者本人への心理教育

342　第2部　Olanzapine Case Report

症　例：34歳，男性
診断名：統合失調症

[投薬経過図]
オランザピン：10mg（0週〜），20mg（3週〜22週）
リスペリドン：4mg（0週〜），2mg（1週〜5週）
フマル酸クエチアピン：100mg（0週〜1週）
フルニトラゼパム：2mg（0週〜22週）

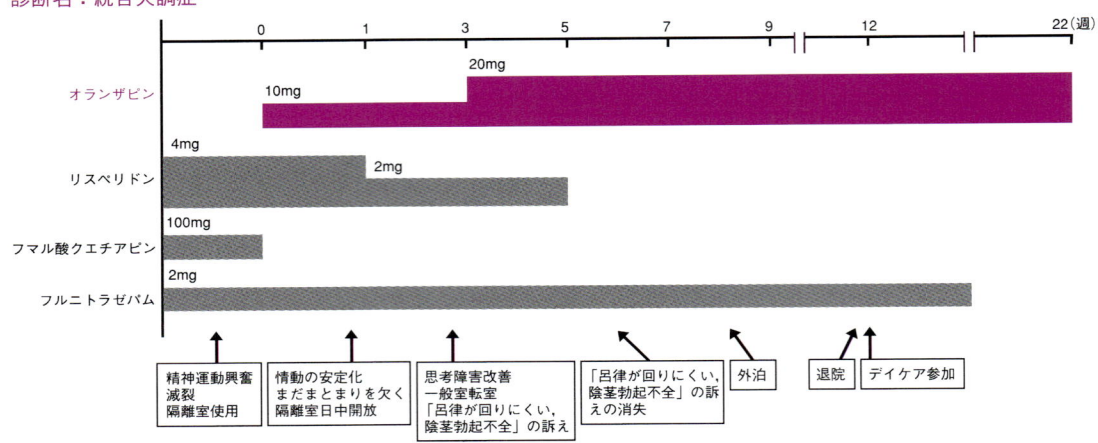

経過：
- 精神運動興奮　減裂　隔離室使用
- 情動の安定化　まだまとまりを欠く　隔離室日中開放
- 思考障害改善　一般室転室　「呂律が回りにくい，陰茎勃起不全」の訴え
- 「呂律が回りにくい，陰茎勃起不全」の訴えの消失
- 外泊
- 退院
- デイケア参加

表　プログラムの内容

回数	タイトル	内　容
1	精神病について知る	精神疾患の概略を学び，自分の病名を考える。
2	再発予防の重要性とその方法(1)	再発を繰り返さないことの重要性を知る。注意サインについて知り，見つけ方を学ぶ。
3	再発予防の重要性とその方法(2)	病気の再発を防ぐために注意サインが出たときの対処方法を知る。
4	薬について(1)	向精神薬の作用を理解し，服薬の意義を知る。
5	薬について(2)	服薬を遵守するための方法を知る。
6	職業について	職業生活に必要なスキルを考える。職業の見つけ方，継続する方法を考える。
7	社会資源について	状況に合わせた社会資源の使い勝手を知る。
8	まとめ	プログラムの効果を測定する。

プログラム（以下，プログラム）を行っている[1]。プログラムの内容を表に示す。単なる情報の提供ではなく，グループワークの手法を用い，患者本人の体験を手がかりにして，認知の修正を試みるように運営しているのが特徴である。この効果を評価するために，プログラムの前後でアンケート形式の質問票に記入してもらっている。本症例の場合，例えば「あなたの症状にはどのようなものがあるか」という質問に対して，プログラム前では単に「妄想」という回答であったのに対し，プログラム後では「妄想，自分の考えていることがしゃべらなくてもわかってしまう気がする」と回答し，より詳しい洞察が可能になっていることが伺える。また，「病気の再発とは何か」に対し，「ストレスなどにより以前の悪い状態に戻る」と回答しているほか，「ストレスの対処方法を知ることが再発の予防にもつながる」，「再発したことを自分で知ることができる」などという前向きな回答がみられている。また，同様の内容をデイケア家族会でも行い，家族に対する（本症例においては姉）心理教育も行った。退院後，独り暮らしになっているが，6ヵ月経過した現時点で特に怠薬している様子もなく，規則的な外来通院とデイケア通所を続けている。

[考　察]　かなり著しい精神運動興奮を呈する統合失調症は，その症状の消褪も比較的速やかであ

るものの，かえって体験として積み上がりにくく，怠薬→再発という経過が少なくないことは臨床的に経験するところである。この場合，薬理的な効果が十分期待できる薬剤であることはもちろんではあるが，服薬コンプライアンスをあげるために，不快な副作用が少ないこと，服薬そのものが患者にとって煩わしくないことが重要である。これらの点で，オランザピンは優れた薬剤であるといえよう。しかし，それだけではなく，患者本人の病識へのアプローチおよび心理社会的な介入も不可欠であり，包括的な治療の必要性が再確認できた症例と考えられる。また，非定型抗精神病薬は定型抗精神病薬と比較して，統合失調症の認知障害を改善する可能性が報告されている[2]。病識を自らの病態に関する認知の歪みとしてとらえ，心理教育がそれに対する認知療法としての役割を果たすものであれば，オランザピンをはじめとする非定型抗精神病薬を薬物療法の基本にしていくことが，その効果を高める可能性として期待される。

文　献

1) 加瀬昭彦：生活技能訓練と心理教育．臨床精神医学，30 (5)：507-514, 2001.
2) Keefe, R.S., Silva, S.G., Perkins, D.O. et al.: The effects of atypical antipsychotic drugs on neurocognitive impairment in schizophrenia: a review and meta-analysis. Schizophr. Bull., 25 (2)：201-222, 1999.
3) リバーマン, R.P.編（井上新平　日本語版監修・翻訳）：自立生活技能（SILS）プログラム―モジュール編5 地域生活への再参加プログラム．丸善，東京，1998.

6. 1日1回投与／コンプライアンス

オランザピンの臨床経験

医療法人財団　友朋会　嬉野温泉病院　谷口　研一朗

[症　例] 22歳，男性
[診断名] 統合失調症
[生活歴] A市生まれ。3人兄弟の長男。両親，父方の祖父，次男との5人暮らし。三男は精神遅滞で養護学校に通っている。父親は地方公務員，母親は専業主婦。地元の中学を卒業後，B高校に進学。小学校の頃からいじめにあっていたというが，詳しいことは語らない。友人の嫌がらせが原因で高校2年のとき中退。その後，通信制高校に入学したが2ヵ月で中退。翌年，専門学校に入学したが入学式に出席しただけで退学。
[現病歴] X−1年5月，不眠，食欲低下，「現実と自分のギャップを感じて怖い」とC医科大学精神科を受診。その後，Dクリニック，E病院と転々としたが，なかなかよくならないため，親類を頼ってF県のG大学病院に通院。しばしば興奮症状を認めたため，H県内の病院に何度か短期入院もしている。

X年6月からは帰郷したが，両親に対する殺意を自覚したため，自身の判断でI県のJ病院に入院。しかし，興奮症状が次第に激しくなり開放処遇が困難になってきたため，閉鎖的治療を目的とし転院を家族に打診したところ家族の希望で退院となった。
[症状経過] 退院翌日のX年6月27日に当院初診。初診時の状態は，眠気が残りぼんやりとしているが質問にはきちんと答える。話し方は丁寧。やや構音障害あり。パーキンソン病症状は認めない。前医からの処方は，塩酸フロロピパミド300 mg/日，塩酸クロルプロマジン150 mg/日，バルプロ酸ナトリウム600 mg/日。診断は統合失調症。このときの診察で，小学校低学年のとき2～3年間，「銃で狙われているような，スパイがいるような妙な感じ」を感じていたこと，時折，父親の声で自分を愚弄する声が聞こえてくることを語った。治療方針として，薬物の調整を行っていくことで合意した。過去の薬歴のなかで患者が一番印象のよかった薬剤がフマル酸クエチアピンであったため，まずはフマル酸クエチアピン単剤を目標にした。前医の処方にフマル酸クエチアピン50 mg/日を追加。その後，他剤を減量予定であったが，次回診察には本人の拒否で来院しなかった。

7月16日2回目の受診。前回処方薬は1日だけ服用したが，嘔気が強く，食欲がなくなったためその後服用していなかった。このときの状態は，初診時と異なり，表情はすっきりし，構音障害はなかった。意欲低下，不眠はあるが，幻聴は否定した。しかし，「人と会うと自分の精神が搾取される感じ」や「頭の中から何かが分泌された感じ」を訴えた。薬物療法を勧めるが拒否。

7月20日，休日に受診。不眠，脳の違和感が続き耐え切れなくなったようである。日直医に勧められ薬物療法に同意したため，リスペリドン6 mg/日を開始した。

7月22日，休日に3回目の診察。父親に対するイライラ。倦怠感を訴え入院を希望した。当院は満床であったが，「待てない」と言うため救急当番病院を紹介し入院したが1日で退院。7月25日，4回目の診察。イライラはなくなりすっきり

症　例：22歳，男性
診断名：統合失調症

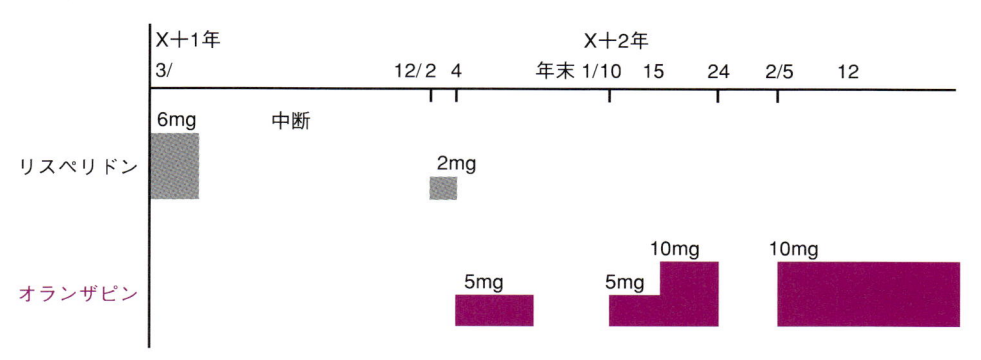

している。7月27日，5回目の診察。「イライラが激しく落ち着かない」，「家に居られない」と入院を希望した。しかし，当院が満床のため，K病院を紹介し入院した。しかし，K病院は1日で退院し，その後，M共立病院に入院（3ヵ月）した。退院後はN市で一人暮らしをはじめ，通信制の学校に通いながらO総合病院に通院していた。

X＋1年10月4日，久しぶりに受診。「X年3月から通院・服薬はしていない。対人関係がうまく築けないからリハビリをしたい」と受診理由を語った。デイケアに参加することで同意。処方はなし。

10月16日，「人の中に入ると自分が何をしていいのか分からなくなる。苦しくて逃げ出したくなる」という。10月23日，「人前で発言することがひどく緊張する」というが，表情は幾分やわらぎ時折笑顔もみえる。10月30日，「デイケアには慣れてきた。学校の文化祭に行ったけど，周囲で声がする」と自分のことを言われているように感じる。11月6日，「少しずつ他の人と話せるようになってきた。ただ周りのことがよく分からない。楽しい感覚がない。一人で居るときに気分が悪くなったことがある」と話した。11月13日，周囲への警戒心は少なくなってきた。

11月20日，「友人に自分のしたくないことを伝えることができた。爽快な気分だった。ただ言い方が下手でちょっと怒らせたみたい」といい，11月27日，「デイケアプログラムの反省会。調理の過程については話ができたけど，味とかの表現ができなかった」と感想を述べた。

12月2日，母親同伴。周囲から圧力を受けるような，居場所がないような感じがして固まってしまう。他人が自分と同じ行動をしていると自分が非難されているように感じる。父親の声で責められるような声が聞こえる。自分の行動が人の影響を受けているような感じ，主体性がないというか。イライラして物にあたってしまう。母親に再度「統合失調症」であることを説明し薬物療法を勧め，リスペリドン2 mg/日を処方した。

12月4日，「落ち着かない。じっとしていられない。イライラはおさまってきたけど」という。アカシジアが出現したため，薬物をオランザピンに変更し，5 mg/日から投与した。12月11日，「気分はいい。自分の中の違和感もない」といい，表情は穏やか。話すスピードもいつもより速い印象である。12月18日，「父親の声が聞こえてきて気になることがあるが長くは続かない」という。12月25日，「実家に帰ると父親のことが気になる」，「イライラは時々あるけれどなんとか対応できている」。X＋2年1月10日，「薬を飲むと病気の自分が情けなくなって，年末から服薬していない。人とうまく話せないのが困る」と訴えた。

1月15日，将来のことが不安で，一人になるのが怖くて実家に居ることが多かった。薬は10日から飲み始めた。人とは少しずつ積極的に話せるようになってきた。「ただ人の言っていること

がよく分からない」,「脳の圧迫感がある」,「本を読んでいて文字が入ってくると頭が痛くなる」と訴え,オランザピンを10 mg/日に増量した.1月22日,脳の圧迫感はだいぶ取れ,自分ができることが少しずつ増えてきたようである.1月29日,雪のため来院せず.2月5日,1月24日から服薬していない.「服薬すると鎖骨の辺りに違和感がある」,「薬を飲んでいる自分が嫌になる」,「人が話していることを理解できない」,「ぼーっとしてしまう」,「会話をするときうまく展開できない」,「経験を踏まえてと言われても自分には蓄積されたものがないように思う」,「頭の中にはイメージがあるけれど,それを言葉にできなくて黙ってしまう」,「脳の圧迫感はあるけれど,それが心地よいときと不快なときがある.どうすればうまく話せるようになるでしょうか?」と訴え,服薬を再度勧めると何とか納得した.オランザピン10 mg/日を処方.

2月12日,服薬はしているが,脳の圧迫感は変わらない.鎖骨の辺りの違和感はなかった.緊張感が強かった.家の中でも.

[考　察] 本症例は,父親の声の幻聴,体感幻覚,思考障害とそれによる対人関係の障害を中心とした統合失調症患者であり,当初は前医の処方をもとにフマル酸クエチアピンの単剤化を目標に治療を進めようとした.しかし,1回服用しただけで嘔気が強く,食欲がなくなったため,その後服用せず,薬物療法を拒否した.しかし,不眠,脳の違和感が続き絶えきれなくなったため,リスペリドンを処方されたが,相変わらず服薬拒否は続いていた.その後,オランザピンに処方変更したところ,表情は穏やかになり,少しずつ人と話せるようになり,自分のできることが増えてきた.病識も出てきたようで「薬を飲むと病気の自分が情けなくなる」と,一時オランザピンの服薬を止めてしまったが,現在は10 mg/日を服用し続けている.まだ,脳の圧迫感や緊張感は残っているが,症状は少しずつ改善してきているようである.

OLANZAPINE CASE REPORT

6．1日1回投与／コンプライアンス

患者としての役割を巡る強い葛藤や副作用へのこだわりから拒薬，増悪を繰り返していた症例に対するオランザピンの有効性

川越同仁会病院　高橋　恵介

[症　例] 26歳，男性
[診断名] 統合失調症
[既往歴，家族歴] 合併症なし，家族歴なし。
[現病歴] X−1年4月，当時大学に通学していたが，幻聴・思考障害・被害妄想を訴え，初診，通院開始となる。一見，礼儀正しく，社会性を保持していたが，本人は幻聴・妄想に翻弄されていた。塩酸クロルプロマジン 75 mg/日等を主剤としたが，拒薬傾向も伴い，症状は改善しなかった。6月3日，大学を休学し，説得に応じ任意入院となる。4ヵ月間の入院。拒薬傾向にも根強く説得を行い，作業療法に参加するようになった。反応のにぶさは残るものの，退院し，外来通院。塩酸クロルプロマジンを 150 mg/日に増量した。しかし，作業療法はすぐに辞めてしまい，社会復帰を希望し，コンビニエンスストアでのアルバイトを開始し，外来も主治医を離れ日曜通院になった。翌年5月，治療を自己中断。

　X年12月，2回目の入院となり筆者が担当となった。若くナイーブな印象。複雑な家庭背景や自己同一性の模索と病識や病感を巡る葛藤が交錯し，誇大な態度で治療や服薬に拒否感や不信を訴えていた。ブロムペリドール 10 mg/日，塩酸トリヘキシフェニジル 3 mg/日，塩酸プロメタジン 60 mg/日で治療。翌年2月退院後，家業を手伝いつつ作業療法（OT）にも来るものの，他患とはなじまず作業療法の職員に恋愛感情を抱き，アプローチするなどなかなか落ち着かない状態であった。

　その後，高圧的で指示的な家族や家業への不満から拒薬し，突然，医療関係の仕事へ就職を決めてしまうなど，家族との葛藤が先鋭化した。さらに誇大的傾向を伴う興奮状態となり，X+3年12月〜X+4年1月まで第3回目の入院となった。ハロペリドールなどの定型抗精神病薬で治療。退院後も，安定してくると親や家業，異性関係をもてないこと等への不満から，徐々に諸悪の根源は薬の副作用という訴え方となる。アカシジア・流涎，しゃべりにくさも気になり，ブロムペリドール 6〜9 mg/日に主剤を変更するも十分な満足が得られない状態であった。

[治療経過] X+4年7月，オランザピン 5 mg/日を上乗せで服用開始。X+4年8月からオランザピンを 10 mg/日（5 mg×2 錠）に増量し，ブロムペリドール 6 mg/日を少しずつ漸減し，オランザピン単剤に変更した。しかし，その後も軽快は認めながらも軽微な眠気の訴えや，客観的には認められないが呂律のまわりの悪さを訴え，再びこれが原因で就職や恋愛ができないのではとこだわりが続いた。

　X+4年11月1日の診察時には，「薬を飲まないと精神病になり犯罪にいたるから飲め」と指示する家族への反発を語った。X+4年12月11日，兄に連れられて来院。再び親に黙って就職し，同時に拒薬。そのまま増悪し，客の前で変な行動をしたという理由で仕事を解雇された。しか

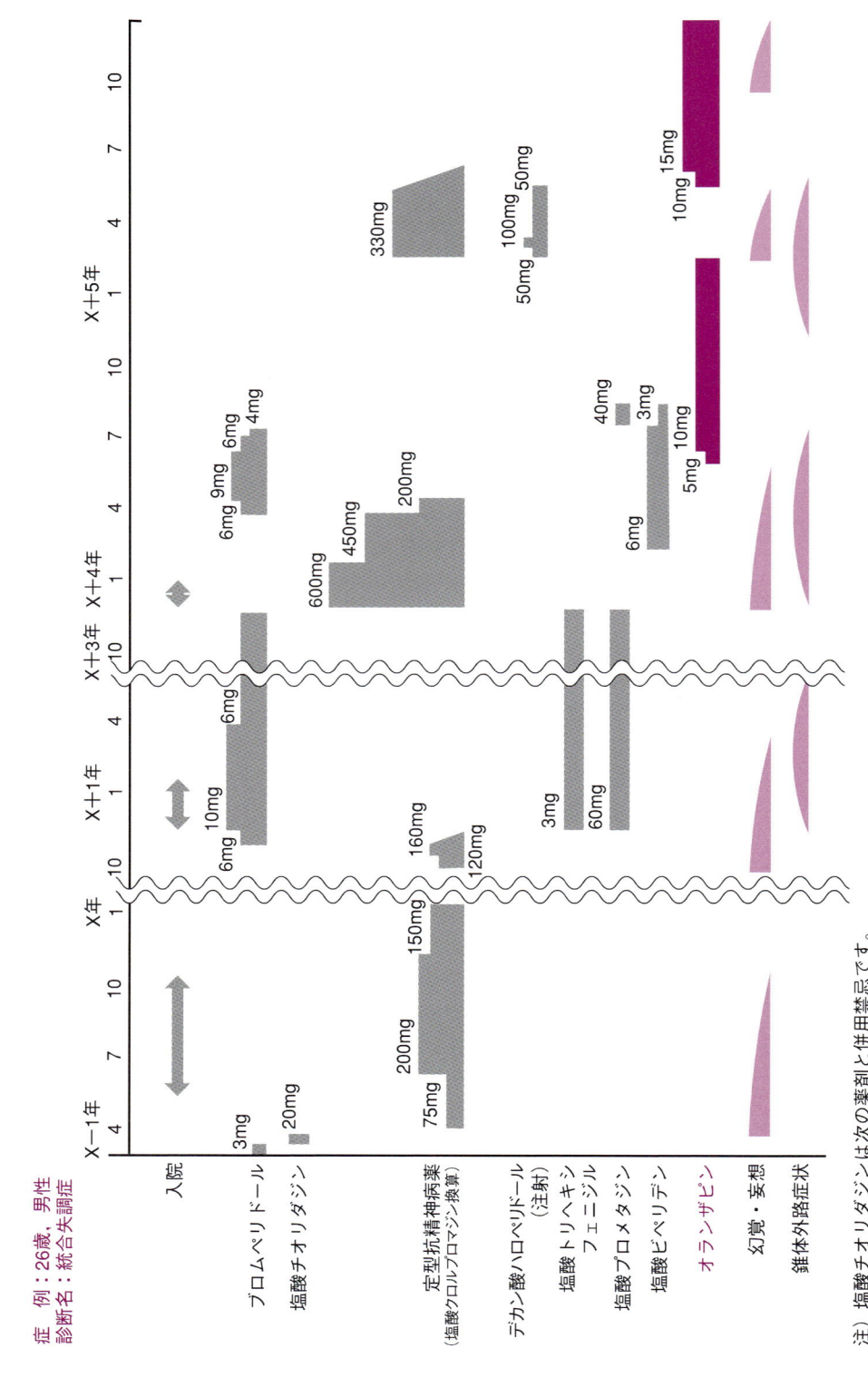

第2部 Olanzapine Case Report

症 例：26歳，男性
診断名：統合失調症

	X−1年	X年	X+1年	X+3年	X+4年	X+5年
	4 7 10	1 4 7 10	1 4 7 10	10	1 4 7 10	1 4 7 10

入院

ブロムペリドール 3mg

塩酸チオリダジン 20mg

定型抗精神病薬
(塩酸クロルプロマジン換算)
75mg / 200mg / 150mg / 160mg / 120mg / 6mg / 6mg / 6mg / 9mg / 6mg / 4mg
600mg / 450mg / 200mg
330mg

デカン酸ハロペリドール（注射）

塩酸トリヘキシフェニジル 3mg / 6mg / 40mg / 3mg / 100mg / 50mg

塩酸ブロメタジン 60mg

塩酸ビペリデン

オランザピン 5mg / 10mg / 15mg / 10mg

幻覚・妄想

錐体外路症状

注）塩酸チオリダジンは次の薬剤と併用禁忌です。
〈併用禁忌〉1)エピネフリン，2)デルフェナジン，アステミゾール，モニジン等　3)SSRI(フルボキサミン，塩酸パロキセチン，フルオキセチン〈本邦未発売〉，三環系抗うつ薬〔イミプラミン，アミトリプチリン，クロミプラミン等〕，β遮断薬〔プロプラノロール，ピンドロール〕

し，以前の増悪時のように亜昏迷には至っておらず，治療関係も比較的保たれているため，外来にてデカン酸ハロペリドール 50 mg（注射剤）＋ハロペリドール 6 mg/日（錠剤）等で治療し軽快した。

X＋5 年 5 月 30 日より，呂律のこだわりと，自分で得た知識から，将来遅発性ジスキネジアの出現を懸念していた。オランザピン 10 mg/日（5 mg×2 錠）（眠前）で再開し，1 週間後に 15 mg/日（5 mg×3 錠）に増量した。

X＋5 年 9 月，親から再び自分で減量したり中止したりしているとの電話があったが，必ずしも完全に拒薬しておらず，なるべく見守るように親を説得した。X＋5 年 10 月 8 日，自ら親と同伴し来院するも途中で帰ってしまう。X＋5 年 10 月 9 日，「脳波で攻められている」という被害妄想や突然「罪を告白します」と過去の出来事に対する罪責感を述べるなど，幻覚・妄想に翻弄されているものの，穏やかな態度であった。ある程度病感があり，治療関係も保たれているため，そのままオランザピン 15 mg/日（5 mg×3 錠）を処方し，自主的に服薬するよう説得をした。「薬には逃げたくない」，「罪を告白して少し楽になった。また来ます」など述べ帰宅した。

その後 10 月 22 日には，家出同然でアパートを借り独居生活を開始したと来院時に報告があった。貯金を切り崩して生活を始めたとのことであった。家族も以前よりは患者の判断を許容している様子で，その後も 1 週毎に通院を継続し，徐々に服薬もしているようである。仕事を探しながら，自主的に作業療法も再開し，11 月には「就職が決まった」とスーツ姿で報告した。さらに表情も引き締まり，精悍な印象で落ち着きが出た。また，「薬を中断するとやはり調子を崩すようだ」という認識が出てきた。

X＋6 年 2 月，母親から「今までにないくらい良い調子」と感謝され，服薬コンプライアンスも良好で，一人暮らしを継続し，仕事も頑張っている。休みの日には，実家に泊まっていくようになり，家族とのコミュニケーションも改善している様子である。

[考　察] 家族との葛藤や青年期の自己同一性の問題が背景にあり，患者役割を巡る強い葛藤や副作用へのこだわりから拒薬，増悪を繰り返していた 1 例である。オランザピンを使用して以後も，軽微な副作用へのこだわりや指示的，高圧的な家族との葛藤は続き，自己調節や中断から 2 回増悪しているが，以前より薬に対しての拒否感が軽減していたためか，増悪時も治療関係は比較的保たれており，本人の主体性を尊重する形で外来通院で危機を乗り切ることができた。このことがさらに本人の疾病への受容を進ませ，結果的には親の患者への理解と許容度をも増大させ，念願の親からの分離も果たし，人間的にも成長した印象をもたせるまでの状態になった。

OLANZAPINE CASE REPORT

6．1日1回投与／コンプライアンス

QOL向上のためハロペリドールからリスペリドン さらにオランザピンへと切り替えた症例

正仁会明石土山病院　大下　隆司

[症　例] 39歳（オランザピン使用時），男性
[診断名] 統合失調症（妄想型）
[患者背景] 小学校の教師を定年退職した母と，自営業の兄の3人暮らし。家族歴，既往歴とも特記すべきことなし。
[現病歴] 高校の頃より，周りの人から見られている，周りの人の言動が自分に関係があるように感じていた。大学に進学し一人暮らしを始めたが，次第に症状が強まり学校に行けなくなり，アパートの部屋に一人で閉じこもるようになった。結局，親元に連れ戻され，X－18年6月，A病院精神科へ通院することになった。大学は6年で中退，その後も引き続き家に閉じこもった生活をしていたが，次第に注察妄想，関係妄想が強まり，X－11年7月，「壁の向こうから自分の悪口を言う声が聞こえる」と隣家の窓ガラスを割るなどの暴力行為があり，X－11年8月～12月の期間，A病院に入院した。退院後も家からあまり出ない生活をしていたが，X－7年8月頃から症状が再燃し，再びA病院に入院となった。その後，同年12月に，当院へ転院となった。
[治療経過] X－6年3月，当院を退院。退院時，ハロペリドール高用量と塩酸ビペリデン，排尿困難改善剤等が併用投与されていた。その後も当院外来にて治療を継続したが，活気がなく，引きこもりの生活で，当院を受診する以外ほとんど外出せず，1日中，自室にこもり本を読んでいるような生活をしていた。通院と服薬は守られていたが，毎回のようにアカシジア，排尿障害，便秘など副作用が発現するのではないかと訴え，特に，排便の回数と下剤の量にこだわっていた。X－3年7月から当院デイケアを勧めたが，「人の視線が怖い，同じ部屋に他人がいると息苦しい，話をしようとすると体が震える」と4回参加しただけで続かなかった。

X－2年4月から7月にかけてハロペリドールからリスペリドンに切り替え，塩酸ビペリデンを中止したところ，排尿障害と便秘が改善した。また，表情も豊かになり，「頭がすっきりして，押さえつけられる感じがなくなった」と喜んだ。対人恐怖も改善し，精神科作業所に進んで通所するようになった。

ところが，X－1年12月，作業所の女性メンバーに失恋するという出来事があり，その後から，被害妄想，幻聴が出現，「自分に対する嫌がらせがある」と近所の家や警察に行って文句を言うようになった。「近所の料亭で暴力団が自分のことを話している」と無断侵入したため，X年1月31日，家族に連れられ当院入院となった。

入院後，リスペリドンを増量したところ，8 mg/日で陽性症状は消失したが，アカシジア，手指振戦などの錐体外路症状が出現したため，塩酸ビペリデン2 mg/日，クロナゼパム2 mg/日を併用投与した。ところが，そのことにより，排尿障害と便秘が再び出現した。また，当初より不眠が存在しており，マレイン酸レボメプロマジン10 mg/日，クアゼパム20 mg/日，エチゾラム1 mg/日も投与していた。

症 例：39歳（オランザピン使用時），男性
診断名：統合失調症（妄想型）

	X年			X+1年								退院
	11/18 11/20	12/4	12/11	1/6 1/8	1/22	2/5	3/3	4/2	4/9	4/14	5/13	5/26 5/31
オランザピン	10mg	20mg								17.5mg		
リスペリドン	8mg	6mg	4mg	2mg 1mg								
マレイン酸レボメプロマジン	10mg											
塩酸ピペリデン	2mg											
クロナゼパム	2mg			1.5mg 1mg								
エチゾラム	1mg											
クアゼパム	20mg											
DIEPSS	10			5			2			1	1	
体重	62.5kg	62.5kg		64kg			63kg	64.5kg			65kg	
空腹時血糖値	64mg/dl	66mg/dl		94mg/dl			94mg/dl	87mg/dl			87mg/dl	
HbA1c	4.7%	4.4%		4.8%			4.4%	4.3%			4.5%	

3月末頃から，患者が「いつまでも母親の世話になるわけにはいかない。将来を考えると，仕事をして，親から離れて一人で生活しなければならない。そのためには毎食後に薬を飲むのは辛い。服薬回数を減らしてほしい」と言うようになった。そこで，患者と医師とで話し合い，昼食後，薬を中止することから試みてみることにした。しかし，数回試みたが，リスペリドンを6 mg/日まで減量した時点で幻聴等の陽性症状が再燃した。X年11月になり，オランザピンの使用について話し合った。そして，当院の使用マニュアルに則り，投与前に血糖値，HbA_{1c}を測定し，糖尿病でないことを確認し，副作用等を文書にて告知した。

11月20日より切り替えを開始した。オランザピンは10 mg/日から始め，2週間が経過した12月4日から20 mg/日の投与とした。リスペリドンは8 mg/日投与していたものを漸減していき，9週間かけて中止した。塩酸ビペリデンは11月20日に中止，クロナゼパムも漸減し11週で中止，クアゼパムは2週，マレイン酸レボメプロマジンは19週で中止し，4月2日からはオランザピン20 mg，エチゾラム1 mgを就眠時1回投与だけとした。4月14日からはオランザピンも17.5 mgへ減量した。リスペリドンの減量にあわせて錐体外路症状は改善し，切り替えを始める前のX年11月18日の時点で，DIEPSS個別8項目の合計点が10点であったものが，X+1年1月6日では5点，3月3日には2点，4月14日には1点と減少していった。投与中は月1回の血糖値，HbA_{1c}，体重の測定を行っているが，異常な変動は認めていない。X+1年1月から3〜8日間の外泊を6回試み，家族や近隣との関係を調整し，X+1年5月26日に退院となった。精神症状はその後も安定しており，幻聴など陽性症状の再燃は認められていない。6月6日よりはエチゾラムも中止しオランザピン17.5 mg単剤となっている。

[考　察] 治療を進める上で，薬剤の効果や副作用を伝え，治療方針を患者と共有し，患者自身が治療方針を選択するという，インフォームド・コンセントさらにインフォームド・チョイスの考え方に基づき，ハロペリドールからリスペリドン，そして，オランザピンへと切り替えていった症例である。抗コリン薬の併用もなくなり，最終的にオランザピンの単剤化が可能となった。リスペリドンも6 mg/日を超える量であれば，陽性症状を抑えることができたが，錐体外路症状等の副作用の発現は避けられず，患者のQOLを考えるとオランザピンの方が適していると考えられた。本症例のように，就職への願望が強い場合には，服薬回数の多いことがコンプライアンスの低下につながり，その結果として，怠薬，治療中断，症状再燃と悪化への道を辿ってしまうことも少なくない。社会復帰への意欲が強い患者において，リスペリドンを6 mg/日以上使わざるを得ない場合は，投与回数が1日1回で済むオランザピンに切り替えることを選択肢の1つとして考えてもよいのではないだろうか。

最後に，オランザピンの1日1回投与という簡便性と錐体外路症状の発現率の低さは，患者にとってのメリットが大きく，今後ますます，患者自身が選択していく可能性のある薬剤であると考えられる。

OLANZAPINE CASE REPORT

6．1日1回投与／コンプライアンス

前治療薬に強い不安を抱いていた患者に
オランザピンを投与し，改善した1症例

埼玉精神神経センター　三浦宗克

[症　例] 21歳，女性
[診断名] 統合失調症
[生育歴] 父の仕事の関係で各地を転々とした。高校卒業後は時々アルバイトをしていた。
[家族歴・既往歴] 特記すべきことなし。
[現病歴] X−3年9月頃から「自宅に盗聴器が仕掛けられている」，「親戚の人が自分のことを邪魔している」などと言いだした。家人と近くの精神科クリニックを受診し，投薬（確認できていないが塩酸クロルプロマジンと考えられる）を受けるが，しばらくして排尿障害と肝機能障害が出現し，治療が中断した。その後，症状はさらに悪化し「すべての人が通じている」，「自分の考えが筒抜けになっている」などと言っては，家族，特に母親に対して易怒的，攻撃的となった。

X年11月，知人の紹介で当院のことを知った家族が，本人を連れて受診した。初診時，自分では直接質問に返答せず，家族の説明する内容を否定したり，細かく訂正したり，あるいは易怒的となったりした。自分で質問に返答するよう言うと酷くひねくれた態度を示したり，カルテを覗き込んで訂正を求めたり，あるいは拒否的となって口を閉ざした。家族の話から，被害関係妄想が認められるとのことで，統合失調症の可能性が高いが，抗精神病薬の服用で改善することを説明の上，オランザピン5mg／日を5日分だけ処方し，5日後に再受診するよう話した。

ところがその後しばらく来院せず，年を越した3月22日になって，当院の別の医師の外来を突然再診した。薬は1回服用しただけであった。初診時とは異なり，自らその妄想世界について話をしている。「自分が壁を突き抜けたり，ガラスを突き抜けたりするのを家族は知っているはず」，「世界中の人が自分のことを知っていて聞き耳を立てている」，「テレビに映っていることはすべて以前に自分が考えたこと」，「芸能人が自分に罪を着せようとしている」，「芸能人が家に来て自分を強姦する」などと話した。やや易怒的，攻撃的でもあった。オランザピン5mg／日が1日分処方され，翌日，私の外来に来るよう指示された。

翌3月23日，家族と来院し，前日とほとんど同様の妄想世界の話をしたが，既に高校時代から妄想が存在しているようであった。被害関係妄想，思考伝播，妄想知覚などが認められたが，幻聴は確認できなかった。また，疎通性は比較的保たれていた。妄想型の統合失調症と確定診断した。前日処方された薬は服用しているが，近医で処方された抗精神病薬を服用して排尿障害と肝機能障害が出現したことで，薬に強い不信感を抱いていた。そこで，改めて新しい抗精神病薬は副作用が少なく安全であることを説明し，オランザピン10mg／日を3日間処方した。

3日後の3月26日の診察では薬を服用しているようなので，10mg／日を2週間分処方した。また，4月9日からはさらにオランザピンを15mg／日に増量した。その後も服薬し，2週間ごとに規則的に通院していた。

15mg／日での投薬が続いたが，3月に改めて受

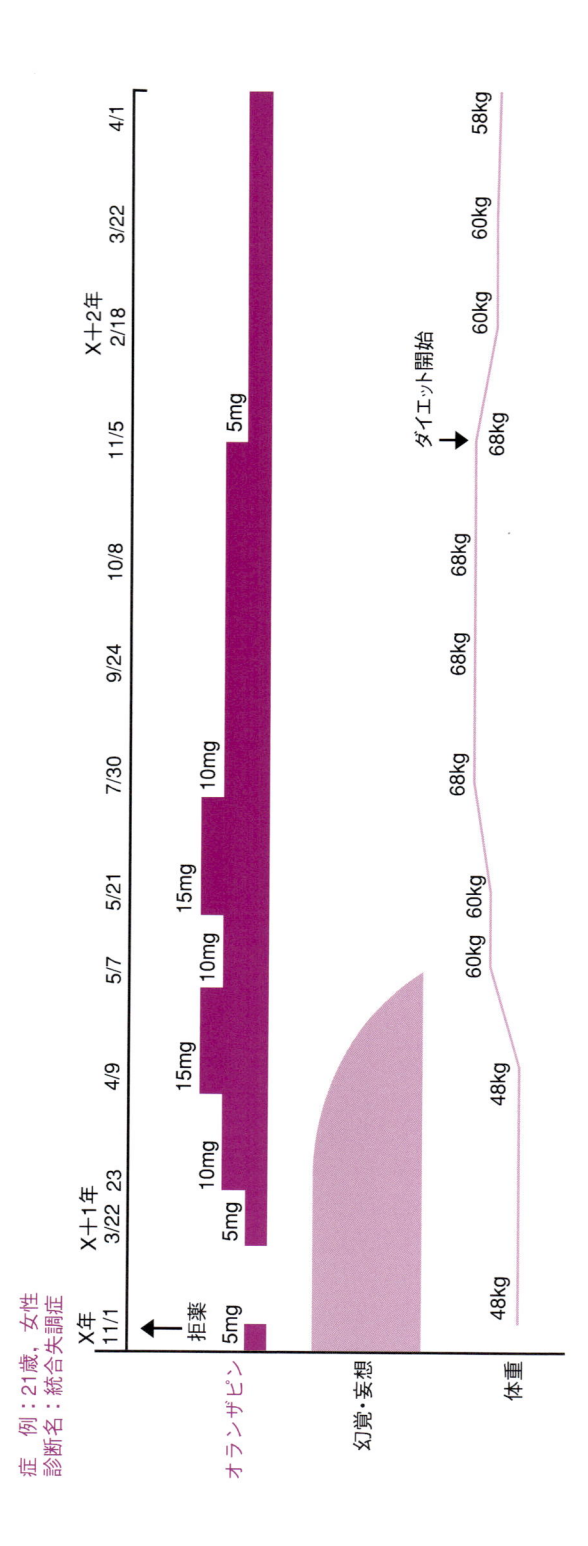

症例：21歳、女性
診断名：統合失調症

オランザピン

X年 11/1	X+1年 3/22 23	4/9	5/7	5/21	7/30	9/24	10/8	11/5	X+2年 2/18	3/22	4/1
5mg（拒薬）	5mg→10mg	15mg	10mg	15mg	10mg			5mg			

幻覚・妄想

体重
48kg → 48kg → 60kg → 60kg → 68kg → 68kg → 68kg → 68kg（ダイエット開始）→ 60kg → 60kg → 58kg

診してから52日後の受診日には体重増加を訴えた。66日後の5月7日には48 kgであった体重が60 kgに増加していた。この時点で妄想世界はほぼ消失したが、強い空腹感と体重増加を訴えた。これらはオランザピンの影響と考えられたため、オランザピンを10 mg/日に減量した。しかし、次の回の5月21日に来院したときには精神的に不安定となったことを訴えたため、再び15 mg/日に戻した。

その後、多少の波があるものの、オランザピン15 mg/日で精神的には安定した状態が保たれ、妄想的言動はまったく認められることなく経過した。しかし、X+1年7月30日には体重が68 kgにまで増加したため、オランザピンを10 mg/日に減量した。

X+1年11月の来院時には、体重増加を気にして、1日1食しか摂取しないという過激なダイエットを行い2 kg減量したと話すので、ダイエットは重要だが、過激なダイエットはリバウンドを起こし、かえって体重増加を招くことを説明して具体的な方法を教えた。その後は間食を止め、3回の食事は規則的に摂りながら量を抑え、さらに毎日1時間から1時間半の散歩を実践した。その後、運動をすることで夜間の睡眠も安定し、「精神的にも充実感が得られるようになった」と話している。オランザピンもX+2年2月からは5 mg/日となった。徐々にダイエットの効果が現れ、X+2年3月には60 kgとなり、4月には58 kgまで減っている。なお、血液検査で血糖値の異常は認められてない。

[考察] オランザピンは急性期の患者にも1日1回投与が可能なので、この点では他の薬剤に比べて有利であるといえる。特に、本症例のように、前医で投与された薬物で排尿障害と肝機能障害が出現したりすると、服用に強い不安を抱く患者が多い。このとき1日3回も4回も服用してもらうことは、本人の不安を益々増加させる可能性がある。本症例の場合、始めはなるべく投与日数を少なくして頻回に来院してもらい、服用状況を確認するとともに、服用した薬が安全であることを、診察の度に本人に認識してもらうことで、継続的な服用に成功したと考えている。

また、オランザピンにせよその他の抗精神病薬にせよ、効果判定をどの時点で行うかが重要である。よく1週間から2週間程度で薬物の効果を判断し、その都度、増量したり変更したり、あるいは多剤併用したりする治療者がいるが、これは大量投与や無意味な多剤併用を招き、ときとして危険であると思われる。このことは、米国精神医学会治療ガイドラインにも繰り返し明記されていることであるが、有効投与量をいったん使用したら、少なくとも3週間は変更するべきではないのである。「精神科医にとって重要なことは、反応の遅い患者の投与量を増やしたいという早まった誘惑に耐え、それに打ち勝つことである」[1]。本症例でも、わずかに改善の兆しを感じたのは投与32日後であり、症状が明確に改善を示したのは46日後、つまり6週と4日後の診察日である。このようなことは他の薬剤でもしばしば確認されることで、効果発現が早い薬剤として知られるリスペリドンでも、3週以上経過して初めて効果が現れることがある。最近でも、3 mg/日の投与で6週目に入ってようやく改善が認められた症例を経験している。したがって、米国精神医学会のガイドラインでは3週間としているが、私は可能なら6週間は同じ処方で経過を観察するべきだと考えている。ただその場合、効果発現まで時間がかかることを本人と家族に十分説明しないと、しばらくして他の病院かクリニックの門を叩くことになるであろう。

オランザピンは投与直後から強い空腹感を訴える患者が多い。眠前に投与すると翌朝覚醒時に強い空腹感を訴える患者もいる。本症例も強い空腹感を訴えている。体重増加も著しく、48 kgであった体重が68 kgまで増加した。しかし、本人の粘り強い食事療法と運動療法で58 kgまで体重を落としている。このことは、オランザピンによる体重増加でも、食事療法と運動療法が効果的であることを示している。

最後に、今回の症例として発表するにあたり、快く御承諾くださった患者さんに心から感謝いたします。

文　献

1) 日本精神神経学会　監訳：米国精神医学会治療ガイドライン　精神分裂病. 医学書院, 東京, 1999.

6．1日1回投与／コンプライアンス

統合失調症におけるオランザピンの有効例

杏仁会　神野病院　島田　洋

[症　例] 31歳，女性
[診断名] 統合失調症
[現病歴] X−11年11月中旬（高校2年）より頭痛，殺せ殺せなどという内容の幻聴，施錠の確認，成績低下，入浴洗面にやたら時間がかかる等の症状で発症した。X−11年11月からX−8年7月までF県T地方の精神病院に入院した。処方の内容は，ハロペリドールや塩酸クロルプロマジンが中心であった。退院後も他人から悪口を言われるなどという症状は残っていたが，N学園に入り，スクーリングに参加することぐらいはできていた。

X年夏頃から，当院にもときどき通院するようになり，近況などを話に来ることが多かった。薬はK病院で処方されていた。X+1年5月，「人から悪口を言われる感じがする」と訴え処方が変更されている。

X+1年5月18日の処方：①塩酸ペロスピロン12 mg/日（4 mg 3錠），塩酸ビペリデン3 mg/日（1 mg 3錠），3×昼・夕・就眠前，②クアゼパム30 mg/日（15 mg 2錠），1×就眠前。

しかし，「1日3回服用するのは面倒」と本人が訴えたため，処方変更された。

X+1年6月5日の処方：①オランザピン20 mg/日（10 mg 2錠），塩酸ビペリデン2 mg/日（1 mg 2錠），2×朝・夕後。

人から無視されるなどの言動はあったものの，何とか自動車免許は取得した。K市内の健康食品店で店員として働くようになった。緊張は強いものの何とか商品知識も少しずつ獲得してきた。

X+1年秋からは当院から薬を処方した。他人から見られる感じは残っているが日常生活への支障は少ない様子であった。

健康食品の店は忙しい割には給与が低すぎるし，店のやり方にも不信を覚え退職した。次の仕事が見つかるまでということで当院の作業療法（院内喫茶の仕事）に参加。自分自身で運転して通ってきている。また，現在は患者自身がオランザピンの処方を望んでいる。

現在の処方：オランザピン20 mg/日（10 mg 2錠）。1×夕後。

[考　察] 本症例は，統合失調症の陽性症状の幻聴や被害妄想が認められる患者であり，塩酸ペロスピロンが処方されていた。しかし，効果がみられないこととコンプライアンスが今ひとつのためにオランザピンに切り替えた。

その結果，症状の改善がみられ，抗パーキンソン病薬，睡眠導入薬も必要としなくなり，オランザピン単剤投与が可能となった。

症　例：31歳，女性
診断名：統合失調症

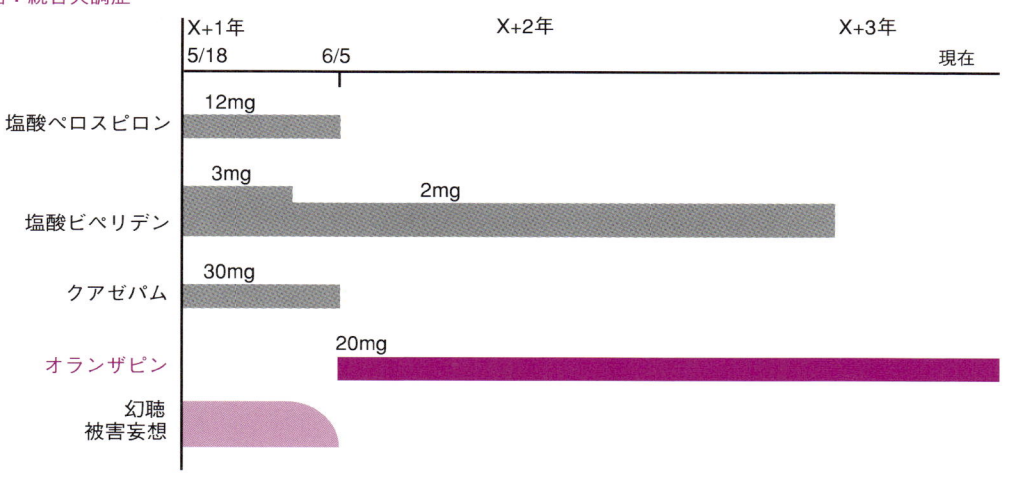

| | X+1年 5/18 | 6/5 | X+2年 | X+3年 | 現在 |

塩酸ペロスピロン　12mg

塩酸ビペリデン　3mg　2mg

クアゼパム　30mg

オランザピン　20mg

幻聴
被害妄想

OLANZAPINE CASE REPORT

6. 1日1回投与／コンプライアンス

リスペリドンからオランザピンへの置換により無月経が改善し服薬コンプライアンスが向上した統合失調症の1例

国立舞鶴病院 精神科　前川 直也
京都府立医科大学 精神医学教室　木下 清二郎, 和田 良久
土田 英人, 福居 顕二

[症　例] 33歳，女性
[診断名] 統合失調症（妄想型）
[既往歴] X－2年以前に精神科受診歴はない。
[家族歴] 血縁に精神疾患は認めない。同胞二人中第1子。父は単身赴任中であり，現在，母親と二人暮しである。
[現病歴] X－2年6月頃より，夜間になると誰かに自分の悪口を言われているという幻聴や妄想気分・追跡妄想・考想伝播が出現し，空笑するかと思えば突然大声を上げたりするなど奇異な言動が目立ちはじめた。

X－2年9月22日，体重減少を主訴に当院内科を受診。内科医の診察により，被毒妄想からくる拒食による体重減少と判明し，10月17日，精神科紹介受診となった。診察の結果，統合失調症の診断にてリスペリドン 4mg/日の服薬を開始した。

服薬開始時より約2週間後には幻聴など病的体験は著明に軽減し，錐体外路症状などの出現もなく，服薬コンプライアンスは保たれていた。しかし，服薬開始時より約4週間後から無月経となった。

X－1年6月頃より，元来結婚に対して強い憧れを抱いていたことから，友人の結婚をきっかけに無月経を気にするようになり，拒薬傾向となり，X－1年9月頃からはほとんど服薬しなくなった。次第に，1日に同じ人に20回以上電話する，見ず知らずの男性に電話番号を聞くなどの奇異な行動がみられ始めた。

X－1年10月26日，母親に「生きていても仕方ない」，「死にたい」と訴え，台所にて文化包丁で左手首，右大腿部および腹部を次々と刺し，近くの病院へ救急搬送された。同院にて身体の処置を行った後，X－1年10月29日，当院に医療保護入院となった。

[入院時現症] 体型はやや痩せ型。左手首はギブスに覆われ，下腹部には手術痕がありドレーンが留置されていた。前医にてハロペリドールを点滴投与されていたため傾眠傾向であるが，疎通はなんとか可能な状態であった。「殺してください」，「スキがあれば自殺する」と述べるなど希死念慮が強くうかがわれた。

[治療経過] 入院時（X－1年10月29日）よりハロペリドールの点滴を継続したが，次第に筋強剛，嚥下障害などの薬剤性と思われるパーキンソニズムが出現してきた。同時に思考途絶，幻聴，易刺激性が出現し，再び自傷や自殺企図といった衝動行為に至る危険性が高まってきた。

そのため，11月12日よりハロペリドールの点滴を中止し，内服（リスペリドン 1mg/日および

症　例：33歳，女性
診断名：統合失調症（妄想型）

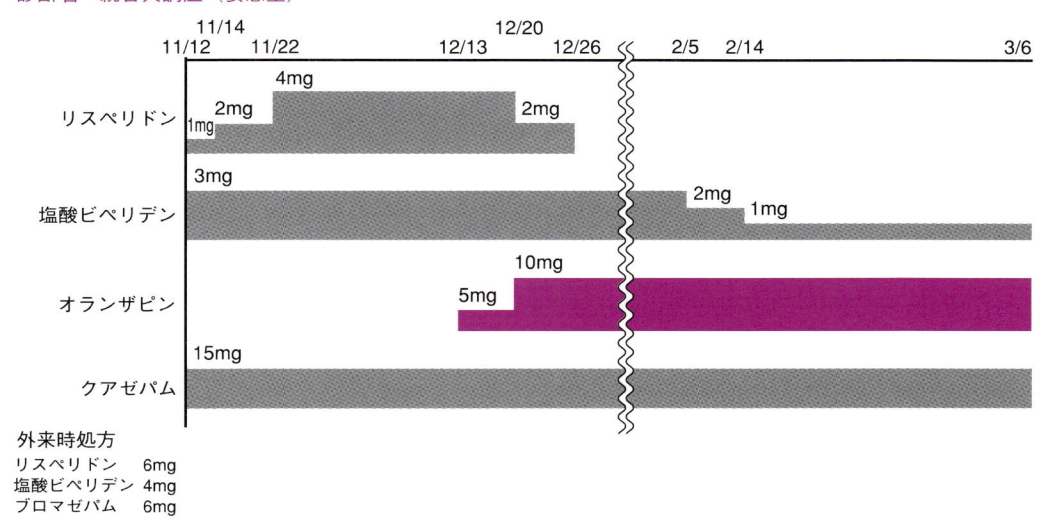

| | 11/12 | 11/14 | 11/22 | 12/13 | 12/20 | 12/26 | | 2/5 | 2/14 | 3/6 |

リスペリドン　1mg → 2mg → 4mg ……… 2mg
塩酸ビペリデン　3mg ……………………………… 2mg → 1mg
オランザピン　　　　　　　　　5mg → 10mg ……………………
クアゼパム　　15mg ………………………………………………

外来時処方
　リスペリドン　　6mg
　塩酸ビペリデン　4mg
　ブロマゼパム　　6mg

塩酸ビペリデン 3 mg/日）を開始したところ，服薬 4 日後には病的体験および薬剤性パーキンソニズムは著明に改善した．その後，リスペリドンを 4 mg/日まで漸増するも錐体外路症状は出現しなかった．

外来受診時からみられていた「生理が止まっている」との訴えから，12 月 13 日より，リスペリドンからオランザピンへの切り替えを開始した．X 年 12 月 26 日に最終的にオランザピン 10 mg/日単剤に切り替えが完了した後から，それまであまり対人交流がみられなかったが，次第にデイルームに出て他患と交流を持つようになった．

血中プロラクチン濃度は，リスペリドン 4 mg/日投与時に 94.5 ng/ml であったが，オランザピン 10 mg/日単剤となって 2 ヵ月後には 15.1 ng/ml と最終的に正常値上限（1.4～14.6 ng/ml）近くにまで低下した．さらに X 年 2 月 23 日からは月経が再開した．

月経の再開を本人は「心から喜んでいる」と語り，その後は精神状態も安定しており，錐体外路症状などの副作用の出現も認めず，X 年 3 月 2 日退院した．退院後も服薬コンプライアンスは保たれており，月経周期も規則的で順調である．

[考　察] 現在主流となっている非定型抗精神病薬は，従来の抗精神病薬と比較して，錐体外路症状の出現頻度が低く，その点では忍容性の高い抗精神病薬と考えられている．

非定型抗精神病薬の登場により，錐体外路症状の軽減のほかにも，認知機能の改善や陰性症状の改善により，多くの統合失調症患者の社会復帰が可能となっている．しかし，看過されがちな副作用もあり，患者の生活の質（QOL）が引き下げられている例は少なくない．

一般に，われわれ精神科医が抗精神病薬を投与する際には，他覚的に捉えられる錐体外路症状や患者からの訴えが比較的多い口渇などの抗コリン性の副作用を重視しがちである．一方で，勃起障害や射精障害といった性機能障害や月経異常といった副作用については，患者側から訴えられることが少ないために，治療者側はそれらの訴えを看過しがちになるものと考えられる．

今回われわれは，抗精神病薬のドパミン遮断作用による副作用の一つである高プロラクチン血症により無月経をきたし，そのことから服薬コンプライアンスが低下し，症状の再発をきたした統合失調症患者を経験した．本症例に対して，リスペリドンからオランザピンへ切り替えることにより月経が再開し，結果として服薬コンプライアンスの向上につながった．

現在，非定型抗精神病薬の中で処方数が最も多

いリスペリドンはとりわけ高プロラクチン血症をきたしやすいといわれ，逆にオランザピンやクロザピンはプロラクチン値をほとんど上昇させないといわれている。薬理学的にも，「リスペリドンはその活性代謝物がさらにドパミン遮断作用を有する」ことや，「オランザピンはリスペリドンと比較して5-HT_{2C}受容体に親和性が高い」といった示唆があり，理論上もオランザピンがプロラクチン値を上昇させる作用は低いと考えられる。

　以上より，統合失調症の中でもとくに女性患者の月経に関する問題を考慮した場合，オランザピンを第一選択薬とすることは有用であると考える。そして，そのことは単に有害事象の軽減・回避のみならず，服薬コンプライアンスの向上にもつながり，今回われわれが経験したような症状再発の予防にも貢献するものと考えられる。

OLANZAPINE CASE REPORT

6．1日1回投与／コンプライアンス

急性増悪を繰り返し，意欲低下が持続していた統合失調症に持続的な安定化と意欲の向上をもたらした1例

国立療養所菊池病院　精神科　西山浩介

［症　例］59歳，女性
［診断名］統合失調症
［家族歴・生活歴］5人兄弟の末子として出生。結婚し，2子をもうけた。元来活発でダンプカーの運転手として働いていた。X−3年に夫が塵肺でなくなった。この頃から情緒不安定となり，地元の精神科病院に3回入院した。子供たちともトラブルが絶えず，郷里に帰るが，そこでも周囲とのトラブルが絶えず，郷里の精神病院に2回入院した。子供たちもかかわりを避ける状態で，兄弟を交えた親族会議を経て，X年3月末よりK市に住む兄宅に同居していた。
［既往歴］特記すべきことなし。
［現病歴］実子によれば，「十数年前より幻覚，妄想があり，気分の変動が激しかった」という。X−3年より情動不安定が激しくなり，幻覚・妄想を伴う異常行動のため，X−3年からX年3月までで合計5回入院していた。非定型精神病ないし統合失調症の疑いにて，前医よりハロペリドール4.5 mg／日，塩酸ビペリデン3 mg／日，フルニトラゼパム2 mg／日を処方されていた。服薬は不規則で，3月末より服薬していなかった。

X年4月3日頃より，落ち着かず不眠が続き，世話をしている兄に対して被害的，攻撃的な言動が目立つようになった。X年4月5日，近所でパーマをかけている最中に突然騒ぎ出し，興奮状態になった。驚いた店員が通報し，警察や兄が駆けつけたが，本人は逃走した。世話をしている兄より当院に通院するようにとかねてから聞いていたため，本人一人でタクシーで乗り付け来院した。「追われているんです。かくまって下さい」と訴え，自ら入院治療を希望した。
［入院時所見］被害，迫害妄想著しく，外来診察室に入室するなり，「追われてる。恐い」と言って，机の下に隠れたり，主治医の足にしがみつき「助けてください」と言ったり，落ち着かず興奮状態を呈していた。身だしなみは整ってはいるが年齢不相応に派手な服装であった。初診時に受付で本人に記載してもらった問診表には「どんなことにお困りですか？」との問いに「実の兄親子に一晩中眠れないようにさせられました。姉の帰る夜から安定剤がなくなりまる2日間眠っていません。…兄から救ってください」と記していた。しばらく落ち着くのを待って話を聞いたが，話は要領を得なかった。「追われているんです。…物を叩きつけたり，物干し竿を叩く音が聞こえる。周りのものは『また病気が出た』と言うんです。…誰かここに先回りして来てはいないですか？」などと，問いかけには無関係に話し出していた。診察室のちょっとしたシミなどが気になるようでしきりとあたりを見て回った。その後，兄が来院したが，兄に対しても，被害的で「あの人も私を追ってるんです。味方じゃありません」と兄の呼びかけにも素直に応答しなかった。「なにか聞こえますか？」と尋ねると，「はっきりはわからないけど聞こえます」と答え，ときに耳を両手でふさ

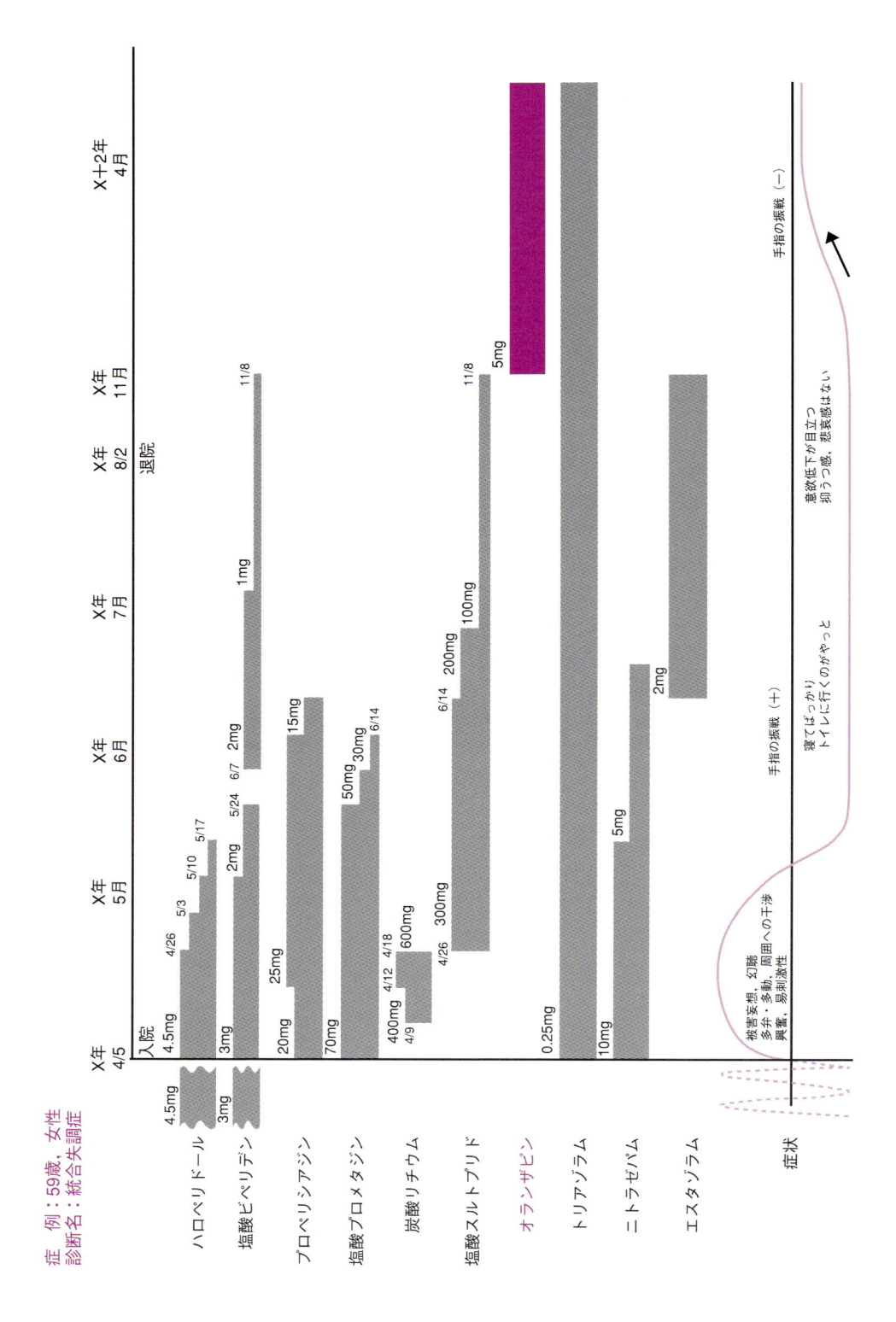

第2部 Olanzapine Case Report

症例：59歳，女性
診断名：統合失調症

薬剤	X年4/5 入院	X年5月	X年6月	X年7月	X年8/2 退院	X年11月	X+2年4月
ハロペリドール	4.5mg → 4/26 3mg → 5/3, 5/10, 5/17						
塩酸ビペリデン	3mg → 5/24 2mg → 6/7						
プロペリシアジン	20mg → 25mg → 15mg						
塩酸プロメタジン	70mg → 4/12 50mg → 6/14 30mg						
炭酸リチウム	4/9 400mg → 4/18 600mg						
塩酸スルトプリド	4/26 300mg → 6/14 200mg → 100mg → 11/8						
オランザピン	0.25mg → 5mg → 11/8 5mg（継続）						
トリアゾラム	10mg						
ニトラゼパム	5mg → 2mg						
エスタゾラム							

症状：
- 被害妄想、幻聴、多弁・多動、周囲への干渉、興奮、易刺激性
- 手指の振戦（+）
- 寝てばっかり、トイレに行くのがやっと
- 意欲低下が目立つ、抑うつ感、悲哀感はない
- 手指の振戦（−）

いだりした。入院治療を勧めると，「はい，お願いします。怖いんです。かくまってください」と同意した。病識はなく，現実検討能力も低下しているが，本人に入院治療の意志が認められるため，任意入院とした。

［入院後の臨床経過］病棟でも落ち着かず，不眠は根強く，気分は高揚し，易刺激的で他患に干渉的でトラブルが頻発した。そのため，隔離室への収容を余儀なくされるが，本人は「ここのほうが安心できる」と語っていた。

　薬物に関しては，ハロペリドール 4.5 mg/日，プロペリシアジン 20 mg/日など，鎮静系の抗精神病薬から開始した。誇大感，高揚気分に対し，炭酸リチウムを使用したが，皮疹が出たため中止し，塩酸スルトプリドに切り替えた。入院 1 ヵ月後の 5 月，状態が落ち着き始めたため，ハロペリドールを漸次減量した。5 月中旬より，自室に閉居し，1 日中臥床がちで無為に終日を過ごすようになってきた。身体的な疲労感はなく，憂うつ感，悲哀感はなかった。無気力が目立ち，本人は「トイレに行くのがやっと」と語っていた。幻覚や被害妄想は消腿した。薬物はさらに減量を続けた。X 年 6 月中旬より手指の振戦が認められるようになった。塩酸スルトプリドを減量していったが，なかなか改善しなかった。

　その後，被害妄想などの再燃はなく，誇大気分などの躁状態の徴候も認められないため，兄宅への外泊を重ね，X 年 8 月 2 日退院した。

［退院後の臨床経過］退院後は 2 週間ごとに兄に伴われ来院した。自室に閉居し，1 日中臥床がちに過ごす無為な生活が続き，意欲低下状態は変わらなかった。薬物は塩酸スルトプリド 50 mg/日，塩酸ビペリデン 1 mg/日，トリアゾラム 0.25 mg/日，エスタゾラム 2 mg/日を継続していた。X 年 11 月 8 日より，意欲の向上を目的に塩酸スルトプリド，塩酸ビペリデン，エスタゾラムを中止し，オランザピン 5 mg/日の内服を開始した。切り替え後，「よく眠れるようになった」と睡眠は自覚的にも改善した。動きもみられるようになり，テレビを見たり，買い物や散歩にも出かけるようになった。服薬は 1 日 1 回夜のみで飲み忘れることもなく，本人自ら自発的に服用するようになった。手指の振戦は X 年 12 月には完全に消失した。

　X+1 年 2 月，世話をしていた兄が心筋梗塞で入院し，X+1 年 6 月に亡くなったが，兄の入院以降は一人で通院した。アパートで一人暮らしを送ることになったが，身の回りのことは自分でできるようになった。薬物はそのまま維持しており，X+2 年 4 月現在，悪化はなく，安定した生活を送っている。

［考　察］本症例は，被害妄想と気分の高揚感を伴う行動異常のため 3 年間で 6 回の入退院を繰り返した事例である。発症年齢が 40 歳代と遅いため，当初躁うつ病や分裂感情障害を疑った。異常体験の消褪後，慢性的な意欲低下が持続した経過から，気分障害はないと判断し，統合失調症と診断した。オランザピンへの切り替え後，意欲の向上，生活面での自主性・活動性の向上が認められた点も統合失調症の診断と矛盾しない。

　意欲面での向上の程度は，客観的には評価しづらく，漠然となりがちである。しかし，本症例では，オランザピンの開始後，一人で通院できるようになった，外出できるようになった，買い物や日常的な炊事をし，独居生活ができるようになった，テレビも楽しめるようになった，など目に見えて生活レベルの向上をきたした。

　感情面では漠然とした不安感が消失し，安定度が増している。X 年 4 月の急性増悪エピソード以降，すでに 2 年間にわたり再発がなく経過している。再発予防効果，情動面での安定化の点でもオランザピンは優れた効果を有すると考えている。

　また，振戦などの錐体外路系の副作用を認めず，抗パーキンソン病薬の併用を要さなかった。服用も 1 日 1 回で済み簡便である。本人のオランザピンに対する信頼は高く，コンプライアンスの向上および病識の深まりにつながった。こうした利点が治療関係の安定化や再発予防に大きく寄与していると考えている。

OLANZAPINE CASE REPORT

6．1日1回投与／コンプライアンス

悪性症候群をきたして服薬中止となった統合失調症患者におけるオランザピンの有効性

三憲会折尾病院　原賀憲亮

［症　例］49歳，女性
［診断名］統合失調症
［家族歴］母親も統合失調症にて当院に入院歴があり，入院中にも悪性症候群を起こした経緯があることから，遺伝負因の強い患者と考えられる。
［現病歴］高校を卒業後，事務員として働いていたが，20歳代に幻聴，被害妄想が出現した。X－18年に最初の入院。精神症状が落ち着いたためいったん退院をするものの，少しのストレスや断薬にて再入院を繰り返した。X年に再度不安，被害妄想が強くなり，自宅での生活が困難となり，母親同伴のもと12回目の入院となった。
［臨床経過］入院時，不安感，不眠，周囲からの被害妄想を訴えていた。過去にはハロペリドールを中心に処方されていたが，中等量近く使用すると，悪性症候群もしくはそれに近い状態を呈するため，薬剤の使用に慎重を期する状態であった。そのため入院時の薬剤は塩酸フロロピパミド 300 mg/日，ロラゼパム 3 mg/日であった。精神症状の再燃のためハロペリドール 1.5 mg/日を投与後，39℃の熱発，顔面の浮腫，軽度の筋緊張が出現してきたため，すべての薬物を中止した。その後，身体面が改善した頃，リスペリドンを 4 mg/日より開始したが，精神症状の改善がみられないため 8 mg/日に増量した。しかし，再度発熱，筋緊張が出現してきたためリスペリドンを中止した。患者は被害妄想も悪化したため，拒薬や拒食も目立つようになり，長期にわたるベッド上での生活を強いられるようになった。拒食も続くため鼻腔栄養を始め，同時に精神症状改善のため，悪性症候群に注意を払いながらフマル酸クエチアピンを少量より開始した。しかし，1日3回の規則正しい服薬が管理上困難であったため，1回の内服で良いオランザピンに変更した。内服が続いていくうちに食欲は少しずつ回復し，離床して病棟内での生活も送れるようになってきた。精神症状に合わせてオランザピンを 10 mg/日から 20 mg/日に増量しても悪性症候群を起こす危険性もみられず過ごしている。しかし，夕方より消灯時の時間帯に淋しさや不安感を訴えることは続いている。
［結　語］本症例は悪性症候群を起こしやすい体質であり，精神症状と抗精神病薬の処方にはかなり慎重を期する患者であった。副作用が少ないといわれている新規抗精神病薬を使用してみたが悪性症候群に対する危険性には変化がなかった。オランザピンへの変更後は，多少の不安感，被害妄想が残存しているものの，拒食，拒薬はなくなり，悪性症候群の徴候もなく安定している。その点では患者の QOL は向上していると思われる。本症例は体重増加や血糖値の上昇などもみられずにいる。今後も十分な経過観察を行いたいと考えている。オランザピンは悪性症候群を起こした統合失調症の患者に有効であった。

症　例：49歳，女性
診断名：統合失調症

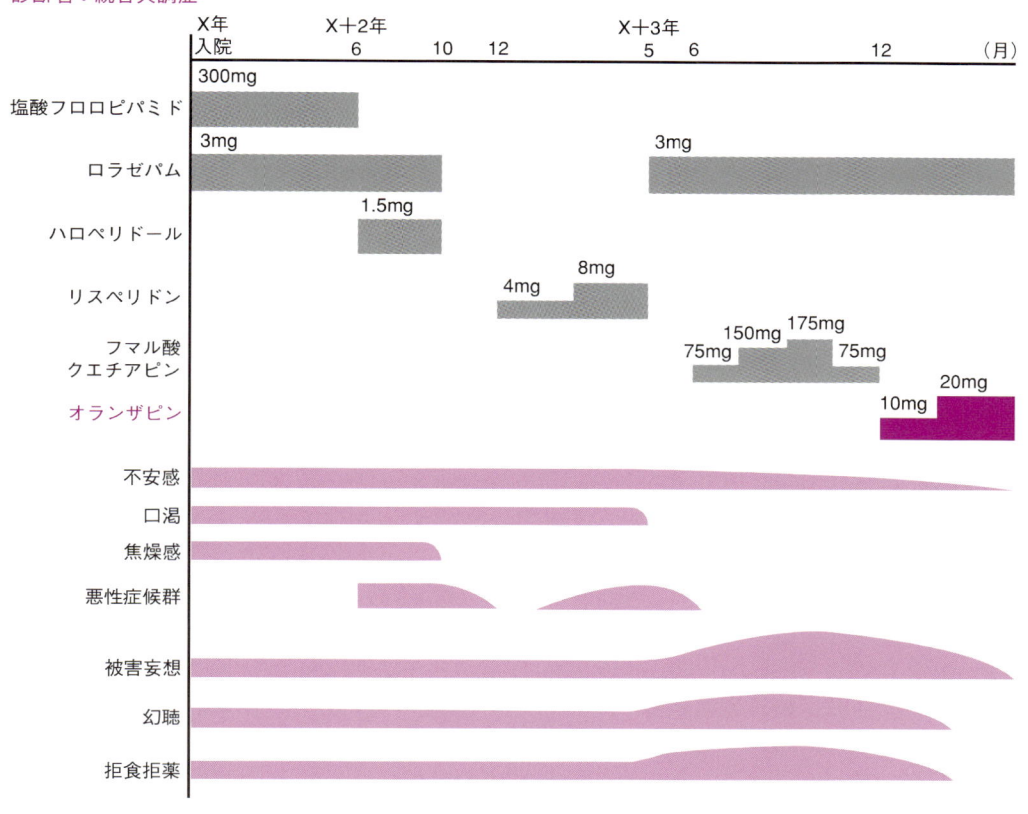

| | X年 入院 | X＋2年 6 | 10 | 12 | X＋3年 5 | 6 | 12 | （月） |

塩酸フロロピパミド　300mg
ロラゼパム　3mg ／ 3mg
ハロペリドール　1.5mg
リスペリドン　4mg → 8mg
フマル酸クエチアピン　75mg → 150mg → 175mg → 75mg
オランザピン　10mg → 20mg

不安感
口渇
焦燥感
悪性症候群
被害妄想
幻聴
拒食拒薬

OLANZAPINE CASE REPORT

6．1日1回投与／コンプライアンス

月経不順のためにリスペリドンの減量・中止を余儀なくされ，オランザピンに切り替え奏効した1例

医療法人向聖台會　當麻病院　菊池　厚

[症　例] 34歳，女性
[診断名] 統合失調症
[家族歴・生活歴] 本人は現在無職。母親が躁うつ病にて精神科治療歴がある。両親と3人暮らし。妹は既に結婚している。
[現病歴] 県内の高校を卒業後，関西の4年制大学に進学。大学卒業後，関東の会社に就職したが，2年位してから同僚の悪口を掲示板に書いたりするようになり，退職して家に戻った。
　その後，母親への暴力行為もみられるようになり，精神科診療所に通院。一時的に症状が改善し，仕事にも行くようになったが，X−1年頃から治療を中断した。
　X年1月頃より，不眠，精神運動興奮がみられるようになり，X年2月10日〜6月7日まで当院初回入院。
　退院後は外来通院を続け，X+1年1月からは自宅近くのA診療所に通院先を変更した。病状悪化のため，X+2年11月17日〜X+3年2月17日までB病院に入院。A診療所に通院していたが，服薬中断による再燃のため，X+4年6月25日〜7月19日まで当院2回目入院。
　外来通院を続けていたが，服薬中断による再燃のため，X+4年9月4日〜10月29日まで当院3回目入院。入院中よりリスペリドンを中心に処方を変更し，退院時にはリスペリドン8 mg/日，炭酸リチウム400 mg/日，バルプロ酸ナトリウム600 mg/日にて症状が安定した。
　退院後は本人の希望でA診療所に通院したが，月経不順，体重増加，抑うつ気分の訴えがあり，本人の強い希望で，徐々にリスペリドンを減量し，X+5年2月4日に中止となったようである。
　X+5年3月中旬より不眠が出現し，被害的，自責的となった。「母親が自分のことを憎んでいる」，「母親が自分のことを理解してくれない」，「両親が悪い，あの人達がいる限り自分はダメになる」，「早く死んで欲しい」と言い，泣いたり，攻撃的になったり，情動が不安定なため，X+5年3月26日，当院4回目入院となった。
　今までの経過から，月経不順に対するこだわりが強く，そのために薬物療法継続が困難になっていると考え，今回の入院時からオランザピンを主治療薬として投与することにした。
[オランザピン投与開始後の経過] オランザピン15 mg/日，炭酸リチウム600 mg/日，バルプロ酸ナトリウム600 mg/日より投与開始。しかし，多弁，多動，易怒的，攻撃的で些細なことで看護職員に暴言を吐くことが続き，4月10日，バルプロ酸ナトリウム600 mg/日をカルバマゼピン600 mg/日に変更した。いくぶん鎮静化の傾向ではあったが，被害的で攻撃性も残存しており，4月18日よりハロペリドール6 mg/日を追加した。訴えは多いものの，執拗な感じは弱まり，看護職員の説明に理解を示すようになった。5月に入ると表情も穏やかで，家族に対しても攻撃性が弱まり，外泊も行うようになった。ボーッとする，昼間の眠気が強いとのことで，5月24日，ハロペリド

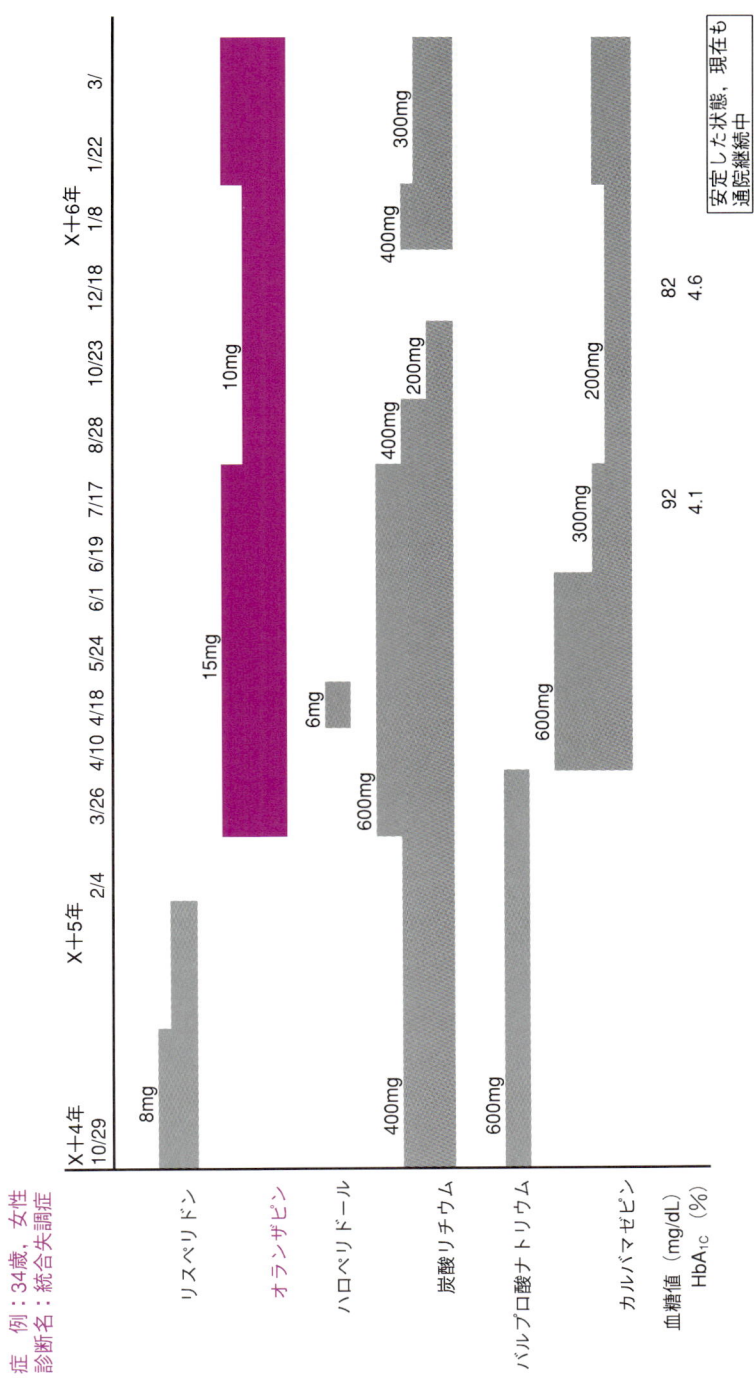

6．1日1回投与／コンプライアンス　367

症　例：34歳，女性
診断名：統合失調症

| | X+4年 10/29 | X+5年 2/4 | 3/26 | 4/10 4/18 | 5/24 | 6/1 | 6/19 | 7/17 | 8/28 | 10/23 | 12/18 | X+6年 1/8 | 1/22 | 3/ |

リスペリドン　8mg
オランザピン　15mg → 10mg
ハロペリドール　6mg
炭酸リチウム　400mg → 600mg → 400mg → 200mg → 400mg → 300mg
バルプロ酸ナトリウム　600mg
カルバマゼピン　300mg → 200mg

血糖値（mg/dL）　92　82
HbA₁c（%）　4.1　4.6

安定した状態，現在も通院継続中

ールの投与を中止した．家族の了解もありX+5年6月1日に退院となった．

[退院後経過] 単独で外来通院していたが，昼間の眠気を強く訴えたため，6月19日，カルバマゼピンを300 mg/日に減量した．眠気は若干軽減したが，体重増加，口渇，多飲水を訴えたため耐糖能異常を疑い，7月17日に血糖検査とHbA$_{1c}$を検査したが，血糖92 mg/dL，HbA$_{1c}$4.1％であった．また，「生理がある」と嬉しそうに報告した．精神的には安定し，家事の手伝いができる状態であったが，口渇の訴えが続いたため，8月28日，投薬量を2/3に減量した．それでも口渇が続いたため，10月23日に炭酸リチウムを200 mg/日に減量し，さらに12月18日，炭酸リチウムを中止した．このときの血液検査では，血糖82 mg/dL，HbA$_{1c}$4.6％であった．口渇以外には薬に対する拒絶感はなく，「今の薬だと眠くならないし，生理もあるから自分に合っていると思う」と述べ，自発的に服薬は続けていた．

ところが，口渇は改善したものの，炭酸リチウムを中止後，不眠が出現するようになり，本人の希望もあり，X+6年1月8日，炭酸リチウム400 mg/日を再開した．2週間後のX+6年1月22日，外来受診時には言動まとまらず，突然「先生お腹空いたでしょ」，「アルコール依存症じゃないのにどうして信用してくれないの」などと言い，情動不安定で攻撃的であった．口渇もあり，炭酸リチウムは300 mg/日に減量したが，オランザピン，カルバマゼピンを増量した．しばらくは活動性が高まり，易怒的，攻撃的で両親を怒鳴りつけたり，突然「英会話教室に行く」と言い出し30万円振り込んだり，浪費傾向もみられた．入院治療も考慮したが，X+6年3月に入ってから活動性が低下し，表情も穏やかで，易怒性，攻撃性も消失し，安定した状態となり，現在も通院継続中である．

[考 察] オランザピン投与前には，月経不順のために抗精神病薬の減量，中止を余儀なくされていたが，オランザピン投与開始後は月経不順も消失し，比較的安定した状態が維持できていた．外来通院中に症状が悪化したが，その際にも，投薬量の増加に対しても拒絶感はなく，服薬が遵守できたため，症状が安定し，外来通院での治療継続が可能であった．口渇は軽度残存しているが，容認できる範囲内であり，耐糖能異常は認められなかった．

抗精神病薬の副作用としての無月経，月経不順は若い女性にとって「女性であること」という意味で特に重要であろう．

以前から無月経を訴える女性患者に対して，「薬の影響と思われるので心配ない」と説明してきたが，高プロラクチン血症をきたす可能性の少ない薬剤がある昨今では，患者のQOLを考え，より自然に近い生活での治療継続を目指していく必要があるのではないかと考えている．本症例では月経不順ならびに服薬遵守性に対する有用性が認められた．

これからも，オランザピンの臨床的有用性が多数報告されることを期待したい．

OLANZAPINE CASE REPORT

6．1日1回投与／コンプライアンス

副作用のために服薬遵守できなかった患者に対するオランザピン著効例

医療法人旭会　和歌浦病院　江川浩司

[症　例] 26歳，男性
[診断名] 統合失調症（妄想型）
[生活歴・現病歴] 3人兄弟の末っ子として育つ。友人は少なく，趣味も少なかった。大学を卒業し，父親の経営するレインコート製造販売会社の手伝いをすることとなった。しかし，次第に精神変調をきたし，奇異な言動がみられはじめ，家業の手伝いもすることなく自宅に閉じこもることが多くなったため，X－2年に初めて精神科を受診した。精神安定剤を投与されたが，全身倦怠感がみられ，服薬遵守できず，数ヵ所の病院・診療所で治療を受けていた。精神状態は一進一退であり，X年10月11日，入院治療も考慮し，当院を受診することとなった。

受診時，表情乏しく，言葉数も少なく，「心の中で声が聞こえる。自分の考えが他人に聞かれるのが怖い。心の中を読まれている」，「僕，病気ですか。違うと思うのですけど」など，病識が乏しく，思考伝播，思考化声，感情鈍麻がみられた。

塩酸ペロスピロン24 mg／日，塩酸ビペリデン3 mg／日を朝・夕・眠前分3投与，およびクアゼパム15 mg／日を眠前投与にて治療を開始したが，服薬は遵守できておらず，不眠状態が続き，無為・自閉的な状態に加え，突然，「悪いことをした」といい，隣家へ謝りに行くなどの行動が著明となり，X年11月21日，医療保護入院となった。

服薬コンプライアンスが悪いため，服薬回数が1日1回で効果が期待できるオランザピン10 mg／日を眠前に投与し，睡眠障害に対してトリアゾラム0.25 mg／日を眠前に投与し経過をみることにした。入院直後，病識は欠如しており，退院要求が強く，攻撃的であったため，隔離室に収容し経過をみた。隔離室内では自分のシャツで首を締める行為がみられることもあったが，服薬には素直に応じた。次第に落ち着き，会話可能な状態になり，同月25日，隔離室から閉鎖病室へ移室した。

身辺に関しては，看護者の促しなしでは何もしない状態であった。幻聴は消褪傾向にあったが，表情は硬く，言葉数は少なく，興奮状態になることはなかったが，不安・緊張状態は続いていた。また，自室で無為に経過することが多く，いわゆる陰性症状主体の状態へと変化してきていた。12月上旬よりQOLを改善するため，SSTに参加してもらい経過をみることにした（退院するためにはSSTに参加する必要があると説明）。

12月中旬には，幻聴は気にならない程度まで減少してきており，病識も獲得しつつあった。身辺に関して最低限のことは自発的にできるようになってきたが，相変わらず表情は乏しく，SSTへ参加する時以外は自室に閉じこもるという状態は続いていた。

X＋1年1月中旬，幻聴はほぼ消褪した。言葉数も増え，疎通性も改善してきていた。2月13日，表情は乏しいものの，活動性が出始め，いわゆる陰性症状の改善がみられはじめた。服薬の必要性も理解できるようになり，X＋1年2月18

症　例：26歳，男性
診断名：統合失調症（妄想型）

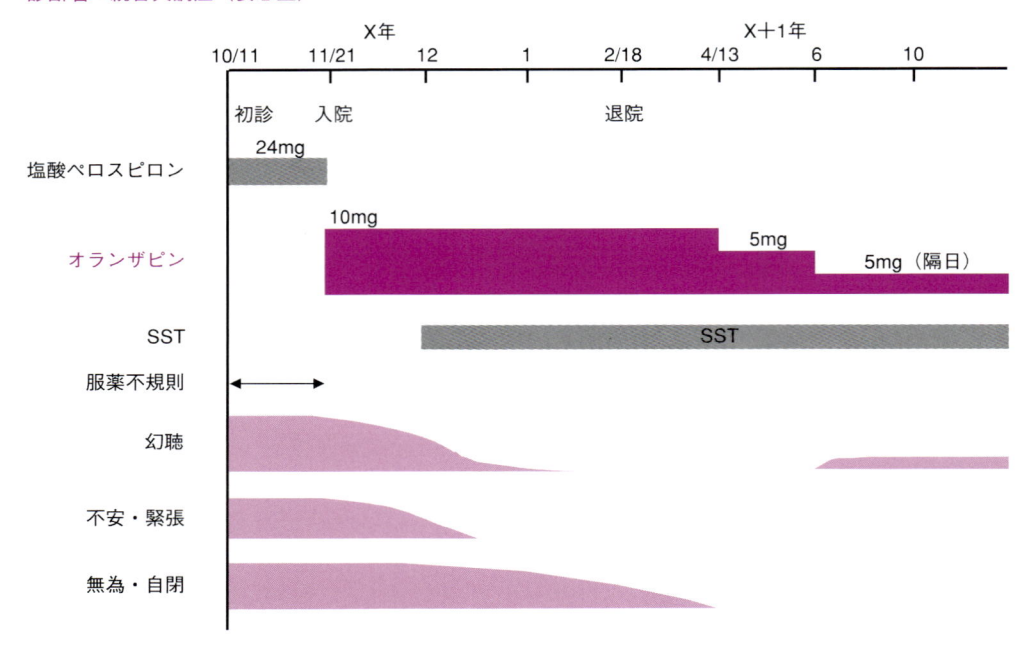

	X年				X＋1年		
10/11	11/21	12	1	2/18	4/13	6	10
初診	入院			退院			

- 塩酸ペロスピロン　24mg
- オランザピン　10mg → 5mg → 5mg（隔日）
- SST
- 服薬不規則
- 幻聴
- 不安・緊張
- 無為・自閉

日退院となった。以後，定期的に通院し，少しずつ家業の仕事を手伝うようになっていった。

4月には休むことなく家業の会社へ出勤し，与えられた仕事はすべてこなすようになった。意欲もあり，仕事に関し，「楽しい」と話すようにもなった。ほぼ陰性症状もみられなくなっていた。4月13日よりオランザピン5mg/日を眠前に投与し経過をみたが，奇異な言動はみられなかった。診察時も笑顔を交えて会話ができ，疎通性も良好であった。

5月には友人と4泊5日の旅行に行ったが，精神変調はきたさなかった。服薬状況も良好で仕事も順調にこなしていた。6月よりオランザピン5mg/日を隔日服用とし経過をみていたところ，10月に入り幻聴が出現し始めたが，「自分でコントロールできている」と話していたので，服薬内容は変更せずに経過をみた。

X＋2年2月現在，オランザピン5mg/日を眠前に隔日で投与し治療を継続中である。ときに幻聴が出現しているが，自らコントロールできており，日常生活および仕事に影響を及ぼすこともない。服薬も遵守できており，笑顔もみられ，疎通性は良好である。

［考　察］本症例は22歳頃に発病した統合失調症と考えられる。発病後，比較的早期に治療を開始したが，副作用のため服薬遵守ができずにいた。24歳で当院を受診した時も急性期の症状がみられていた。約1ヵ月間，塩酸ペロスピロン24mg/日で外来治療を続けたが，服薬遵守ができておらず，症状も改善せず，奇異な言動も多く入院治療となった。入院後は服薬遵守できるようになり，入院2週目頃より幻聴が消褪し始めたが，それとともに，いわゆる陰性症状が表面化するようになったため，QOL改善を目的としてSSTに参加してもらい経過をみた。入院約2ヵ月を経過する頃には幻聴はほぼ消褪した。入院3ヵ月を経過する頃より，陰性症状の改善がみられ，さらに病識も獲得しつつあったので，外来治療に切り替えた。服薬遵守ができるかどうかの不安はあったが，通院および服薬は遵守できており，経過とともに仕事の能率も改善されてきた。現在，オランザピン5mg/日隔日投与で治療中であるが，ときに幻聴が出現する程度であり，作為体験はみられていない。会話にもまとまりがあり，仕事および

日常生活も問題なくこなしている。

　本症例は服薬遵守できなかったことが症状改善に繋がらなかった最大の理由と考えられるが，オランザピン 10 mg/日で，①急性期の症状が改善されたこと，また，SST への参加も考慮する必要はあるが，②いわゆる陰性症状の改善もみられたこと，がいえるのではないかと思う。さらに服薬遵守ができている理由として，①症状が改善した，②服薬回数が 1 日 1 回と簡便である，③副作用が少なかった，が考えられる。すなわち，効果があり，服薬も簡便で，副作用も少なかったことが，現在も服薬遵守ができている最大の理由と思われる。本症例のように，オランザピンは，薬がよく効くにもかかわらず，服薬遵守ができないことにより症状が続いている患者に対して，積極的に選択される薬剤であると思われる。

　なお，治療中の尿糖および空腹時血糖（FBS）は次の通りであった。X 年 12 月 FBS 85 mg/dL，尿糖（－），X＋1 年 2 月 FBS 82 mg/dl，尿糖（－），X＋1 年 4 月 FBS 76 mg/dL 尿糖（－）。

注）オランザピンの本邦における承認用法・用量は，「通常，成人にはオランザピンとして 5～10 mg を 1 日 1 回経口投与により開始する。維持量として 1 日 1 回 10 mg 経口投与する。なお，年齢，症状により適宜増減する。ただし，1 日量は 20 mg を超えないこと」です。

OLANZAPINE CASE REPORT

6．1日1回投与／コンプライアンス

オランザピンが奏効した遅発性統合失調症の1例

恵愛会 柳井病院　松田芳人，中岡清人

[症　例] 59歳，女性
[診断名] 統合失調症（妄想型）
[生活歴] 高校卒業後，洋品店とパン工場に勤務。結婚後，専業主婦となり2女をもうけ，35歳時よりパートを始めた。49歳時，夫の暴力のため離婚。56歳時からは町役場でアルバイトをしていた。仕事ぶりは几帳面で職場での評価は良好であった。57歳時，次女が結婚しその後は一人暮らし。以前から，勝ち気な反面，他者の評価を過度に気にしたり物事を悲観的に考える傾向があったという。
[家族歴・既往歴] 精神疾患の遺伝負因なし。45歳時，甲状腺機能亢進症の手術を受けており，年1回の内科受診を継続している。
[現病歴] X年11月，職場の上司との再婚話がもちあがった。悪い話ではなくどうするか悩んだが，年齢を考えると踏み切りがつかず，結局断った。その後，不眠がちとなり，しばらくして娘に対し「外で声がする」と訴えるようになった。X+1年に入ってからは，「見張られている」，「誰かがいる」，「天の声でああしなさい，こうしなさいと命令される」と訴えるようになり，アルバイトも辞め自宅に閉じこもりがちとなった。そのため，娘達も心配し頻回に訪問するよう努めていたが，娘と一緒のときも急にテレビを切って「ほら今，○○さんって聞こえる」と訴えるなど落ち着かない様子であった。同年2月13日，家の権利書を盗られると突然警察に駆け込み保護された。その後も警察に電話することを繰り返したため，娘に連れられA精神科クリニックを受診。

アモキサピン，クロチアゼパムを処方され幻聴はやや軽減したものの，消失はしなかった。次回受診時，リスペリドン2mg/日が追加されたが，倦怠感を感じたことと，「胃に悪いから飲むな」という幻聴が聞こえたことから服薬を中断した。その後も幻聴は持続し，「聴覚検査をさせられた」と訴えるなど異常な言動が目立つため，3月6日に長女，次女に連れられ当院を初診した。
[治療経過] 初診時，連合弛緩などの思考障害は目立たず疎通も保たれていたが，表情は硬く，被害関係妄想・幻聴に基づく内容の発言を繰り返した。甲状腺機能検査で甲状腺刺激ホルモン(TSH) 5.5 μIU/ml（正常値0.4〜3.7 μIU/ml）と軽度上昇していたが，free T4とfree T3はそれぞれ1.4 ng/dL（正常値0.8〜1.7 ng/dL），3.2 pg/ml（正常値2.2〜4.1 pg/ml）と正常範囲内であり，血液一般検査でもコレステロール値の軽度上昇以外，異常は認めなかった。病識に乏しかったものの，時間をかけ説明した結果，服薬への同意が得られ，長女が自宅でしばらく面倒をみたいと申し出たため，塩酸ノルトリプチリン40mg/日，クロチアゼパム20mg/日，オランザピン10mg/日を処方し外来治療を行うこととした。治療開始から1週間後，幻聴は軽減し，それにとらわれた言動はほとんど認めなくなっていた。3週間後には，「まだ声は少しだけあるが何を言っているのかわからないぐらい。本も集中して読めるようになった」と笑顔で語った。付き添ってきた娘二人の評価も「表情が明るくなり，おかしなことも言わなくなった」と良好で，

症　例：59歳，女性
診断名：統合失調症（妄想型）

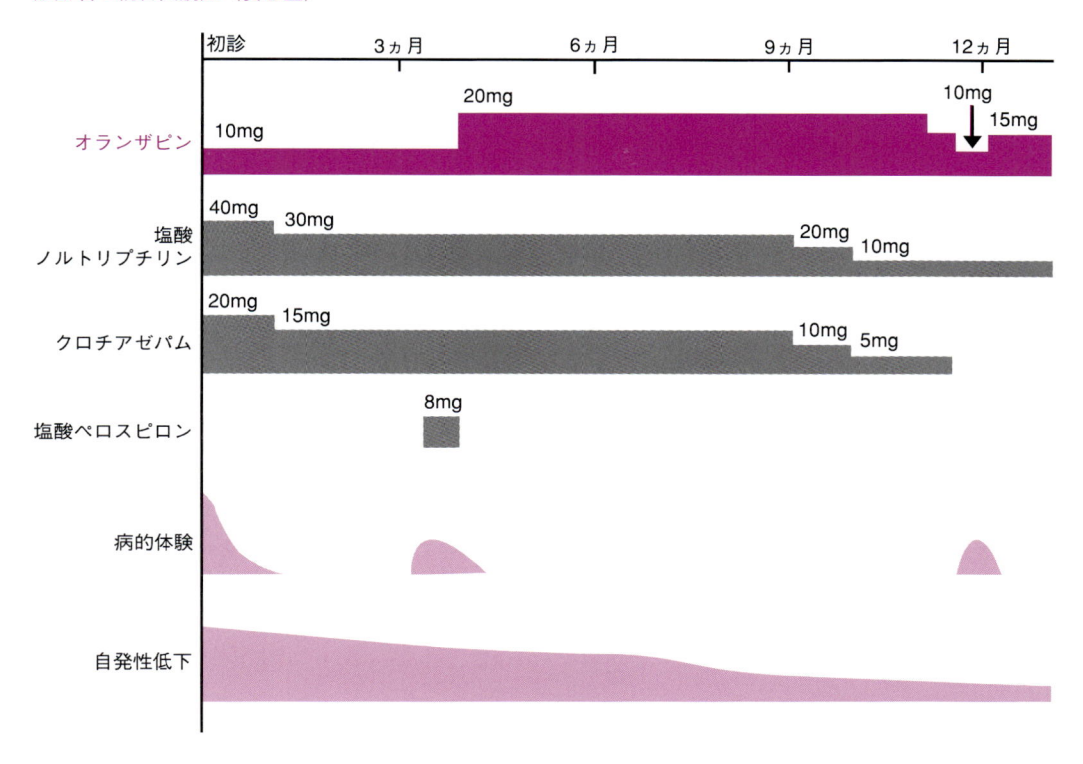

既に自宅での一人暮らしを再開していた。5週間後，「外の物音が多少気になるくらい」と聴覚過敏は残存したものの幻聴は消失。その後も，体重増加（6 kg）と便秘を気に掛けていたが，異常な言動は認めず日常生活には特に問題はなく経過した。活動性は病前に比べ低下しており，外出することはあまりなかった。

同年7月，「外で子供が○○さんと，自分の名を呼んだ」と訴えた。表情もやや硬く活気に欠け，病状再燃の兆候と考えられたため，塩酸ペロスピロン8 mg/日を追加した。しかし，幻聴は改善せず眠気も訴えたため塩酸ペロスピロンは中止とし，オランザピンを20 mg/日へ増量した。その後，幻聴は消失し，庭木の手入れを始めるなど活動性も徐々に上昇していった。同年10月には宛名書きのアルバイトを自ら開始した。塩酸ノルトリプチリンとクロチアゼパムは漸減したが，病的体験の再発はみなかった。X＋1年2月よりオランザピンの減量を開始し，10 mg/日まで減量したところ，「自分の名前を呼ぶ声がした」と訴えた。「気のせいかも」と病感は有していたが，「挨拶すると返答があった」というため15 mg/日まで再増量した。その後，幻聴体験を訴えることはなく現在まで経過している。体重は本人も食事に気をつけ58 kgと一定しており，定期的に施行している血液生化学検査でも異常は認めていない。発症以来，趣味であった手芸をする気にならず，掃除や外出の頻度が減っているなど，軽度の自発性低下が残存しているが，本人はそのことを気に掛けている様子はなく，従来几帳面過ぎたきらいもあり，現状でよいと評価している。

［考　察］繊細で傷つきやすい反面，自尊心が強く，他者の目を気にするなどの敏感性格に類似した性格傾向を有し，再婚話というライフイベントをきっかけに幻覚妄想状態を呈した症例である。当初より，自己の行動に注釈を加えたり，命令し

たりする幻聴の存在など統合失調症が疑われたが，高齢発症で病前の社会適応も良好であったことから，反応性のもの，特に敏感関係妄想も考え，抗うつ薬と抗不安薬の併用を行った。経過中，オランザピンの減量により幻聴体験の再燃があったこと，軽度ながら陰性症状が残存していることから，現在は妄想型の遅発性統合失調症と診断している。

　本症例において，オランザピンの効果発現は速やかで，その効果を患者本人と家族が実感できたこと，セロトニン・ドパミン拮抗薬（SDA）で出現した倦怠感・眠気を感じることなく服用感が非常に良かったことが，コンプライアンスの維持に貢献したと考えられる。また，高齢患者に抗精神病薬を使用する場合，錐体外路症状の出現に注意する必要があるが，本症例は抗パーキンソン病薬を併用せずとも，現在まで錐体外路症状の発現はみていない。この臨床経験から，オランザピンは高齢患者に対し，体重増加や血糖値上昇に留意すれば有用な薬剤であると考え，その後も使用経験を積み重ねているところである。

OLANZAPINE CASE REPORT

オランザピンが幻聴および強迫行為に奏効した1例

こぶしメンタルクリニック　重富裕司

[症　例] 26歳，女性
[診断名] 統合失調症
[現病歴] 20歳頃，「自分が人を傷つけているような気がする」，「取り返しのつかないことをしてしまったような気がする」という強迫観念を生じ，そのことが頭から振り払えないため混乱状態を呈した。近医を受診し，「強迫神経症」の診断でクロナゼパムなどの処方を受けるも中断した。その後，他の病院を受診し，同様に強迫症状が認められると診断され，クロナゼパムや塩酸クロミプラミンの処方を受けるが，改善しないため中断。

22歳頃，また，別の病院では塩酸クロルプロマジン，ハロペリドール，ブロムペリドールを用いた薬物療法が行われた。この時は，体が重くなる，眠気が出る等の症状が出現したが，副作用に関する説明があまりなかったため，服薬に抵抗を感じ，自分で薬を調節して服薬していた。2年程通院を続けていたが，強迫症状がやや軽くなり落ち着くと服薬を中断し，症状が悪化すると薬を再開するといった状態で，不規則な服薬が続いていた。

24歳頃，症状の改善が思わしくないという理由で，自分から薬を中断した。25歳頃，症状が再度悪化し，また，別の病院を受診し，フマル酸クエチアピン，リスペリドンの処方を受けた。この後も薬を自己判断で調節するという行為がみられたため，担当医が本人に厳しく注意したところ，担当医に恐怖感を持ち，受診を嫌がるようになった。そのため，家族が本人と相談し，当院受診となった。

当院受診時，「車を運転しているといつの間にか人をひいたような気がする」，「子供が床に落ちた自分の薬を勝手に飲んだような気がする」など，強迫観念を思わせる訴えが続いていた。当初，薬を中断せず服薬するように説得し，そのまま前医からの処方を続けながら経過を観察した。しかし，不安・焦燥感の強まりと強迫観念の悪化が認められた。詳しく尋ねると，男女の声で「車で人をはねた」，「子供が薬を飲み込んだ」などのかすかな幻聴があり，この声を聞くと恐怖にかられて確認行為を行うということであった。薬が落ちても大丈夫なように，全裸で風呂場で服薬したり，服薬することが恐ろしいので飲みたくない等の拒否的な訴えも強まりだした。服薬の中断が心配されたため，本人に確認行為が続いているのは頭の中の声が原因となっていること，その声を少しでも和らげていくためには服薬を続けていくことが大事であり，勝手に治療を中断しないようにという説明を何度か繰り返して行う必要があった。

9月24日，リスペリドンを2mg/日から4mg/日に増量し，フマル酸クエチアピンを600mg/日に増量したが，症状は改善せず眠気の副作用が強まり，育児が困難になると訴えて，かえって混乱が強まった。10月28日から減薬し，オランザピン10mg/日夕食後の追加投与を始めた。1週間後の面談では，「朝眠気が残る感じがするが我慢できないほどではなく続けられそうだ」と話した。2週間後の面談では，「幻聴は続いているものの服薬することが恐ろしくなくなってきた」

症　例：26歳，女性
診断名：統合失調症

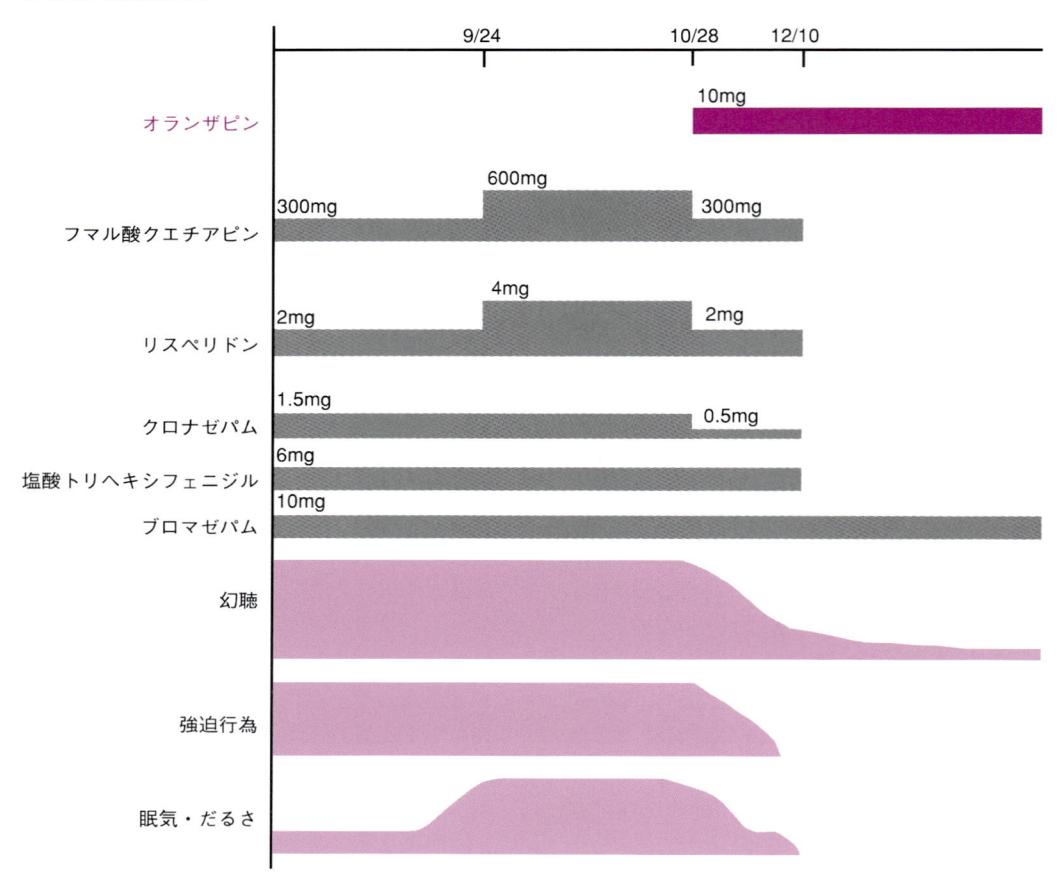

		9/24	10/28	12/10
オランザピン				10mg
フマル酸クエチアピン	300mg	600mg		300mg
リスペリドン	2mg	4mg		2mg
クロナゼパム	1.5mg			0.5mg
塩酸トリヘキシフェニジル	6mg			
ブロマゼパム	10mg			
幻聴				
強迫行為				
眠気・だるさ				

　と言い，風呂場で服薬することはなくなったということであった。オランザピン投与約5週間後からリスペリドン，フマル酸クエチアピン投与を中止したが，症状の悪化は認められなかった。また，それまで本人が体験していた頭の中の声が病的なものであり，確認行為の背景にあったということを認識するようになり，服薬の重要性についての認識も深まっていった。

　最近は車の運転をする時や服薬時に，一時的に幻聴が聞こえて不安になることもあるが，支障が出るほどではなく，家事・育児等の日常生活が問題なくこなせるようになってきている。

[考　察] 本症例は幻聴とそれに基づく確認強迫行為，不穏を認めた統合失調症である。当院受診前まで，「強迫神経症」の診断を受けていたこともあり，様々な抗精神病薬，抗不安薬が用いられたが，症状の改善が認められないため，数種類の薬剤を併用する多剤併用が行われていた。今回の治療経過中も病状変化に伴いリスペリドンとフマル酸クエチアピンの増量を試みたが効果が乏しく，眠気・だるさの副作用が出現し，患者の服薬への拒絶感が強まった。患者の服薬への拒否感は，幻聴に関しての病識が乏しいために何のために服薬を続けなければいけないのかという不満や症状の改善もはっきりとみられないまま薬剤の量ばかり増えていき，身体的な不快感が強まるということへの不安等が関係していた。治療者は，このような患者の感じている不安，不満をていねいに聴取し，対応すべき症状，治療の見通しについて，できるだけはっきりとした説明を行い，患者

の同意をとりつけていく根気強い努力が必要である。

本症例の場合，幻聴に関しては，オランザピンの使用で速やかな改善が認められ，それに伴って確認強迫行為が和らぎ，家事や育児等の日常生活に余裕を取り戻すことができた。投与前の空腹時血糖値は正常で，投与後も正常範囲内を保っている。パーキンソン病症状や錐体外路症状もまったく認められず，抗パーキンソン病薬も中止することができた。また，オランザピンの副作用として体重増加が報告されているが，軽い食欲の増加は認められるものの，現在に至るも体重の目立った増加は認められない。食欲の増加は，むしろ症状改善に伴う食欲の回復によるものであろうと考えた。

本症例では，従来の定型抗精神病薬や非定型抗精神病薬であるリスペリドン，フマル酸クエチアピンで充分な効果が得られず，多剤併用が行われていたが，オランザピンの単剤投与で速やかな効果が認められ，薬の減量を行うことができた。幻聴に対する病識も形成され，今後の服薬継続の必要性についても同意しており，まことに良好な経過をたどっている。

6. 1日1回投与／コンプライアンス

初発統合失調症におけるオランザピンの有用性
－初期治療から寛解維持まで－

あおきクリニック　青木　正

[症　例] 17歳，男性
[診断名] 統合失調症（初発例）
[既往歴] 著患を知らない。
[生活歴] 同胞2人中第2子で，英国に留学中の姉がいる。父親は貿易会社を経営し，母親は外資系企業役員の秘書をしている。幼少時より明るく素直な子で，親を煩わせることなどなかったという。発病時，私立高校2年生で，姉と同様，高校卒業後は英国留学を目指し，勉学に励んでいた。成績は優秀で，学年でトップクラスにいた。
[現病歴] 高校2年生になってから理由もなく学校を休むようになった。自室に閉じこもり，何もせずにぼんやりと一日中ベッドに腰掛けていた。見かねた両親が注意をすると，かつて親に反抗することなど一度もなかった患者が「うるさい！」と大声をあげるようになったという。

夏休みに入り，ますます閉じこもり，家族ともほとんど話さない日が続いた。両親は思春期の問題かと思いそっと様子をうかがっていた。そんなある日，突然事件を起こした。珍しく朝から外出し，コンビニエンスストアの駐車場に停めてあった郵便物集配車の窓が開いていたのを見つけて，その車を盗んでどこかに行こうと考えた。車に乗り込み鍵を探していたところに郵便局員が戻り，「何をしているんだ！」と叱責された。すると，唐突に「この車をください」と話した。郵便局員が警察に通報しようと背をむけて歩き出したところ，郵便局員に後ろから飛びかかり，鍵を奪って郵便車に乗り込み逃走しようとした。ところが，その車はマニュアル車であったため，運転方法が分からず，なかなか発進できずにまごついていたところを，駆けつけた警察官に取り押さえられ，強盗傷害罪の容疑で現行犯逮捕され，少年鑑別所に送致された。

鑑別所では，入浴時に脱衣するよう係官が指示したところ，いきなり興奮し，係官に飛びかかり，怒声をあげたため，塩酸クロルプロマジン50 mg/日が処方された。それによって多少鎮静化されたが，事情聴取，家裁審判においても意味不明な言辞をくり返し，思考にまとまりがなかった。

事件を起こした理由がはっきりとしないため，精神障害が疑われ，26条通報による措置入院が検討されたが，決定には至らなかった。初犯であること，暴行を受けた郵便局員と示談が成立したことを理由に放免された。家裁審判では厳重注意と共に精神科治療を強く勧告された。

[治療経過] X年7月30日，両親に連れられ当クリニックを初診した。ひそめ眉で険しい表情であった。事件について問うと，ぽつりぽつりと小声で話し始めた。「高校に入ってからずっとむしゃくしゃしていた。何をしていいかわからず，大学受験のこと，留学のこと等についてプレッシャーを強く感じていた。夏休み前頃から頭の中がざわざわし，考えることができない，考えが急になくなってしまう」，「自分の周囲が今までと違う，何かが起こりそうで怖い，襲われそうな感じがして……それで車を盗んで逃げようと思った」と言

症　例：17歳，男性
診断名：統合失調症（初発例）

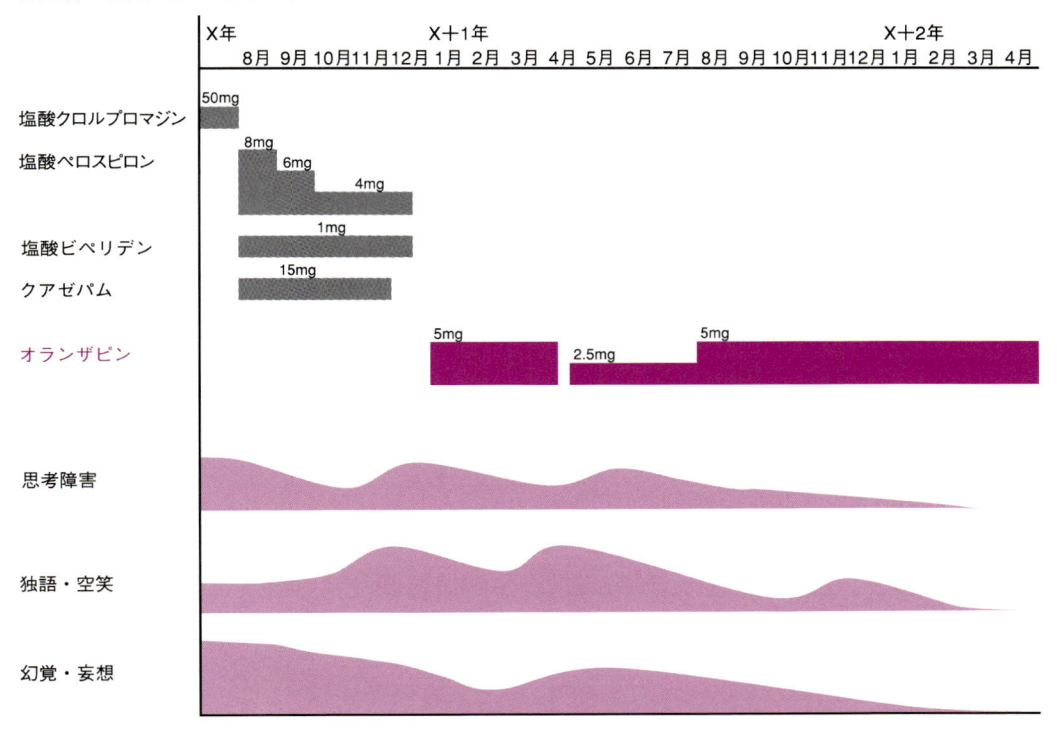

	X年	X＋1年	X＋2年
	8月 9月 10月 11月 12月	1月 2月 3月 4月 5月 6月 7月 8月 9月 10月 11月 12月	1月 2月 3月 4月

塩酸クロルプロマジン　50mg
塩酸ペロスピロン　8mg／6mg／4mg
塩酸ビペリデン　1mg
クアゼパム　15mg
オランザピン　5mg／2.5mg／5mg

思考障害
独語・空笑
幻覚・妄想

　う。
　明らかな幻覚妄想状態は確認できないが，思考障害，妄想気分が認められ，統合失調症初発例と診断し，本人および両親に病名を告知し症状の説明をした。同時に薬物療法の有用性を話した。
　最初に塩酸ペロスピロン 8 mg／日と睡眠障害に対しクアゼパム 15 mg／日を処方した。1 週間後，不穏な状態はやや治まり，会話もできるようになってきた。しかし，空笑や独語が目立ち始めてきた。3 週後には手指振戦と全身倦怠感が強いため，塩酸ビペリデン 1 mg／日を追加した。その後，両親の薬物療法に対する心配が強いので，塩酸ペロスピロンを 6 mg／日に減量した。
　9 月になり 2 学期が始まった。朝，登校し授業に出席はするが，集中力がなくぼんやりと過ごしていたようだ。10月になる頃より徐々に安定し始め，中間試験もそこそこの成績で乗り切った。空笑はみられるが，独語は少なくなり，思考障害も目立たなくなってきていた。状態が安定してくると，本人だけでなく両親も服薬を渋り始め，服薬が不規則になった。さらに頭痛や赤ら顔が目立つようになり，薬に対し親子とも不信感が強まってきた。服薬中断により病状が再燃する可能性があることを十分説明し，12 月 12 日，服薬をいったん中止し，様子観察とすることにした。
　12 月 19 日，予約日より 1 日早く父親に連れられ来院した。患者は困惑した表情で「何でもないですよ」とくり返すが，会話はまとまらない。注意は他に向かい，身振り手振りを交え，明らかに幻聴と対話をしているようであった。
　服薬中止 4 日目頃よりイライラしだし，独語・空笑が激しくなってきたという。薬物療法の必要性を再度説明し，1 日 1 回服用で済むオランザピンの服用を勧めたところ，本人も父親も了解したので，オランザピン 5 mg／日で単剤治療を開始した。1 週間後にはイライラ感は治まり，夜も睡眠がとれるようになった。以後，順調に病状は改善した。被害的幻聴，独語・空笑は消失し，思考障

害も徐々に改善がみられた。X+1年3月，高校を卒業し，コンビニエンスストアでアルバイトを始めた。

ところが，4月15日，オランザピンの重篤な副作用（死亡例）の記事が新聞に掲載され，驚いた父親が服用を中止させてしまった。血糖値と体重管理に注意すれば副作用を過度に恐れることはないことを説明し，血糖値を検査した。オランザピン服用前と変わらず，空腹時血糖は81 mg/dLであった。

10日間の服薬中断により，再び落ち着きがなくなり，病状増悪の兆候がみられた。服薬の再開について話し合い，オランザピン2.5 mg/日から再開した。服薬を再開すると，間もなく不穏な状態やまとまりのなさは改善してきたが，被害妄想や幻聴がしばしば患者を支配し，不安定な状態にさせた。そのため，6月19日，オランザピンを5 mg/日に増量した。その後，急速に幻覚妄想状態は消褪し，集中力も増し，落ち着いた生活を取り戻すことができた。しかし，この後も度々の怠薬により病状は不安定であった。その度に，オランザピンの効果と長期服用の必要性を説いてきた。

X+1年7月頃になると，ようやく服薬コンプライアンスは高まり，自ら過去の病的体験について語るようになった。そして，未だに時々被害的幻聴に悩まされることがあると話した。しかし，服薬を継続していると，8月頃には「自分でもすごく良くなってきたと思います。頭がすっきりしてきて，以前のような頭の中のモヤモヤがなくなってきた。イライラすることや，突然気分が落ち着かなくなることもない。頭の中に響いてくる声もしなくなった」と話すようになった。

X+1年秋になると，本人および両親から姉のいる英国へ語学留学をしたいと相談があった。心配は大きかったが，本人の決意は固く，留学の準備を着々と進め，X+1年12月24日，英国へと旅立った。その後は月に一度国際電話がかかり，元気な様子を知らせてくれている。語学学校は1日も休まずに出席し，太らないよう毎日朝早く起きてジョギングをしているという。もちろんオランザピン5 mg/日はきちんと服用しているようである。

[考察]統合失調症の初発例における初期治療から寛解維持までを経験した。統合失調症の治療導入期においては，本人の病識の乏しさのみならず，治療を支える家族の病に対する構えが深まっておらず，また，治療関係も確立していないため，しばしば治療を中断してしまうことが多い。本症例においても，症状が軽快するたびに服薬を中断し，病状増悪をくり返していた。

初めはセロトニン・ドパミン拮抗薬（SDA）である塩酸ペロスピロン8 mg/日で治療を開始した。塩酸ペロスピロンは，少量ながらも陽性症状に対する効果が期待できたが，残念ながらアカシジアや手指振戦，赤ら顔，倦怠感といった副作用が出現した。そのことで，本人よりも先に両親が薬物療法に対し不信感を募らせてしまい，服薬を中断させてしまった。また，オランザピンによる治療再開後も，新聞発表による「重篤な副作用」を知った両親は，当然のことではあるが，心配のあまり服薬を再び中断させている。さらに本人の怠薬が再三病状の増悪をくり返した。入院治療に切り替えるべきかと思われたが，オランザピン2.5 mgの1日1回服用を継続することで速やかに陽性症状は軽快した。その後，オランザピン5 mg/日に増量することで自閉や感情鈍麻といった陰性症状にも改善がみられ，自ら英国へ留学し現在に至っている。

オランザピンをはじめとした非定型抗精神病薬は，その効果と副作用発現において，従来の定型抗精神病薬より優位にあるとされる[1,2]。その非定型抗精神病薬の中でも，オランザピンは他剤に比べ，耐糖能障害という点を除けば，統合失調症の陽性症状・陰性症状に対する有効性および副作用の出現率の低さは実感できるところである。耐糖能障害については，自験例の中でも高血糖のためオランザピンの処方を断念せざるを得ない例はあったが，本症例では幸い高血糖はみられていない。定期的に血糖値と体重をチェックすること，さらに患者が自らジョギングをすることで未然に防げていると思われる。副作用の発現率は低いといえども，「死亡」という重篤な副作用報告があった以上，発表当初はオランザピンの使用をためらわざるを得なかった。しかし，その効果と他の

副作用の少なさは他の抗精神病薬を凌駕していると思われる。本症例は，病気と薬物療法について，本人および両親にくり返し説明し了解および同意を得ながら，服薬コンプライアンスが高まり，寛解維持に至った。その経過の中で1日1回投与で充分な効果が得られるオランザピンが極めて有用であった。

文　献

1) 工藤喬，武田雅俊：短期効果の徹底比較―非定型抗精神病薬を用いた急性期治療．臨床精神薬理，5：155-165，2002.
2) 諸川由実代：非定型抗精神病薬と定型抗精神病薬の徹底比較―長期投与試験―．臨床精神薬理，5：167-176，2002.

7. QOLの改善

リスペリドンからオランザピンへの切り替えによって症状が劇的に改善し，さらに体重の減少が陰性症状の改善につながった症例

小柳クリニック　小柳　政明

[症　例] 39歳，女性
[診断名] 統合失調症
[現病歴] 22歳の頃，中学時代に眼科で麦粒腫の切除術を受けた際の小さな傷のため，左右の目が不対称であると気になりだし，もう一方を二重まぶたにする手術を受けた。このことを職場で指摘されてから不眠となり，周囲に噂されていると感じるようになった。S病院にて睡眠導入剤を投与され，半年程で症状軽快した。

X−5年5月16日，不眠や「同じ団地の人達に陰口を言われる，虐められる，見張られている気がする，テレビで自分のことを言っている」などの被害関係妄想，注察妄想，盗聴妄想のほか，連合弛緩，作為体験，妄想気分なども認められ，当院初診となり，翌日入院となった。入院後は拒絶や精神運動興奮，職員や他患への衝動行為などが認められたが，2ヵ月程で軽快し，同年8月29日に退院となった。退院後自発性の低下が目立ち，抑うつ気分や希死念慮などの症状も動揺性に認められながら経過。

X−3年3月中旬，子供の小学校の入学式に出席することへの不安や月経停止のため産婦人科を受診したことなどを契機に，幻聴，作為体験に基づいた叫声や椅子の上で飛び跳ねるような奇異な行為，精神運動興奮などの症状が再燃し，同年3月29日に当院へ2回目の入院となった。入院後3ヵ月程で症状軽快し，外泊を繰り返し同年7月27日退院となった。

退院後臥床傾向が目立つも，家事は実母に手伝ってもらいながら最低限のことはこなしていた。しかし，人込みに行くと緊張し「神経が変になる」と外出を避け自閉傾向が強まった。

[治療経過] X年9月，筆者が主治医となって以降も自閉性に著変認められず，特にスーパーマーケットで知人に会って太ってしまった自分を見られることを極端に恐れ，無理に出かけると注察念慮も出現することから，買い物に出かけるとしても自宅から離れた特定の商店に限られていた。この時点で投与されていた薬剤はマレイン酸レボメプロマジン100mg/日，リスペリドン6mg/日，塩酸トリヘキシフェニジル4mg/日であった。

なお，本人の気にする体重は，1回目の入院時62kgであったが，2回目の退院時は80kgと増え，X+1年1月は96.6kgであった。X+1年3月頃より体重を減らす目的で自ら散歩を始めたが，その際顔が引きつったり，看板に描いてある人の顔の目が気になったりして，落ち着かなくなるとの理由で続けられずに中断した。

同年3月15日，約4年間の無月経に対し，血中プロラクチン濃度を測定したところ22.9ng/mlと高値であったため，4月12日よりメシル酸ブロモクリプチン2.5mg/日を追加投与し，4月26日より5.0mg/日に増量した。しかし，同年7月19日の時点で無月経の改善がみられないため，本人の希望で中止した。血中プロラクチン濃度は，同年8月2日22.5ng/ml，X+2年1月24

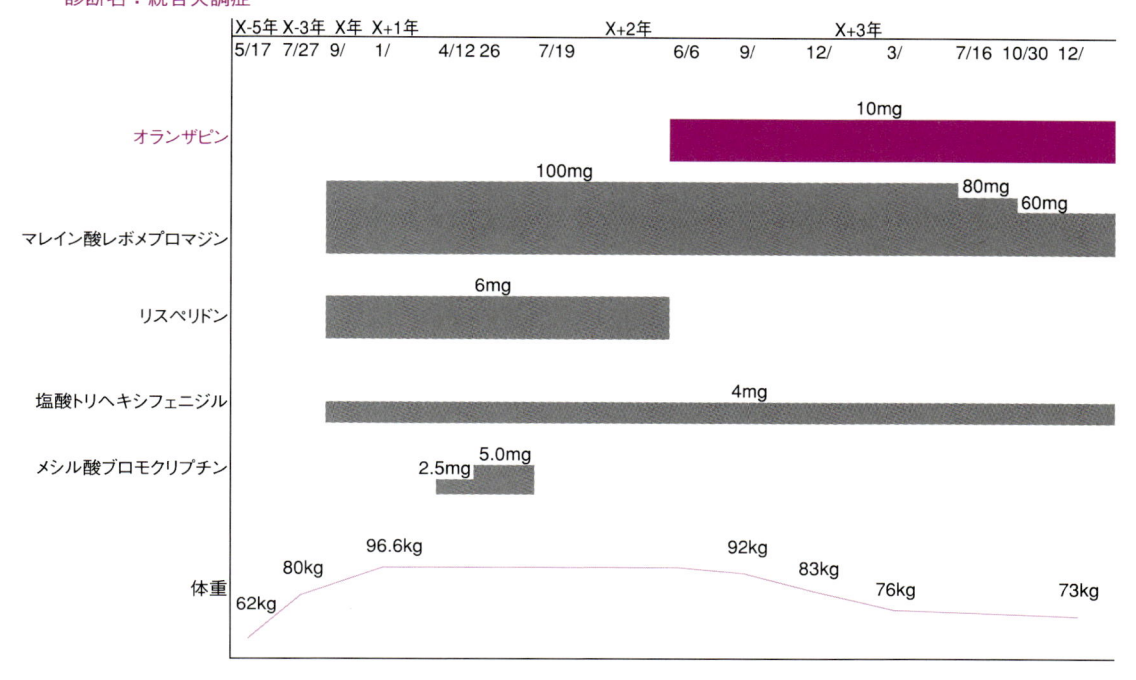

症　例：39歳，女性
診断名：統合失調症

日 24.9 ng/ml と依然高値であった。

　精神症状に関しては，その後2週間に1～2回の割合で顔が引きつり，動悸がして落ち着かなくなるなどの緊張や不安・焦燥感などが，主に外出時や来客のあった時に認められており，X＋2年5月下旬より，これらの症状が自宅の壁に掛かる人物画の目を見ても1日おきに感じられるようになった。

　このため同年6月6日より，上記処方のうちリスペリドン 6 mg/日をオランザピン 10 mg/日へいきなり変更したところ，同年6月20日の診察の際には，上述の症状が2週間の間一度もなく，「日中横になることも少なくなった」と話すようになった。同年7月には月経がみられ，8月にはこれまで行けなかったスーパーマーケットや1泊の家族旅行に出かけ，9月には家事や散歩など活動量が増えたことで約4 kg体重が減ったとの報告があった。

　その後も多少間食を控える以外目立った食事制限もせず体重は減り続け，同年12月には約13 kg減り，X＋3年3月には約20 kg，同年12月には約23 kg減って73 kgとなった。この間，夫の母親が老人介護施設に入居したことや子供会の役員に選ばれる可能性があることなどで多少の不安感を抱いたが，外来での支持的な接触のみで安定していた。薬剤は当初本人が症状の悪化を恐れて消極的であったが，X＋3年7月16日に本人の同意を得て，マレイン酸レボメプロマジンのみを 80 mg/日に，同年10月30日に 60 mg/日に減量した。

［考　察］本症例は初発後二度の緊張病様の陽性症状の再燃後，約5年間自発性の低下や自閉性などの陰性症状が持続し，かつ外出や対人接触によって容易に内的自我境界が脅かされ，幻覚や妄想には至らないものの，漠然とした不安・焦燥感として体験されていた。また，抗精神病薬の副作用として，高プロラクチン血症による無月経が持続していた症例である。これらの症状に対しリスペリドンをオランザピンに変更したところ，短期間で症状が改善し，活動性が増して徐々に体重が減少した。それによって自信を持ち，さらに自閉性や対人場面での脅かされやすさが改善していった

ものである。また前薬の副作用と思われる無月経も改善している。

　高プロラクチン血症や月経不順は他の副作用に比べ，軽視されるケースがあるが，患者のQOLを考えた際，非常に重要である。また，これらの副作用については医師に相談しづらい部分があるのも事実である。オランザピンは陽性症状に対して，ハロペリドールやリスペリドンと同等の効果をもちながら，プロラクチン濃度を上昇させにくい薬剤である[1]。今後，定型薬やリスペリドン使用中の患者に対しては，定期的にプロラクチン濃度を測定するとともに，高プロラクチン血症が認められた場合にオランザピンへの切り替えを考慮する必要があると考える。また，オランザピンは国内の臨床試験において16.4％の患者に体重増加の副作用が報告されている[2]。しかし，本症例のように陰性症状が改善され，体重が減少するケースもある。また，治療への受け入れが良くなることにより，併用薬の減量を試みることが可能となる症例も経験している。体重増加を経験することも確かにあるが，体重増加は他剤でもしばしばみられる副作用である。肥満傾向のある症例に対しても，耐糖能異常など薬剤の安全性に注意し，患者さんの同意が得られるならば，他の非定型薬剤で無効な症例に対しては，選択肢の1つとしてオランザピンを使用することが有効と考える。

文　献

1) Dickson, R.A., Seeman, M.V., Corenblum, B.: Hormonal side effects in women: typical versus atypical antipsychotic treatment. J. Clin. Psychiatry, 61 (Suppl 3) : 10-15, 2000.
2) 村崎光邦：Olanzapine の基礎と臨床．臨床精神薬理，4：957-996, 2001.

7. QOLの改善

オランザピンにより著効を得た20代男性
──単剤化後に半年以上を要した1症例──

東京慈恵会医科大学附属柏病院　精神神経科　　西村　浩
（現：厚木市立病院　精神神経科）

[症　例] 29歳，男性，無職。
[診断名] 統合失調症
[既往歴] 特記すべきことはなし。
[家族歴・生育歴] 姉との二人姉弟，遺伝負因なし。東京生育，高校1年中退後，通信制高校卒業。性格は心配性で，几帳面。
[現病歴] 主訴：周囲の人が噂している，人から笑われる。X−8年より自宅に引きこもり続けており，外出できるようになりたいとX年2月7日，精神神経科クリニック初診。

現症：表情硬い，発語明瞭で礼容保たれる。体重75 kg，身長176 cm。

思考障害：被害妄想（妄想知覚，着想，気分）（＋），知覚障害：幻聴（＋），対話性独語（−），感情障害：感情鈍麻（＋），抑うつ気分（＋），行動障害：精神運動興奮（−），空笑（＋），自我意識障害：作為体験（思考吹入，思考奪取，考想察知，思考伝播）（＋），身体症状：不眠，食思不振，便秘（＋）。

X年2月7日，初診医はうつ病を疑い，スルピリド150 mg/日，アルプラゾラム1.2 mg/日の投与を開始した。その後，スルピリドを300 mg/日に増量し，マレイン酸フルフェナジン0.75 mg/日，マレイン酸レボメプロマジン75 mg/日を追加投与したが，効果は得られず，過鎮静などの副作用を認めたため，マレイン酸レボメプロマジン75 mg/日からブロムペリドール3 mg/日に変更して対応を図ったが，終日就床し「死にたい」などの言動が出現した。このため，ブロムペリドールを9 mg/日に増量する一方，スルピリドを150 mg/日に減量し，リスペリドン3 mg/日を追加投与した。

その後，マレイン酸フルフェナジンを中止し，リスペリドンを8 mg/日に増量したが，改善を得られなかったため，スルピリドを150 mg/日に減量し，ブロムペリドールを15 mg/日に増量した。しかし，咬合困難，霧視，性欲低下等の副作用が出現したため，抗パーキンソン病薬を増量して対応する必要があった。意欲の低下はやや改善し，作業所に通所を開始した。その後，行政書士の受験準備を開始したが結局は中止した。

X+2年4月，専門学校に入学し通学を開始したが9月に退学した。X+3年6月23日，オランザピン10 mg/日を追加投与し，ブロムペリドール9 mg/日を6 mg/日に減量した。7月下旬には，それまで投与していた各種の抗精神病薬に対し抵抗を示していた頑固な空笑が消失し，ブロムペリドールを漸減中止した。体重は80 kgと5 kgの増加が認められた。

8月中旬から寝てばかりいたため，リスペリドンを漸減中止し，さらに9月下旬には，抗パーキンソン病薬も中止した。体重は87 kgまで増加した。

終日就床の状態からようやく午前中に起きるなどADLは改善傾向にはあったが，外出は通院の時のみであるなど，著明な改善には至らずに経過していた。治療に行き詰まりを感じた筆者は，苦し紛れに「日記指導」を開始する一方で，他の非

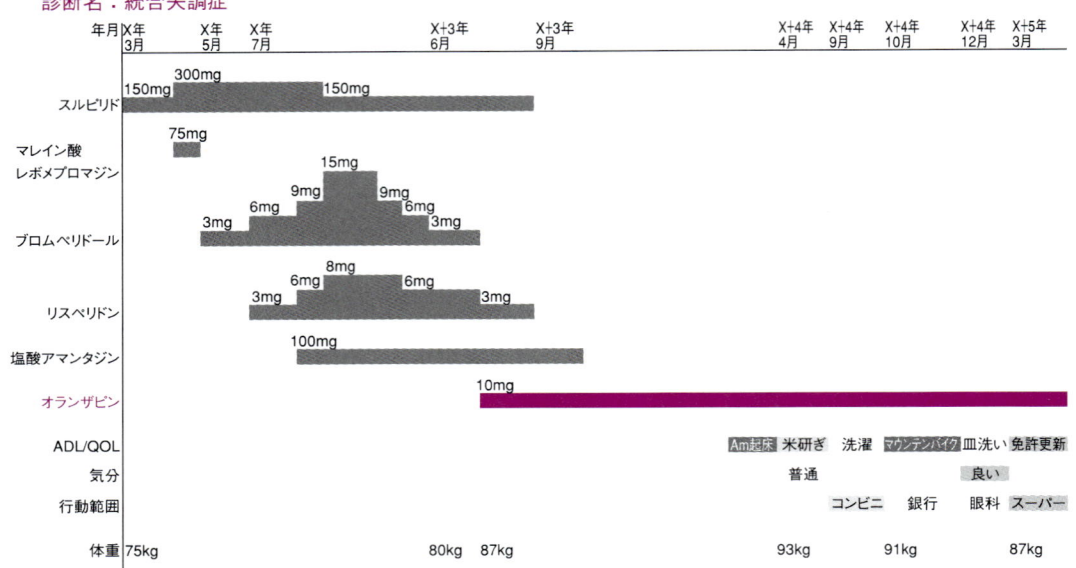

症　例：29歳，男性
診断名：統合失調症

年月	X年3月	X年5月	X年7月	X+3年6月	X+3年9月	X+4年4月	X+4年9月	X+4年10月	X+4年12月	X+5年3月
スルピリド	150mg	300mg		150mg						
マレイン酸レボメプロマジン		75mg								
ブロムペリドール			3mg	6mg→9mg→15mg→9mg	6mg→3mg					
リスペリドン			3mg	6mg→8mg	6mg→3mg					
塩酸アマンタジン				100mg						
オランザピン					10mg					
ADL/QOL						Am起床／米研ぎ／洗濯	マウンテンバイク／皿洗い	免許更新		
気分						普通		良い		
行動範囲						コンビニ	銀行	眼科	スーパー	
体重	75kg			80kg	87kg	93kg	91kg		87kg	

定型抗精神病薬への切り替えも考慮したが，「飲み心地が良いのでこの薬を変えずにもうしばらく続けたい」との申し出があり，オランザピン単剤投与を継続した。

　X＋4年春には体重が93kgまで増加したが，血液生化学検査では糖尿病所見は認められなかった。日記には「そうじ」，「米研ぎ」など家事を手伝う内容が出現し，夏には家族と外出が可能となり，秋からは金融機関への振込みなど単独での外出が可能となり，さらにはバスなどの公共交通機関を利用するまでに改善し，体重は91kgまで減量した。11月にはマウンテンバイクを購入し，買い物やゲームセンター，医療機関受診なども一人で行えるまで改善した。年末には家事全般を担当するまでになり，体重も87kgまで減量し，さらに長期間にわたり交流の途絶えていた友人に手紙を書き，E-mailを受信して大喜びする内容も記載されるようになり，「気分は普通」から「気分は良かった」など豊かな感情表現が認められるようになるなど，QOLの著明な改善が得られた。

　X＋5年春には運転免許更新手続きも一人で行うまで改善し，この頃に受けた外科的小手術に際しては，初診手続きから抜糸まですべて一人で行うことができ，大きな自信が得られた様子で，「これまで長い間の念願であった，バスの運転手さんに御礼を述べることもできました」と満面の笑みをたたえて報告してくれ，それまでの難渋した経過に苦慮していた主治医も安堵すると同時に，今後のさらなるQOL改善に期待を抱くを得がたい経験となった。現在に至るもオランザピン10mg/日を単剤投与継続中であり，一人で日記を携えて公共交通機関を利用して通院中であるが，最近ではこれも念願であった回転寿司での外食や理髪店での整髪が可能になるなど，日記の内容はさらに豊富となり，日常生活がますます豊かになりつつある。

［考　察］統合失調症（29歳男性）の経過を報告した。定型抗精神病薬および非定型抗精神病薬などの多剤併用により，陽性症状は軽度改善が得られ，作業所通所，資格試験準備や専門学校通学なども可能となったが，短期間のみしか継続できなかった。一方で錐体外路症状などの副作用が出現し，抗パーキンソン病薬の投与を必要とした。

　オランザピン導入後に他剤を次第に減量中止し，さらには抗パーキンソン病薬も中止し，オランザピン単剤としたが，短期間では著明な改善が得られずに経過していた。陰性症状の改善に基づくADLの改善に引き続き，半年以上経過後に単

独での外出が可能となり，様々な活動が可能となるなど，QOL が急速に向上するほどの著明な改善が得られた．なお，最大時 18 kg の体重増加は活動性の改善にともない 12 kg まで減少している．

7. QOLの改善

自傷／自殺企図を伴う精神病後抑うつに対してオランザピンが有効であった1例

舞子浜病院　本田教一，疋田雅之，高松文也，馬目太永，金子義宏

[症　例] 27歳，女性
[診断名] 統合失調症
[家族歴，生活歴] 両親と姉との4人家族。父親がアルコール依存症で，幼少時より母親や本人に対して悪態をつき，暴力を振るうこともあった。公立中から県立高校に進学したが，発病したため通学できず，治療を続けながら通信制高校を卒業。飲酒；機会飲酒，タバコ；20～30本/日程度。
[既往歴] 特記すべきことなし。
[現病歴，治療経過] X−1年4月，高校入学後，友人関係に悩んで不登校，悲観，手首自傷をきたしてK病院に3週間入院。退院後は行動が荒くなり同院に再入院。以降，服薬を拒否し治療を中断。高校は休学となった。自宅では時折押し黙って座り込み，夜間眠らず食事もしない状況に陥った。突然大胆に髪を切ることや2階から飛び降りるなどの衝動行為も現れ，さらには，「自分が盗んだ」，「殺してくれ…」とぶつぶつ独語し，火事のサイレンを聞いて「あれは自分がやった」と関係妄想を示した。しかし，同年秋頃には小康を得ていた。

X年3月，復学の話を機に，夜間騒いで見知らぬ人の車に乗ってみたり，家を飛び出して他家に上がり「起きろー」と騒ぐなどした結果，当院を初診し1ヵ月間入院した。入院中は多弁多動で滅裂な言動や幻聴支配，放尿を示したが，ゾテピン，ネモナプリド，炭酸リチウム等で治療し寛解を得た。

X+1年4月，通信制高校に編入しアルバイトもこなせていた。服薬を続けていたにもかかわらず，X+1年末には錯乱状態になり二度目の入院となった（2ヵ月間）。「教祖が呼んでいるから」と言って礼拝する，放歌，放尿，全裸になるなどしたため隔離室使用となった。ハロペリドールなどの定型抗精神病薬の投与により幻聴を残しながらも漸く寛解した。退院後は軽躁気分や焦燥感，幻聴が頻繁に生じ，時に手首自傷に及んでいた。

X+5年5月，幻聴に支配されて，夜間に眠らず近所を徘徊し，奇声を発して踊るなどして行動がまとまらなくなり三度目の入院。ハロペリドールなどの定型抗精神病薬の多剤併用薬物療法がなされ，漸く3ヵ月後に退院できた。その後，病後抑うつ状態になり，無気力に過ごした。

X+6年5月，不眠が数日間続き，静座できずに徘徊していたため四度目の入院に至った（4ヵ月間）。自生思考や幻聴が活発にみられ，また，「神様なんだからお祈りしなきゃ」と言って拝む，外に向かって大声で歌うなどしていた。退院後はアルバイト先の対人関係をきっかけに，将来を悲観して，服毒，手首自傷，タバコの火による自傷をきたした。

X+7年，若干高揚気分のまま保健所デイケアに参加したが3ヵ月で中断。X+8年4月，アルバイト先を変えた後，気遣いをしすぎて疲れ，徐々に不眠，被注察感が生じ，「霊が見える」，「死に神が命令する」と訴えて元の職場の駐車場に寝るようになり五度目の入院となった（3ヵ月間）。入院中は幻聴を訴え行動がまとまらない状

7．QOL の改善　389

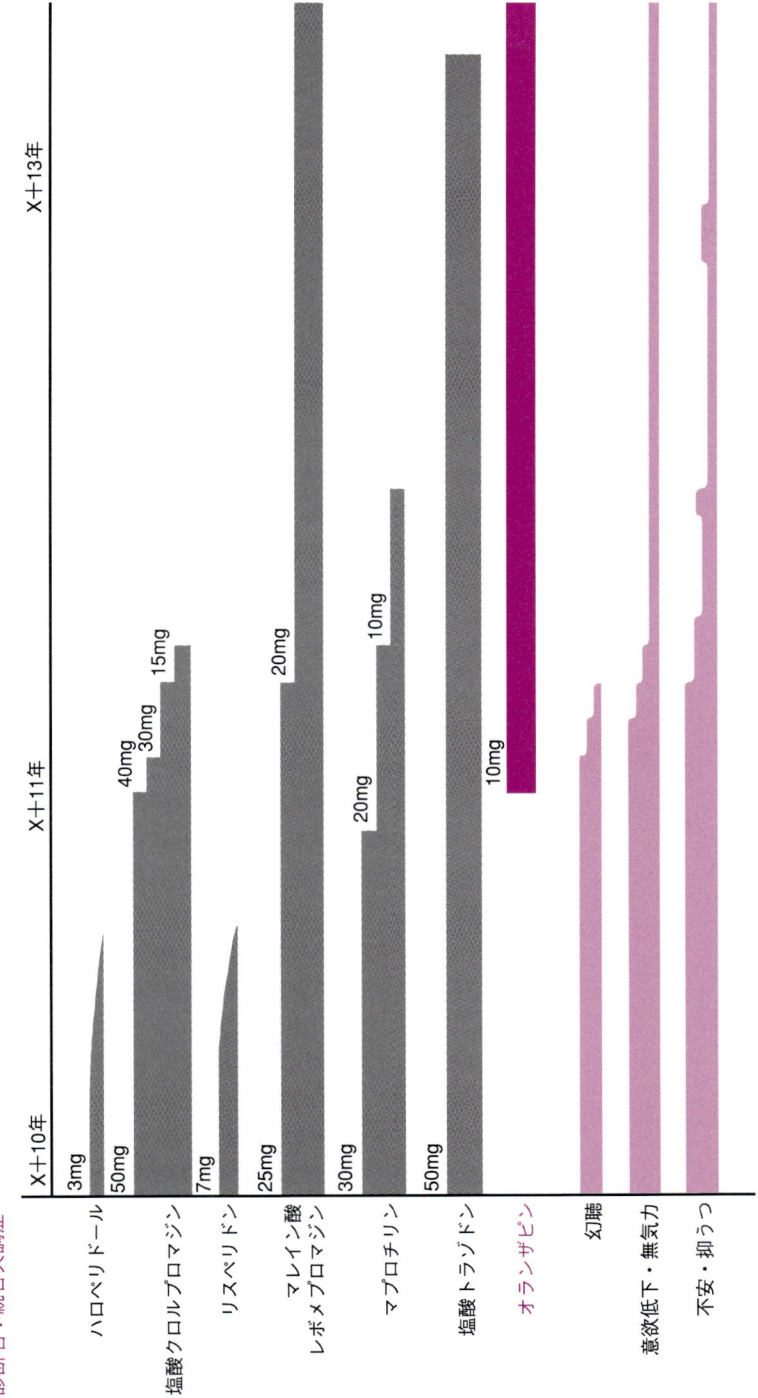

症　例：27歳，女性
診断名：統合失調症

薬剤	X＋10年	X＋11年	X＋13年
ハロペリドール	3mg		
塩酸クロルプロマジン	50mg	40mg→30mg	
リスペリドン	7mg	15mg	
マレイン酸レボメプロマジン	25mg	20mg	
マプロチリン	30mg	20mg→10mg	
塩酸トラゾドン	50mg		
オランザピン		10mg	
幻聴			
意欲低下・無気力			
不安・抑うつ			

態が続いた。
　不完全寛解のまま退院したが，アルバイトへの復帰が難航した。苛々しながら臥床して過ごし服毒を繰り返した後，X＋8年11月，縫い針を飲み込み外科で摘出手術を受けた。外科退院後も無気力に経過。X＋10年1月には母親不在の折に不安定になり6度目の入院。亜昏迷状態と，服を脱いで放歌，祈禱するような奇異行為が交代して出現し隔離室に収容された。
　3ヵ月の入院を経て外来に移行後，定型抗精神病薬やリスペリドン7 mg/日と抗うつ薬の併用治療が続けられたが，依然として病的体験を伴う無為自閉状態が続いていた。一方，自覚的には将来への不安や対人不安が強まっていたためか手首自傷が散発的に生じていた。X＋10年頃から軽度の口部ジスキネジアが認められた。

[オランザピンへの切り替え前後の治療経過] X＋11年になってからも意欲が出ず，他人との接触を避ける日々が続いた。"ざわめき"状の批判的幻聴や父親による罵倒などが重なりかなり悲観していた。従来の抗精神病薬や抗うつ薬が奏効しなかったため，陽性症状および感情的引きこもり・不安・抑うつに対してオランザピンの導入を検討した。
　オランザピン10 mg/日を導入して2週間後ざわめきが解消した。オランザピン投与4週目ぐらいから半年ぶりに買い物や外食に出られるようになり，父親のからかいに対しても聞き流せるようになっていた。その後，併用していた塩酸クロルプロマジンや抗うつ薬を中止してオランザピン投与を3〜4ヵ月間続けたところ，スーパーマーケットなどの人込みに行けるようになり，友人との接触を求めるようになった。軽度の口部ジスキネジアも同時期にほぼ消失した。X＋11年末に一時軽うつが生じたが，X＋12年からは檀家になっている寺の手伝いができるようになり檀徒と程良く交流できている。

[考　察] 本症例は幻聴・妄想などの病的体験，および緊張病症状に軽躁および病後抑うつが重畳，残遺し複雑な病像を示していた。発病以来，定型抗精神病薬や非定型抗精神病薬であるリスペリドンにより十分な病的体験症状の改善効果が得られなかった。また，感情的引きこもりや不安・抑うつ，欲動低下も抗うつ薬に反応しない状況が続いていた。本症例の臨床的特徴として，不安や悲観が高じるとかなり衝動的になって自傷や自殺企図をきたしており，結果として頻回の入退院に結びついていた。これらの症状が本症例のQOLの水準を落として絶望感が強まり，父親がそれを責めるという悪循環が存在していたものと考えられる。
　オランザピン投与以降はまず幻聴が解消し，次いで，欲動の障害が軽減し，さらに対人不安やうつ気分が改善した。併せて自傷や自殺企図もほぼ防げている。ここ1年余り，本症例の家庭内適応は改善しており，家族との折り合いが良くなるとともに，家事を円滑にこなすようになってきた。また，家族以外の人との交流も増え，行動半径が広がってきている印象を受ける。そういう意味では治療による症状の改善の後，家庭内外の適応が良好になり，自尊心の回復が図られ，結果として本症例のQOLの回復が進んだものと考えられる。
　臨床精神薬理学的には，オランザピンの辺縁系領域ドパミンD_2/D_3受容体遮断作用により陽性症状が改善しているのであろうが，他方，前頭前野におけるドパミン，ノルアドレナリン放出の増大[1]とセロトニン5-HT_{2A}受容体遮断作用[2]が影響して，陰性症状と抑うつ・不安などの情動症状や衝動性の亢進が改善したものと考えられる。
　オランザピン投与に伴う有害事象については，オランザピン投与後，一時5 kg前後の体重増加がみられたが，その後減少に転じた。また，空腹時血糖およびヘモグロビン（Hb）A_{1c}値は正常範囲であった。その他，肝障害等の副作用は生じていない。
　X＋10年頃，定型抗精神病薬等を用いていた時に認められていた軽度の口部ジスキネジアもオランザピンへの切り替え後は軽減傾向にある。このことも，本症例自身は苦にしていないが今後のQOL維持のためには重要なことであろう。
　本症例のように，陽性症状が残存しながら精神病後抑うつのために衝動行為が生じる症例では，オランザピンを導入してみる価値があるものと考

えられる。

文　献

1) Meltzer, H.Y.: Pre-clinical pharmacology of atypical antipsychotic drugs: A selective review. Br. J. Psychiatry, 163：344-351, 1993.
2) Millan, M.J., Dekeyne, A., Gobert, A.: Serotonin (5-HT) 2C receptors tonically inhibit dopamine (DA) and noradrenaline (NA), but not 5-HT, release in the frontal cortex in vivo. Neuropharmacology, 37：953-955, 1998.

7．QOL の改善

長期治療において薬剤抵抗性を示す症例に対し
オランザピンが情動抑制効果を顕著に示した1例

医療法人碧水会　汐ヶ崎病院　高沢　悟

[症　例] 49歳, 男性
[診断名] 統合失調症（妄想型）
[生活歴] 中学卒業後6年間運送会社に勤務するが, 同僚とのトラブルのため退職。その後は半年ほどで仕事を変わるなど職を転々としていたが, X－4年に人身事故（過失致死）を起こしてからは失職状態であった。以前から相手に対して被害的な言動の捉え方をするため, 対人関係が上手くいかなかったことがあったという。
[家族歴・既往歴] 特記すべきことなし。
[現病歴] X－1年頃から「頭の中から誰かが話しかけてくる」, 「会社で悪霊が取り憑いた」などの訴えが始まり, 翌X年には「数人の男性が自分のことについていろいろ言ってくる」という, はっきりした対話性幻聴の症状を訴えるようになり, X年2月に家族に付き添われ当院精神科初診となった。

[治療経過]

初回入院～治療第1期：初診時, 幻覚妄想が著明で興奮も激しく, 治療に対する理解や意義も理解できない状態であったため, 即日入院となった。その後, 2回の入院治療を行ったが, 本人に病識が希薄で退院要求が多く, 家族の協力のうえ退院となった後も定職には就かず, 試験的に就いた職場でも同僚とトラブルを起こし長続きしない, といった状態が繰り返された。落ち着きがなく, コミュニケーションの取り方も一方的で, 服薬もあまり遵守できていなかったため, 長いときでも半年程度で症状が悪化し, 再入院を余儀なくされるといった経過をたどった。また, デイケア通所も試みたが継続して通所することはできず中断に至っている。X＋5年, 「断薬し近隣者が『交通事故で人を殺した』と言いふらしている」と妄想的, 攻撃的となり, 頻回に近隣の家に電話をしたり威嚇したりするため再入院となった。

ハロペリドール 6 mg/日, マレイン酸レボメプロマジン 75 mg/日を中心に投薬したが, 幻聴・幻視, 被害関係念慮は持続し, かなり大声で幻聴に応答したり, 面接中でも空笑がみられるなど症状の改善は認められなかった。また, 些細なことでカッとなると, その後, 燃え上がったように興奮し, 他患とのトラブルや喧嘩もしばしば起こしていた。そのため, ゾテピン 75 mg/日を追加投与したが改善せず, 副作用や倦怠感のため, かえって体感幻覚様の訴えが増し, 便秘の増強についても「『石膏』を尻から打たれて腹の中が固まった」という妄想的訴えになり, ますます拒薬傾向を強める結果となった。妄想は活発で「IC入の装置を使って俺の考えを読んで周りに伝えている」, 「『ハリツケ』という機械で親戚のポルノ写真を撮って脅してくる」など, 言語新作を含む, 幻視・幻聴および妄想状態が持続していた。

入院第2期：多剤併用期：X＋6年からスルピリド 900～1200 mg/日*, 塩酸モサプラミン 75 mg/日, ネモナプリド 30～60 mg/日, 塩酸クロルプロマジン 150 mg/日, 塩酸トリヘキシフェニジル 6 mg/日, 塩酸プロメタジン 75 mg/日のほか, 様々な下剤など投与し, 一時は10種類近い

7. QOLの改善

症　例：49歳，男性
診断名：統合失調症（妄想型）

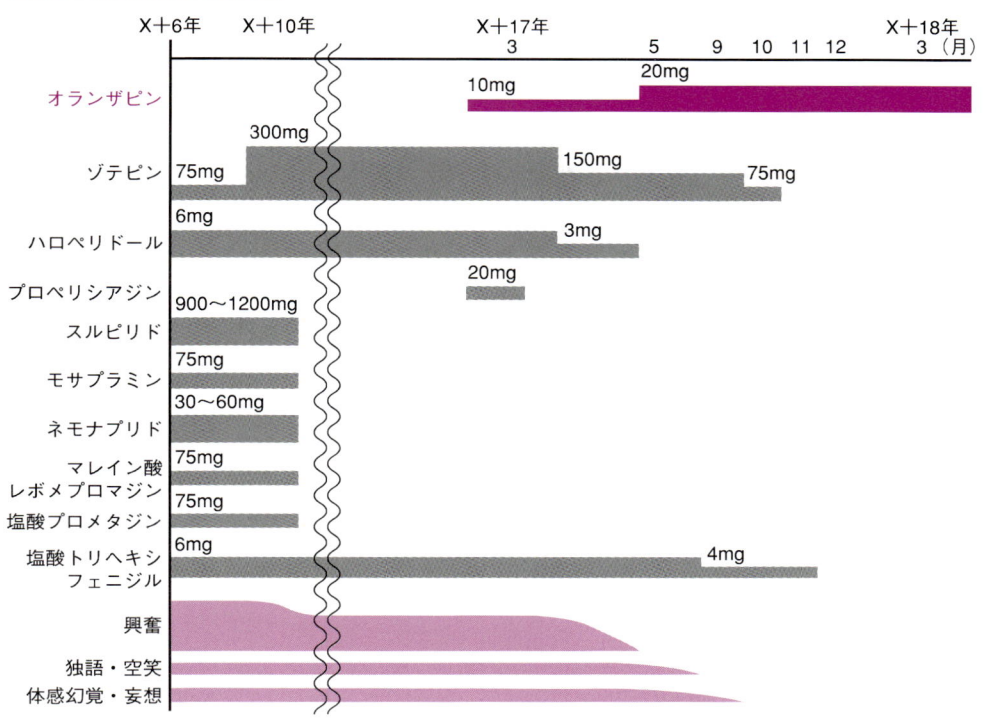

	X+6年	X+10年	X+17年 3	5 9 10 11 12	X+18年 3（月）
オランザピン			10mg	20mg	
ゾテピン	75mg	300mg	150mg	75mg	
ハロペリドール	6mg		3mg		
プロペリシアジン			20mg		
スルピリド	900〜1200mg				
モサプラミン	75mg				
ネモナプリド	30〜60mg				
マレイン酸レボメプロマジン	75mg				
塩酸プロメタジン	75mg				
塩酸トリヘキシフェニジル	6mg		4mg		
興奮					
独語・空笑					
体感幻覚・妄想					

多剤併用状態となった．しかし，「はりつけ」，「糞づまりにして殺してやる」などの迫害的幻聴，幻視，体感幻覚，妄想と独語・空笑などの症状にほとんど変化はなく，持続的に認められていた．X+8年10月，母親が死去し，墓参りなどには外出をしたが，短時間の院外生活が可能な程度で，症状の改善は認められない状態が続いた．X+10年，無効薬剤を整理し，主薬剤であるゾテピンを300 mg/日に増量した．この変更によって軽度の症状改善をみた．症状の変化としては，幻覚・妄想は著変なかったが，情動抑制効果が認められ，他患との衝突は減少した．しかし，独語・空笑は激しく，頻回の退院要求など病識も相変わらず希薄であった．X+14年，院内でふざけているうちに頸部を打ち，四肢麻痺および胸部以下の知覚脱失となり総合病院救急に搬送となった．

治療後，左の上肢の運動障害，右の軽度の知覚脱失を残したが，ADLはほぼ保たれる状態に回復した．この間，人工肛門閉鎖手術のためと短期のリハビリ治療のため，X+16年8月〜10月の2ヵ月間とX+16年12月〜X+17年1月の1ヵ月間，転院治療となったが，転院先の病院でも問題行動が認められ，当院に転院の要請がなされる状態であった．

入院第3期：オランザピン導入期：X+17年1月，再入院．入院後は身体的回復とともに活動性は増したが，幻覚・妄想は持続，さらに独語・空笑が活発となり，易刺激的で攻撃性が増し，カッとしては杖を振り回すなどの興奮が出現した．頸椎損傷の際，腸管運動障害のため人工肛門を造設，その後閉鎖手術を行い自己排便は可能となっていたが，イレウスの予防のため抗精神病薬の増量および追加の難しい状態であった．3月よりオランザピン10 mg/日開始．開始当初は興奮，陽性症状が活発なためプロペリシアジン20 mg/日を1週間併用した．約3週間で症状の改善が認められ，ゾテピン150 mg/日，ハロペリドール3

mg/日の併用のみで症状は安定し，特に便秘などの出現も認めず，睡眠も良好であった。血糖値の上昇，グリコヘモグロビンの異常も認められず，自覚的にはやや眠気を感じるものの，一方的な物言いや，切迫した様子の行動もやや改善され，自覚的にも「落ち着いた」と述べるようになった。約2ヵ月経過した5月，オランザピンを20 mg/日に増量するとともに，ハロペリドールを中止したが，特に症状悪化は認められなかった。10月にゾテピンを減量，中止し，オランザピン20 mg/日単剤投与とした。

リハビリのため通院に付き添っている兄からも症状の改善が報告され，「できるだけ身体的治療を受けさせて，できれば地域での生活につなげていきたい」という意向が出された。以前は症状が持続するため，入院継続を強く希望していた親族であったが，症状と対人接触の改善によって患者への接し方にも変化が認められたと考えられる。

10月以降は単剤投与でコントロールし，症状の悪化や院内でのトラブルもほとんどみられなくなった。この時期，状態の悪い入院患者に突然殴られるという出来事が起きたが，反応して興奮することもなく自制し，ほぼ常識的な反応を示した。発症以来15年間服用していた抗パーキンソン病薬も11月に中止した。特にアカシジアの出現もなく，他の錐体外路症状の発現も認められていない。また，大量に服用していた下剤も減量でき，人工肛門閉鎖後のイレウスの予防としてクエン酸モサプリド5 mg/日と酸化マグネシウム2.0 g/日を投与するのみとなっている。

本人，兄から，リハビリテーション施設の併設された療養病棟に転院の希望があり，X＋18年2月転院となった。退院に際し，本人から「長い間ありがとうございました」とスタッフに対する感謝の言葉もあり，転院が決まった後も以前のような執拗な退院要求はみられず，退院の日を待っている自然な態度が続いた。病識については明瞭な変化はなかったが，幻聴や迫害的な妄想については否定しつつも，少なくとも以前はそういった体験があったことを認めるようになっている。対人接触も改善され，相手が話している最中に一方的に会話をはじめるといった現象は減り，口論や喧嘩が減ったことなどから，情動コントロールや興奮の抑制に対しても改善が認められたようである。

[考　察] 本症例は，定型抗精神病薬の効果が不十分なため，退院生活の期間が短く，長期にわたった入院の間も問題行動が多くみられた薬剤抵抗性の難治症例であったが，オランザピンの投与を開始して以降，比較的短期間で著明な改善を認めた1例である。このケースでは，従来の薬剤による副作用，特に便秘や身体的違和感が妄想的に解釈されて症状の悪化をみていた側面があり，多剤併用からオランザピンに移行する過程で，副作用の減少と共に症状の軽減も示した。これにより，多剤併用が原因と考えられる副作用に対する投薬もほとんど不要になった。また，オランザピン投与で患者の対人関係，認知機能改善などが進むにつれ，協力者側である兄の，患者に対する接し方や治療目標設定に対する取り組みにも変化が認められた。オランザピンによる症状の改善，特に陽性症状ばかりでなく情動的安定効果には，患者家族や治療関係者に希望を与え，治療に対する気持ちをより前向きにさせる効果も生み出すことを確認した。上記より，患者の全体的なQOLの改善をみた点で薬剤変更の意義のあった症例と考える。

また，経過中比較的効果の認められた薬剤であるゾテピンが，その振る舞いや特性から，非定型抗精神病薬に分類されることがあるが，ゾテピンに対する反応特性を有する本症例のような例では，特に情動抑制などの症状についてオランザピンが効果を示す可能性が示唆された。

＊スルピリドの用法用量は「1日300～600 mg 分服，1日1,200 mgまで増量可能」です。

OLANZAPINE CASE REPORT

7．QOL の改善

オランザピン投与により対人関係が著しく改善した1例

清風会茨木病院　高橋幸彦

[症　例] 33歳，女性
[診断名] 統合失調症
[現病歴] X 年頃から，お見合いをした相手から「つきまわされている，監視されている」などの感じが続いていた。半年後ロンドンに留学するが，そこでも「監視されている」といったストーカー行為を訴え，帰国。

帰国後も，「通りすがりの人が自分の名前を呼ぶ」，「亡くなった母親が昼間出てきて，3年は結婚するなと自分に話しかける」，「亡くなった父親が来い，来いと話しかける」といった幻聴を訴えるようになったので，X 年 10 月 20 日，長兄に連れられて当院を初診した。

当初，外来で定型抗精神病薬（塩酸クロルプロマジン換算 450 mg／日）による治療を開始していたが，X＋1 年 3 月 27 日以降，通院しなくなり治療中断となった。

X＋2 年 12 月に再び長兄とともに受診。当初は独り言をぶつぶつ言う程度であったが，徐々に症状が悪化し，X＋3 年 3 月頃から，興奮がひどく被害妄想を訴え，空笑，独語も目立つようになってきた。4月2日，「病院に行く」と言って家を出てから，行方不明になる。その間ホテルを転々とし，4月9日，京都で街をうろうろしているところを京都府警に保護された。その時の様子は，自分の名前は言えるが，住所や家族の名前を言えず，亜昏迷状態であった。4月10日に入院。

入院中は病棟規則もしっかり守り安定していたため，5月21日に退院した。退院後は月1回ペースで通院するようになった。この間徐々に人格レベルが低下し，服装などの乱れも出てくるようになり，定型抗精神病薬のコンプライアンスも不良であった。

長兄の勧めで，X＋12 年 2 月 23 日から，デイケアに通うようになった。デイケアでの様子は，最初はスタッフに「お世話になります。よろしくお願い致します」と礼儀正しく挨拶するが，なかなかなじめなかった。デイケアでは，話しかけると対応できるが，自ら話しかけることはなく，集団から一人離れ，グランドの中央でダンスをしたり，体を震わせるなどの奇妙な行為が目立った。空笑，独語も目立ち，病院の最寄駅での奇妙な行動も目撃され，自分の世界に閉じこもりがちであった。

X＋13 年 1 月頃から，家のガラスを割るなどの破壊行為がみられ，攻撃性が高まってきたので，長兄が入院を希望したが，しばらくは通院治療を続けて様子をみることにした。

しかし，長兄にも暴力行為を働いたため，6月 11 日から 11 月 28 日まで入院することになった。以前から定型抗精神病薬のコンプライアンスも悪かったので，12 月 3 日よりオランザピン 10 mg／日を眠前に追加した。

退院後はオランザピン開始と同時にデイケアに参加。12 月 10 日頃から，「次何をしましょうか」など自分からスタッフに話しかけ始め，以前みられた奇妙な行為がなくなり，人の輪の中に積極的に入るなど，デイケアスタッフも驚くほどの対人

症例：33歳，女性
診断名：統合失調症

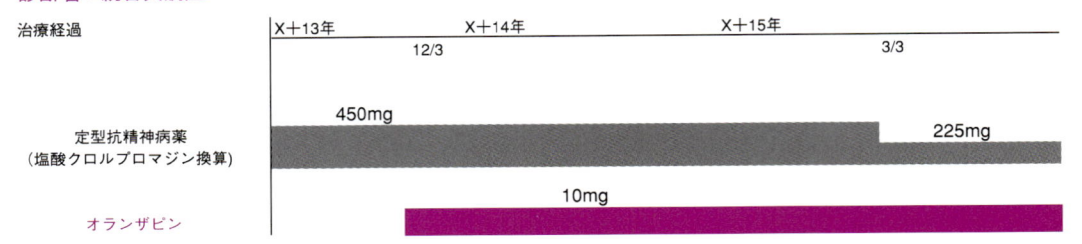

治療経過

	X＋13年	X＋14年	X＋15年
		12/3	3/3

定型抗精神病薬（塩酸クロルプロマジン換算）：450mg → 225mg

オランザピン：10mg

関係の改善がみられた。レクリエーションにも積極的に参加し，ビデオ鑑賞の時間には，感情移入するまでになった。後片づけなど社会生活への適応もみられた。

X＋15年3月3日からは，定型抗精神病薬を塩酸クロルプロマジン換算225 mg/日に減量し，オランザピン10 mg/日は眠前投与を継続する処方に変更した。

安全性情報に基づき，血糖値および体重の測定も実施しているが，いずれも開始前と変わっておらず，異常はみられなかった。

[考　察] 本症例は入退院を繰り返し，服薬コンプライアンス不良の慢性期の統合失調症で，オランザピンを投与したところ，対人関係が著しく改善し，デイケアでも積極的にプログラムに参加するなど，社会生活適応度も改善した症例である。今後はオランザピン単剤での治療も検討している。なお，体重増加については開始前から変化はなく，血糖値も正常範囲内である。

陰性症状を中心とする慢性期治療におけるオランザピンの有効性を示すものと考えられる。

OLANZAPINE CASE REPORT

オランザピンが奏効した統合失調症の1例
―― 発病後5年間未治療であった患者の社会復帰 ――

赤穂仁泉病院　岡本洋平

[症　例] 23歳，男性
[診断名] 統合失調症（破瓜型）
[生活歴] 出生，発育に特に問題なく小学校，中学校まで成績は優秀であった。中学校ではバスケット部に所属しキャプテンを務めていた。高校は進学校に合格した。成績は平均レベルでクラブはバスケット部に所属していた。
[既往歴・家族歴] 特記すべきことなし。
[現病歴] 高校2年生頃（X－5年）からクラブ内の交友関係に悩み，徐々に学校を休みがちになった。保健室登校も増え成績は急降下し最下位になった。また，胸痛が生じたためA病院内科にて精査するが原因は不明であった。そのためA病院心療内科を受診した。投薬されるが図書館で薬を調べて飲まず，「もう自分は治った」と言い，通院は半年で中止していた。その後も高校は休みがちであり，出席日数ぎりぎりであったが，担任の理解もあり卒業できた。X－4年に高校を卒業し大学受験はせず予備校に通っていたが，同年10月頃より通学しなくなった。

　その頃から「自分はピカソみたいに絵を描きたい」，「モーツアルトは俺の心を揺さぶる」と言うようになり図書館で画集を借りたりしていた。実際に油絵は描いていたという。その年のセンター試験は受験した。願書は有名大学に提出したが受験したかは定かでない。

　X－3年の二浪目は自宅で過ごしていたが，X－2年の7月に上京し，美術学校に行くと言い，都内にて一人暮らしを始めた。上京してからは盆と正月に実家へ帰省するもそれ以外は音信不通であった。X－1年の1月から2月にかけてパリのルーブル美術館へ通っていたという。X－1年も東京で過ごしていたが，X年の6月にそれまで途絶えていた電話が実家にかかってくるようになり「しんどい。なんで昔は俺に自分のしたいことをさせてくれなかった」と言いながら母親をなじるようになった。X年7月には帰省し，「こうなったのはおまえのせいや」，「何をするにも恐怖がある」，「自分は東京に行きたいけど戻れない」と言い，机を叩いたり興奮するようになったため，母親が保健所に相談した。

　同年10月にBクリニックを受診しハロペリドール液を食べ物に混ぜて与えていたところ，攻撃性が少し軽減した。11月に再度上京したが，その3日後に「しんどい」と言い再度帰省し，Bクリニックを受診した。その後，通院にて薬物調整を施行したが落ち着かない感じが強くなり，本人の入院加療希望もあり，当科を受診し，同年12月に入院となった。

[入院時現症] 表情は硬く冷たく，話しているときに瞬きをほとんどせず，表情の動きの変化に欠けていた。言葉使いは丁寧であったが，服装には無頓着で髪型や身なりを気に懸けておらず全体的にだらしない印象であった。話し方は単調で声は小さいが聞いて欲しいといった様子で質問を重ねていくうちに自発的に話し始めた。

　「18歳になってみんながいろいろな学部へ進学していくときに自分だけ取り残された気がして

症　例：23歳，男性
診断名：統合失調症（破瓜型）

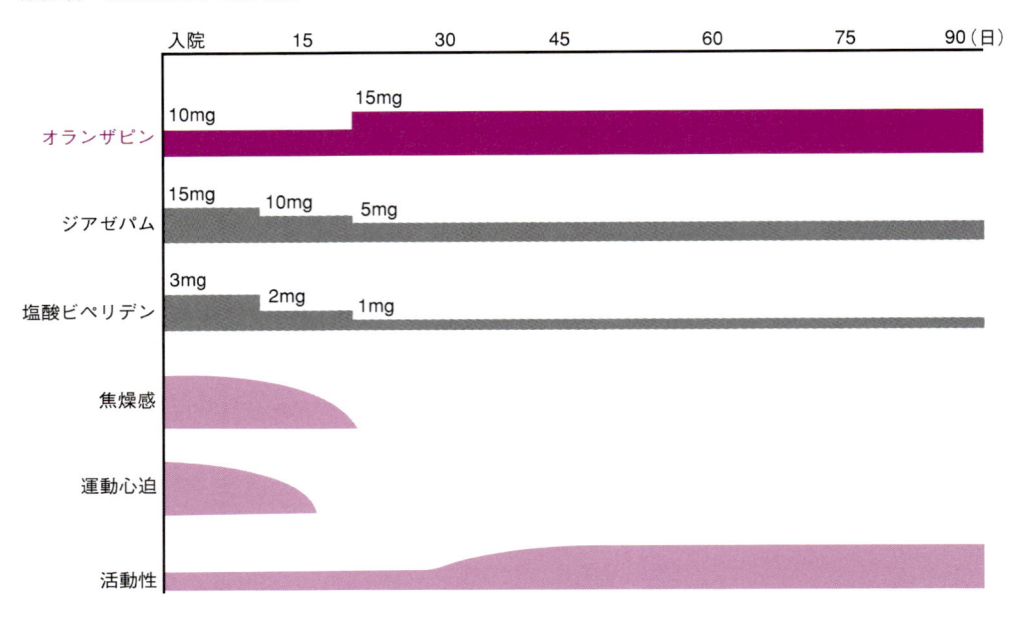

| | 入院 | 15 | 30 | 45 | 60 | 75 | 90（日） |

オランザピン：10mg → 15mg
ジアゼパム：15mg → 10mg → 5mg
塩酸ビペリデン：3mg → 2mg → 1mg
焦燥感
運動心迫
活動性

　何もなく終わってしまう気がして……」，「このままやったらだめや，と考えたら胸や腹が痛くなりました」，「それでいろいろ考えて結論でました」，「ちゃんと自分で勇気を持って可能性と向き合っていくことです」と言い，このように話している途中でも，後頭部に両手を何回かやり頭を掻くような動作や，右手で肘掛を叩くような動作を繰り返した。これらの運動心迫により焦燥感が強い印象であった。
　「自虐的に自分の体をしたいのです。最初は京都大学で脳に関係する仕事がしたかったのです」，「浪人の途中で無意識のうちに絵を描かなければならないと思った」などと述べた。また，「最近は絵を描いて認められるようになっていた。しかし，心が壊れた影響で自分のプラスになる人を遠ざけ気づいたら自分を憎んでいました。だから，自分の中にある像というか苦しみを外に出す作業をしていました。こういう僕の壊れた心を治して欲しいです」と衒学的，哲学的表現が目立ち，明らかな病的体験は認めず，思考障害が前景に立っていた。
　［入院後経過］前医で使用していたハロペリドールの副作用によるアカシジアのためか，焦燥感のためか「いても立ってもいられない」という訴えが強いため，ジアゼパムと塩酸ビペリデンを1回ずつ筋肉注射した。入院後からオランザピン10 mg/日より開始し，焦燥感に対してはジアゼパム15 mg/日を追加した。「先生，話を聞いてください」と何回も衒学的表現で自分の「壊れた心」について述べた。しかし，病棟内では他患者と交流したり自分で絵を描いたり穏やかに過ごせるようになった。
　第12病日には右手を振るような動作は消失したため，第14病日にジアゼパムを10 mg/日に減量し，焦燥感が軽快してきたために，第21病日ジアゼパムを5 mg/日に減量し，オランザピンを15 mg/日に増量した。診察を求める回数も少なくなり外泊を行い，衝動行為もなかったため，第39病日には開放病棟に転棟となった。
　転棟後は症状が軽快してきたためか「東京に戻りたい」ということが多くなった。近くのデパートまで外出したりするが「疲れます。しんどいです」と言い，また，将来に対しての不安を述べるようになった。しかし，入院中に母親の知り合いの会社に面接に行き，退院後は地元で生活の基盤を築くという目標を設定し，第92病日に退院と

なった。

退院後は当院に外来通院し，オランザピン 10 mg/日の単剤投与にて症状は安定している。

仕事に関しては当初，「しんどい」といい午前中のみであり，「東京に行きたい。絵を描きたい」ということが多かった。しかし，午後も働けるようになったところで東京の下宿を引き払い，本人も「地元で働きます」と言い現在も仕事を続けられている。

[考察] どのような疾患においても早期の診断，治療がその予後に影響を及ぼす重要な因子であることはいうまでもない。「精神病患者の社会的，心理的，生物学的な機能荒廃の大部分は最初の5年間に起こっている」と述べ，慢性化する前の初期治療が予後を左右することを指摘した報告があり[3]，精神神経疾患においても，それは例外でないと考えられる。

初回エピソードの発症から治療開始までの期間(Duration of Untreated Psychosis 以下 DUP と略)の長期予後に対する影響が研究されており，DUP が1年以上であった症例は，その後の2年間における再発率が3倍も高かったという報告がある[2]。また，DUP の長さは寛解状態が得られるまでの期間や，寛解状態のレベルを規定し，DUP が長ければ回復までに時間がかかるという報告もある[1]。

本症例では，Knickung（屈曲）は17歳時と考えられ，胸痛を訴え内科を受診しているが，いわゆる前駆症状としての不安，緊張，圧迫感が存在していたと考えられる。未治療期間は約5年間であり，未治療期間に関してはその5年間のうち4年間は独居生活で，早期介入の観点からみると予後は悪いことが予想された。

しかし，入院当初こそ焦燥感が強く，また，運動心迫を認めたが，目立った病的体験はなかった。また，入院当初アカシジアと考えられる副作用を認めていたが，オランザピンに切り替え，抗パーキンソン病薬を減量していっても錐体外路症状が出現することがなく，良好な服薬コンプライアンスが得られた。さらに運動心迫や焦燥感といった症状に対して比較的速やかにオランザピンの効果がみられた。近年では初期の統合失調症に非定型抗精神病薬が投与され，より少ない副作用と高い治療効果が注目されており，本症例でもそのような結果が得られた。また，社会心理面においては，両親の迅速な対応と理解があり，外来通院から入院へとスムーズに移行し，治療することが可能であり，入院中に両親の知り合いの会社とはいえ就職することができた。そのため退院後すぐに働くことができ，現在もなんとか仕事を続けられている。すべての症例がこのようにスムーズに移行し得るわけにはいかないが，たとえ DUP が長くても，家族を中心とした周囲の協力と速やかな治療導入が社会復帰を促進する可能性として示唆され，その際の薬物療法としてオランザピンをはじめとする非定型抗精神病薬の有用性が示された。

文　献

1) Aitchison, K. J., Meehan, K., Murray, R. M.（嶋田博之，藤井康男訳）：初回エピソード精神病. pp 1-18, 星和書店，東京, 2000.
2) Birchwood, M., Macmillan, F. : Early intervention in schizophrenia. Aust. NZ. J. Psychiatry, 27 (3) : 374-8, 1993.
3) Johnstone, E. C., Crow, T. J., Johnson, A. L. et al. : The Northwick Park Study of first episodes of schizophrenia. I. Presentation of the illness and probrems relating to admission, Br. J. Psychiatry, 148 : 115-120, 1986.
4) 中安信夫：初期分裂病/補稿. pp 3-56, 星和書店，東京, 1996.

7. QOLの改善

被害妄想，追想妄想により不登校に陥っている大学生の治療

長信田の森心療クリニック　児玉隆治

[症　例] 22歳，男性
[診断名] 統合失調症
[家族歴・生活歴] 公務員の父親と主婦業の母親の第二子，長男として出生。成績は優良で中高一貫の受験校に進学している。やや内向的で交友関係は狭いほうであったが，高校までの学校生活で不登校等の不適応はない。理工系学部4年生。
[現病歴]「自分のプライバシーがない」，「人生が管理されていて，手の打ちようがない」という訴えで，X年6月に母親とともに受診。X－1年あたりから「どこへ行っても待ち伏せされる」という自覚から外出は極度に制限され，内閉的な生活に陥っていたが，何とか通学受講はしていた。しかしX－4ヵ月頃から外出不能となり，自宅に引きこもった生活もまた「盗撮，盗聴されていて，しかも生活情報がばら撒かれていて，プライバシーが筒抜けになっていて，自分の生活はすべて管理されている」と訴えていた。

　「そもそもの始まりは，小学校高学年生の時に，帰宅途中に親戚と名乗る人に将来を問われて『政治家になりたい』と応えて以来付きまとわれるようになった。中学では教育実習生として来ていた，高校時代も講師として来校していて，小学校以来，僕の将来を管理していたのだ」と追想する。大学に入ってからも教室の後ろの席に座って，「『人生を応援する』と言うが，いい迷惑だ」，顔が一定しないので「組織的にやっている」のだと訴える。

[現在症] 大学保健センターに相談を持ちかけているが，大学キャンパスへの被害妄想体験から中断している。引きこもりの医療機関として当方を紹介している雑誌を見た母親に連れられて，都内からの長距離来院である。

　被害関係妄想が全生活体験野に及んでいて，それに対して無防備で無力化している。しかも，過去の学園生活上のイベントに対しても「仕組まれた人生」の始まりであるという追想妄想から，体系だった被害妄想である。

　しかし，接触性は比較的良好で硬さ・奇妙さを感じさせず，被害を与える組織的な「他者」に対する怒りや憎悪を表出せずに淡々と語るのは，妄想体験にまったく無力でしかない弱力性の構えのようでもある。脈絡の解体はみられず，論理の整合性は保たれている。つまり，人格水準もよく保たれていて，性格的には内向的，おとなしい，温和なタイプである。

　大学4年生，休学・留年歴はない。3年までに卒業に必要とされる単位をほとんど取得しているように，勤勉な性格で，残るは卒業論文だけであるが，大学には行けていない。

[治療経過] 本事例は特別の身体的不調を訴えてはいなかったが，生活を管理される被害体験による心身のストレスを緩和する安定剤があったほうが生活上楽であろうという提案を，患者は抵抗なく受け入れて，オランザピン5mg/日の処方となった。

　X＋2週，夜行列車で母親同伴で再来。「車内にも尾行があったが，さすがにこんな田舎までは

症　例：22歳，男性
診断名：統合失調症

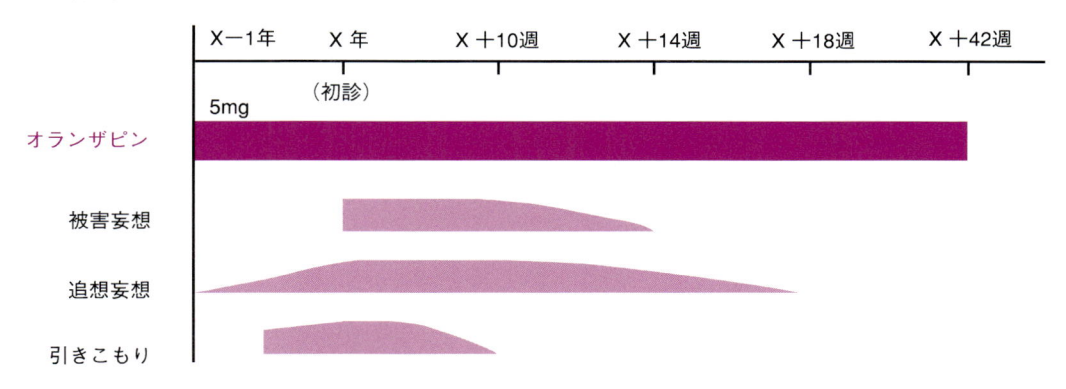

| | X−1年 | X年（初診） | X＋10週 | X＋14週 | X＋18週 | X＋42週 |

オランザピン　5mg
被害妄想
追想妄想
引きこもり

付いて来ない」とまずは安心のできる通院である。薬は「きっちり服薬していた。当初は物がはっきり見えすぎるきらいがあったが，不快ではなく今は馴れた。物事をちゃんと考えられるようになった。以前は悔しくて，考えがまとまらなかったが，今は冷静になれている。盗聴・盗撮は相変わらずだが，感情的にならずにいられる」という。母親も「しつこく訴えなくなった，親戚の家へも出かけられた」と評価する。特に副作用めいた訴えもなく，オランザピン5mg/日を処方した。

X＋6週，新幹線で母親同伴の来院。来院途中「気になる尾行はなかった」，「大学には通学したいが，外出すると待ち伏せされるので出かけられない」，「家での生活監視は相変わらずだが，放っといている」と，被害的な認知は変わらないが，それを苦痛としない受け止め方に変わってきていると評価される。次回は単独での来院を約束し，オランザピン5mg/日を処方。

X＋10週，一人で来院。道中は「気にならなかった」，「晒し者になろうが動かねばならないと思って」，先週から大学の研究室へ通い始めている。研究室の学生たちは「僕が仕組まれた生き方をしていると知っているはず，だから腫れ物に触れるような接し方だ」，キャンパスでも「すれ違う学生が変な顔や変なリアクションをするが，締め付けは弱まっている」という，強くなったのだという治療者の評価に対しては，「我慢ではなく，僕の諦めです，無視です」という。学校復帰が可能となった分，対人認知上の被害妄想も体験されるが，回避的にならずに卒論に現実的に取り組めている。オランザピンを同量処方。

X＋14週，前回は「観光旅行して帰宅した」，「これまで僕の人生を壊しまわった人間に対して腹立たしい」，今は尾行も待ち伏せもなくなり「嵐の後みたいに平穏になったが，何事もなかったと済まされるのが悔しい」と，現実生活の被害体験が消褪するにつれ，小中学校時代から「人間関係が破壊されてきた」という被害的な追想による怒りを開示する。過去の人間関係を修復しなければならない必然性はないこと，新しい人間関係から新しい人生を築き上げるという未来志向の姿勢が大切であることを説得して，オランザピンを同量処方。

X＋18週，大学の研究室には週3日通っている。卒論は教授とも相談しているが「思うように進まず困っている」と現実的な悩みを呈するようになった。キャンパスの人間関係については「もとより関係が薄いから，不審なことはない」，「家でも盗聴や盗撮はなくなった，たぶん相手の関心が移ったのでしょう」，「気が楽だ」と。人間関係の広がりはないものの，被害体験は消失し，卒論という現実的課題に生産的に取り組んでいる。オランザピンを同量処方。

X＋22週，被害体験の訴えなし。仕組んだ相手に腹立たしくないかという問いには，「卒論でそれどころでない」，「何とか卒業し，もう一度大学に入り本当に勉強したい学問をやりたい」，「そ

もそも今所属している学科は仕組まれた進路だったのだから」と，未来志向的になってきた。オランザピンを同量処方。

X+42週，卒論を提出し「卒業の目途が立った，卒業式にも出席するつもり。学士入学に合格したので，新年度はまた2年間学生となる」。人生が管理される体験については「あれこれ疑う事態もなくなった」，「監視の対象から外れたみたい」と，被害妄想体験を否定する。学士入学の選択は仕組まれたのではなく，自分の意思で選択したことを確認して，オランザピンを同量処方。

[考　察] 妄想体験を主訴とする初発の統合失調症にオランザピンが短期間で奏効した1例である。

ただ，統合失調症一般がそうであるが，病識のない患者への服薬の動機付けは難しい。本症例のような，妄想観念以外の関心領野では現実検討も十分に働き，人格水準の低下がない妄想型の事例では，妄想認知を否定すれば簡単に医療を拒否されがちである。まして本症例は遠方からの通院でもあり，相談そのものに理解的な姿勢と安心感がなければ医療は中断されて，留年や退学といった不良な予後を招きやすいといえよう。

本症例では，被害的な外界認知に対して「過敏になり過ぎているところもあるかもしれない」とするにとどめ，「被害体験による心身のストレスを緩和する薬」として説明し，内服を同意できた。しかし，今日ではインターネットで処方薬を簡単に調べることが可能であり，さらに具体的な説明と同意を要する事態がありうるであろう。とかく従来の定型抗精神病薬は錐体外路症状や抗コリン性の副作用，認知機能上の障害といった副作用が，QOL低下を招き，妄想型統合失調症では服薬中断に至りやすいが，オランザピンではそのような副作用もなく，むしろ速やかに被害的な体験に対する感情的な受け止め方も薄れ，「物事をちゃんと考えられ，冷静に考えられる」ようになっていると感じる。事実，患者は比較的早期に再登校し，困難な卒論も完成させており，さらに進学という未来志向的な生き方を選択している。学生生活のQOLの向上という観点からも，オランザピンはきわめて有用であった。

本症例のような初発の妄想型統合失調症には，服薬コンプライアンス，QOLの視点からオランザピンは第一選択すべき抗精神病薬といえよう。

7. QOLの改善

不眠を主とした心気傾向と多飲のためQOLが低下した1症例

新潟県立精神医療センター　丸山直樹

[症　例] 46歳，男性
[診断名] 統合失調症〔軽度精神発達遅滞(IQ 66)〕
[家族歴] 特記すべきことなし。
[生活歴] 5人同胞の末子としてS市で生まれ育つ。地元の中学校を卒業したあと家を離れ，T市の食堂に住み込みの調理見習いとして働き始めた。しかし，1年後には，辞めさせられて実家に戻る。その後もいろいろと職につくものの短日で辞めている。初診までの4～5年は，家に引きこもり昼夜逆転した生活を送っていた。
[現病歴] 引きこもった生活をしていた時期には，「(父親が経営していた)ドライブインの従業員が自分の悪口を言っている。止めさせろ」と親に訴え，家具などを壊したりしていた。家族や出入りしている人の言動に過敏であったり，自分の部屋も汚れ放題であった。このため，X年6月に父や長兄と一緒に当院を受診した。この時点では，「悪口を言われている」といった被害妄想や幻聴様の訴えがみられているが，それほど強いものではなかった。むしろ，意欲の低下や感情の鈍麻などの陰性症状が目立っていた。

診断の確定と服薬不規則防止のため当日に入院をし，スルピリド600 mg/日，塩酸ビペリデン2 mg/日，塩酸トリヘキシフェニジル4 mg/日，マレイン酸レボメプロマジン10 mg/日，エスタゾラム2 mg/日の薬物療法が開始された。入院期間中，陽性症状は軽快し意欲の低下や感情の鈍麻も幾分か改善されてきた。退院後は，外来通院をしながら家業の手伝いをしていたが，半年後には通院が途絶えてしまった。

X+3年4月に生活のでたらめさ，無為，衝動的な乱暴行為，不眠を主訴として父親と受診し入院となった。スルピリド600 mg/日，塩酸ビペリデン3 mg/日，エチゾラム2 mg/日，アモバルビタール0.1 g/日，ブロムワレリル尿素0.3 g/日による治療が開始されている。8ヵ月後には院内の喫茶店の手伝いをするほどに賦活化されて退院した。X+5年5月に同じような具合で3回目の入院をしている。この入院中には，幻聴や被害妄想が強くなりハロペリドールが使用されていた。ハロペリドールのほか，塩酸クロルプロマジン75 mg/日，塩酸ビペリデン6 mg/日，マレイン酸レボメプロマジン25 mg/日，フルニトラゼパム2 mg/日が投与された。しかし，「他の患者が気になる。悪口が聞こえて入院していたくない。S病院に行きたい」と言いだし，X+5年6月，父親も承諾しS病院に転院した。

X+6年8月，S病院を退院し実家近くの病院として当院を紹介され，通院をするようになった。この時の薬物は，S病院からの処方《塩酸スルトプリド300 mg/日，ゾテピン75 mg/日，塩酸ビペリデン3 mg/日，マレイン酸レボメプロマジン75 mg/日，フルニトラゼパム2 mg/日，アモバルビタール0.2 g/日》を引き続き投与した。8月下旬になると手指振戦，眼球上転が認められるようになった。このため，本人も不安・緊張を強め入院を希望するようになり，X+6年9月，入院した。入院時にハロペリドール6 mg/日，塩酸クロルプロマジン75 mg/日，塩酸ビペリデン

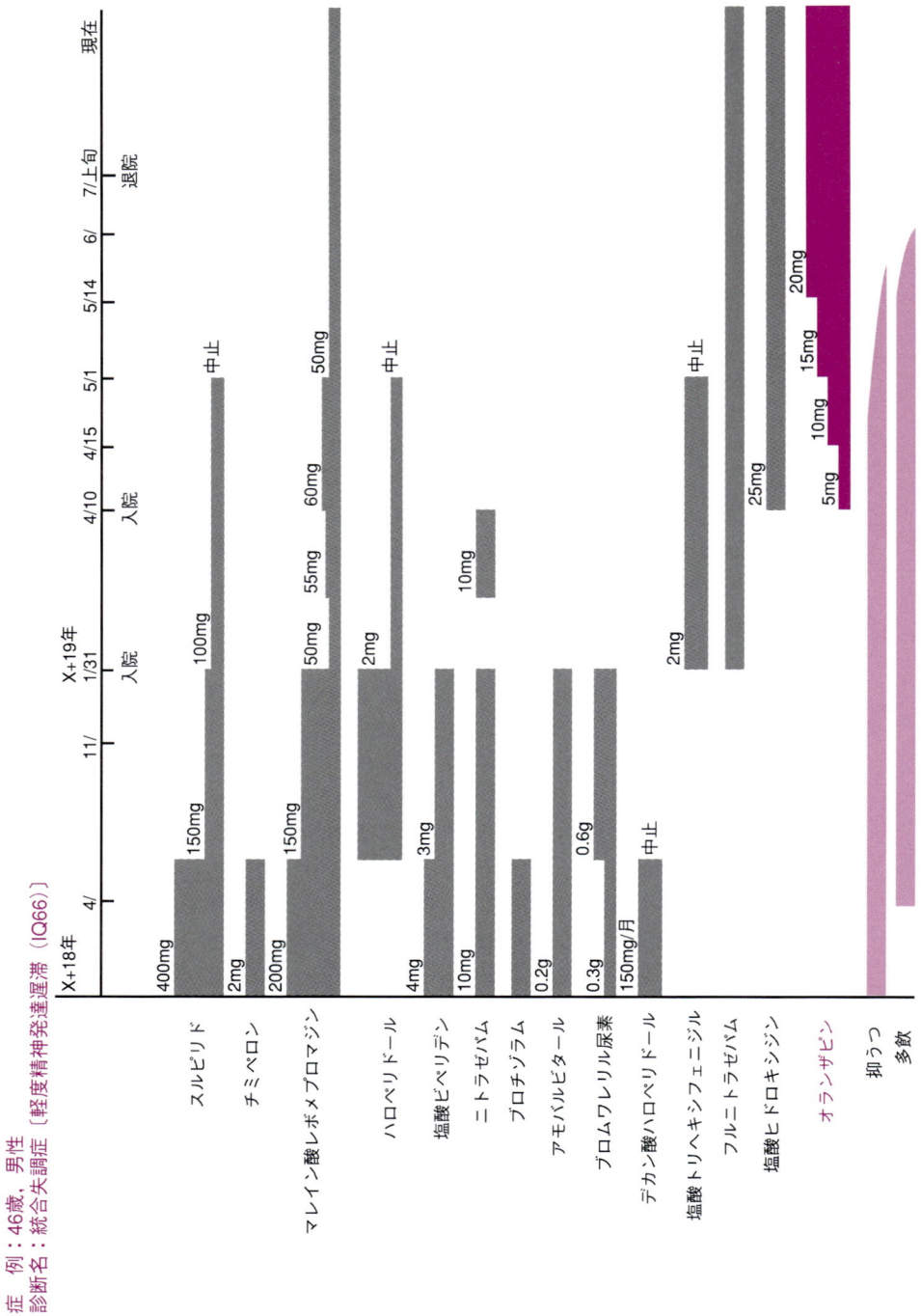

症例：46歳，男性
診断名：統合失調症〔軽度精神発達遅滞（IQ66）〕

	X+18年 4/	11/	X+19年 1/31 入院	4/10 入院	4/15	5/1	5/14	6/	7/上旬 退院	現在
スルピリド	400mg	150mg				中止				
チミペロン	2mg									
マレイン酸レボメプロマジン	200mg	150mg	50mg	55mg	60mg	50mg				
ハロペリドール	4mg		2mg			中止				
塩酸ピペリデン	3mg									
ニトラゼパム	10mg									
ブロチゾラム	0.2g									
アモバルビタール					10mg					
ブロムワレリル尿素	0.3g	0.6g								
デカン酸ハロペリドール	150mg/月									
塩酸トリヘキシフェニジル		中止								
フルニトラゼパム			2mg			中止				
塩酸ヒドロキシジン						25mg				
オランザピン						5mg	10mg 15mg	20mg		
抑うつ										
多飲										

3 mg/日，フルニトラゼパム 2 mg/日，ニトラゼパム 10 mg/日に処方を変えたところ錐体外路症状は消失した。しかし，不眠や頭痛などの心気的訴えは残ったまま退院し，家業の手伝いを時に行いながら通院していた。X＋6年11月になると再び眼球上転や手指振戦，アカシジアが出現した。ハロペリドール 6 mg/日を中止し，錐体外路症状は軽減したが，心気的訴えが強まった。X＋7年には頭痛，不眠の改善を求めて他の精神病院に通院した。この際の処方内容は不明。

　X＋8年1月，不眠，気分の沈み込みを主訴に当院を再び受診するようになった。3月下旬には，独語が多くみられ，不眠，不安が強まり，塩酸クロルプロマジン 25 mg/日が就寝前に追加された。しかし，状態不変のためX＋8年4月に入院した。入院時には対話性の幻聴，独語，不安感，不眠がみられており，スルピリド 800 mg/日，塩酸クロルプロマジン 110 mg/日，ブロムペリドール 10 mg/日，塩酸プロメタジン 40 mg/日，フルニトラゼパム 2 mg/日，ニトラゼパムが処方されている。幻聴や独語は消失し不安感も改善されたが，不眠の訴えは続いていた。5月末に退院し家業の手伝いを時にする生活をしていた。6月上旬になると四肢の振戦が再び出現してきた。このためブロムペリドールを中止し塩酸プロフェナミン 80 mg/日を追加した。次第に錐体外路症状は軽快してきたが，不眠（熟眠感のなさ）の訴えは続いていた。9月になると独語が多くなり，話内容も滅裂となり昼夜逆転の生活状況に変わっていった。

　X＋8年9月に入院。入院時には心気的訴えが主で，衝動的に大声を出したり，独語が伴っていた。このためハロペリドールのほか，チミペロン 8 mg/日，マレイン酸レボメプロマジン 150 mg/日，ゾテピン 50 mg/日，塩酸クロルプロマジン 25 mg/日，塩酸チオリダジン 50 mg/日，塩酸プロフェナミン 300 mg/日，塩酸トリヘキシフェニジル 8 mg/日，エチゾラム 2 mg/日，エスタゾラム 2 mg/日，ゾピクロン 10 mg/日が処方された。心気的訴えは続いていたが次第に鎮静化し，開放病棟に出て作業療法に従事していた。

　X＋13年7月，将来の自立を目標として援護寮へ退院した。定期的に通院しながら，援護寮でのグループ活動や作業に参加し適応していた。この通院期間中には一貫して不眠の訴えがみられていた。X＋14年5月頃から口渇の訴えが出現し，さらに日中の眠気の訴えがあったため，エチゾラムを中止し，マレイン酸レボメプロマジンを 50 mg/日に減量した。X＋15年7月には援護寮を退所し，近くにあるグループホームへ越した。その頃から身体の不調や服薬時の頭重感，眠気の訴えが多くなり，ハロペリドール，マレイン酸レボメプロマジン，エスタゾラムの減量が図られた。X＋16年に入ってグループホームのメンバーが一人入れ替わったことをきっかけに易疲労感や気の落ち込み，口渇の訴えが多くみられるようになった。服薬も不規則になり感情不安定，被害念慮が強まり，3月に入院となった。

　心気的訴え，被害念慮，不眠やそれに対する不安が強いため，ハロペリドールのほか，チミペロン 9 mg/日，マレイン酸レボメプロマジン 125 mg/日，塩酸プロフェナミン 75 mg/日，塩酸トリヘキシフェニジル 4 mg/日，ニトラゼパム 10 mg/日，アモバルビタール 0.2 mg/日，ブロチゾラムが投与された。精神症状は次第に落ち着いてきたが，入院期間中に多飲水の状態や眼球上転，手指振戦がみられたためハロペリドール，チミペロンを減量し，塩酸プロフェナミンも 50 mg/日に減量した。7月には退院しグループホームに戻った。

　昼間は，援護寮に併設している作業所に参加する生活をしていたが，ときに眼球上転や振戦が出たりしていた。また，グループホームでは，コーラを大量に飲んでいる姿を見られていた。一方，受診時の訴えは以前と同じく不眠や身体の不調感であって，不眠剤の執拗な要求がみられていた。X＋18年に入ると抑うつ気分の訴えが強まり，スルピリド 400 mg/日，チミペロン 2 mg/日，マレイン酸レボメプロマジン 200 mg/日，塩酸ビペリデン 4 mg/日，ニトラゼパム 10 mg/日，ブロチゾラム，アモバルビタール 0.2 g/日，ブロムワレリル尿素 0.3 g/日の内服，およびデポ剤としてデカン酸ハロペリドール 150 mg/月の処方に変更した。X＋18年4月には多飲のためと思わ

れる意識障害を起こし，総合病院救急外来を受診した。

その後，精神症状も不安定になり短期間入院し，薬物量の変更をしている。ハロペリドールのほか，スルピリド 150 mg/日，マレイン酸レボメプロマジン 150 mg/日，塩酸ビペリデン 3 mg/日，アモバルビタール 0.2 g/日，ブロムワレリル尿素 0.6 g/日となりデポ剤は中止されている。X+18 年 11 月頃までは，多飲傾向や時々の眼球上転の発生があったものの落ち着いて生活していた。その後になると多飲による嘔吐や流涎が度々みられた。また，不眠の訴えがより強くなり，日常生活もだらしなくなって作業所への参加がみられなくなった。X+19 年 1 月 31 日，嘔吐を繰り返し意識が朦朧としていると地域生活支援センターの職員と受診した。頭部 CT は異常なかったが，血液では低ナトリウム値（121 mEq/L）であった。即日入院とし水分制限を行った。この入院では，スルピリド 100 mg/日，ハロペリドール 2 mg/日，マレイン酸レボメプロマジン 50 mg/日，塩酸トリヘキシフェニジル 2 mg/日に減量し，フルニトラゼパムも減量した。後に不眠のためニトラゼパム 10 mg/日，マレイン酸レボメプロマジン 5 mg/日を追加している。この入院中にも眼球上転や多飲水の状態が認められた。3 月末には，これらの状態や精神状態も落ちついてきたためグループホームへ退院となった。

再び，作業所へ通う生活を送り始めたが，口渇の訴えが盛んになり眼球上転も頻回に出現してきた。コーラを多量に飲む行為も出現してくるため，生活を維持していくのは困難と思われ，本人や地域生活支援センターと話し合い，4 月に再入院した。この時，非定型抗精神病薬の使用を本人と話し合い，オランザピンを処方した。4 月 10 日の入院時の処方は，スルピリド 100 mg/日，ハロペリドール 2 mg/日，塩酸トリヘキシフェニジル 2 mg/日，マレイン酸レボメプロマジン 60 mg/日，塩酸ヒドロキシジン 25 mg/日，オランザピン 5 mg/日，フルニトラゼパムである。

抑うつ気分や被害念慮の訴えが強いため 5 日後にオランザピンを 10 mg/日に増量した。その後，抑うつ気分などは減弱したが，口渇や眼球上転がみられていたため 5 月 1 日にハロペリドール，スルピリド，塩酸トリヘキシフェニジルを中止し，マレイン酸レボメプロマジンを 50 mg/日へ減量し，オランザピン 5 mg を増量した。5 月 14 日にオランザピンをさらに 5 mg 増量し 20 mg/日とした。5 月下旬には，「薬の自主管理をしたい」と希望し積極的となっている。6 月にはグループホームへ外泊を繰り返したりするが，多飲もなく過ごせるようになっていた。7 月上旬に退院。その後は授産施設や支援センター内の喫茶店で働きグループホームで生活しているが，錐体外路症状や多飲もなく現在に至っている。

［考　察］本症例は長年，定型抗精神病薬で治療されてきた結果，口渇〜多飲と錐体外路症状のため QOL が低下し自立生活が困難になっていた。オランザピンに置換することで錐体外路症状が消褪し，また，抗パーキンソン病薬の併用をしないことで口渇が大きく減弱し，心気的訴え（不眠や抑うつ気分）も弱まったが，これはこの薬剤に認められる効果のためと考える。このように患者にとって錐体外路症状等の副作用も少なく，生活のレベルを維持していくには必要な薬物と考える。

OLANZAPINE CASE REPORT

7．QOL の改善

オランザピンによる治療が有効と思われた統合失調症の1例

昭和大学横浜市北部病院 メンタルケアセンター　田渕　肇

［症　例］20歳，男性
［診断名］統合失調症
［生活歴・家族歴］C県で生育，同胞3名中第1子。両親・兄弟・父方の祖母と同居，6人家族。地元の中学を卒業後，私立高校に入学するが1年で中退。中学入学以後はほぼ自宅に閉居の生活。血縁者に特記すべき精神疾患の既往を認めない。アルコール・タバコ（−）。
［既往歴］アトピー性皮膚炎のため皮膚科通院中。ほかに特記すべき身体疾患等の既往を認めない。
［現病歴］小学校時代は友人とのつきあいがあまり得意な方ではなかったが，サッカーチームに所属し，学業の成績も中位程度であった。母親の話では「特に問題なく生活していた。気になることはなかった」とのこと。小学校6年〜中学1年の頃から，特にはっきりとした原因もなく不登校が続くようになり，自宅にこもりがちとなった。本人によれば，「よくわからないけれど行けなくなった。サッカー部でちょっとしたいじめみたいなのはあったけれど，それが理由というわけではない」とのことであった。同時期より複数の心療内科・精神科等へ断続的に通院するようになり，「うつ病」の診断で服薬加療開始となった。しかし，特に状態は改善されず，その後も長く自宅に引きこもる生活が続いていた。

　中学・高校はほとんど通学できず，高校1年時に中退した。中学以後，友人との交流はまったくなかった。X−2年頃からは，「周囲の物音（生活音）が気になりイライラする」，「他人の視線が気になる」などと訴えるようになり，さらに外出が困難になった。自宅でテレビを見たりコンピュータゲームをすることもあったようだが，「落ち着いて何かを続けることができなかった」とのことで，何もせずゴロゴロしていたり，不安が強くなると家の中を歩き回っているような生活であったらしい。さらにX−半年頃から，ちょっとした家族の行動や発言に対して被害的になることもあり，しばしば母親に対して攻撃的となり，自宅で暴れたり家具などを壊すようになった。また，不眠傾向が強く，徐々に処方される眠剤の量も増えていった。そのため，通院中の心療内科クリニックから「外来での加療継続が困難。入院も検討してみては」と当院受診を勧められ，X−3W外来受診となった。
［当院初診時所見］緊張・困惑気分が強い様子で，診察中はまったく落ち着かず，しきりにあたりを見回していた。「いつも人目が気になる，見られている気がする」といったような被注察感を訴えた。「現在，何が苦しいですか」との質問には「突然，グロテスクな考えが浮かんできて，苦しくなる」と回答した。詳細を尋ねると「出っ張りをみると突き刺しそうになる。人が寝ているとサッカーボールのように蹴りたくなる」などといったやや強迫的な内容であった。不安については「何をしていいのかわからない。何かをしてもよくわからなくて，焦ってしまってどうしていいかわからない」と話した。はっきりとした幻聴については否定的であったが，「何も買わないで店を

症　例：20歳，男性
診断名：統合失調症

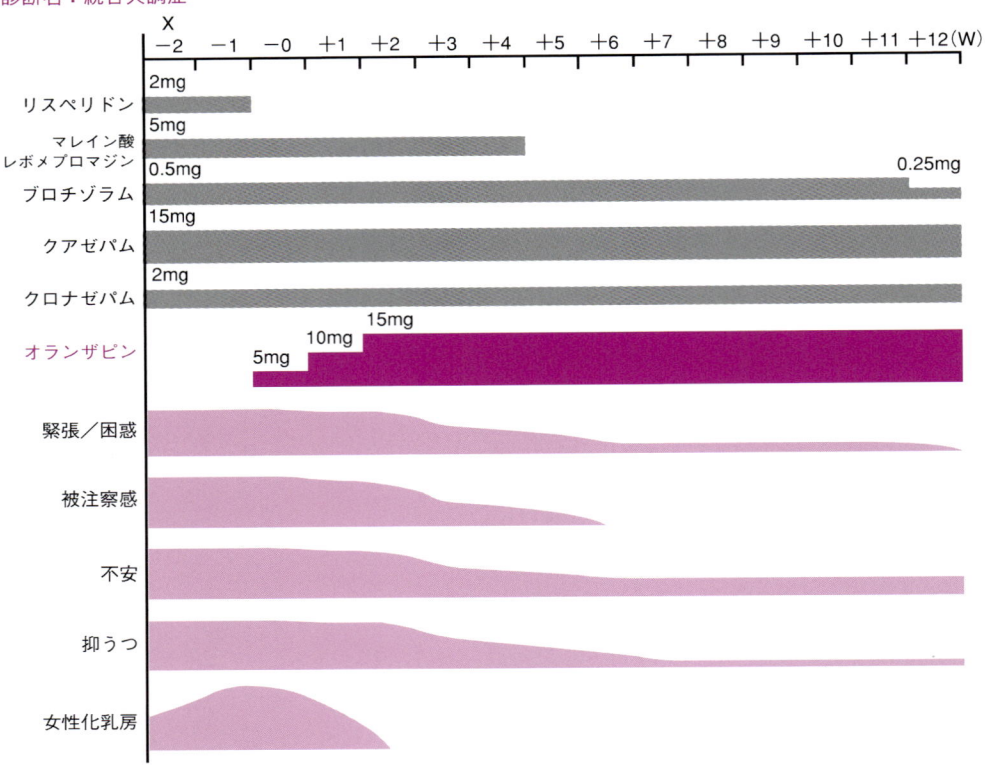

| | X−2 | −1 | −0 | +1 | +2 | +3 | +4 | +5 | +6 | +7 | +8 | +9 | +10 | +11 | +12(W) |

リスペリドン　2mg
マレイン酸レボメプロマジン　5mg
ブロチゾラム　0.5mg　……　0.25mg
クアゼパム　15mg
クロナゼパム　2mg
オランザピン　5mg　10mg　15mg

緊張／困惑
被注察感
不安
抑うつ
女性化乳房

出ると泥棒と思われるから，店には入れない」といったような，被害的・妄想的な訴えも認めた。また，慢性的な抑うつ状態が続いており，長らく家族以外との接触はなかったとのことであった。食欲は比較的良好であったが，近医から睡眠導入剤を処方されていたにもかかわらず不眠傾向が続いていた。なお，初診後に施行したMRI・EEG・血液検査上，特に異常所見は認めなかった。

[診療経過] 眠剤・感情安定薬などは前医の処方を継続，抗うつ薬は中止し，リスペリドン2mg/日，マレイン酸レボメプロマジン5mg/日を加え，加療を開始した（X−2W）。しかし，加療開始後しばらくすると「胸が張る感じが出てきた」と訴え，リスペリドンによる副作用が疑われたため，オランザピンによる加療へと切り替えた。オランザピンは5mg/日から開始し，前治療薬のリスペリドン2mg/日は中止した。その後

X+1Wからオランザピン10mg/日，X+2Wから15mg/日に増量した。治療薬変更後，比較的速やかに副作用の出現は消失した。症状に関しては，しばらくは状態の変化をあまり認めなかったが，X+3W頃から「夜間，よく眠れるようになってきた」と言うようになり，X+6W頃からは「周りの人がそれほど気にならなくなってきた」と被注察感が軽減，漠然とした不安感も徐々に軽減してきているとのことであった。この頃には家庭内での暴力行為もほとんど認めなくなっていた。

その後も通院・服薬は規則的で，徐々に母親に連れられて外出するようになった。散歩だけでなく，近くのCDショップ，コンビニエンスストアなどにも行くようになった。デイケア参加の勧めにも応じるようになり，現在は定期的にデイケアへ通所している。また，単独での外出も可能となり，外来やデイケアにも一人で訪れるようになっ

た。ショッピングセンターなどの比較的人が集まるような場所へも行けるようになった。

なお，オランザピンによる治療期間を通して，体重増加や耐糖能異常は認めなかった。

[考察] 本症例は，非定型抗精神病薬であるオランザピン投与が有効であったと思われる症例である。まずリスペリドンを使用したが，副作用による身体症状が出現したと考えられたため，オランザピンへの切り替えを行った。以後，副作用は消失，初診時に訴えのあった緊張・困惑気分，不安感，抑うつ感などの症状も徐々に改善され，家庭生活・社会生活への適応も良好となり，デイケアなどへの参加も可能となった。

診断については，経過を通じて「統合失調症」といえるのか判断に苦しむ症例であった。DSMやICDの診断基準を満たしているとはいえず，長い間，いわゆる「前分裂病状態」，「初期分裂病」[1,2]などに近い状態像を呈していた。診断については，精神病理学的立場などからも多くの議論の余地を残すと考えられる。しかし，本症例では，被注察感や漠然とした緊張・不安感，被害的な思考傾向などが慢性的に続いており，社会的引きこもりや情動的反応の鈍麻・不適切さも認めていたことなどから，「統合失調症」と判断するに至った。

オランザピン投与前には，非定型抗精神病薬であるリスペリドンが投与されたが，本症例では，高プロラクチン血症に基づくと思われる「女性化乳房」が疑われ，治療薬を変更した。本剤への変更後は，速やかに副作用は消失した。本剤による重篤な副作用としては，血糖値上昇やそれらによる昏睡が報告されているが，本症例には糖尿病の既往もなく，投与後も血糖値上昇は認められなかった。また，しばしば体重増加も報告されているが，本症例では治療期間を通じてまったく体重増加を認めることはなかった。その他，錐体外路症状などの副作用も認めなかった。

オランザピン投与後，初診時に訴えのあった症状の多くが改善された。自覚症状であった不安・緊張感，被注察感や被害関係念慮といったものだけでなく，社会的引きこもりも改善され，家庭生活・社会生活への適応が良好となった。もちろん，症状改善は家族のサポートなどを含めたさまざまな要因によって得られたものと思われるが，主剤であるオランザピンの果たした役割も大きかったのではと考えられた。

以上により，本症例におけるオランザピンの有用性が示唆された。

文　献

1) Conrad, K. : Die beginnende Schizophrenie (1966)，山口直彦，安克昌，中井久夫（訳）：分裂病のはじまり．岩崎学術出版社，1995.
2) 中安信夫：初期分裂病．星和書店，東京，1990.

OLANZAPINE CASE REPORT

7. QOL の改善

オランザピンによりQOLと現実検討能力の
改善がみられた1例

総合心療センターひなが　藤田　泉

[症　例] 20歳（発症時），女性
[診断名] 統合失調症
[既往歴] 特記すべきことなし。
[家族歴] 両親と妹の4人家族。精神疾患の遺伝負因なし。
[生活歴] 短大中退。何ヵ所か様々な職種でアルバイトやパートタイムの就労経験があるが，長続きしなかった。
[現病歴] 15歳頃，「電車に乗ると人の視線が気になって顔が赤くなってしまう」ため，学校を休む日が増えてきたことを苦にして，X−4年頃，当院のサテライトクリニックを初診。当初は，抗不安薬とピモジド1mg/日程度を処方し，保健室登校などで高校2年まで何とか維持したが，3年次の出席日数不足のため，定時制高校に転校してようやく卒業した。赤面恐怖症状は，それ以上に発展することはなく，消長しており，診断的にも確定診断をつけるに至らないままであった。

通院は徐々に間遠となり，X年6月，20歳時に当院を受診するまでほとんど音信はなかった。「皆が自分のことを笑っている」，「行動を一挙手一投足指摘される」，「道を通る人が悪口を言う」などの幻聴，被害妄想が認められた。進学した短大を2年生の4月に中退したばかりであった。統合失調症と診断し，ピモジド3mg/日，ブロマゼパム3mg/日，塩酸ビペリデン3mg/日を処方した。服薬により上記陽性症状が緩和されると，通院が不規則になった。

X＋2年4月，当院で初回の入院治療を行った。当時の処方は，①ハロペリドール4.5mg/日，アルプラゾラム1.2mg/日，塩酸トリヘキシフェニジル6mg/日，分3食後，②塩酸トラゾドン25mg/日，フルニトラゼパム2mg/日，分1眠前，であった。軽度とはいえ，パーキンソニズム，アカシジアなどがみられ，本人の苦痛となっており，また，意欲低下，快感の喪失，注意の欠如などの陰性症状と，強い不安，不眠もみられ，本人と家族の希望で入院となった。

入院後は環境の変化，安心感とともに処方の変更もあって，症状は軽快した。処方は，①ブロムペリドール1mg/日，ブロマゼパム5mg/日，塩酸トリヘキシフェニジル2mg/日，分3食後，②塩酸ドスレピン25mg/日，塩酸チオリダジン25mg/日，ブロチゾラム0.25mg/日，分1眠前であった。

退院後の準備として始めた院内デイケア（入院中にデイケア通所の練習を始めること）も順調で，23日間で退院となった。デイケア通所は週1回程度であったが，「他のメンバーに悪口を言われている」という言葉がたびたび聞かれ，親しくなったボーイフレンド以外とはほとんど対人交流はもてなかった。また，電車に1人で乗ると周囲の視線が突き刺さるように感じるため，家族に車で送迎してもらっていた。この後，X＋5年1月より4月まで2回目の入院治療を行った。この時も前回同様の症状の著明な増悪がみられ，さらに家庭内でのストレスを機に両上眼瞼スパスムで開眼できない状態となったため入院とした。ひとま

症　例：20歳（発症時），女性
診断名：統合失調症

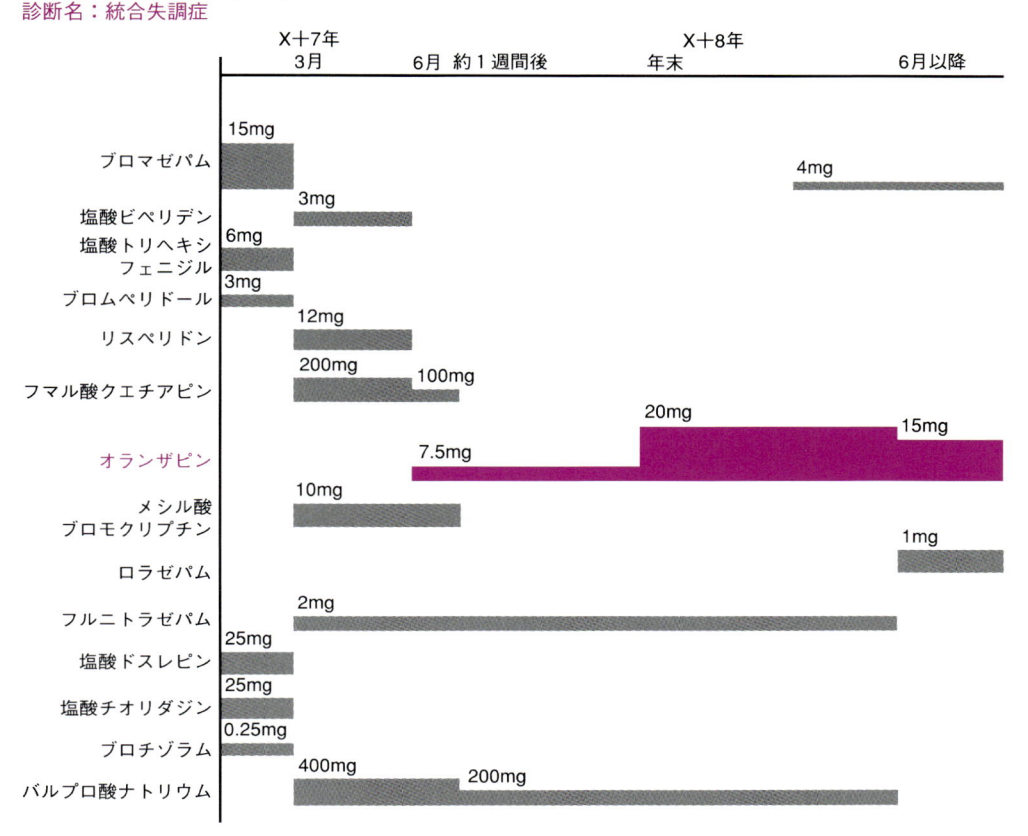

薬剤	X+7年 3月	6月 約1週間後	X+8年 年末	6月以降
ブロマゼパム	15mg			4mg
塩酸ビペリデン	3mg			
塩酸トリヘキシフェニジル	6mg			
ブロムペリドール	3mg			
リスペリドン	12mg			
フマル酸クエチアピン	200mg	100mg		
オランザピン		7.5mg	20mg	15mg
メシル酸ブロモクリプチン	10mg			
ロラゼパム				1mg
フルニトラゼパム	2mg			
塩酸ドスレピン	25mg			
塩酸チオリダジン	25mg			
ブロチゾラム	0.25mg			
バルプロ酸ナトリウム	400mg	200mg		

ずは軽快したものの，退院後も症状は一進一退であった。

　薬物療法はいろいろと変更を試みたが，決め手となる処方がなく，X+7年6月にオランザピンに変更するまでは多剤併用に陥ったり，過量投与になったりと試行錯誤の連続であった。また，前記の幻聴，被害妄想が著明となったり，陰性症状が前面に出たり，若い女性らしく肥満を気にして摂食障害の症状がみられたりと，多彩な症状がみられた。ただ一貫して，この患者は自己を客観的に観察したり，内的な思考や感情を文章で表現することが巧みで，よく日記や手紙の形で書きためた文章を見せてくれたため，治療者にとっては貴重な情報となった。

　X+7年3月の処方は次の通りであった。①リスペリドン8mg，フマル酸クエチアピン100mg，バルプロ酸ナトリウム200mg，塩酸ビペリデン2mg，メシル酸ブロモクリプチン10mg（高プロラクチン血症のため），分2朝夕，②リスペリドン4mg，フマル酸クエチアピン100mg，バルプロ酸ナトリウム200mg，塩酸ビペリデン2mg，フルニトラゼパム2mg，分1眠前であった。

　このときも，X+2～X+5年頃と同様の状態で，被注察感や被害妄想のため，デパートやレストランには入れず，電車にも滅多には乗れず，家族に車で送迎してもらうか，ボーイフレンドの単車に乗せてもらって移動しており，家族と特定のボーイフレンド以外とは，ほとんど対人関係を持つことはできず，たまに他者と交流せざるを得ないときは，被害的になることが多かった。この頃はデイケアにも参加しなくなっており，家庭で何か役割を持とうと努力はするものの，規則正しい生活ができなかった。昼夜逆転したり，睡眠時間

が10時間を超える日も多く，ボーイフレンドと会うくらいしか外に出かける機会はなかった。

X＋7年6月，処方を次のように変更した。①バルプロ酸ナトリウム200 mg，メシル酸ブロモクリプチン10 mg，分2朝夕，②オランザピン2.5 mg 分1夕，③オランザピン5 mg，バルプロ酸ナトリウム200 mg，フマル酸クエチアピン100 mg，フルニトラゼパム2 mg，分1眠前。

約1週間後，劇的な変化が語られた。眠気や易疲労感が消失し，手のこわばりもなくなって爽快な気分になり，朝起きて洗濯をしたり，銀行に出かけたりできたという。ファミリーレストランに家族で出かけても周囲の視線が気にならなかったとも語られた。この時より，フマル酸クエチアピンとメシル酸ブロモクリプチンを中止した。この後，徐々にバルプロ酸ナトリウムも減量し，年末には次の処方とした。①オランザピン5 mg 分1朝，②オランザピン10 mg 分1夕，③オランザピン5 mg，バルプロ酸ナトリウム200 mg/日，フルニトラゼパム2 mg/日，分1眠前。

X＋8年も途中でブロマゼパム4 mg/日が追加された程度の変更であったが，患者の生活はそれまでとは一変し，ほぼ規則正しく起床し，洗濯，掃除などの家事を引き受け，昼食，夕食の用意も母親と共に行うようになった。また，中学，高校時代の友人と連絡をとって，2～3泊の旅行に出かけたり，映画を見たり，外食を楽しんだりすることができるようになった。X＋2年以来，毎週通院していたが，X＋8年の年末からは2週に一度の通院を本人が希望した。それだけ日常生活が充実し，症状再燃の不安と治療者への依存が減少した結果と考えられた。

X＋8年6月以降は次の処方で安定している。①オランザピン5 mg，ロラゼパム0.5 mg，分1朝，②オランザピン10 mg，ロラゼパム0.5 mg，分1夕（オランザピンを2回投与としているのは本人の希望である）。

[考　察] 前駆症状の時期を経て，20歳頃に発症した統合失調症のケースである。オランザピンが著効を示し，他の薬剤では望めなかった生活の質（QOL）の改善と，現実検討能力の改善がみられた。

QOLの改善に大きな役割を果たしたのは副作用の解消であった。従来型抗精神病薬でみられたパーキンソニズム，アカシジアと薬剤による二次性の陰性症状が出現しなくなった。さらにリスペリドンによると考えられる高プロラクチン血症も改善された。抗精神病薬としてはオランザピン単剤であるため，便秘，口渇などの自律神経系の副作用も出現していない。本症例は性格が生真面目で，元来服薬コンプライアンスは良い方であったが，さらに患者自身が薬剤の効果を実感し，積極的に服薬するようになった。また，被害妄想，被注察感，幻聴などの陽性症状と，意欲低下，注意の欠如，快感の喪失などの陰性症状が改善された結果，家事を積極的に担うようになり，交友関係も広がって，旅行や映画，会食を楽しめるようになった。

現実の生活の充実とともに，現実検討能力の改善も得られた。かつてはアルバイトを捜しては長続きせず，症状の再燃を繰り返していたが，最近は「働くことに対する不安」や「自信のなさ」が語られるようになり，逆に現在の家庭の中で役割をもつことの大切さが認識されるようになった。しかし，恋人の病気の症状や障害もはっきりと認識できて，離別を選択することになったのは皮肉な結果である。

最後に，血糖値を含め，血液生化学検査に異常所見はみられていないことを付け加えておきたい。

OLANZAPINE CASE REPORT

7．QOL の改善

オランザピンが著効したため退院して幼いわが子と 2 人暮らしすることが可能となった，治療抵抗性の統合失調症患者の 1 例

厩橋病院　二階堂　恭太

[症　例] 35 歳, 女性
[診断名] 統合失調症
[生活歴] ベトナム出生。同胞 6 名中第 5 子。両親および他の兄弟はベトナムに在住。難民として X−4 年 12 月来日。X−3 年 9 月まで難民のための国際救援センターに在住。そこで夫と知り合い夫婦にてパチンコ店などで働いていた。
[現病歴] X−2 年 5 月，パチンコ不正事件を起こして逮捕され，4 ヵ月間拘置され，同年 9 月に執行猶予となり出所した。その直後，不眠・幻聴などが出現。落ち着かず話もまとまりがなく，食事もまったく摂れなくなったので，救援センターに相談に行き M 病院を紹介され入院。おびえたような表情で「体に虫が入ってくる」，「悪魔・鬼が来る」，「声が聞こえる」などの訴えがあり，統合失調症の幻覚妄想状態と診断され，5 回 ECT を施行。以後安定し，同年 11 月退院。その後，G 県に転居し，同年同月当院初診。「体がだるい」等，心気的な訴えや夫などに対する不満の訴えが多かったということで，「神経症」と診断され，スルピリドおよびベンゾジアゼピン系抗不安薬が処方されたが改善は乏しかった。

その後，X 年 7 月女児出産。夫が本人と娘の面倒をみて何とか生活していたが，X+3 年 8 月，夫がパチンコ不正事件を起こし逮捕され実刑判決が下ったため，情緒不安定となり，その上，本人とまだ幼い娘の 2 人だけでの生活は無理とのことで，難民ボランティアセンターの取り計らいにより当院入院となり，娘は児童相談所にて養育されることとなった。
[治療経過] 入院時より筆者が本症例の主治医となった。日本語が不自由なため，難民ボランティアセンターのメンバーの協力により，時々通訳をまじえながら精神症状をチェックし治療を開始した。幻聴および被害妄想が著明であり，しばしば妄想に基づき他患とのトラブルがあった。不安・抑うつ，心気状態も著明であり，「寂しい」，「帰りたい」などと言って泣くことがあり，しばしば食欲不振や嘔気を訴え胃薬を常用していた。現実検討能力も低く，日本語を習得しようという意欲もまったくなく言葉も不自由なのに，「退院して幼い娘と 2 人で暮らす」などと言っていた。

前担当医の処方（スルピリド 300 mg/日，塩酸ビペリデン 6 mg/日ほか）に，塩酸クロルプロマジン 75 mg/日およびハロペリドールを追加した処方を開始。その後，ハロペリドールを中心とし，定型抗精神病薬を最大塩酸クロルプロマジン (CP) 換算で 1800 mg/日まで増量したところ，ある程度幻聴および被害妄想が改善した。表面的には多少安定し他患とのトラブルはみられなくなった。

しかし，不安・抑うつおよび心気状態については改善がみられなかった。その上，「薬をのむと眠くなる」，「考えがまとまらない」と訴えてしばしば拒薬，あるいは錠剤をこっそり捨てることがあった。そのため，時々幻聴および被害妄想が再

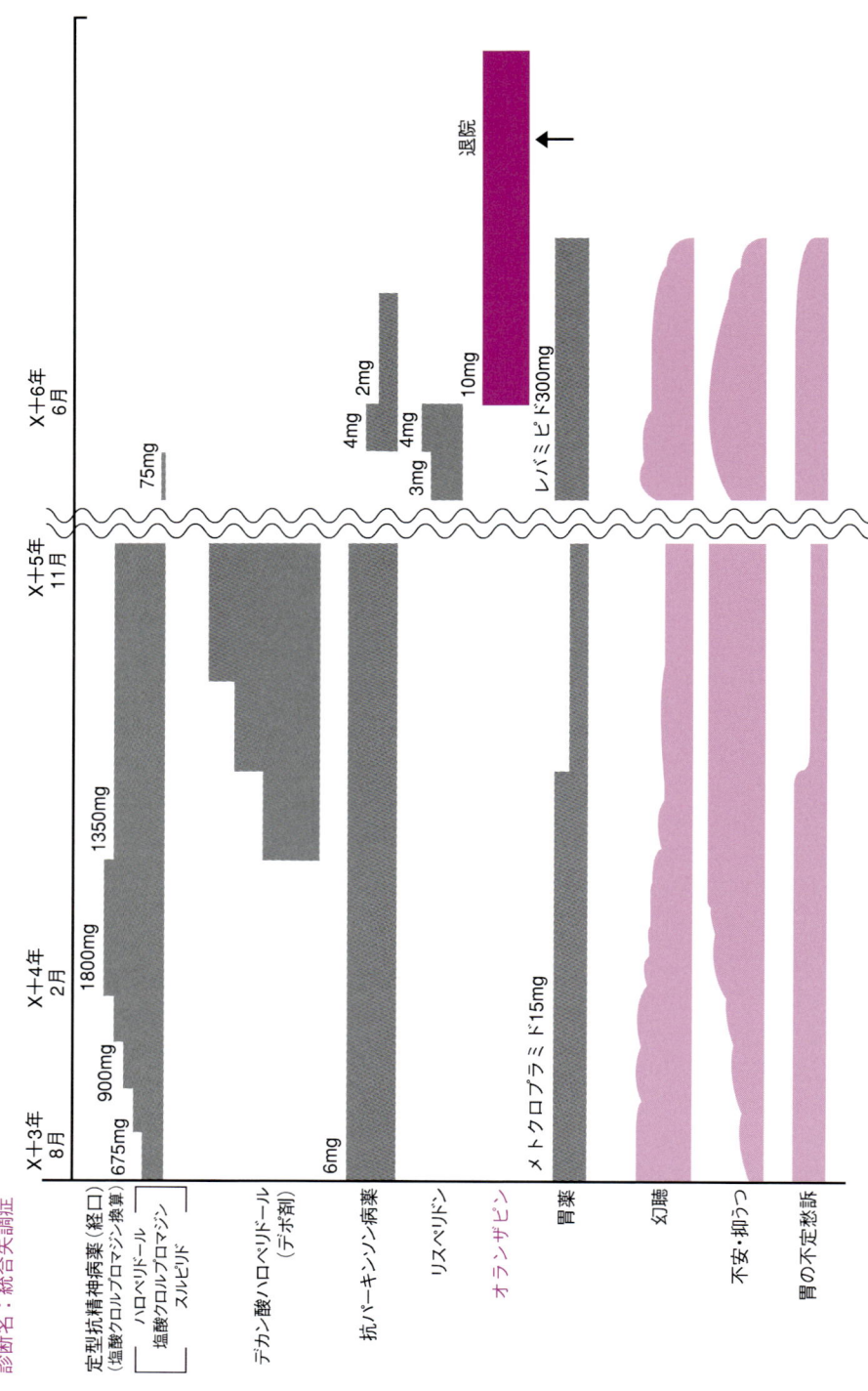

症例：35歳、女性
診断名：統合失調症

薬剤	X+3年 8月	X+4年 2月	X+5年 11月	X+6年 6月
定型抗精神病薬（経口）（塩酸クロルプロマジン換算）[ハロペリドール／塩酸クロルプロマジン／スルピリド]	675mg → 900mg	1800mg → 1350mg		75mg
デカン酸ハロペリドール（デポ剤）		6mg		
抗パーキンソン病薬				4mg→2mg
リスペリドン				4mg→3mg
オランザピン				10mg（退院 ←）
胃薬 メトクロプラミド15mg				レバミピド300mg
幻聴				
不安・抑うつ				
胃の不定愁訴				

燃し，他患とのトラブルがみられることがあったため，デポ剤（デカン酸ハロペリドール）の投与を開始したところ，幻聴および被害妄想の再燃はみられなくなり，表面的には落ち着いたかのようにみえた。

しかし，その他の症状はいっこうに改善せず，時々「帰りたい」と泣くものの退院後の生活についての現実的な計画を立てることはまったくできなかった。職員の隙をみて無断離院しようとする態度もみられたため，単独での散歩すら許可できない状態が続いた。X＋5年秋，服役中の夫が出所したため，症状改善は不十分であったが，患者の保護管理を夫に委ねた上での退院を検討した。しかしその矢先，不運にも夫が交通事故死してしまったため，退院は絶望的と考えられた。

X＋6年1月，「薬をのむと眠くなる」，「考えがまとまらない」という訴えが相変わらず続き，その上，「統合失調症の幻覚妄想状態」という通訳を介した面接による診断にも確信がもてなかったこともあり，試験的にデポ剤を含め抗精神病薬を一切中止し，経過観察することにした。その結果，「眠い」，「考えがまとまらない」という訴えは消失し，見た目にも元気そうであり，幻聴および被害妄想に基づくような行動もしばらくの間みられなかったため，一時経過は良好に思えた。しかし，X＋6年4月頃より幻聴および被害妄想が急激に悪化し，「いつ殺されるかわからない」と護身のため出刃包丁を病室内のロッカーに隠し持っていたのが看護スタッフにより発見されることがあった。そのため，抗精神病薬の投与が必要と考えられ，同年5月よりリスペリドンの投与を開始した。同6月よりオランザピン10 mg/日の投与を開始し，リスペリドンを中止した。

その後，同年秋頃より，幻聴および被害妄想はほぼ消失した。不安・抑うつも改善し，錐体外路症状および心気的な訴えも消失したため，抗パーキンソン病薬および胃薬などの併用薬も中止することができた。通訳を通した面接でも，大分考え方もしっかりし現実的になったので，単独での外出も許可できるようになった。そして，将来についても現実的に考えるようになり，それまでまったく見向きもしなかった日本語の学習にも意欲的となり，「来年娘が小学校に入学するので，一緒に勉強したい」などと前向きな発言もきかれるようになった。

X＋6年12月，県営住宅への入居が決定し退院。6歳の娘も児童相談所より引き取り，親子2人暮らしすることとなった。その後も定期的に通院しオランザピン10 mg/日の投与を継続しているが，経過は良好であり，小学校に入学したわが子と仲良く暮らしている。

［考　察］本症例では，定型抗精神病薬であるハロペリドールでは幻聴や被害妄想などの陽性症状はある程度抑えられるものの，効果は不十分であり，その上，不安・抑うつ，陰性症状および認知障害などに対しては無効ないし悪化傾向がみられ，現実検討能力も乏しいため，退院はほぼ不可能と考えられていた。しかし，オランザピンの投与により，陽性症状がほぼ完全に消失したのみならず，不安・抑うつ・陰性症状および認知障害にも著効したため，退院して子供と2人暮らしをすることが可能となった。

本症例の場合，ハロペリドールの大量投与によっても幻聴・被害妄想などの陽性症状の改善が不十分で残存し続けたが，これをオランザピンに切り替えたところ，10 mg/日という一般的な投与量において十分な改善が得られ，しかも，過鎮静や錐体外路症状のような副作用もみられなかった。このことから，定型抗精神病薬の大量投与によっても改善しない頑固な陽性症状を有する治療抵抗性の患者に対しては，オランザピンの投与を試みるべきではないかと考えられる。

また，本症例のように，幻覚・妄想などの陽性症状もさることながら，不安・抑うつおよび心気傾向の目立つ統合失調症患者も少なくない。このような症状に対しては，ハロペリドールのような定型抗精神病薬では効果が乏しいばかりでなく，副作用である過鎮静や錐体外路症状のためにかえって悪化したかのような様態を呈することも少なくない。心気傾向に対しオランザピンおよび他の非定型抗精神病薬が有効であったという報告は他にもあり[1]，このような症状が目立つ統合失調症患者には是非試みるべき薬剤であると考えられる。

本症例の場合，オランザピンの投与により陽性症状や心気症状などの症状の改善をみただけでなく，認知障害や陰性症状も改善したためか，今後の生活についても具体的かつ前向きに考え努力することが可能となった。このように，オランザピンは単に個々の症状の改善のみならず，患者のQOLの向上にも大きく貢献する薬物ではないかと考えられる[2]。

　今回筆者は，統合失調症の薬物療法において，用いる薬物の選択いかんにより患者の人生が大きく影響されることを本症例を通じて実感した。今回，もしオランザピンの投与を選択しなかったならば，患者は未だに退院はおろか症状の改善も不十分で，不自由な入院生活を強いられ，その上，まだ幼いわが子と面会することもままならなかったことであろう。

　筆者にとって今回の経験は，当たり前のことではあるが，精神科治療において薬物の選択がいかに責任重大であるかを，つくづく痛感させられるものであった。

文　　献

1) Fawcett, R. G. : Olanzapine for the treatment of monosymptomatic hypochondriacal psychosis. J. Clin. Psychiatry, 63：169, 2002.
2) Hamilton, S. H., Revicki, D. A., Genduso, L. A., Beasley, C. M. Jr. : Olanzapine versus placebo and haloperidol : quality of life and efficacy results of the North American double-blind trial. Neuropsychopharmacology, 18：41-49, 1998.

オランザピン単剤投与への切り替えにより，発病前と同レベルでの社会復帰を果たせた 1 例

埼玉県済生会鴻巣病院　浦田　昇

[症　例] 32 歳，男性
[診断名] 統合失調症
[患者背景] 父親は会社員，母親は美容師で美容室を経営。他に同胞なし。元々やや神経質であるが細やかで優しい性格という。高校卒業後，某有名美容専門学校を優秀な成績で卒業，美容師として 2 年間仕事をした後，理容専門学校へ入学，卒業後，短期大学へ入学するが 1 年で中退した。
[病歴・治療経過] 理容専門学校へ入学した頃より，これまでになく怒りっぽくなってきたといい，学校でしばしば教師とけんかをしたり，大声で怒鳴るようなことがあった。卒業はしたものの，就職をことごとく断られ，やむなく周囲の勧めに従って美容学校系列の短期大学へ入学した。短大入学後も被害的，攻撃的なところが目立ち，教師と喧嘩が絶えず，1 年で中退することになった。退学後は仕事もせず家に引きこもっていたが，些細なことから家で大暴れし，警察に来てもらうことも度重なった。次第に被害的でまとまりのないことを口にするようになり，改めて就職を依頼して断られたのをきっかけに，母親の経営する美容室へ押しかけて，客のいる前で大暴れしたため，X 年 1 月当院を初診し，そのまま入院となった。

初診時，眉間にしわを作り，「仕組まれて裏から足を引っ張られた」，「短大の教授に自分の人生をめちゃくちゃにされた」，「学校の人間はみんな敵だ」とせき立てられるように落ち着きなく，一方的にしゃべり続けた。被害妄想が活発な上，表情険しく，しゃべりながら次第に興奮してくるところがあり，衝動行為も予測されたので，そのまま閉鎖病棟へ医療保護入院となった。

入院後はハロペリドール 6 mg/日，塩酸ビペリデン 3 mg/日，エチゾラム 3 mg/日で治療を始めたが，妄想は不変で落ち着かず，心気的な訴えと退院要求の繰り返しが目立っていた。その後，ハロペリドールを中心とした処方で妄想も目立たなくなって落ち着き，4 ヵ月で自宅へ軽快退院となった。

退院後は生活を規則的に保つとともに，孤立，自閉的にならないよう当院のデイケアへ週 2 回，退院 5 ヵ月目からは週 3 回，家族に励まされ，何とか通っていた。退院 8 ヵ月の時点で処方内容はハロペリドール 6 mg/日，塩酸ビペリデン 3 mg/日，エチゾラム 1 mg/日として経過をみていたが，意欲や感情表出面で退院時よりやや改善が認められていた。当初よりハロペリドールによると思われる錐体外路症状が出やすいことに加え，抗コリン薬を併用することで，抗コリン薬による便秘や口渇，排尿困難にも悩まされていた。そこで，退院 10 ヵ月目から，錐体外路症状の少なさを期待してハロペリドール 6 mg/日をリスペリドン 3 mg/日に変更し，同時に塩酸ビペリデンも 1 mg/日に減らした。退院 1 年 3 ヵ月でリスペリドンを 2 mg/日に減量するとともに便秘や口渇，排尿困難等の原因になっていると考えられる抗コリン薬を中止し，他の併用薬はエチゾラム 1 mg/日のみとした。

症　例：32歳，男性
診断名：統合失調症

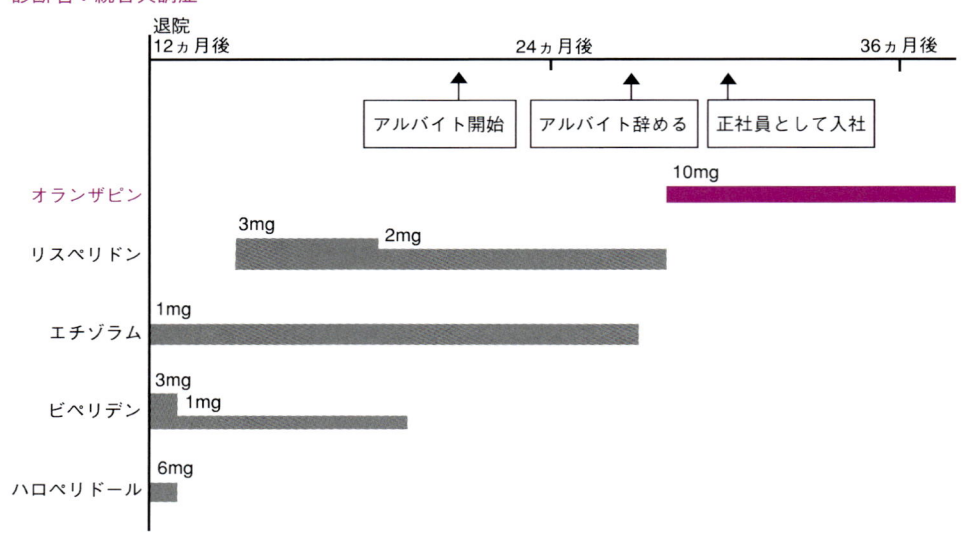

```
退院
12ヵ月後            24ヵ月後            36ヵ月後
                    ↑        ↑         ↑
              アルバイト開始  アルバイト辞める  正社員として入社

オランザピン                          10mg
                                  ━━━━━━━━━━━
リスペリドン  3mg      2mg
         ━━━━━━━━━━━━━━━━━━━━━
エチゾラム  1mg
         ━━━━━━━━━━━━━━━━━━━
ビペリデン  3mg 1mg
         ━━━━━━━━
ハロペリドール 6mg
         ━
```

　この後も特に精神症状に変化は認められなかったが，抗コリン薬の副作用から解放されたこともあってか本人の自信が回復し，退院1年5ヵ月後よりアルバイトで1日4時間，週に3日カットのみの仕事を始めた。本人にも若干の不安はあったが，励ましながら経過をみたところ，無難に仕事をこなせ，安定して経過した。仕事がない日は，疲れをとるためほとんど家で寝て過ごしていた。何度か正社員にならないかと誘われたが，本人自ら，体力，気力共に今ひとつ自信が持てないと断っていた。

　仕事を始めて半年ほど経ち，仕事の密度が増してくるに従い，仕事の際，指先が微妙に震えるのが気になりだした。次第に減薬か服薬の中止を要求して，時々服薬しない日が認められるようになった。説得により，リスペリドン2mg錠1錠/日だけは服用することになったが，1年足らずではっきりした理由もなく仕事を辞め，自宅にこもりがちになってしまった。退院2年3ヵ月後に来院した際には，表情が険しく，会話は被害的で易怒的なところが目立っていた。再発の兆候は明らかであったが，服薬が仕事の妨げになるという思いが強く，外来治療は極めて厳しい状況になっていた。リスペリドンを増やせば病状は改善されても錐体外路症状の増強が予測され，抗コリン薬を追加すれば今度はその副作用も加わり，とても本人の納得を得られそうにはなかった。そこで，この時点から処方をオランザピン10mg1錠/日（就寝前）のみとし，必ず服薬することを約束させた。

　その後1ヵ月もたたないうちに表情が和らぎ，被害的なことを口にしたり，家人に攻撃的になることがなくなった。オランザピン投与後1ヵ月半頃からは，家族との会話も自然に交わせるようになり，「仕事をしたい」ともらすようになった。オランザピン投与後2ヵ月目に来院した際は，自然で穏やかな表情に余裕を感じさせ，再び美容師としての仕事をするつもりだと意欲をみせていた。

　オランザピン処方開始2ヵ月過ぎに，かねてより希望していた店に採用され，週5日，1日8時間勤めるようになった。以前のアルバイトより勤務時間は長く，また，高級店として高い技術を要求されたが，疲労感の訴えはなく，仕事が楽しいと語っていた。オランザピンに代えてから仕事上問題になる微妙な手指の振戦もまったく感じられず，就寝前に服薬することで夜もよく眠れ，服薬に抵抗は感じないということであった。

以来8ヵ月を経過するが，評判の良い美容師として仕事面で高い評価を受け，家庭でも穏やかに過ごしている。

新しい職場に勤めるようになって8ヵ月後に外来受診に同伴してきた家族が，「不思議なくらい普通です」と語っていたのが印象的である。

[考　察] 再発を防止しつつ社会復帰を促進することは，抗精神病薬の効果と副作用の問題，服薬遵守の問題などから，なかなか満足すべき結果に至らないことが多い。本症例では，やや不完全な社会復帰中に再発の兆候を認めたものの，オランザピン単剤投与に切り替えたことで，発病前と同じレベルでの社会復帰が可能になった。

オランザピンは「多様な効果」，「副作用の少なさ」，「服用回数の少なさ」といった特徴を高い次元でバランスよく持っている。これによりオランザピンは，これまで他の抗精神病薬では困難であった単剤投与による治療，そして高いレベルでの社会復帰を可能とする薬剤として期待できると考えられる。

7. QOLの改善

オランザピンが有効であった
妄想型統合失調症の1例

埼玉医科大学神経精神科　相川　博

[症　例] 62歳，女性
[診断名] 統合失調症
[家族歴，既往歴，生活歴] 4人同胞の第3子。長男が統合失調症（38歳で発病）。39歳の時に子宮摘出術を受けている。また，高血圧を指摘されていたが，規則的な通院・服薬をしていなかった。

短大を卒業後，会社勤務をしていたが，22歳で結婚し以後は短期間のパート業務をしていた。3子をもうけたが，夫は脳卒中により58歳で亡くなった。

[現病歴] 正確な発病時期は不明であるが，家族の話では46歳頃から常に「何かに怒っているようで，イライラしており安らいでいることがなかった」という。このため，A精神科病院に受診。しかし，本人はその後ほとんど通院せず，家族が「高血圧の薬」という説明で服薬させていたという。48歳頃から部屋に引きこもり何かに聞き入っている様子で「電波をかけられている」と言ったり，「隣に悪い人が隠れている」と言い，時々大声を出したりすることもあった。54歳頃からまったく受診しなくなり，興奮した時のみ家族は服薬させていたという。この頃の服薬内容はブロムペリドール18 mg/日，塩酸ビペリデン4.5 mg/日であった。

このような状況が続いたため，60歳時にまず家族が当科に相談受診。身体的な精査を目的に本人に受診を促すよう伝え，その1週間後に本人が初診した。

[初診時所見] 警戒した態度であったが，身なりや礼節は保たれており，人格面のくずれは目立たなかった。しかし，「体の中にたくさんの線のような物を入れられて，神経を切られている」，「近所の人が何か機械のような物を使って操作している」と述べ，体感幻覚や被害関係妄想は活発に認められた。不安や緊張による影響も考えられるが，高血圧（210/148 mmHg：座位）が認められたため，本人にはストレスが高血圧を悪化させることを伝え，スルピリド150 mg/日を投与するとともに循環器内科に高血圧の診断と治療を依頼した。

[初診後の経過（オランザピン使用まで）] 通院を開始してからも，病識はまったくみられなかったが，「高血圧の治療を心身両面から行う」という名目で，内科的な加療と平行して当科受診を促した。初診2週間後からは内科で指示された塩酸キナプリル10 mg/日を当科で処方することに本人も同意し，以後は血圧の治療ならびに身体的な精査を動機づけとして，通院を促し続けた。

その後，スルピリド，ブロムペリドールを中心に治療を続けたが，病識を持てないまま体感幻覚や被害関係妄想が持続した。その後，「体のだるさ」などがみられるようになったため，塩酸ペロスピロン中心の治療に変更した。しかし，「口の奥から内臓を引っ張りだされる」という体感幻覚が改善しなかったため，初診から10ヵ月後にオランザピン5 mg/日を追加投与したところ，体感幻覚の症状が軽減したため，11ヵ月目からはオランザピン中心の治療に変更した。

7. QOLの改善

症　例：62歳，女性
診断名：統合失調症

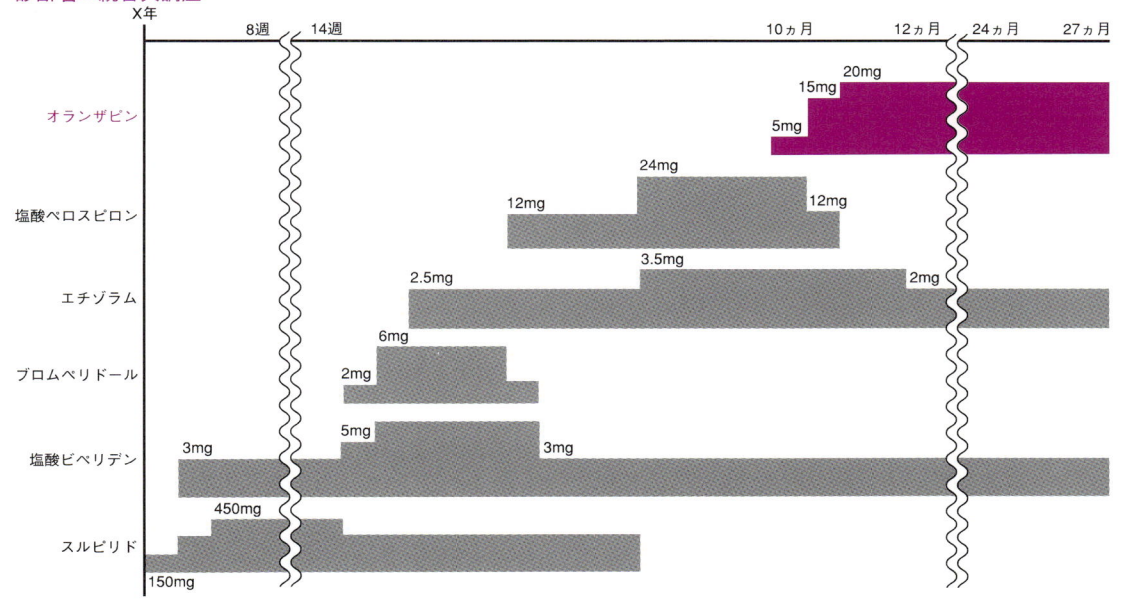

	X年	8週	14週	10ヵ月	12ヵ月	24ヵ月	27ヵ月
オランザピン					5mg → 15mg → 20mg		
塩酸ペロスピロン				12mg → 24mg	12mg		
エチゾラム			2.5mg	3.5mg	2mg		
ブロムペリドール			2mg → 6mg				
塩酸ビペリデン	3mg	5mg		3mg			
スルピリド	150mg	450mg					

[オランザピン使用後の経過] オランザピン開始前からつぎ足歩行や仮面様顔貌がみられたため，塩酸ビペリデンを併用し，また，主として睡眠導入作用を期待してエチゾラムも併用した。オランザピン20 mg/日に増量後は笑顔も多くみられるようになり，「体を引っ張る線が減って楽になった」と述べるようになり，次第に「神経の病気で体の調子が悪くなった」という認識を持てるようになった。また，それまでは自宅にほとんど閉じこもっていたが，買い物などに出かけることができるようになった。この間，長男の統合失調症の発病に際しても，「自分も薬を飲んで良くなったのだから，きちんと薬を飲みなさい」と促すことができた。

なお，塩酸キナプリルの服用で血圧のコントロールは良好であり，外出の機会が増えたこともあってか高脂血症や高コレステロール血症は改善傾向にあり，3ヵ月に一度行っている血糖値測定でも異常はみられていない。

[考　察] 本症例は明確な発病年齢を特定しえなかったが，比較的高齢発症の妄想型の統合失調症と考えられる。妄想型の統合失調症では，人格水準の荒廃などは軽度であるものの，病識を持ちにくく，継続した治療が困難な症例が多い。

本症例でも，当科初診までの10年以上にわたり症状は持続していたにもかかわらず，十分な治療が行われないまま経過した。当科初診後も，オランザピン投与前は身体症状の精査という動機づけによって辛うじて通院を続けていた。しかし，このような場合でも，薬物による副作用の出現はしばしば通院中断のきっかけとなる。このため，本症例では通院開始当初からできるだけ少量の薬物治療を心がけたが，幻覚妄想の改善が不十分であったために，ブロムペリドールや塩酸ペロスピロンを投与したところ，副作用がみられたり，効果出現が不十分であったために，オランザピンの投与に切り替えた。

オランザピン投与後は幻覚妄想の改善とともに病識が出現し，その後は安定した治療関係が継続している。高齢者にオランザピンを投与する場合には，肥満や耐糖能異常のリスクは高くなるが，本症例では幻覚妄想の改善とともに陰性症状も改善し，結果的には活動量も多くなり高脂血症，高コレステロール血症は改善傾向を示した。

本症例のように妄想型の統合失調症では治療関係の確立が困難な症例が多いが，オランザピンは幻覚妄想への効果とともに，眠気やだるさなどの副作用出現頻度が少なかったことから，妄想型の統合失調症に対して有用な薬物であると考えられた。

オランザピン100の報告―ひとりひとりの治療ゴールへ

2003年9月1日　初版第1刷発行

編　者　上　島　国　利
発行者　石　澤　雄　司
発行所　㈱星　和　書　店
　　　　東京都杉並区上高井戸1-2-5　〒168-0074
　　　　電話 03（3329）0031（営業部）／（3329）0033（編集部）
　　　　FAX 03（5374）7186

© 2003　星和書店　　　　　　Printed in Japan　　　　　　ISBN4-7911-0511-7